T0133313

Kohlhammer

Sabine C. Herpertz
Knut Schnell
Peter Falkai (Hrsg.)

Psychotherapie in der Psychiatrie

Störungsorientiertes Basiswissen für die Praxis

Verlag W. Kohlhammer

1. Auflage 2013

Alle Rechte vorbehalten
© 2013 W. Kohlhammer GmbH Stuttgart
Umschlag: Gestaltungskonzept Peter Horlacher
Gesamtherstellung:
W. Kohlhammer Druckerei GmbH + Co. KG, Stuttgart
Printed in Germany
ISBN: 978-3-17-021983-0

Inhalt

Vorwort

Dieses Lehrbuch für Psychotherapie wendet sich an Ärzte und psychologische Psychotherapeuten, die in psychiatrischen Kliniken, Tageskliniken und Praxen tätig sind. Hier sind sie verantwortlich für Menschen, die aufgrund der Schwere und Akutizität ihrer Erkrankung schneller psychotherapeutischer Hilfe, nicht selten beginnend in Notfallsituationen, bedürfen.

Wie in der Psychotherapie allgemein haben sich auch im psychiatrisch-psychotherapeutischen Alltag störungsspezifische Methoden als erfolgversprechend und hilfreich erwiesen. Es entspricht den Anforderungen an eine evidenz-basierte Medizin, dass die Wirksamkeit der eingesetzten Methoden nachgewiesen ist, dies allerdings gewöhnlich in randomisiert-kontrollierten Studien in hochselektierten Patientenpopulationen unter sorgfältig geplanten Therapiebedingungen. Aufgrund der Charakteristika und Besonderheiten des psychiatrischen Behandlungskontextes bedürfen diese Methoden der Anpassung an besondere Patientenbedürfnisse, die zum Beispiel im Zusammenhang mit einer verbreiteten psychischen und somatischen Komorbidität stehen. Auch müssen das technische Vorgehen abhängig vom Funktionsniveau des individuellen Patienten modifiziert und flexibel eingesetzt werden und das psychotherapeutische Vorgehen in seinen Auswirkungen auf andere Interventionen in einem Gesamtbehandlungsplan reflektiert und dem Kontext des Behandlungssettings (ob stationär, tagesklinisch oder ambulant) angepasst werden.

Entsprechend seines Untertitels »Störungsorientiertes Basiswissen für die Praxis« zielt dieses Lehrbuch weniger auf die Vermittlung von theoretischem Detailwissen ab, sondern orientiert sich daran, was (bereits praktizierende und zukünftige, sich noch in Weiter- bzw. Ausbildung befindende) Ärzte für Psychiatrie und Psychotherapie und psychologische Psychotherapeuten an Wissen und Kompetenzen in ihrem Versorgungsalltag benötigen. Besondere Sorgfalt wird dabei auf die Gestaltung der therapeutischen Beziehung gelegt, kommt ihr doch die Bedeutung des wichtigsten allgemeinen Wirkfaktors zu, ohne dass sie aber in den meisten störungsspezifischen Manualen explizit reflektiert und in ihrem Vorgehen angeleitet wird.

In diesem Lehrbuch wählen die Herausgeber ein anderes didaktisches Vorgehen als in anderen vergleichbaren Werken. Ausgehend von den Störungstheorien und den verfahrensbezogenen Behandlungstheorien stellen sie zunächst die Breite der bei diesem Krankheitsbild zur Anwendung kommenden Techniken in ihrer konkreten Ausführung und unter Zuhilfenahme von Fallbeispielen dar. Es folgen Darstellungen zu den unterschiedlichen störungsspezifischen Methoden, in denen diese Techniken Anwendung finden. In einem dritten Schritt werden diese Methoden dann aus der Perspektive der Richtlinienverfahren von Kognitiver Verhaltenstherapie, Tiefenpsychologischer Psychotherapie und Psychoanalyse konzeptuell betrachtet und in ihren Überschneidungen und Unterschieden aufgeschlüsselt. Dabei zeigen im psychiatrischen Kontext anwendbare Techniken und Methoden in ihrer Mehrzahl eine stärkere Nähe zur kognitiven Verhaltenstherapie, in vielen Indikationen stehen aber auch validierte tiefenpsychologische Methoden zur Verfügung.

Diese Konzeption des Buches macht es nutzbar für eine von der Deutschen Gesellschaft für Psychiatrie, Psychotherapie und Nervenheilkunde (DGPPN) favorisierte Weiterbildung in Psychiatrie und Psychotherapie, die modular und schulenübergreifend aufgebaut ist und mit der Vermittlung von Basiskompetenzen und damit grundlegenden, früh zu erwerbenden therapeutischen Fähigkeiten und Fertigkeiten (v. a. zur Gestaltung der therapeutischen Beziehung) beginnt, um darauf aufbauend breite und sichere Kompetenz in Techniken zu vermitteln, die auf Veränderung von Erleben und Verhalten zielen. Hiermit soll die Vermittlung von theoretischem und praktischem Wissen der Psychotherapie noch stärker in der Weiterbildung verankert werden und sich in einem Curriculum niederschlagen, das auf dem Grundsatz aufbaut, dass die Therapie von psychisch Kranken immer somatische und psychotherapeutische Aspekte umfasst. Die Vermittlung praktischen Wissens wird begleitet von der systematischen Weiterbildung in den psychologischen Grundlagen normalen Erlebens, den psychopathologischen Veränderungen im Rahmen psychischer Erkrankungen sowie den Theorien der »großen« psychotherapeutischen Schulen.

Nach einem einführenden Kapitel in die aktuelle Versorgungssituation psychisch kranker Menschen in Deutschland und den besonderen Behandlungsbedingungen psychiatrischer Patienten, mit denen Patienten in psychiatrischen Kliniken und Praxen vorstellig werden, ist den häufigsten Erkrankungen jeweils ein Kapitel gewidmet. Hier finden neben den Erkrankungen, die traditionell mit hohem psychotherapeutischem Behandlungsbedarf assoziiert werden – also den Akuten und Chronischen Depressionen, den Angst- und Zwangsstörungen, den Posttraumatischen Belastungsstörun-

gen, den Borderline-Persönlichkeitsstörungen und Essstörungen – auch solche ausführlich Berücksichtigung, die bis heute durch das psychotherapeutische Versorgungsnetz häufig durchfallen, nämlich die Schizophrenien, die Bipolaren Störungen und auch die Demenzen, wenn auch die Interventionen beim letzteren Störungsbild nicht durchgehend den Charakter von Psychotherapie erfüllen, sondern ebenso neuropsychologische Trainings und psychosoziale Maßnahmen beinhalten. Ein weiteres Kapitel zu den Suchterkrankungen war geplant, konnte aber in dieser Auflage (noch) nicht realisiert werden.

Dieses Lehrbuch ermöglicht dem Leser ein *störungsorientiertes* psychotherapeutisches Handeln, indem es störungsspezifisches Wissen vor dem Hintergrund individueller Patientenbedürfnisse und Unterschieden in Kontextbedingungen reflektiert und modifiziert und eingedenk wichtiger anderer Wirkfaktoren, wie sie von der Allgemeinen Psychotherapie herausgearbeitet wurden, einsetzt. Es ermöglicht psychiatrisch tätigen Ärzten und psychologischen Psychotherapeuten den flexiblen Einsatz eines breiten Repertoires an psychotherapeutischen Techniken und ermutigt sie zu einem schulen- und methodenintegrativen Vorgehen.

All denjenigen, die zum Gelingen dieses Werkes beigetragen haben, gilt unser großer Dank. Hier sind an erster Stelle die Autorinnen und Autoren zu nennen, die bereit waren, ihre psychotherapeutische Expertise für das jeweilige Krankheitsbild in den neuen konzeptuellen Rahmen dieses Buches zu setzen und sich damit vom üblichen Denkmodell »von den Verfahren über die Methoden zu den Techniken« zu lösen und »das Pferd einmal von hinten, nämlich den Techniken aufzuzäumen«. Ihre Offenheit hat es möglich gemacht, über alle Kapitel hinweg einheitliche Stilelemente zu wählen, so z. B. schematische Zeichnungen zur Charakterisierung der Art der therapeutischen Beziehung in der jeweiligen Methode oder auch eine durch alle Kapitel durchlaufende Abbildungsform, die die Techniken, Methoden und Verfahren bezogen auf die jeweilige Diagnose zusammenführt. Ganz besonders herzlichen Dank gilt Ruprecht Poensgen vom Kohlhammer-Verlag, der die Entstehung dieses Buches mit vielen Ideen und Anregungen, aber auch Geduld und hohem Einsatz begleitet hat.

Heidelberg und München,
im August 2012

Sabine C. Herpertz
Knut Schnell
Peter Falkai

Verzeichnis der Herausgeber und Autoren

Herausgeber

Sabine C. Herpertz, Prof. Dr. med.
Klinik für Allgemeine Psychiatrie, Zentrum
für Psychosoziale Medizin, Universitätsklinikum Heidelberg, Voßstr. 2,
69115 Heidelberg
sabine.herpertz@uni-heidelberg.de

Knut Schnell, PD Dr. med.
Klinik für Allgemeine Psychiatrie, Zentrum
für Psychosoziale Medizin, Universitätsklinikum Heidelberg, Voßstr. 2,
69115 Heidelberg
Knut.Schnell@med.uni-heidelberg.de

Peter Falkai, Prof. Dr. med.
Klinikum der Universität München, Klinik
für Psychiatrie und Psychotherapie,
Nußbaumstr. 7, 80336 München
Peter.Falkai@med.uni-muenchen.de

Autoren

*Borwin Bandelow, Prof. Dr. med. Dipl.-
Psych., komm. Leiter*
Klinik für Psychiatrie und Psychotherapie
der Universität Göttingen, von-Siebold-
Str. 5, 37075 Göttingen
Sekretariat.Bandelow@med.uni-goettingen.
de

*Michael Bauer, Prof. Dr. rer. nat. Dr. med.
Dipl.-Biol.*
Klinik und Poliklinik für Psychiatrie und
Psychotherapie, Universitätsklinikum
Carl Gustav Carus an der Technischen
Universität Dresden, Fetscherstr. 74,
01307 Dresden
michael.bauer@uniklinikum-dresden.de

Rita Bauer, Dipl.-Psych. Dipl.-Theol.
Klinik und Poliklinik für Psychiatrie, Psy-
chotherapie und Psychosomatik der Uni-
versität Regensburg am Bezirksklinikum,
Universitätsstr. 84, 93053 Regensburg
Rita.Bauer@medbo.de

Mathias Berger, Prof. Dr. med.
Universitätsklinik für Psychiatrie und Psychosomatik, Abteilung für Psychiatrie und
Psychotherapie, Hauptstr. 5, 79104 Freiburg
mathias.berger@uniklinik-freiburg.de

Dietrich van Calker, Prof. Dr. rer. nat. Dr. med.
Universitätsklinik für Psychiatrie und
Psychosomatik der Universität Freiburg,
Abteilung für Psychiatrie und Psychothera-
pie, Hauptstr. 5, 79104 Freiburg
dietrich.calker@uniklinik-freiburg.de

Harald J. Freyberger, Prof. Dr. med.
Universitätsmedizin Greifswald, Klinik und
Poliklinik für Psychiatrie und Psychotherapie, Ellernholzstr. 1–2, 17475 Greifswald
freyberg@uni-greifswald.de

Heidemarie Hecht, Dr. phil. Dipl.-Psych.
Universitätsklinikum Freiburg, Abteilung
Psychiatrie und Psychotherapie, Hauptstr. 5,
79104 Freiburg
heidemarie.hecht @uniklinik-freiburg.de

Fritz Hohagen, Prof. Dr. med.
Universitätsklinikum Lübeck, Klinik für
Psychiatrie und Psychotherapie, Ratzeburger Allee 160, 23538 Lübeck
fritz.hohagen@uksh.de

Deborah Janowitz, Dr. med.
Universitätsmedizin Greifswald, Klinik
und Poliklinik für Neurologie, Ferdinand-
Sauerbruch-Str., 17475 Greifswald
janowitz@uni-greifswald.de

Stefan Klingberg, Prof. Dr. med.
Universitätsklinik für Psychiatrie und
Psychotherapie, Calwer Str. 14,
72076 Tübingen
stefan.klingberg@med.uni-tuebingen.de

Phillipp Kuwert, PD Dr. med.
Universitätsmedizin Greifswald, Klinik und
Poliklinik für Psychiatrie und Psychotherapie, Ellernholzstr. 1–2, 17475 Greifswald
kuwert@uni-greifswald.de

Burkhardt Matzke
Klinik für Allgemeine Psychiatrie, Zentrum
für Psychosoziale Medizin, Universitätsklinikum Heidelberg, Voßstr. 2,
69115 Heidelberg
burkhard.matzke@med.uni-heidelberg.de

Thomas D. Meyer, PD Dr., Dipl. Psych.
Dept. Clin. Psych. Newcastle Univ. 4th
Fl. Ridley Buildg, Newcastle upon Tyone –
NE1 7RU UK
Thomas.Meyer@newcastle.ac.uk

Andrea Pfennig, Prof. Dr. med., M.Sc.
Klinik und Poliklinik für Psychiatrie und
Psychotherapie, Universitätsklinikum
Carl Gustav Carus an der Technischen
Universität Dresden, Fetscherstr. 74,
01307 Dresden
Andrea.Pfennig@uniklinikum-dresden.de

Markus Reitt, Dipl.-Psych.
Universität Göttingen, Georg-Elias-Müller-
Institut für Psychologie, Gosslerstr. 14,
37073 Göttingen
Markus.Reitt@psych.uni-goettingen.de

Barbara Romero, Dr. med.
SET-Institut, Pfalzburgerstr. 10A,
10719 Berlin
romero@t-online.de

Sebastian Rudolf, Dr. med.
Universitätsklinikum Lübeck, Klinik für
Psychiatrie und Psychotherapie, Ratzeburger Allee 160, 23538 Lübeck
sebastian.rudolf@psychiatrie.uk-sh.de

Ulrich Schweiger, Prof. Dr. med.
Universitätsklinikum Lübeck, Klinik für
Psychiatrie und Psychotherapie, Ratzeburger Allee 160, 23538 Lübeck
ulrich.schweiger@uksh.de

Valerija Sipos, Dr. phil. Dipl.-Psych.
Universitätsklinikum Lübeck, Klinik für
Psychiatrie und Psychotherapie, Ratze-
burger Allee 160, 23538 Lübeck
Valerija.Sipos@uksh.de

11

Jan Terock
Universitätsklinikum Lübeck, Klinik für Psychiatrie und Psychotherapie, Ratzeburger Allee 160, 23538 Lübeck
jan.terock@psychiatrie.uk-sh.de

Dirk Wedekind, PD Dr.
Klinik für Psychiatrie und Psychotherapie der Universität Göttingen, von-Siebold-Str. 5, 37075 Göttingen
dwedeki1@gwdg.de

Andreas Wittorf, PD Dr. rer. soc. Dipl.-Psych.
Universitätsklinik Psychiatrie und Psychotherapie, Osianderstr. 24, 72076 Tübingen
andreas.wittorf@med.uni-tuebingen.de

Rainer Zerfaß, Dr. med., Arzt für Psychiatrie und Psychotherapie
SET-Institut, Pfalzburgerstr. 10A, 10719 Berlin
rainer.zerfass@gmx.de

Bartosz Zurowski, Dr. med., Oberarzt
Universität zu Lübeck, Zentrum für Integrative Psychiatrie (ZiP), Ratzeburger Allee 160, 23538 Lübeck
bartosz.zurowski@uksh.de

1 Einführung

Sabine C. Herpertz, Knut Schnell und Peter Falkai

Mit der zunehmenden Bedeutung psychischer Erkrankungen in Deutschland und Europa stellt sich sowohl für den einzelnen Betroffenen als auch für die Gesellschaft die Frage nach einer Optimierung der Behandlung. Nach den Ergebnissen des Bundes-Gesundheitssurveys (Jacobi et al. 2004a, 2004b) erkrankt etwa jeder dritte Erwachsene in Deutschland, vergleichbar mit internationalen Studien, im Laufe eines Jahres an einer psychischen Störung, das sind über 16 Millionen erwachsene Menschen zwischen 18 und 65 Jahren. Über 40 % der Arbeitsunfähigkeitstage gehen auf psychische Erkrankungen zurück. In 2010, so berichtete kürzlich die Techniker Krankenkasse, sind binnen eines Jahres Fehlzeiten durch psychische Erkrankungen erneut um fast 14 % gestiegen. Rückfallquoten im Sinne von Rehospitalisierungen bei mehr als ein Drittel aller Patienten mit rezidivierender depressiver Störung innerhalb eines Jahres (GEK Krankenhaus-Report 2011) lassen nach der Langzeitwirkung stationärer Behandlungen auf den Verlauf außerhalb der Klinik fragen. So machten psychische und psychosomatische Störungen im Jahr 2010 12,1 % des Gesamtkrankenstands aus und standen damit an vierter Stelle der großen Volkskrankheiten. Diese Entwicklungen werfen die Frage nach einer Optimierung psychiatrisch-psychotherapeutischer Behandlung auf, um den wachsenden Anforderungen gerecht zu werden und den Nachwuchs im Fach adäquat auf seine Aufgaben vorzubereiten.

Eine solche Vorbereitung auf die psychotherapeutischen Aufgaben in der Psychiatrie wird leider erheblich durch die Tatsache erschwert, dass die Zusammenhänge der vielfältigen psychotherapeutischen Interventionsmöglichkeiten nicht nur für den Berufsanfänger oft nur mit Mühe erkennbar sind. Die Darstellung in diesem Buch bietet daher zu jeder Störung eine strukturierte Übersicht, in welchem Zusammenhang die beschriebenen Psychotherapieverfahren, -methoden und -techniken stehen.

Die heute geltenden Richtlinien für psychotherapeutische Behandlungen wurden 1967 durch den Bundesausschuss der Ärzte und Krankenkassen verabschiedet und in die kassenärztliche Versorgung eingeführt. Es waren im ersten Schritt die analytische Psychotherapie und die tiefenpsychologisch fundierte Psychotherapie, die als sog. Richtlinienverfahren zum festen Bestandteil der medizinischen Versorgung wurden. 1987 kam die Verhaltenstherapie als weiteres Richtlinienverfahren hinzu. In den Psychotherapie-Richtlinien werden Verfahren, Methoden und Techniken definiert und beschrieben, die vom wissenschaftlichen Beirat Psychotherapie, einem gemeinsamen Gutachtergremium von Bundesärztekammer und Bundespsychotherapeutenkammer, nach genau festgelegten Kriterien und Verfahrensregeln auf ihre empirische Evidenz geprüft wurden und als Leistung i.R. der gesetzlichen Krankenversicherung (GKV) von approbierten und in einem der drei Richtlinienverfahren zugelassenen Ärzten und Psychologischen Psychotherapeuten erbracht werden können. Die Psychotherapie-Richtlinien werden kontinuierlich im Gemeinsamen Bundesausschuss der Ärzte und Krankenkassen (g-BA) beraten und ergänzt.

Nach den Richtlinien des Wissenschaftlichen Beirates Psychotherapie ist ein *Psychotherapieverfahren* gekennzeichnet durch eine umfassende Theorie (oder verschiedene Theorien mit gemeinsamen theoretischen Grundannahmen) der Entstehung und Aufrechterhaltung von Krankheiten und ihrer Behandlung und eine aus der Theorie abgeleiteten psychotherapeutischen Behandlungsstrategie bzw. mehrerer psychotherapeutischen Behandlungsmethoden für ein breites Spektrum von Anwendungsbereichen. Auch sollten auf die Theorie bezogene Konzepte zur Indikationsstellung, zur individuellen Behandlungsplanung und zur Gestaltung der therapeutischen Beziehung vorliegen.

Patienten, die sich durch komplexe Krankheitsbilder, psychische und somatische Komorbidität, akute Krise oder/und chronischen Verlauf oder eine schwierige psychosoziale Situation auszeichnen, werden vom Angebot der Richtlinienpsychotherapie häufig nicht erreicht. So geht aus dem Bericht der Kassenärztlichen Bundesvereinigung 2011 hervor, dass Patienten mit psychotischen und bipolaren Störungen selten im Rahmen der Richtlinienpsychotherapie behandelt werden. Dies hängt vor allem damit zusammen, dass die Finanzierung einer Psychotherapie in einem Richtlinienverfahren ein mehrwöchiges Antragsverfahren und einen definierten zeitlichen Rahmen voraussetzt und konzeptuell keine Einbindung in einen multimodalen Therapieansatz aus Psychotherapie, Psychopharmakotherapie und Soziotherapie vorsieht. Eine Kombinationsbehandlung mit medikamentöser Therapie und geeigneter Psychotherapie ist in der Psychiatrie aber häufig indiziert, denkt man z. B. an die S3-Praxisleitlinien Depression. Hiernach sollte bei schweren und rezidivierenden sowie chronischen Depressionen und Double Depression die Indikation zur Kombinationsbehandlung vorrangig vor einer alleinigen Psychotherapie oder Pharmakotherapie geprüft werden. Die besondere Bedeutung einer multimodalen Therapie wird auch durch Studienergebnisse gestärkt, die darauf verweisen, dass die Compliance bei einer medikamentösen Therapie höher ist, wenn zugleich auch eine Psychotherapie stattfindet. Schließlich liegt ein weiteres Problem der verfahrensbasierten Psychotherapien in ihrer ätiopathogenetischen Konzeption begründet. Für die verschiedenen psychischen Störungen werden uniforme kausale Krankheitsfaktoren angenommen und die Behandlungsfoki entsprechend gewählt. Ein solches Behandlungskonzept wird aber häufig der Lösung von Problemen nicht gerecht, die aus sehr komplexen, vernetzten, dynamischen und z. T. auch intransparenten Prozessen resultieren (Bohus et al. 2012).

Seit einigen Jahren werden in der psychiatrischen Psychotherapie neben den genannten verfahrensorientierten Psychotherapien sog. *störungsspezifische psychotherapeutische Methoden* favorisiert und für eine wachsende Anzahl psychischer Erkrankungen entwickelt. Eine Methode geht typischerweise von einem störungsspezifischen Ätiologiekonzept aus. Sie muss im Unterschied zum Verfahren für die Behandlung nur einer Störung geeignet sein und ist – entsprechend den Vorgaben des Wissenschaftlichen Beirates Psychotherapie – gekennzeichnet durch eine Theorie der Entstehung, der Aufrechterhaltung und Behandlung dieser Störung, definierten Indikationskriterien sowie der (häufig manualisierten) Beschreibung der Vorgehensweise. Vieler dieser störungsspezifischen manualisierten Psychotherapien integrieren *Techniken*, d. h. konkrete Vorgehensweisen, die ursprünglich unterschiedlichen Verfahren entstammen, schließen Interventionen zur Herstellung von Motivation oder ein gestuftes Vorgehen abhängig von der Akutizität der Situation des Patienten ein.

Störungsspezifische Methoden allerdings bedürfen vor allem bei schwerkranken Patienten Modifizierungen in Abhängigkeit von Patientenmerkmalen wie interaktionelle Kompetenz, kognitive und emotionale Fähigkeiten sowie Bewältigungsmöglichkeiten. Schließlich erfordert psychische und somatische Komorbidität eine Flexibilisierung störungsspezifischer Ansätze wie auch bei chronischen Erkrankungen über die Lebensspanne hinweg unterschiedliche Probleme oder psychopathologische Syndrome im Vordergrund stehen können und ein modifiziertes Vorgehen erfordern. Deshalb wird heute der Begriff der *störungsorientierten Psychotherapie* häufig vorgezogen (Herpertz, Caspar, Mundt 2008), der ein flexibleres Vorgehen nicht nur in Abhängigkeit vom Störungsbild sondern auch von individuellen Bedürfnissen des Patienten und unter Berücksichtigung von allgemeinen Wirkfaktoren vorsieht (Caspar et al. 2010). Eine solche störungsorientierte Psychotherapie integriert häufig Techniken unterschiedlicher Verfahren und wird in der stationären Psychotherapie an psychiatrischen Kliniken seit vielen Jahren praktiziert. Auch in der ambulanten Versorgung hat in der Behandlung des »typischen psychiatrischen Patienten« bereits eine ähnliche Entwicklung eingesetzt. Rund drei Viertel aller in internationalen Untersuchungen befragten Psychotherapeuten arbeiten bereits integrativ (Norcross und Goldfried 2005; Orlinsky und Rønnestad 2005). Auf der Basis des ihrer initialen Ausbildung gemäßen Psychotherapieverfahrens übernehmen Psychotherapeuten zunehmend Techniken aus anderen Behandlungsverfahren. Ergebnisse der Psychotherapieforschung (Orlinsky et al. 2006) verweisen auf durchaus positive Erfahrungen mit diesem Entwicklungsprozess, wenngleich die empirische Forschung erst am Anfang stehen dürfte. Ein störungsorientiertes Vorgehen hat in der klinischen Praxis der evidenzbasierten Medizin und Leitlinien ebenfalls Eingang gefunden, die eng mit der Forderung nach Integration individueller klinischer Expertise mit der besten, verfüg-

baren, externen Evidenz aus systematischer Forschung und Berücksichtigung der Patientenpräferenz verbunden ist. Dieses Buch soll daher durch eine einheitliche Strukturierung aller Kapitel und Übersichtsabbildungen gewissermaßen die Navigation zwischen verschiedenen psychotherapeutischen Methoden und Techniken in ihrem jeweiligen Störungsbezug ermöglichen und so gleichzeitig einen Überblick über ihre Gemeinsamkeiten und Unterschiede aufzeigen.

Die Beobachtung, dass unterschiedliche Therapieverfahren in vergleichenden Studien überraschend häufig mit ähnlichen Ergebnissen aufwarten (»Äquivalenzparadoxon«), führt zu der Frage, ob sich Psychotherapeuten zwar auf unterschiedliche Verfahren bzw. theoretische Konzepte beziehen und Techniken mit unterschiedlichen Namen anwenden, dabei jedoch die Bedeutung des Gemeinsamen bzw. »Unspezifischen« unterschätzen (Herpertz und Herpertz, im Druck). Zielführend könnte entsprechend der Empfehlung von Caspar et al. (2008) die Orientierung an Wirkfaktoren oder Wirkprinzipien sein, die bei der Auswahl geeigneter Techniken zu berücksichtigen sind. Grawe (1995) schlug folgende grundlegende Wirkfaktoren der Psychotherapie vor: Therapeutische Beziehung, Ressourcenaktivierung, Problemaktualisierung, motivationale Klärung und Problembewältigung. Dabei sollte in der Psychiatrie eine zunächst vorliegende eingeschränkte Psychotherapiemotivation nicht vorzeitig zum Schluss der »Therapieunfähigkeit« führen. Viele Patienten, die im psychiatrischen Versorgungssystem Hilfe suchen, verfügen vielmehr über ein wechselndes und z. T. auch nur geringes Funktionsniveau aufgrund eingeschränkter sozialer Fähigkeiten, Defiziten in der kognitiven Leistungsfähigkeit, nicht selten auch begleitenden körperlicher Erkrankungen oder auch eingeschränkter Erfahrung von Selbstwirksamkeit. Zu hohe Maßstäbe an die Therapiefähigkeit bewirken, dass nur ein Teil psychiatrischer Patienten psychotherapeutisch behandelt werden kann und zwar vor allem in Remissionsphasen, was nicht zuletzt die heute noch verbreitete Akutbehandlung ohne Psychotherapie zur Folge hatte. Vielmehr sollte beachtet werden, dass entsprechend des »Stages of Change«-Modell (Prochaska et al. 1994) Patienten, teils wiederholt, Stufen der Entwicklung von Veränderungsmotivation von »precontemplation« (es wird negiert, dass überhaupt ein Problem besteht) über »contemplation« und »preparation« zu »action« und schließlich »maintenance« durchlaufen. Deshalb muss die Entwicklung zur Veränderungsmotivation kontinuierlich reflektiert werden und beachtet werden, dass vor (neuen) konkreten Veränderungsschritten häufig die Motivation weiterentwickelt werden muss. Der im psychiatrischen Kontext Tätige braucht deshalb eine besondere Kompetenz, Patienten zu einer Psychotherapie zu motivieren bzw. in Psychotherapie zu halten, so dass der Gestaltung der therapeutischen Beziehung eine zentrale Bedeutung zukommt.

Profil psychotherapeutischer Aufgaben in der Psychiatrie

Die typischen Merkmale von Patienten in psychiatrischen Kliniken bzw. in fachärztlichen Praxen für Psychiatrie und Psychotherapie erfordern die Fokussierung auf eine besondere Expertise in der Behandlung. Zu diesen Merkmalen gehört die

1. Akutizität der Erkrankung einschließlich Notfallsituationen infolge von Suizidalität, seltener auch Fremdgefährdung,
2. hoher Schweregrad im Sinne von Krankheitssymptomen als auch psychiatrischer und somatischer Komorbidität,
3. niedriges Funktionsniveau im Alltag mit Einschränkung der beruflichen Leistungsfähigkeit und/oder niedriger zwischenmenschlicher Kompetenz, sowie
4. hoher Chronifizierungsgrad mit z. T. wechselnder Symptomatik.

Der hohe Schweregrad erfordert häufig eine multimodale Therapie, in der sich die Frage nach den Wechselwirkungen zwischen verschiedenen Therapiesträngen stellt, wie Erschwerung von Selbstwirksamkeitserfahrungen in der Psychotherapie bei begleitender Psychopharmakotherapie, mögliche Beeinträchtigung von Antrieb und kognitiven Funktionen unter der Akutwirkung bestimmter Klassen von Psychopharmaka und schließlich Unterschiede in der therapeutischen Haltung. Es reicht deshalb nicht, Kompetenz in unterschiedlichen Therapieverfahren zu haben, vielmehr erfordern Kombinationstherapien die kontinuierliche Reflexion der Auswirkungen therapeutischen Handelns auf das Arbeitsbündnis, die therapeutische Beziehung sowie das Krankheitskonzept des Patienten. Schließlich müssen auch psychotherapeutische Angebote für solche Patienten vorliegen, die aufgrund existenzieller Nöte, geringer intellektueller Kapazität oder Angst vor Veränderung von üblichen psychotherapeutischen Vorgehensweisen nicht erreicht werden, aber am »Ende der Versorgungskette« angekommen sind.

Das Behandlungsangebot erfordert deshalb eine hohe Flexibilität, sowohl in der Art der Intervention, der Dosis und Dosisverteilung über die Zeit als auch des Settings. Zu berücksichtigen sind typische Verläufe von psychischen Erkrankungen (episodisch, chronisch, chronisch-progredient), ihre Interaktion mit altersabhängigen Entwicklungsaufgaben, Lebensereignissen und sozialem Kontext. Deshalb sind neben der Behandlung einer akuten Erkrankung immer auch Fragen der Stabilisierung und Rückfallprävention mit dem Patienten zu erörtern und wenn nötig anzubieten. Schwere Krankheitsverläufe, mangelndes Ansprechen auf Behandlung, akute Eigen- oder Fremdgefährdung als auch ein belastendes soziales Umfeld werfen die Frage nach der Notwendigkeit einer stationären oder teilstationären Behandlung auf. In jedem Fall müssen für Psychotherapien – auch in Notfallsituationen – Minimalkriterien erfüllt sein, die ein psychotherapeutisches Gespräch erst möglich machen, das per definitionem (vgl. Strotzka 1975) immer ein bewusster und geplanter interaktioneller Prozess ist, einen Konsens über die Behandlungsbedürftigkeit und die Zielsetzung voraussetzt und eine tragfähige, emotionale Beziehung in einem geeigneten Setting notwendig macht. Oft, aber nicht immer, geht Psychotherapie in der Psychiatrie mit einem definierten Anfang und einem ins Auge gefassten Ende einher; daneben gibt es auch jahrlange oder gar lebenslange niederfrequente Psychotherapien bei besonders schwerwiegenden und chronisch verlaufenden Erkrankungen. Mit Blick auf diese Komplexität der psychotherapeutischen Tätigkeit in der Psychiatrie werden in allen störungsspezifischen Kapiteln dieses Buches die notwendigen Anpassungen von Interventionen in verschiedenen Behandlungssettings des psychiatrischen Versorgungsalltags diskutiert.

Dieses Buch lädt Fachärztinnen und Fachärzte für Psychiatrie und Psychotherapie und solche, die es werden wollen, sowie andere ärztliche und psychologische Psychotherapeutinnen und Psychotherapeuten[1], die in psychiatrischen Kliniken und Praxen tätig

sind bzw. mit ihnen kooperieren, ein, eine vielleicht etwas unkonventionelle Perspektive zu wählen. So geht unser Buch nicht von der Theorie, sondern von den Interventionen aus, sucht nach ihrer spezifischen Ausformung in störungsorientierten Methoden, stellt Gemeinsamkeiten und Unterschiede im therapeutischen Vorgehen abhängig von Verfahren und Methode heraus, ohne aber die In-Beziehung-Setzung zu Krankheits- und Therapietheorien zu vernachlässigen. Hierzu werden in den einzelnen störungsbezogenen Kapiteln psychotherapeutische Interventionen im Rahmen einer Abbildung als schematischer Überblick mit den Ebenen Techniken, Methoden und Verfahren vorgestellt. Dies soll eine Einordnung der Interventionen in den Rahmen existierender psychotherapeutischer Theorien ermöglichen, nicht zuletzt um im Einzelfall den Bezug der Intervention zu den Richtlinienverfahren zu erleichtern (z. B. im Antragsverfahren). Zudem werden die jeweiligen Methoden in ihrer angestrebten Wirkung auf die Arzt(Therapeut)-Patient-Beziehung, die Kognitionen, das Verhalten und das soziale Umfeld des Patienten in einer alle Kapitel (abgesehen von der Demenz) durchlaufenden Abbildung zur Darstellung gebracht.

Mit diesem Buch wollen wir nicht eine neue psychotherapeutische Vorgehensweise proklamieren, vielmehr wird die Zielsetzung verfolgt, die Inhalte der Psychotherapie so auszuwählen und darzustellen, wie es für in psychiatrischen Kliniken und Praxen tätige Therapeuten angesichts ihrer »typischen« Patienten hilfreich ist.

---

1 Aus Gründen der besseren Lesbarkeit wird im Folgenden, wenn grundsätzlich beide Geschlechter gemeint sind, auf die gleichzeitige Verwendung männlicher und weiblicher Sprachformen verzichtet und ausschließlich die Kurzform (männlich) gewählt. Sämtliche Personenbezeichnungen gelten gleichwohl für beiderlei Geschlecht.

2 Allgemeine Grundlagen und Basiskompetenzen

Knut Schnell und Sabine C. Herpertz

1 Was ist Psychotherapie? – Die Beziehungsperspektive

Was verstehen wir eigentlich unter dem Begriff Psychotherapie? Man kann mit dieser Frage den Alltag der psychiatrischen Versorgung von Patienten mit psychischen Störungen betrachten bzw. sich fragen, in welchen Situationen psychotherapeutische Interventionen stattfinden. Dabei wird man Probleme haben zu bestimmen, welche Formen der Interaktion mit Patienten keine Effekte auf deren psychischen Zustand haben. Tatsächlich liegt der Schluss nahe, dass jeder Arzt-Patienten-Kontakt Effekte auf den psychischen Zustand des Patienten hat, sei es in positiver oder negativer Weise. Damit aus diesen Interaktionen Interventionen werden – d.h. geplante, indikationsbezogene Anwendungen psychotherapeutischer Techniken, die sich positiv auf den Zustand von Patienten auswirken, ist ein Basiswissen über die Effekte eigenen Verhaltens auf den psychischen Zustand des Patienten erforderlich. Dieses Wissen soll die Auswahl von Verhaltensweisen mit dem Ziel therapeutischer Wirkungen ermöglichen.

Dabei ist nicht in allen Fällen von Anfang an eine störungsspezifische Auswahl von Interventionen, wie sie in den folgenden Kapiteln dargestellt werden, möglich. Ein naheliegender Grund hierfür ist die Notwendigkeit, zunächst mit einer ausreichenden Sicherheit eine Diagnose zu stellen, was ggf. einige Tage mit entsprechender Diagnostik dauern kann. Ein wesentliches Argument für den Erwerb von Basiskompetenzen ist daher die Tatsache, dass symptom- bzw. syndromorientierte (Krisen-)Interventionen oft auch vor Stellung einer definitiven Diagnose – z.B. bei Behandlung von Notfällen – notwendig werden. Schließlich muss auch ein Notfallmediziner in der Lage sein, ohne definitive Diagnose die vitalen Körperfunktionen eines Patienten zu stabilisieren.

Als weiteres Argument für die Vermittlung psychotherapeutischer Basiskompetenzen ist anzuführen, dass zu Beginn der Weiterbildung zum Facharzt für Psychiatrie und Psychotherapie bzw. der Ausbildung zum Psychologischen Psychotherapeuten i.d.R. noch kein entsprechend differenziertes Methodenwissen bzw. keine Fertigkeiten existieren, um unmittelbar auf störungsspezifische Methoden zurückgreifen zu können. Unabhängig vom Ausbildungsstand wird die Auswahl von Interventionen auch durch weitere Faktoren erschwert. Zu nennen sind die Komorbidität verschiedener Störungen, die Interaktion mit körperlichen Erkrankungen und pharmakologischen Effekten.

1.1 Das konsistenztheoretische Modell der Allgemeinen Psychotherapie

Für den Erwerb psychotherapeutischer Basistechniken ist es sinnvoll, zunächst ein allgemeines Modell psychischer Störungen und der Wirkung psychotherapeutischer Interventionen zu kennen. Dieses Modell soll gleichzeitig den bio-psycho-sozialen Kontext der Entstehung und Behandlung psychischer Störungen beschreiben. Als Grundlage hierfür erscheint das von Klaus Grawe (2004) in seinem Buch Neuropsychotherapie dargestellte *konsistenztheoretische Modell psychischen Geschehens* geeignet. Als Basis der Entwicklung einer Allgemeinen Psychotherapie zielt es explizit darauf ab, psychische Störungen ebenso wie ihre Behandlung auf der biologischen Basis der Informationsverarbeitung im menschlichen Gehirn zu verstehen. Dies erscheint für psychotherapeutisches Handeln in der Psychiatrie angesichts des Nebeneinanders von psychotherapeutischen und biologischen

Interventionen (z. B. Pharmakotherapie, EKT, Behandlung organischer Erkrankungen) angemessen. Prinzipiell lassen sich im konsistenztheoretischen Modell hierzu zwei verschiedene Ebenen berücksichtigen (► **Abb. 2.1**):

1. Die Ebene des unmittelbar *beobachtbaren* situativen Verhaltens und des *mitteilbaren* Erlebens von Menschen in ihrer Interaktion mit der Umwelt
2. Die neurobiologische Systemebene, d. h. die Ebene der Informationsverarbeitungsprozesse des Gehirns

---

Beispiel

Man kann sich zum besseren Verständnis dieser Betrachtungsweise in eine nächtliche akute Aufnahmesituation in einer psychiatrischen Klinik versetzen. Eine Frau, die nach einem Streit mit einem Familienangehörigen plötzlich auf eine vielbefahrene Straße gelaufen ist, wird vom Notarzt in Polizeibegleitung in die Klinik gebracht. Sie gibt zu Beginn des Gespräches in erregtem Zustand unvermittelt an, dass sie die Klinik sofort wieder verlassen möchte, um daraufhin zunächst weitere Antworten zu verweigern.

Betrachtet man diese Situation im Konzept der Allgemeinen Psychotherapie (Grawe 1998), so können sich zunächst folgende Überlegungen ergeben:

1. *Auf der Ebene des unmittelbar beobachtbaren situativen Verhaltens und mitteil-*

baren Erlebens, lassen sich Symptome psychopathologisch durch Beobachtung und Exploration beschreiben. Nicht zu vernachlässigen ist hierbei auch die Information, die sich im Rahmen der Interaktion ergibt.

Psychopathologisch lässt sich – auch aus den spontanen Berichten der Angehörigen – Folgendes erheben: Die Patientin hat unmittelbar zuvor das o. g. impulsive, zunächst als suizidal einzuschätzende Verhalten gezeigt. Die Angehörigen berichten zudem von gedrückter Stimmung, Schlafstörungen, Ängsten und verminderter Nahrungsaufnahme in den Vortagen. Die Patientin habe viel geweint und am heutigen Abend Alkohol getrunken. Im unmittelbaren Kontakt erscheint die Patientin gesperrt, was sich bei weiterer Befragung in Kombination mit einer Zunahme der bereits beobachteten psychomotorischen Anspannung verstärkt.

Aufgrund dieser Symptome kann zunächst eine Verdachtsdiagnose aus katalogisierten kategorialen Systemen wie dem ICD oder DSM abgeleitet werden, die im Verlauf überprüft werden muss und den Charakter einer Arbeitshypothese hat. Gleichzeitig besteht auch die

Möglichkeit einer dimensionalen Erfassung von Erleben und Verhalten z. B. mit klinischen Scores für Symptomausprägungen oder Profilen (Interaktionsverhalten, z. B. Kiesler Kreis, vgl. Abschnitt 3.2 v. ► **Kap. 4** »Chronische Depressionen« sowie ► **Abb. 4.2**). Das Interaktionsverhalten ist in dieser Akutsituation von großer Bedeutung, da es den weiteren Verlauf und die Möglichkeiten einer gemeinsamen Therapieplanung bestimmt.

2. *Auf der neurobiologischen Ebene, d. h. der Ebene der parallelen Informationsverarbeitungsprozesse* des Gehirns sind nicht nur die Effekte von Psychotherapie zu beobachten, sondern auch Störungen, die als Effekte körperlicher Erkrankungen entstehen, sowie erwünschte und unerwünschte pharmakologische Wirkungen.

Im vorgestellten Fall wäre beispielsweise zu berücksichtigen, dass die Patientin alkoholisiert war, als sie auf die Straße lief. Der pharmakologische Effekt des Alkohols hat hier also möglicherweise zu einer erhöhten Impulsivität, d. h. einer verminderten Selektivität in der Auswahl motivationaler Schemata und ihrer Umsetzung in Verhalten geführt (► **Abb. 2.1**). Es ist davon auszugehen, dass sich dieser pharmakologische Einfluss auf die Konsistenzregulation auswirkt.

Zu den wichtigsten und gleichzeitig schwierigsten Aufgaben der Psychotherapie im psychiatrischen Versorgungssetting gehört es, die Interaktion der beschriebenen Ebenen zu berücksichtigen. Einen solchen theoretischen Rahmen bildet das konsistenztheoretische Modell (► **Abb. 2.1**). Dieses Modell beschreibt auf der Ebene des Erlebens und Verhaltens die Differenz zwischen einem motivationalen Ziel und der Rückmeldung aus der Umwelt über das Erreichen dieses Zieles mit dem Begriff der *Inkongruenz* (Powers 1973). Aus dem kontinuierlichen Abgleich der Ziele aktivierter motivationaler Schemata mit den sensorischen Rückmeldungen aus der Umwelt entstehen ständig Signale über Kongruenz bzw. Inkongruenz. Sie geben dem Individuum Rückmeldung über die Befriedigung seiner Grundbedürfnisse. Die aktuelle neurobiologische Forschung zeigt, dass sich solche Vorhersagefehler tatsächlich auch funktionell nachweisen lassen, z. B. anhand der Aktivierungsabnahme oder -steigerung des ventralen Striatums bei sensorischen Widersprüchen zu einer Belohnungserwartung (Knutson 2001).

Die motivationalen Schemata bilden das Bindeglied zwischen den Grundbedürfnissen und dem tatsächlichen Verhalten in der Interaktion mit der Umwelt. Sie lassen sich prinzipiell in Annäherungs- und Vermeidungsschemata unterteilen. Diese Einteilung lässt sich auch neurobiologisch abbilden, zum Beispiel im von Gray (1981) beschriebenen Modell der antagonistischen Wirkungen eines »Behavioral Approach Systems« (BAS) und eines »Behavioral Inhibiton Systems« (BIS). Dementsprechend können entweder Annährungsinkongruenz (z. B. bei Nichterreichen einer Belohnung, fehlender Zuwendung/Aufmerksamkeit im sozialen Kontakt etc.) oder Vermeidungsinkongruenz (z. B. bei Persistenz eines angstauslösenden Stimulus) fortbestehen und zu innerer An-

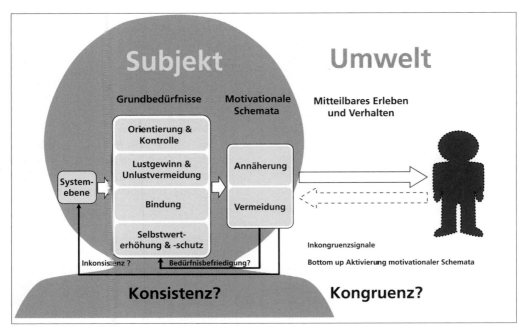

Abb. 2.1: Konsistenztheoretisches Modell psychischer Regulation nach Grawe (2004): Die Prozesse auf der Systemebene des Gehirns wirken im Sinne der Konsistenzsicherung der parallel ablaufenden Informationsverarbeitungsvorgänge (linker weißer Pfeil). Dies bestimmt auch, welche Grundbedürfnisse zu einem bestimmten Zeitpunkt Einfluss auf die Aktivierung motivationaler Schemata gewinnen (weißer Pfeil Mitte). Aus den daraus folgenden Handlungen sowie dem Erleben des eigenen Organismus und der Rückmeldungen aus der Umwelt ergeben sich Signale über deren Kongruenz/Inkongruenz mit den Vorhersagen der aktivierten Schemata (weiße Pfeile rechts). Auf den anderen Ebenen ergeben sich ebenfalls Regelschleifen durch die Rückmeldungen über Bedürfnisbefriedigung und Inkonsistenz.

spannung führen trotz Bemühungen, diese zu beenden.

Dieser über die Ebene des Verhaltens wirkende Abgleich zwischen aktivierten motivationalen Schemata (d. h. den repräsentierten Zielen einer Handlung) und den sensorischen Rückmeldungen aus der Umwelt wird normalerweise durch übergeordnete Prozesse der Informationsverarbeitung des Gehirns in Richtung der Zielerreichung gesteuert. D. h. die einzelnen Prozesse der funktionellen Domänen (z. B. Aufmerksamkeitssteuerung, Gedächtnis, Emotionsregulation …) des Gehirns wirken synergetisch so zusammen, dass eine Zielerreichung möglich ist. Dieser synergetische Organisationszustand von Informationsverarbeitungspro-

zessen wird als *Konsistenz* bezeichnet. Das konsistenztheoretische Modell basiert auf der Grundannahme, dass die Regulationsmechanismen auf der Systemebene des Gehirns prinzipiell auf die Aufrechterhaltung/ Erreichung von Konsistenz, d. h. der Vereinbarkeit parallel ablaufender Informationsverarbeitungsprozesse ausgerichtet sind, die wiederum prinzipiell der Befriedigung der Grundbedürfnisse dienen. Dieses Prinzip wirkt bereits implizit, d. h. es ist keine bewusste Ausrichtung des Individuums auf die Aufrechterhaltung bzw. Wiederherstellung von Konsistenz notwendig.

Als Beispiel kann das häufig in Ableitung der Befunde von LeDoux (1994) zitierte Beispiel von den verschiedenen Reaktionen auf die Wahrnehmung einer Schlange dienen: Erblickt man beim Zoobesuch zufällig neben sich eine Schlange in einem Terrarium, so kommt es zunächst zu einer raschen Aktivierung des limbischen Systems (speziell der Amygdala). Dies stellt eine automatische Bottom-up-Aktivierung motivationaler Vermeidungsschemata dar, die allerdings durch andere Hirnanteile innerhalb des limbischen Systems (Hippocampus) sowie längere kortikale Verarbeitungswege über den präfrontalen Kortex (Orbitofrontaler Kortex) gehemmt werden können, sobald der Kontext analysiert ist (Glasscheibe vor der Schlange; Bewusstsein, sich im Zoo zu befinden; Handelt es sich wohlmöglich nur um einen Stock?). Im konkreten Fall entsteht eine konsistente Abstimmung, d.h. eine Balance zwischen kortikalen Top-Down- und limbischen Bottom-Up-Pfaden der Informationsverarbeitung. Letztlich kann das initial aktivierte Annährungsschema zur Befriedigung des Grundbedürfnisses Lustgewinn (sich die Reptilien näher ansehen) weiter umgesetzt werden. Wäre man schreiend aus dem Gebäude gerannt, so hätte sich mit der inkonsistenten Konkurrenz der Annäherungs- und Vermeidungsschemata ein subjektiv aversiver psychischer Zustand ergeben. Psychische Gesundheit wird demzufolge stabilisiert durch Konsistenzsicherungsmechanismen, die in psychologischen und neurowissenschaftlichen Theorien durch verschiedene Begriffe wie Abwehrmechanismen, Coping oder Emotionsregulation beschrieben werden.

Eine psychische Störung liegt in diesem Modell vor, wenn die Herstellung von Konsistenz über längere Zeiträume nicht mehr möglich ist (vgl. auch Caspar et al. 2008). Dies kann prinzipiell Gründe auf verschiedenen Ebenen haben: Innerhalb des Individuums in seiner individuellen Ausprägung von Grundbedürfnissen (z.B. irreal hohe Erwartungen nach Bindungsintensität, übersteigertes Bedürfnis nach Kontrolle), in der Konkurrenz aktivierter motivationaler Schemata

oder ihrer gesteigerten automatischen Auslösung, oder in einer Störung der neurofunktionellen Organisation des Gehirns, d.h. der Konsistenzsicherungsmechanismen selbst. Außerhalb des Individuums können selbstverständlich auch Einflüsse der Umwelt zu einer Störung der Konsistenz führen.

Das konsistenztheoretische Modell lässt somit ein bio-psycho-soziales Verständnis psychischer Erkrankungen zu: Die parallele Informationsverarbeitung des Gehirns bildet als Grundlage der Konsistenzregulation die biologische Komponente, das Zusammenspiel der Aktivierung von Grundbedürfnissen und ihre kognitionsgeleitete Umsetzung in motivationale Schemata stellt die psychische Komponente dar und die Ereignisse in der Umwelt mit den daraus entstehenden Kongruenzen/Inkongruenzen die soziale Komponente des Modells.

> Wir können uns an dieser Stelle fragen, welche Ebenen in dem genannten Fallbeispiel betroffen sein könnten. Hierzu könnte es hilfreich sein, mögliche Wege der Inkonsistenzentstehung und der allgemeinen menschlichen Grundbedürfnisse genauer zu verstehen. Diese sollen im Folgenden näher erläutert werden.

1.2 Verschiedene Formen der Inkonsistenz

Grawe führte 2004 bereits verschiedene Formen der Inkonsistenz auf (S. 307): Ein intuitiv verständlicher Mechanismus, der zu Inkonsistenz führt, ist die *Interferenz* von zwei oder mehr konkurrierenden Prozessen der Informationsverarbeitung. Inkonsistenz ist die Wechselwirkung zwischen gleichzeitigen Wahrnehmungen. Exekutive Leistungen werden durch Interferenz beeinträchtigt. Konkret lässt sich z.B. experimentell zeigen, dass aufgrund der Konkurrenz zwischen

Schriftfarbe und Wortbedeutung eines Farbwortes Fehler und Verlängerung der Antwortzeit entstehen (Stroop-Experiment).

Ein weiterer Mechanismus ist die *Kognitive Dissonanz* zwischen zwei unvereinbaren kognitiven Inhalten, die gleichzeitig gewusst werden. Bei psychischen Störungen tritt nicht nur pathologische Dissonanz auf, es findet sich im Gegenteil auch eine Steigerung des impliziten Mechanismus der Konsistenzsicherung bei kognitiver Dissonanz, die an sich ein gesundes Verhalten motivieren könnte. So beispielsweise bei Patienten mit Substanzabhängigkeiten, sobald ihnen die gesundheitlichen Folgen ihres Verhaltens deutlich werden (Konsum beenden vs. kognitive Verzerrung: »Zahlreiche Menschen sind sehr alt geworden, obwohl sie viel getrunken haben.«).

Ein typisches Beispiel für die *Dissoziation* als Inkonsistenzmechanismus findet sich bei der Posttraumatischen Belastungsstörung (► **Kap. 8**), bei der u. a. im Rahmen von Flashbacks eine Inkonsistenz zwischen dem Charakter der Realität und Gegenwärtigkeit der traumatischen Erinnerungen und der Wahrnehmung des tatsächlichen aktuellen Kontextes besteht.

Eine weitere bedeutsame Inkonsistenzform ist der *motivationale Konflikt,* d. h. die Gleichzeitigkeit zweier unvereinbarer motivationaler Schemata, d. h. zum Beispiel eines Annäherungs- und eines Vermeidungsschemas.

Im konkreten Beispielfall könnte es sich z. B. um eine wahnhafte Depression handeln, bei der die Patientin einerseits eine große Zuneigung und Bindung gegenüber den eigenen Angehörigen empfindet, sich aber gleichzeitig wahnhaft schuldig für eine Schädigung ihrer Familie fühlt und aus dieser psychotischen Motivation heraus weitere Kontakte aus Angst vor weiteren Folgen ihres Handelns für die Familie vermeiden will. Es könnte aber auch ein Beziehungskonflikt vorliegen, bei dem das Bindungsbedürfnis als Grund eines Annäherungsziels in Konkurrenz zu Vermeidungszielen zugunsten des Bedürfnisses nach Kontrolle und Selbstwerterhöhung steht, das wiederum durch subjektive Kränkungserlebnissen entstanden ist.

Es liegt angesichts des breiten Spektrums der Störungen in der Psychiatrie nahe, das sich über die von Grawe formulierte Liste hinaus weitere Mechanismen der Inkonsistenz annehmen lassen, die in einer biologisch beschreibbaren Funktionsstörung der Informationsverarbeitung begründet sind, wie z. B. bei schizophrenen Psychosen, im Verlauf von Demenzen oder nach traumatischen Schädigungen des Gehirns.

Für den psychotherapeutischen Kontakt am relevantesten erscheint schließlich die *Inkongruenz* als Form der Inkonsistenz: Sie tritt bei Unvereinbarkeit eines motivationalen Zieles und der wahrgenommen sensorischen Rückmeldung aus der Umwelt auf. *Da die Einstellung von Konsistenz im* *Wesentlichen von der Erfahrung von Kongruenz abhängt,* sollte die Ermöglichung von Kongruenzerfahrungen ein Hauptziel psychotherapeutischer Interventionen sein.

Um die Interaktion mit dem Patienten in diesem Sinne gestalten zu können, ist es sinnvoll, die allgemeinen menschlichen Grundbedürfnisse zu berücksichtigen, die schließlich die Auswahl motivationaler Schemata bestimmen.

1.3 Befriedigung menschlicher Grundbedürfnisse

1.3.1 Bedürfnis nach Lustgewinn und Unlustvermeidung

Das psychische Geschehen wird nach Grawe kontinuierlich von Gut-Schlecht-Bewertungen der entstehenden Erfahrungen durch das Motivationssystem gesteuert. So zeigt sich empirisch, dass z. B. menschliche Interaktionen intuitiv in einer entsprechenden Dimension zwischen emotional positiv und emotional negativ aufgefasst werden (Benjamin 1993; Kiesler 1993; vgl. Abschnitt 3.2 v. ▶ Kap. 4 »Chronische Depressionen«). Die Bewertung eines Reizes ist dabei selbstverständlich von Lern- und Aufmerksamkeitsprozessen abhängig, die nicht nur bei der Expositionsbehandlung mit angstauslösenden Reizen genutzt wird (klassischerweise bei spezifischen Phobien wie der Arachnophobie), sondern auch therapeutisch im Rahmen des Genusstrainings eingesetzt werden (Lutz und Koppenhöfer 1983). Die Reizbewertung in der Positiv-Negativ-Dimension wird in den o. g. biologischen Modellen der Verhaltenssteuerung in den Dimensionen Annäherung und Inhibition (Gray 1982) abgebildet.

Es ist wichtig zu verstehen, dass das Bedürfnis nach Unlustvermeidung nicht vollständig gleichzusetzen ist mit dem motivationalen Schema der Vermeidung und dass Lustgewinn nicht automatisch einem Annäherungsschema entspricht. Schließlich üben der Konsistenztheorie zufolge die übrigen Grundbedürfnisse nach Bindung, Kontrolle und Orientierung sowie Selbstwerterhöhung und Stabilisierung im Sinne der parallelen Prozessierung ebenfalls einen Einfluss auf die Aktivierung der motivationalen Schemata aus. Grawe bemerkte hierzu: »Psychische Prozesse laufen allgemein leichter und schneller ab, wenn die Bewertung gut-schlecht kompatibel ist mit der Verhaltensausrichtung Annäherung-Vermeidung« (2004, S. 267). Die übersteigerte Aktivierung von Vermeidungsschemata gegenüber bestimmten Reizen (»experiental avoidance«) kennzeichnet eine bestimmte Gruppe psychischer Störungen und kann so gewissermaßen als funktionelle diagnostische Kategorie angesehen werden (Hayes et al. 1996) (▶ Abb. 2.2).

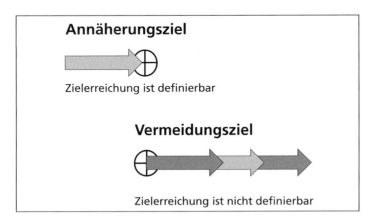

Annäherungsziel

Zielerreichung ist definierbar

Vermeidungsziel

Zielerreichung ist nicht definierbar

Abb. 2.2:
Erreichbarkeit von Annäherungs- und Vermeidungszielen

Von grundsätzlicher Bedeutung für die Psychotherapie ist die Beobachtung, dass die Förderung der Fähigkeit zur Erreichung von Annäherungskongruenz offenbar nachhaltigere Wirkungen zeigt als die Reduzierung von Vermeidungsinkongruenz. Dies erschließt sich einfach aus der Tatsache, dass nur Annäherungsziele überhaupt für den Patienten messbar erreicht werden können, d. h. auch dem Bedürfnis nach Kontrolle und Selbstwerterhöhung dienen können. Im Gegensatz dazu führen Vermeidungsziele trotz beständiger Konzentration auf das Ziel zu keinem endgültigen Erfolg, da sie ja nur durch kontinuierlich weiterbetriebene Entfernung vom Ziel umgesetzt werden können (▶ **Abb. 2.2**). Es gilt daher am Anfang der Behandlung möglichst erreichbare Annäherungsziele zu definieren, deren Erreichung vom Patienten selbst überprüft werden kann (s. Abschnitt 2.2.7: Motivationales Interview).

1.3.2 Bindungsbedürfnis

Der von Sullivan (1953) für die psychiatrische Behandlung postulierte und von Bowlby (1969, 1988) empirisch charakterisierte Kern des menschlichen Bindungsbedürfnisses ist der Wunsch nach physischer Nähe einer primären Bezugsperson. Demzufolge entwickeln sich aufgrund der Verfügbarkeit oder Abwesenheit einer Bezugsperson von der Geburt bis zur Jugend Erwartungen an zwischenmenschliche Bindungen, die danach recht unverändert weiterbestehen. Diese Erfahrungen prägen die Beziehungen zwischen dem prinzipiellen Bindungsbedürfnis und den zu seiner Befriedigung eingesetzten motivationalen Schemata. Die mangelnde Erreichbarkeit einer Bezugsperson führt im folgenden Leben offenbar zu einer chronischen Aktivierung des Bindungssystems.

Dementsprechend zeigte sich bei psychiatrischen Patienten ein hoher Anteil von Personen (> 80 %) mit unsicheren Bindungsmustern. Es gilt daher prinzipiell in jeder psychiatrischen Behandlung, das Ausmaß der Aktivierung von gesteigerten Bindungsbedürfnissen zu erkennen, da sonst automatisch eine Enttäuschung dieses Grundbedürfnisses vorprogrammiert ist. Zudem ist der Umgang mit dem Bindungsbedürfnis der Patienten in vielen störungsspezifischen Therapiemethoden nicht explizit berücksichtigt und wird vielmehr implizit als therapeutische Grundkompetenz vorausgesetzt. Gerade in den extremen Beziehungskonstellationen psychiatrischer Notfallsituationen oder bei kurzen, möglicherweise einmaligen ambulanten Kontakten sind solche Kompetenzen wichtig.

So zeigt sich zum Beispiel bei Patienten mit chronischer Depression (▶ **Kap. 4** »Chronische Depressionen«, Abschnitt 3), dass sich traumatische Bindungserfahrungen mit prägenden Bezugspersonen offenbar häufig im therapeutischen Kontakt wiederholen: Der Behandler wird durch submissive Verhaltensweisen des Patienten rasch in ein dominantes Verhalten getrieben, das wiederum durch die mangelnde Initiative des Patienten rasch frustriert wird und somit feindliche Züge gewinnen kann, die den Patienten wiederum in seiner Annahme einer feindlichen Welt ohne verlässliche Bindungsangebote bestätigen.

Um eine Kongruenzerfahrung bzgl. des Bindungsbedürfnisses zu ermöglichen, ist die bewusste Gestaltung der therapeutischen Beziehung von besonderer Wichtigkeit (s. Abschnitt 2.2), sowie in Fällen massiver Interaktions-(»Persönlichkeits-«)Störungen zusätzlich die Definition klarer Regeln für die Verfügbarkeit von Unterstützung und Zuwendung durch den Behandler bzw. das Personal der Klinik (s. Abschnitt 2.8).

Zudem ist es im Sinne der Förderung realistischer Erwartungen der Patienten oft hilfreich, sie aufrichtig über die tatsächlichen eigenen Möglichkeiten und Grenzen als Behandler aufzuklären, um so Kongruenzerfahrungen wahrscheinlicher zu machen. Die Feststellung, dass Unklarheit über Suizidalität den Behandler emotional überfordern würde und dies die Beziehung und die therapeutische Arbeit sabotieren könnte, erweist sich beispielsweise oft als hilfreich.

1.3.3 Bedürfnis nach Selbstwerterhöhung und -Schutz

Es ist wichtig zu wissen, dass psychische Gesundheit nicht unbedingt mit einer realistischen Einschätzung der realen eigenen Kompetenzen und Möglichkeiten verbunden ist und dass psychisch gesunde Menschen zu einer positiven Selbstwert- und Kontrollillusion neigen (Colvin und Block 1994). So widersprechen z. B. die individuellen Erwartungen aller Menschen, in der Zukunft selbst nicht von tragischen Lebensereignissen betroffen zu werden (Krebs, Unfall etc.), in der Summe der tatsächlichen statistischen Häufigkeit solcher Ereignisse. Es ist also keine therapeutische Aufgabe, eine absolut realistische Einschätzung des Patienten einzufordern, sondern eher einen gewissen »gesunden« Optimismus zu fördern.

Pathologische Verminderungen des Selbstwertgefühls ergeben sich nicht nur bei Erkrankungen wie der Depression, sondern auch entwicklungspsychologisch, wenn Menschen in instabilen Beziehungen aufwachsen (Sullivan 1953). Wenn die Beziehung zu einer primären Bezugsperson schlecht ist, so wird ein Kind den Grund hierfür bei sich selbst suchen, da es die Bezugsperson als notwendige Quelle äußerer Unterstützung nicht entwerten kann. Ein solches Kind wird sich demnach vermutlich selbstunsicher verhalten. Die daraus resultierende Kritik der Mutter an ihrem unsicheren Kind wird dieses weiter in seinem Selbstbild bestätigen. In der Therapie ist daher zu berücksichtigen, dass Patienten die negative Selbstwerteinschätzung durch ihr eigenes Verhalten bestätigen, um anderen Grundbedürfnissen wie dem nach Bindung oder Orientierung gerecht zu werden. Es gilt daher eine Umgebung zu schaffen, in der –

etwa durch Unterstützung und dosierte, kleinschrittige Planung der Ziele (s. Abschnitt 2.7) – eine Selbstwerterhöhung möglich ist.

1.3.4 Bedürfnis nach Orientierung und Kontrolle

Das Orientierungsbedürfnis ist nach Grawe das Bedürfnis, den eigenen Kontext erfassen zu können. Das Bedürfnis nach Kontrolle stellt ein zentrales Element der Kontrolltheorie (Powers 1973) dar: Jedes Individuum hat demnach das Bedürfnis, die sensorischen Wahrnehmungen der Welt in Richtung seiner aktuellen Handlungsziele zu beeinflussen, d. h. Kongruenz zu erleben. Hierdurch entsteht eine positive Selbstwirksamkeitserwartung (Bandura 1977) bzw. eine positive Kontrollüberzeugung (Rotter 1966). Das Kontrollbedürfnis also beschreibt somit das Bedürfnis des Individuums nach einer Überzeugung von der prinzipiellen Beeinflussbarkeit der Welt. Eine wirksame psychotherapeutische Intervention ist nach Grawe mit einer verbesserten Befriedigung des Kontrollbedürfnisses verbunden.

Das Bestehen einer Selbstwirksamkeitserwartung prädiziert den positiven Effekt einer Behandlung. Im Gegensatz dazu führen Frustrationen des Kontrollbedürfnisses zu psychischen Störungen. Ein bekanntes Beispiel der klinisch-experimentellen Psychologie ist Seligmanns Theorie der erlernten Hilflosigkeit, die ein Modell für die Depressionsentstehung bietet.

Als prinzipielle Basistechniken zur Förderung von Kongruenzerfahrungen und zur Steigerung der Konsistenz der Informationsverarbeitung können folgende Techniken angesehen werden, die im Anschluss vorgestellt werden:

- Gestaltung der Therapeutischen Beziehung

- Techniken zur Modifikation von Kognition und Aufmerksamkeit
- Behandlungsplanung und Fokuswahl
- Motivationsklärung

- Ressourcenaktivierung
- Problemaktualisierung
- Setting und Behandlungsvertrag
- Problembewältigung

Im obigen Beispiel der Notfallsituation wird es also extrem wichtig sein, den Bedürfnissen der Patientin sowohl nach Orientierung und Kontrolle als auch nach Bindung gerecht zu werden.

Dies geschieht, indem der Behandler zunächst eine ruhige Gesprächsatmosphäre schafft (Wer muss in dieser Situation unbedingt im Raum anwesend sein? Sind ein Behandler und ein Mitglied des Pflegeteams zur Abwendung von Eigen- und Fremdgefährdung ausreichend?) und automatische komplementäre Reaktionen auf das agitiert-ängstliche Verhalten der Patientin vermeidet (nicht dominant-gereizt reagieren, sondern ruhig bleiben und zunächst im Dialog vermitteln, dass auch der Therapeut einen Überblick gewinnen muss: »Wir sollten jetzt erstmal klären, was eigentlich passiert ist«). Die Patientin sollte die Möglichkeit erhalten zu erklären, wie es aus ihrer Sicht zur Aufnahme gekommen ist (»Was führt Sie zu uns?« oder entsprechende offene Fragen stellen) und welches aktuelle Problem besteht (d. h. welche aktuelle Inkongruenzerfahrung zur Vorstellung geführt hat).

In diesem Rahmen sollte der Patientin der Kontext der aktuellen Situation (Psychiatrische Notaufnahme) ebenso wie die Umstände, die aus Sicht des Behandlers zur Aufnahme geführt haben, erläutert werden. Es sollte ruhig auch mehrfach wiederholt dazu eingeladen werden, diesbezügliche Missverständnisse zu korrigieren und den eigenen Standpunkt darzustellen. Die hierbei investierte Zeit ist gut eingesetzt, da sie der Behandler nicht mehr in späteren Konflikten aufbringen muss.

Im nächsten Schritt sollten neben einem ersten psychopathologischen Befund die aktivierten Ziele erfasst werden, um zu erfahren, ob hier eine Kongruenz aktivierter motivationaler Schemata mit den Behandlungsmöglichkeiten herstellbar ist. (Eine psychiatrische Akutstation kann z. B. zunächst dem Vermeidungsziel Schutz vor äußerer Bedrohung oder Abschirmung in einer akuten sozialen Stress-/Überforderungssituation dienen.) Im Idealfall können in einer Aufnahmesituation Schemata im Sinne von Annäherungszielen aktiviert werden: Es wäre zu wünschen, dass es gelingt, der Patientin im Dialog (Förderung des Beziehungs- und Kontrollbedürfnisses) die Therapiemöglichkeiten vorzustellen, ihr zu ermöglichen, den Wunsch zu erkennen, durch eigenes Engagement auf Dauer stabiler in der Regulation der eigenen Affekte zu werden und stabilere Beziehungen zu anderen Menschen aufzubauen, die langfristig eine Unterstützung in psychischen Krisensituationen bieten können.

2 Therapeutische Beziehung

Eine gute therapeutische Beziehung gilt als einer der robustesten Prädiktoren des Therapieerfolgs (Horvath und Bedi 2002; Orlinsky et al. 2004). Dabei ist eine günstige therapeutische Haltung von Wärme, Akzeptanz, Wertschätzung, Empathie, Fürsorge und Toleranz bestimmt. Fähigkeiten, die einen guten Therapeuten ausmachen, sind nach Rudolf (2000, S. 397) u. a. die »Fähigkeit zur Anteil nehmenden Beobachtung«, die »Fähigkeit, die eigene Kompetenz und Person einem anderen zur Verfügung zu stellen« sowie die »Fähigkeit, grundsätzlich positive Aspekte in der mitunter schwierigen Patientenpersönlichkeit zu entdecken« und dessen Entwicklung in einen verstehenden Zusammenhang mit seiner biographischen Entwicklung zu stellen. Die Gestaltung der therapeutischen Beziehung ist im Hinblick auf relevante Patientenmerkmale allerdings über diese Faktoren hinaus sorgfältig zu planen, da die Behandlungsprognose in hohem Maße von der Passung zwischen Patient und Therapeut bzw. Therapieangebot abhängt (Andrews 1990; Herpertz und Caspar 2007). In psychodynamischen Therapien ist die therapeutische Beziehung, insbesondere in ihrer Übertragungsdimension, der eigentliche Wirkfaktor. Dabei zeichnen sich Patienten mit neurotischen Störungen durch konflikthafte Übertragungsmuster, solche mit ich-strukturellen Störungen (vor allem Persönlichkeitsstörungen) durch Selbstobjektübertragungen aus. In psychodynamischen Psychotherapien erhält neben der Übertragungsbeziehung die reale Beziehungserfahrung eine zunehmende Bedeutung, die auch korrektive emotionale Erfahrungen ermöglichen sollte. In der kognitiven Verhaltenstherapie wird die therapeutische Beziehung seit Ende der 1970er-Jahre verstärkt beachtet. Sie wird vor allem supportiv und strukturierend gestaltet mit typischen Merkmalen eines Coaches.

Jenseits der Therapieschulen kann die Fähigkeit eines Therapeuten, im Sinne einer *motivorientierten, komplementären Beziehungsgestaltung* (Grawe 1992; Caspar 2007) dem Patienten Bedürfnis befriedigende Erfahrungen zu ermöglichen, als eine Basiskompetenz aufgefasst werden (▶ **Kap. 4** »Chro-

nische Depressionen«, Abschnitt 3.2 »Interpersonelle Funktionen«). Ausgangspunkt des Konzeptes der motivorientierten Psychotherapie ist das oben dargestellte motivationale Modell menschlichen Verhaltens von Gray (1981), nach dem Verhalten aktiviert wird (»behavioral activation system« bzw. »behavioral approach system«), wenn Aussicht auf Belohnung bzw. Bedürfnisbefriedigung besteht, während Verhalten vermieden wird (»behavioral inhibition system«), wenn Bestrafung oder Entsagung von Belohnung droht. Entsprechend wird menschliches Handeln von motivationalen Zielen im Sinne der Annäherung an Bedürfnisse und der Vermeidung aversiver Erfahrungen bestimmt. Während die Inkongruenz mit Bedürfniszielen krank macht, führt eine Abnahme der Inkongruenz bzw. eine höhere Bedürfnisbefriedigung zur Symptombesserung (Grosse, Holtforth und Grawe 2003).

Für die Gestaltung der therapeutischen Beziehung sind vor allem die vier fundamentalen Bedürfnisse des Menschen nach Orientierung und Kontrolle, Lustgewinn bzw. Freude und Wohlbefinden, nach Bindung sowie Selbstverstärkung bzw. Selbstwerterhöhung zu beachten (Caspar et al. 2008). Dabei sollten für die Psychotherapie hilfreiche Ressourcen des Patienten, wie Fähigkeiten und Kenntnisse, soziale Unterstützung sowie materielle und soziale Bedingungen, genutzt werden. Um in der individuellen Analyse des Zweckes bzw. der instrumentellen Funktion eines Verhaltens des Patienten nicht nur bewusste, sondern auch unbewusste Motive zu erkennen, sollte nicht nur das berichtete, sondern auch das in der therapeutischen Beziehung erlebte Verhalten sowie die berichteten und beobachteten Emotionen einbezogen werden.

Die identifizierten motivationalen Ziele des Patienten werden zum Fokus von Interventionen. Spontane Beziehungsreaktionen des Therapeuten können hiermit abgeglichen und im Falle deutlicher Inkongruenz korrigiert werden. Wird beispielsweise von einem Menschen mit einer brüchigen Selbstwertregulation Bestätigung und Anerkennung gewünscht, so wäre eine Herausstellung seiner Fähigkeiten und Stärken und der Ausdruck von Wertschätzung förderlich.

Dabei kann es vor allem in fortgeschritteneren Therapiephasen in Form einer Metakommunikation wichtig sein, den Patienten in seinen übergeordneten Motiven zu validieren und gleichzeitig das Verhalten in Frage zu stellen bzw. im Hinblick auf seine Konsequenzen zu reflektieren (Sachse 2006). Schließlich ist es wichtig, sich nicht auf der Ebene von Problemverhalten des Patienten in der Therapiebeziehung »komplementär« zu verhalten, also z. B. auf Dramatisierung des Problems mit verstärkter Zuwendung zu reagieren (▶ **Kap. 4** »Chronische Depressionen«, Abschnitt 3.2 sowie ▶ **Abb. 4.2**).

Auch jenseits von verfahrensspezifischen Charakteristika der therapeutischen Beziehung stellt sich der Therapeut immer auch als Modell für eine gelungene Selbstregulation bzw. Selbstlenkungsfähigkeit sowie für einen befriedigenden interpersonellen Stil seinem Patienten zur Verfügung. Um sich in dieser Funktion als hilfreich zu erweisen, ist eine gründliche Selbsterfahrung vonnöten, die eigene Problematiken überwinden sowie eigene Grenzen und Unfähigkeiten erkennen lässt und vor allem davor schützt, eigene Pathologien mit denen des Patienten zu vermischen.

Neben diesen Kompetenzen von Psychotherapeuten, ein geeignetes Klima für Veränderungsprozesse zu schaffen, entscheidet über die Wirksamkeit einer Therapie vor allem sein Wissen und seine Expertise. Interessanterweise zeigte eine Prozessanalyse von Fruzzetti (2011), dass die therapeutische Beziehung in hohem Maße vom »Vertrauen in die Expertise« des Therapeuten abhängt, und gerade diejenigen Therapeuten, die über hohe interventionelle Kompetenz verfügen, und diese auch wirksam einsetzen, besonders gute Beziehungsbewertungen durch ihre Klienten erfahren.

3 Techniken zur Modifikation von Kognition und Aufmerksamkeit

Während die Gestaltung der therapeutischen Beziehung auf die Ermöglichung von Konsistenz durch Kongruenzerfahrungen in der Subjekt-Umwelt-Interaktion durch die Unterstützung des Therapeuten angelegt ist, sind auch Techniken erforderlich, die den Patienten selbst in die Lage versetzen, solche Kongruenzen zu erreichen. Eine Voraussetzung hierfür ist die Förderung der Konsistenz in der Informationsverarbeitung. Neben den schon lange bekannten kognitiven Techniken der Verhaltenstherapie (KVT z. B. nach Beck 1979) sind hierzu auch Techniken aus neueren Ansätzen nutzbar, wie die der Metakognitiven Therapie (Wells 2009) sowie die vor einem psychoanalytischen Hintergrund entwickelten Prinzipien der mentalisierungsbasierten Therapie (Allen und Fonagy 2006).

Die KVT nimmt an, dass psychische Störungen u. a. durch dysfunktionale Kognitionen entstehen. Die resultierenden dysfunktionalen Interpretationen von Ereignissen basieren wiederum auf dysfunktionalen kognitiven Grundannahmen.

Eine prototypische kognitive Technik ist der von Ellis (1997) im Rahmen der Rational-Emotiven Therapie entwickelte Einsatz der ABC-Theorie. Dem Patienten wird hierbei vermittelt, wie ein äußeres Ereignis (A) erst durch die Vermittlung individueller Überzeugungen (B) zu einer Konsequenz in Affekten oder Verhalten (C) führt. Der Patient kann hierdurch lernen, eigene Reaktionen nicht als zwangsläufige Konsequenz der Umwelteindrücke zu erleben, sondern die Bewertung durch den Abgleich mit eigenen Überzeugungen zu erkennen und diese ggf. zu verändern.

Ein weiteres Modell zur Wirkung dysfunktionaler Grundannahmen ist die von Beck (1979) beschriebene kognitive Triade bei depressiven Störungen, die der kognitiven Therapie von Depressionen zugrunde liegt (▶ Kap. 3 »Akute Depressionen«, Abschnitt 3.1). Dem Modell zufolge werden im Rahmen der Erkrankung negative lerngeschichtliche Erfahrungen aktiviert, die dysfunktionalen Grundüberzeugungen wie z. B. »ich bin ein Versager« entsprechen. Diese Grundüberzeugungen steuern wiederum die Informationsverarbeitung (▶ Abb. 3.2). Die kognitive Triade besteht dabei beispielweise aus der negativen Sicht der eigenen Person, der Zukunft und der Welt. Die auf dieser Basis ablaufenden Kognitionen werden automatisiert und reflexhaft mit konkreten Erfahrungen assoziiert (»*automatische Gedanken*«). Kognitive Methoden der KVT sind darauf ausgerichtet, den automatischen Ablauf dieser Kognitionen zu stoppen und ihre Inhalte bzw. die sie bedingenden Grundüberzeugungen zu hinterfragen. Eine typische Technik in der Gesprächsführung ist der sokratische Dialog. Hierbei wird der Patient durch Fragen des Behandlers sowohl zur Überprüfung seiner situativen Urteile als auch seiner diese bedingenden Grundannahmen gebracht.

Als Weiterentwicklung der kognitiven Interventionen wurden metakognitive Techniken (MKT) entwickelt (Wells 2011). Während die kognitive VT auf die bewusste Erkennung und Editierung bzw. Selektion der Bedeutungen von *Inhalten* des Denkens und der Wahrnehmung fokussiert, geht die MKT davon aus, »dass nicht das *Was*, sondern das *Wie* des Denkens für Emotionen und Emotionskontrolle verantwortlich ist« (Wells 2011, S. 17). Es geht also um Überzeugungen sowohl über die *Art* des Denkens (daher der Begriff meta-kognitiv) als auch über die *Inhalte* des Denkens. Somit wird nicht nur der aversive Inhalt von Gedanken als Ursache für z. B. Angststörungen oder Depressionen gesehen, sondern auch und vor allem die permanente pathologische Wiederholung dieser Gedanken. Diese quasi automatischen exzessiven konzeptionellen Prozesse sollen durch die Intervention abgebaut werden.

Grundelement der Metakognitiven Therapie ist die modale Unterscheidung von Kognitionen in einen *Objektmodus* und einen *metakognitiven Modus*. Im Objektmodus werden die Gedanken und Überzeugungen vom Denkenden ohne das Bewusstsein ihrer strukturellen Beziehung zu ihm selbst (d. h. als innere Repräsentationen) wahrgenommen. Dysfunktionale Gedanken werden in diesem Modus wie die unmittelbaren sensorischen Wahrnehmungen bspw. eines Tisches als selbstverständlich gegeben wahrgenommen, während ihr wiederholtes Auftreten die Wahrnehmung der Welt färbt und verzerrt.

Der metakognitive Modus stellt im Gegensatz dazu einen Aufmerksamkeitszustand dar, in dem psychische Prozesse möglichst bewertungsfrei wahrgenommen werden. D. h., die Bedeutung der Inhalte eines Gedankens wird gewissermaßen defokussiert, der Gedanke wird im Zusammenhang mit anderen mentalen Inhalten wahrgenommen. Dabei geht es explizit nicht darum, den Inhalt dieses Gedankens zu modifizieren. Der metakognitive Modus ermöglicht die Wahrnehmung und soll den Patienten, wenn er dies beherrscht, in die Lage versetzen, Kontrolle über seine kognitiven Prozesse zu gewinnen, indem er ihre strukturellen Eigenschaften erkennt (▶ Abb. 2.3).

So ist beispielsweise der Gedanke, dass die exzessive Analyse eines Problems irgendwann automatisch zur Lösung führt, z. B. in Bezug auf interpersonelle Probleme nicht hilfreich, sondern schädlich – er kann vielmehr rasch zum depressiven Symptom des Grübelns führen. Es erscheint nützlich, einem depressiven Patienten dieses Modell zu vermitteln. Auch im Rahmen von Angststörungen (vgl. ▶ Kap. 7, Abschnitt 4.3.2) lassen sich bspw. dementsprechend negative und positive Metakognitionen identifizieren (»Wenn Sorgen auftreten, muss ich mich um sie kümmern« vs. »Die ständigen Sorgen belasten mich, ich werde durch sie geschädigt«).

Der therapeutisch vermittelte Aufmerksamkeitszustand im metakognitiven Modus ist verwandt mit dem der Achtsamkeit in der Achtsamkeitsbasierten Stressreduktion (Segal, Williams, Teasdale, 2008) und Achtsamkeitsbasierten Kognitiven Therapie (MBCT, Segal, Williams, Teasdale, 2008), jedoch enthält er grundsätzlich keine körperlichen Aufmerksamkeitsausrichtungen oder Meditationstechniken.

Kognitionen auf einer Metaebene sind ebenfalls Elemente einer weiteren Therapie, die allerdings auf der Basis psychoanalytischer Therapieforschung entwickelt wurde.

Die Mentalisierungsbasierte Therapie (MBT, Allen und Fonagy 2006) fördert die Fähigkeit, eigene psychische Zustände als solche, d. h. als mentale Zustände zu erkennen. Dies bezieht sich auch auf die Zuschreibung mentaler Zustände anderer Menschen. Allen beschreibt das Mentalisieren als die »imaginative Wahrnehmung und Interpretation des Zusammenhangs zwischen Verhalten und intentionalen mentalen Zuständen« (Allen und Fonagy 2006, S. 29). Diese Fähigkeit erlaubt das Erkennen der Bedingtheit aktueller Denk- und Interaktionsmuster durch frühere Erfahrungen, z. B. im Sinne der durch Entwicklungserfahrungen geprägten motivationalen Schemata und automatischen Interaktionsmuster.

Eine Grundtechnik zur Anregung kognitiver Veränderungen ist der sokratische Dialog, der sich ursprünglich aus einer philosophischen Unterrichtsmethode ableitet, durch die eine eigenverantwortliche Reflexion von Problemen gefördert werden soll. Beispiel:

- »Ich habe oft Zweifel daran, dass ich jemals etwas schaffen könnte.« – »Haben Sie bisher noch nie etwas geschafft?«
- »In welcher Art könnten die Zweifel dazu beitragen, dass Sie ein Ziel nicht erreichen?«

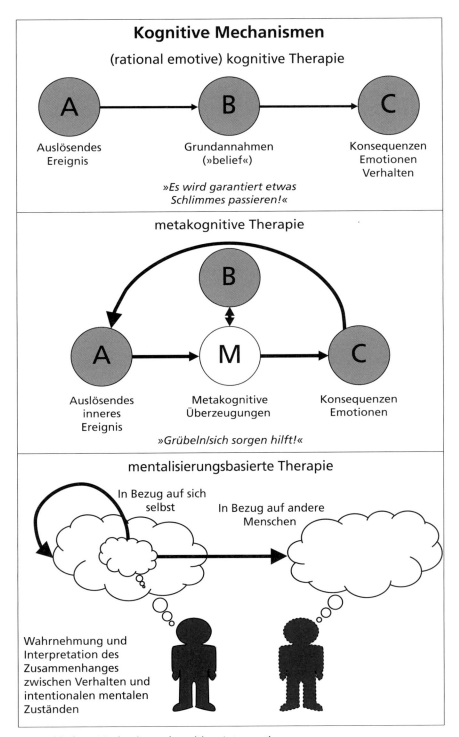

Abb. 2.3: Verschiedene Mechanismen kognitiver Interventionen

4 Lerntheoretisch basierte Interventionen

Die Behandlung psychiatrischer Patienten ist heute stark durch die Tatsache geprägt, dass spezifische lerntheoretische Modelle der Ätiologie zahlreicher psychischer Störungen zur Verfügung stehen, die eine individuelle Planung von Interventionen ermöglichen (s. Abschnitt 2.5). Prototypisches Beispiel hierfür ist die Gruppe der Angststörungen (▶ **Kap. 7**). Die Interventionen lassen sich prinzipiell danach einteilen, ob sie sich eher aus dem Prinzip der klassischen Reiz-Reaktions-Konditionierung (Pawlow 1927) oder aus der operanten (Reiz-Reaktions-Konsequenz-)Konditionierung (Skinner 1938) ableiten.

4.1 Exposition

Bei einer großen Vielfalt von psychischen Störungen hat sich die Exposition bzw. Konfrontation als hochwirksame Intervention erwiesen. Dabei kann die Exposition in der Vorstellung (»in sensu«) sowie in der Realität (»in vivo«) erfolgen, sie kann abgestuft oder massiert durchgeführt werden, z. B. in der Behandlung von Angststörungen als systematische Desensibilisierung oder als Flooding. Vor allem bei Angst- und Zwangsstörungen folgt der Exposition die Reaktionsverhinderung, z. B. verhindert der Therapeut die Durchführung von Zwangsritualen oder Vermeidungsverhalten. Exposition ist nicht nur eine zentrale Intervention bei Angst- und Zwangsstörungen, sondern auch eine zentrale Komponente der Behandlung von posttraumatischen Belastungsstörungen. Im Sinne des konsistenztheoretischen Modells zielt Exposition auf die Verminderung von automatischer »bottom-up«-Aktivierung von Vermeidungsschemata.

4.2 Operante Konditionierung

Häufig werden insbesondere in der stationären psychiatrischen Behandlung auch Techniken der operanten Konditionierung eingesetzt. Operante Verfahren basieren auf dem Modell der operanten Konditionierung, d. h. der Modifikation von Verhaltensweisen durch Konditionierung eines Zusammenhangs zwischen (situativen) Reizen (Stimulus: S), Reaktionen des Patienten (R) und den daraus resultierenden Konsequenzen (C). In einer Erweiterung des Modells (Kanfer und Saslow 1974) werden die individuellen, insbesondere auch biologischen Voraussetzungen durch die Organismusvariable (O) beschrieben (▶ **Abb. 2.4**). Lernvorgänge können biologisch, z. B. pharmakologisch über die Organismusvariable beeinflusst werden. Die Gabe von Benzodiazepinen hemmt beispielsweise die Wirkung aversiver Stimuli und die Konsolidierung von Lernerfahrungen.

Praktisch wird eine erwünschte Verhaltensweise durch die Auswahl der resultierenden Konsequenz (C) verstärkt, d. h. die Wahrscheinlichkeit ihres Auftretens erhöht, oder eine dysfunktionale gelöscht (Reduzierung der Verhaltenshäufigkeit).

Verstärkung kann einerseits positiv erfolgen, d. h. ein Verhalten wird durch eine angenehme Konsequenz belohnt. Beispiele hierfür sind therapeutisches Lob, z. B. nach erfolgreicher Durchführung eines Wochenendplanes oder einer Konfliktlösung im Rollenspiel. Erwünschte, d. h. zur Gesundung notwendige Verhaltensweisen werden zudem häufig im Rahmen von Token-economy-Programmen durch Erweiterung der Möglichkeit angenehmer Aktivitäten im Rahmen eines Punktesystems umgesetzt.

Operante Konditionierung kann aber auch in Form negativer Verstärkung eingesetzt werden: Auf ein Verhalten folgt die Verminderung eines aversiven Reizes/eines Symptoms. So können Patienten mit chronischer Depression z. B. wahrnehmen, dass ihre aktive soziale Interaktion zu einer Verminderung ihres Gefühls von Anspannung und Hilflosigkeit führt. Bei der Borderline-Persönlichkeitsstörung wird die Anwendung vorher erarbeiteter Techniken (»Skills«) durch einen erfolgreichen Abbau aversiver Anspannungszustände verstärkt (▸ **Kap. 10**).

Eine besonders wichtige Basiskompetenz ist die konstante Aufmerksamkeit des Therapeuten darauf, auf die Löschung pathologischer Verhaltensweisen hinzuarbeiten, anstatt sie durch unachtsame eigene Reaktionen zu verstärken. So sollten z. B. Selbstverletzungen bei der Borderline-Persönlichkeitsstörung nicht mit einem hohen Maß an emotionaler Zuwendung verbunden werden, da hierdurch das erneute Auftreten wahrscheinlicher wird. Im Rahmen der Token Economy führt das Auftreten einer vom Patienten prinzipiell kontrollierbaren pathologischen Verhaltensweise (z. B. verbal aggressives Verhalten, Unzuverlässigkeit bei Absprachen) zur indirekten Bestrafung durch Verlust positiver Verstärker. Im Sinne des konsistenztheoretischen Modells führen im Rahmen der operanten Konditionierung die durch therapeutische Reaktionen auf ein Verhalten erzeugten Kongruenz-/Inkongruenzsignale zu einer Veränderung der Aktivierung von Annäherungs- und Vermeidungsschemata.

Direkte Bestrafung mit aversiven Reizen wird als lerntheoretischer Mechanismus in der Psychotherapie grundsätzlich nicht zielgerichtet eingesetzt. Die explizite Verdeutlichung dieses Grundsatzes gegenüber Patienten ist besonders deshalb wichtig, da einige von ihnen dazu neigen, insbesondere Notfallmaßnahmen wie eine Fixierung subjektiv als Bestrafung ihres vorherigen Verhaltens aufzufassen. Insbesondere bei solchen Maßnahmen ist es daher wichtig klarzumachen, dass diese nicht auf eine Verhaltensmodifikation ausgerichtet sind, sondern im konkreten Fall die einzige Maßnahme zur Abwendung von akuten Gefährdungen des Patienten oder des Personals sind. »Es tut uns leid, aber im Moment erscheint mir das als einzige Möglichkeit, um zu verhindern, dass etwas Schlimmeres passiert.«

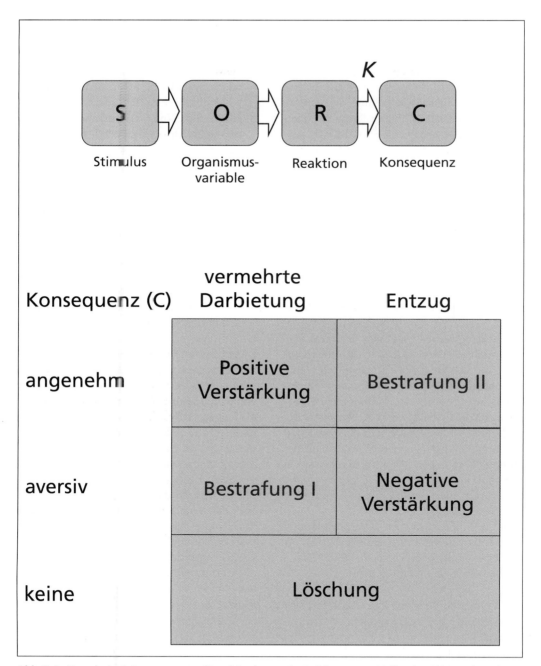

Abb. 2.4: Grundprinzipien operanter Konditionierung in Anlehnung an Holland & Skinner (1974)

5 Fokuswahl und Behandlungsplanung

Vor Beginn jeder stationären oder ambulanten Behandlung ist es unerlässlich, Therapieziele und einen Behandlungsplan zu formulieren. In der ambulanten Therapie bilden diese auch den entscheidenden Teil des Antrags auf Kostenübernahme im Gutachterverfahren. Insbesondere im stationären Bereich sollte der Behandlungsplan auch die voraussichtliche Dauer der Behandlung umfassen. Am Anfang der Behandlungsplanung steht die psychopathologische Befunderhebung und Diagnosestellung. Neben einer solchen im ICD- bzw. DSM-System codierbaren Diagnose ist auch die Stellung einer funktionalen Diagnose sinnvoll.

Hierzu sollte ein Störungsmodell anhand einer Verhaltens- und Bedingungsanalyse entwickelt werden, z.B. im Rahmen der KVT-Sicht das o.g. SOR(k)C-Modell (Kanfer und Saslow 1974). Hier gilt es, eine störungstypische Verhaltenssequenz als Sequenz aus Stimulus (S), biologischen Organismus-Voraussetzungen (O), Reaktion (R) und der erlebten Konsequenz (C bzw. K) zu beschreiben, wobei letztere durch eine bestimmte Kontingenz (k) miteinander assoziiert sind. Diese funktionale Diagnose bietet bereits die Ansatzpunkte für therapeutische Interventionen.

In Modifikation der Therapieplanung nach Sulz (2006, S. 27) sind in dieser Formulierung folgende Fragen zu beachten.

Therapieziele und Prognose

- Gesamtziel: Welches Gesamtziel lässt sich aufgrund des entwickelten Störungsmodells formulieren? Was ist für den Patienten zu erreichen?
- Teilziele: Welche konkret beobachtbaren Veränderungen (d.h. Verhaltensweisen) in sozialen Situationen und Beziehungen sollen erreicht werden?
- Grad der Zielerreichung im geplanten Zeitraum: Sollen die initial vorhandenen

Symptome vollständig zurückgebildet oder teilremittiert sein (z.B. am Übergang vollstationärer zu teilstationärer Behandlung)? Soll eine Verhaltensweise prinzipiell möglich oder gänzlich frei von Unsicherheit und Ängsten möglich sein?

Behandlungsplan

- Gesamtstrategie: Was ist zur Erreichung des Gesamtziels zu tun?
- Auflistung der konkreten Einzelinterventionen zur Erreichung der Teilziele
- Definition und Begründung des hierfür notwendigen Settings (vgl. Abschnitt 2.6), einschließlich der erwarteten Behandlungsdauer

Die explizite Diskussion und anschließende Formulierung von Behandlungszielen und -plan gibt dem Patienten die Möglichkeit von Kongruenzerfahrungen, da er seine Vorstellungen und Bedürfnisse definieren kann. Diese Art der Planung erlaubt auch die Aktivierung von motivationalen Annäherungsschemata, da von Anfang an auf ein gemeinsames Ziel hingearbeitet werden kann. Um beim Patienten dieses Bewusstsein über den Sinn der Bemühungen und die Messbarkeit des Erfolges i.S. einer Kongruenzerfahrung (»Wenn ich mich anstrenge, wird sich etwas positiv verändern«) zu fördern, bietet sich der Einsatz eines Instruments zur Messung der Zielerreichung an. In der Goal Attainment Scale (Kiresuk und Lund 1979) werden zu Beginn die wichtigsten Behandlungsziele formuliert, um ihre Erreichung im Verlauf der Therapie als Maß des Behandlungserfolges erheben zu können.

Für den Behandler bietet eine solche Behandlungsplanung stets die Möglichkeit, den Verlauf der Therapie gegenüber folgenden Behandlern oder Kostenträgern zeiteffizient und kompakt darstellen zu können.

6 Setting und Behandlungsvertrag

Betrachtet man die Wichtigkeit der Kongruenzerfahrung für die psychische Gesundheit, so wird schnell klar, dass die Umwelt, in der und mit der ein Patient interagiert, einen entscheidenden Faktor darstellt. Diese Umwelt, – im Rahmen der Psychotherapie das Setting –, definiert ihre wesentlichen Grundregeln durch den Behandlungsvertrag.

Der Behandlungsvertrag stellt eine Liste expliziter Pflichten von Behandler und Patient auf, die zu befolgen sind, um das vereinbarte Therapieziel zu erreichen. Die Regelungen des Vertrags sollten realistischerweise für beide Seiten erfüllbar sein, d. h. z. B. die vertragliche Vereinbarung therapeutischer Hausaufgaben seitens des Patienten könnte im Fall von krankheitsbedingtem Antriebsmangel den ganzen Vertrag ad absurdum führen.

Wichtige Punkte in Behandlungsverträgen sind das Verhalten in Krisen-/Notfallsituationen und insbesondere der Umgang mit Suizidalität. Der Behandler definiert hierzu im Vertrag eine dauerhaft erreichbare Kontaktmöglichkeit (Therapeut selbst, Telefonnummer der Klinik für Kontakte mit dem Dienstarzt, Pflegeteam etc.). Der Patient sichert zu, im Falle konkreter/bedrohlicher Suizidgedanken diese Kontaktstelle aufzusuchen. Im stationären Setting wird häufig auch die Mitteilung von Suizidgedanken gegenüber anderen Patienten explizit im Sinne der Suizidprävention ausgeschlossen. Während der psychotherapeutische Behandlungsvertrag auf das individuelle Störungsbild abgestimmt ist und z. B. den Umgang mit störungstypischen Problemen – z. B. Selbstverletzungen – regelt, stellt die Stationsordnung oft eine allgemeinere Regelung dar. Letztere sollte nicht zu detailliert sein und nicht den Eindruck eines Regelwerkes erzeugen, in das Patienten eingebunden werden sollen. Vielmehr sollte sie nur die allerwichtigsten Regeln für ein funktionierendes Zusammenleben aufnehmen (z. B. Achtung der körperlichen Unversehrtheit Anderer, Einhaltung eines Mindeststandards an Information an Stationspersonal).

Es besteht ein nicht unkomplizierter Unterschied des ausdrücklich und gemeinsam erarbeiteten Behandlungsvertrags im Rahmen einer Psychotherapie gegenüber der Natur des ärztlichen Behandlungsvertrags, der automatisch – auch ohne explizites Wissen des Patienten – geschlossen wird. Die gesetzliche Pflicht des Arztes, dem Patienten grundsätzlich die fachlich gebotene und notwendige Behandlung nach anerkanntem medizinischem Wissensstand zukommen zu lassen, wird durch die Verletzung eines expliziten Behandlungsvertrags im Rahmen der Psychotherapie nicht unbedingt aufgehoben. Es ergibt sich z. B. ebenso die Verpflichtung, den Patienten im Rahmen akuter Eigen- oder Fremdgefährdung notfalls auf Basis von Unterbringungs- und Betreuungsgesetzen auch ohne dessen Einwilligung vor akuten Gefährdungen durch die Erkrankung zu schützen, d. h. ggf. auch ohne expliziten psychotherapeutischen Behandlungsvertrag zu behandeln.

Die Tatsache, dass eine solche Behandlung im ambulanten Setting kaum denkbar erscheint, illustriert eindrücklich die Besonderheiten der Auswahl des Behandlungssettings in der stationären Therapie eines psychiatrischen Krankenhauses bzw. einer psychiatrischen Abteilung. Die gegenwärtig zur Behandlung verwendeten Settings lassen sich zunächst entlang der Dimension der zunehmenden Autonomie und sozialen Belastbarkeit des Patienten während der Behandlung anordnen:

- geschlossen geführte Station
- halboffen geführte Station
- offen geführte Station mit/ohne Spezialisierung

- teilstationäre/tagesklinische Behandlung (im Rahmen neuer Versorgungsmodelle auch an einzelnen Tagen der Woche)
- ambulante Behandlung in Institutsambulanz einschließlich aufsuchender Hilfe
- ambulante Behandlung

Zusätzlich lässt sich auf all diesen Ebenen eine Einteilung einzelner Elemente danach vornehmen, ob sie im Einzel- oder Gruppensetting durchgeführt werden. Wie im Abschnitt zur Behandlungsplanung angeführt, sollte das Setting auf das Behandlungsziel und das Störungsmodell abgestimmt sein. Ein grundsätzliches Problem hierbei besteht darin, dass die Wirksamkeit der meisten Psychotherapiemethoden im ambulanten Setting untersucht wurde. Abgesehen von den Methoden, zu denen ein solcher Wirksamkeitsnachweis für die stationäre oder teilstationäre Anwendung existiert, sollte die Wahl des Settings auf den Erhalt bzw. die Förderung des sozialen Funktionsniveaus abgestimmt sein. Es gilt zu berücksichtigen, dass die längerfristige »Umwelterfahrung« einer stationären Behandlung mögliche längerfristige Enttäuschungen des Grundbedürfnisses nach Orientierung und Kontrolle sowie der Selbstwerterhöhung mit sich bringt.

7 Motivationsklärung

Vor Beginn einer psychotherapeutischen Behandlung ist es wichtig zu erfassen, welche Motivation zur Veränderung pathologischer Denk- und Verhaltensschemata bei einem Patienten vorliegt. Dies gilt natürlich besonders für strukturierte und manualorientierte Psychotherapie, die ambulant oder auf Spezialstationen durchgeführt wird, da sie Patienten ein Engagement über längere Zeiträume abverlangt. Gleichzeitig erscheint es aber auch in der Behandlung akuter Situationen sinnvoll festzustellen, ob eine Motivation für eine konsequente Anschlussbehandlung vorliegt oder eher mit einer begrenzten Akutbehandlung zu rechnen ist, da eine solche Motivation fehlt. Der Wunsch eines Patienten nach der Verminderung oder Beseitigung eines Symptoms ist schließlich nicht automatisch an das Bewusstsein der Notwendigkeit und des notwendigen Ausmaßes des eigenen Beitrags gebunden.

Ein Problem entsteht dann, wenn der Behandler dem Patienten Motivationen unterstellt, obwohl diese nicht vorhanden sind, oder versucht, ihm eine Motivation aufzudrängen, nur weil sie aus seiner therapeutischen Perspektive zwingend notwendig erscheint. Hierdurch ergeben sich, u. a. aufgrund der komplementären Effekte in der therapeutischen Beziehung, oft eine reaktante Haltung und keine eigenverantwortliche Motivation. Ein typisches wiederkehrendes Beispiel hierfür ergibt sich in der Behandlung von Abhängigkeitserkrankungen. Für diesen Bereich psychischer Erkrankungen wurde dementsprechend von Millner und Rollnick (2002) das Konzept des »Motivational Interviewings« entwickelt.

Das »Motivationale Interviewing« ist als kollaborative, personenzentrierte Form der Anleitung zum Hervorrufen und zur Stärkung von Veränderungsmotivation konzipiert worden (Demmel 2011; Millner und Rollnick 1995). Hierbei soll die Entscheidung zu einer Veränderung prinzipiell auf einer Ebene der Gleichberechtigung und Selbstbestimmung entwickelt werden. Das hierauf angelegte Gespräch (»Change talk«) basiert auf der Annahme, dass sich der

Patient selbst überzeugen sollte. Es können mit offenen Fragen die Prioritäten, Werte und Ziele oder mögliche Motive für eine Veränderung in Gang gebracht werden. Hierbei gilt es, kognitive Dissonanzen nicht im Sinne der alltäglichen kurzfristigen Konsistenzregulation (s. Abschnitt 2.1) zu vermindern, sondern ihnen vielmehr volle Aufmerksamkeit zu schenken. Im Idealfall rechtfertigt und verteidigt der Patient im Gespräch mehr und mehr die Veränderung. Hierbei ist es wichtig, die sprachlichen Äußerungen des Patienten über mögliche Änderungen zu beachten, die sich i. d. R. in bestimmte Kategorien einteilen lassen. Während das Motivationale Interviewing als Konzept im engeren Sinne ein ausführliches Training voraussetzt (Demmel 2011), bietet bereits das Wissen um dessen Grundprinzipien eine wertvolle Hilfe, um einigen Fehleinschätzungen und Frustrationen bzgl. der Veränderungs- und Behandlungsmotivation psychiatrischer Patienten zu entgehen.

8 Ressourcenaktivierung

Zu Beginn einer Therapie ist es nicht nur wichtig, möglichst viele Informationen über die bestehende Psychopathologie und die vorhandenen Probleme zu erheben, sondern gleichzeitig auch die Ressourcen eines Patienten zu erfassen. Nach Flückiger und Wüsten (2008) lässt sich hierzu ein formalisiertes System zur Ressourcenerhebung einsetzen (► Kasten zu Flückiger und Wüsten (2008), S. 40).

Im Rahmen verschiedener manualisierter Therapiemethoden ist es von großer Wichtigkeit, die Aufmerksamkeit des Patienten auf seine Ressourcen zu lenken. In der entsprechenden ressourcenorientierten Gesprächsführung gilt es, aus verschiedenen Perspektiven Aufmerksamkeit auf die zu aktivierenden Bereiche zu lenken. Dabei ist es wichtig, durch behutsame Erarbeitung zu prüfen, ob Übereinstimmung in der positiven Bewertung einer Ressource herstellbar ist.

Letztlich gilt es immer wieder, adäquate Kombinationen aus aktuell relevantem Problem, dem damit verbundenen Ziel und den zu seiner Erreichung notwendigen Mitteln zu definieren. Je nachdem, ob alle drei oder keines der Elemente bekannt sind, müssen Strategien zur Nutzung und Verstärkung vorhandener Ressourcen bis zur vollständigen gemeinsamen Exploration der Probleme und Ziele gewählt werden. Als Technik zur Erarbeitung einer Zielvision kann möglicherweise eine »Wunderfrage« eingesetzt werden, d. h. der Patient wird gebeten, sich vorzustellen, seine Probleme (die in der Therapie bearbeitet werden sollen) seien über Nacht durch ein Wunder verschwunden. Es geht darum zu erklären, was wäre, wenn das Problem nicht mehr da wäre, woran er selbst und andere Menschen dies bemerken würden. Als Technik zur Ressourcenaktivierung kann die Biographie des Patienten zudem in Hinsicht auf positive Erlebnisse und ihre jeweiligen Voraussetzungen hin betrachtet werden. Es können andere Menschen als Modelle für die Nutzung von Ressourcen herangezogen werden. Schließlich kann der Therapeut nach gemeinsamer Definition des Problembereichs mit dem Patienten die Rolle tauschen und sich in dieser Rolle vom Patienten Vorschläge zu möglichen Lösungen machen lassen. Über die genannten Techniken hinaus stehen zahlreiche weitere z. B. im Manual von Flückiger und Wüsten (2008) zur Verfügung.

Flückiger und Wüsten (2008) nennen als mögliche Fragen zur Exploration der Ressourcen in ihrem Manual die Erkundung von ...

- günstigen, d.h. als befriedigend erlebten Bereichen in Berufs- und Privatleben
- gesunden Lebenszielen
- Fähigkeiten zur Selbstreflexion/Bewusstsein über Probleme und ihrer Entstehung
- herausragenden Fähigkeiten
- psychischen Bereichen mit Wohlbefinden/geringer Symptomausprägung
- funktionalen Kognitionen und Überzeugungen
- Ausdruck und Regulation starker Emotionen
- günstigem Beziehungsverhalten
- hilfreichen Beziehungen

Vor dem nächsten Gespräch kann sich der Therapeut mit diesen Informationen auf die Aktivierung der Ressourcen des Patienten einstellen. Hierzu werden ...

- die Bereiche mit besonderen Ressourcen gesammelt
- die formulierten Bereiche nach ihrer Wichtigkeit für die Befriedigung der zentralen Bedürfnisse hierarchisiert
- Möglichkeiten gesucht, wie diese Ressourcen inner- und außerhalb der Therapie aktiviert werden können
- in den folgenden Sitzungen eingeschätzt, wie stark die jeweilige Ressource aktiviert wurde

9 Problemaktualisierung

Ein Wirkfaktor der Psychotherapie nach Grawe (1998) ist die Problemaktualisierung. Dies bedeutet, dass die Probleme, die Ziel der therapeutischen Interventionen sind, während der Behandlung tatsächlich erfahrbar werden. D.h., die Kontexte der Probleme, in denen diese auftreten, sind imaginativ, in Rollenspielen oder auch real erfahrbar zu machen. Letztlich sollte dabei Wert darauf gelegt werden, eine Balance zwischen Problemaktualisierung und Ressourcenaktivierung zu erhalten, sodass die Bedürfnisse nach Kontrolle und Selbstwerterhöhung befriedigt und dauerhaft Annäherungsschemata aktiviert werden sowie schließlich eine Problembewältigung gelingen kann.

10 Problembewältigung

Problembewältigungstechniken finden bei vielen psychischen Störungen Anwendung und sind bei verschiedenen Problemkonstellationen einsetzbar. Im verhaltenstherapeutischen Verfahren machen sie einen Bereich von Kerntechniken aus, wie auch das verhaltenstherapeutische Vorgehen insgesamt als Problemlösungsprozess aufgefasst werden kann (Schulte 1974). Entsprechend werden diese Techniken dem Patienten als »Hilfe zur Selbsthilfe« oder »Schulung zum eigenen Therapeuten« vermittelt. Bedeutende Problembewältigungstechniken sind die Verhaltensanalyse, das Selbstmanagement, die Exposition, die Aktivitätenplanung, das Soziale Kompetenztraining, das Problemlösetraining und schließlich kognitive Techniken.

10.1 Verhaltensanalyse

Die Verhaltensanalyse ist die zentrale diagnostische Vorgehensweise in der kognitiven Verhaltenstherapie. Sie dient dazu, das Problemverhalten des Patienten in seinem situativen Entstehungskontext verstehen zu können und damit Vorraussetzungen für Veränderungen und alternative Verhaltensweisen zu schaffen. In der Verhaltensanalyse werden zunächst die Stimuli identifiziert, die dem jeweiligen Krankheitsverhalten vorausgehen bzw. es auslösen. Hierbei handelt es sich um situative, externe Bedingungen, kognitive interne Auslösereize oder auch um somatische Vorgänge, die für den Patienten Signalcharakter erhalten, wie Herzklopfen, Schwitzen etc. Auch können zwischenmenschliche Situationen zu Auslösereize für Problemverhalten werden. Im Rahmen des S-O-R-K-Schemas nach Kanfer (2000) können sog. Organismusvariablen die Auslösung und Aufrechterhaltung des Krankheitsverhaltens beeinflussen. Hierbei kann es sich um biologische/organische Variablen handeln wie die Neigung zu Tachykardie unter Kaffeegenuss, aber vor allem auch um Erwartungen, Attributionen, Schemata, Wert – und Normvorstellungen. Die Reaktionsebene umfasst die kognitiven Reaktionen, vor allem die automatisierten Gedanken, die emotionalen Reaktionen sowie schließlich die Verhaltensreaktionen wie Vermeidungsverhalten, Zwangsrituale oder auch aggressive Reaktionen. Auch somatische Reaktionen werden hier erfasst. Konsequenzen problematischen Verhaltens subsumieren zum einen die kurzfristigen (z. B. Selbstverletzungen bei Patienten mit Borderline-Persönlichkeitsstörung), zum anderen die langfristigen Konsequenzen (z. B. Auswirkungen auf zwischenmenschliche Beziehungen, sekundäre Depressivität etc.).

Indem der Patient selbst die Expertise erlernt, Verhaltensanalysen durchzuführen, kann er eingeübtes, habituiertes Problemverhalten in seinen typischen Abläufen frühzeitig erkennen, modifizieren oder aufgeben. Auf diesem Wege kann die Erfahrung von Selbstwirksamkeit nachhaltig gesteigert werden. Häufig ist es sinnvoll, die Situations-/Verhaltensanalyse um eine Funktionsanalyse zu erweitern. Hier geht es jenseits der Funktionalität des Problemverhaltens um die Analyse der intraindividuellen und interaktionellen Funktionen, wie z. B. ein Patient mit einer narzisstischen Selbstwertproblematik im Rahmen seiner Arbeitsstörung jeden Vergleich mit Leistungen Anderer als auch mit seinen eigenen Größenideen meidet.

10.2 Selbstmanagement

Techniken zum Selbstmanagement finden bei allen psychischen Störungen Anwendung und zielen darauf ab, Problemverhalten eines Patienten durch den Einsatz konkreter Strategien steuern und verändern zu lernen. Dabei beziehen Selbstmanagementstrategien Kompetenzen wie Selbstbeobachtung, Setzen konkreter eigener Ziele sowie Pläne zur effizienten Umsetzung ein sowie Maßnahmen der Selbstkontrolle wie Gedankenstopp, Förderung internaler Kontrollüberzeugungen und Selbstwirksamkeitserwartungen. Nach dem Modell der Selbstregulation nach Kanfer gehören im Weiteren Prozesse der Selbstbewertung sowie der Selbstverstärkung zu einer wichtigen Komponente des Selbstmanagements. Sie führen dazu, dass ein habituierter, aber dysfunktionaler Verhaltensfluss unterbrochen und durch ein auf erfolgreiche Problemlösung gerichtetes Verhalten ersetzt wird.

10.3 Exposition und operante Konditionierung

Diese lerntheoretisch fundierten Interventionsmöglichkeiten (s. Abschnitt 2.2.4) dienen unmittelbar der Problembewältigung durch den Abbau hierbei hinderlicher emotionaler Reaktionen und Verhaltensweisen und dem Aufbau von Verhaltensweisen, die zur Problemlösung nützlich sind.

10.4 Aktivitätenplanung

Diese Art der Intervention gehört zum Standardprogramm in der Behandlung depressiver Patienten, kommt aber auch bei Patienten mit Angststörungen, Suchterkrankungen etc. zur Anwendung. Das Aktivitätentraining zielt darauf ab, dem Patienten durch geplantes Aufsuchen angenehmer Aktivitäten positive Verstärker zu bescheren und auf diesem Wege die Erfahrung von Selbstwirksamkeit und nachfolgender Stimmungsverbesserung zu machen.

10.5 Soziales Kompetenztraining

Unter dem Training sozialer Kompetenzen zusammengefasste Therapietechniken haben die aktive Gestaltung zwischenmenschlicher Beziehungen zum Ziel, um auf diese Weise Bedürfnisse nach Zuwendung und Bestätigung, aber auch von Autonomie, verwirklichen zu können. Soziales Kompetenztraining eignet sich in besonderer Weise für die Anwendung im Gruppensetting, wofür

standardisierte Trainingsmanuale vorliegen. Wichtige Module sind sowohl das Rollenspiel mit Videoaufzeichnung, Lernen am Modell des Therapeuten und der Gruppenmitglieder als auch positive Verstärkung und wohlwollende Konfrontation. Soziales Kompetenztraining ist ein wichtiges Therapieangebot bei einem breiten Spektrum psychischer Erkrankungen und gehört zum weitverbreiteten Angebot psychiatrischer Kliniken. Die Wirksamkeit ist vor allem für Patienten mit sozialen Phobien, Depressionen, Persönlichkeitsstörungen und schizophrenen Psychosen belegt.

10.6 Problemlösetraining

Das strukturierte Problemlösen bedeutet für Patienten einen Lernprozess mit unterscheidbaren Schritten: Problemdefinition, Erstellen von alternativen Problemlösungen durch Brainstorming, Bewertung der Lösungsmöglichkeiten, Entscheidung zum Einsatz spezifischer Lösungsmöglichkeiten, Planung von deren Umsetzung und schließlich Bewertung der Konsequenzen (Kaiser und Hahlweg 2000). Dabei ist z. B. bei depressiven Patienten zu beachten, dass die Lösungsstrategien in kleinen, genau definierten Schritten aufgeschlüsselt und beurteilt werden müssen und es häufig sinnvoll ist, diese in einem schriftlichen Handlungsplan zu fixieren.

Das Problemlösetraining kommt ebenfalls bei einem breiten Spektrum psychischer Erkrankungen, vor allem bei affektiven Erkrankungen zum Einsatz. Aspekte des Problemlösetrainings sind auch in der Behandlung psychotischer Störungen von Nutzen.

10.7 Kognitive Techniken

Zu einer Verbesserung von Problembewältigung eignen sich auch kognitive Techniken wie inneres Verbalisieren, Selbstinstruktion, Entkatastrophisieren und Umstrukturieren.

Bei der kognitiven Umstrukturierung, die ein wesentliches Modul der kognitiv-behavioralen Behandlung depressiver Erkrankungen ist, müssen zunächst die subjektiv verzerrten Wahrnehmungen und Interpretationen von Ereignissen im Detail analysiert werden, z. B. auf dem Wege des sokratischen Dialogs, und hier vor allem solche, die mit negativer Selbstattribution, negativer Sicht der Umwelt und Zukunft zu tun haben. Die Therapie zielt darauf ab, dass der Patient lernt, seine verzerrten Kognitionen durch stärker angepasste bzw. adäquatere Gedanken, Bewertungen und Wahrnehmungen zu ersetzen und den selbstkritisierenden und selbstentwertenden Attributionsstil, wie man ihn v. a. bei depressiven Patienten aber auch bei Patienten mit Persönlichkeitsstörungen und Angststörungen findet, zu verändern.

11 Kombination von Psychotherapie und Psychopharmakotherapie

Bei schwerkranken Patienten und bei Patienten mit Chronifizierungstendenz und Nicht-Ansprechen auf eine psychotherapeutische Monobehandlung ist die Kombination von Methoden angezeigt, v. a. von Psychotherapie und Psychopharmakotherapie. Eine solche kombinierte Behandlung wird in den entsprechenden Leitlinien empfohlen. Grundsätzlich sind nach dem Modell von Bergin und Garfield (1994) dabei additive, komplementäre, potenzierende, erleichternde und störende Interaktionen möglich. Dabei ist es wichtig, diese möglichen Interaktionen zu reflektieren und zu antizipieren. So können Medikamente bereits auf die Problempräsentation einwirken, im Weiteren vor allem auf das Störungsmodell, das Modell des Patienten einer wirksamen Behandlung und schließlich auf die therapeutische Beziehung.

Positive Akutwirkungen von Psychopharmaka bestehen vor allem darin, dass sie eine für die Psychotherapie erforderliche ausreichende Konzentration des Patienten herstellen, dessen motivationalen Antrieb verbessern oder dessen quälende Agitiertheit vermindern.

Psychotherapie störende Wirkungen von Medikamenten können Sedierung und Emotionsdistanzierung sein, die psychotherapeutische Interventionen z. B. der Exposition und weiterer emotionskonfrontativer Techniken erschweren bzw. verhindern.

Entsprechend sind solche möglichen Effekte von Psychopharmaka auf den Einsatz von Psychotherapie bei der Medikamentenauswahl zu berücksichtigen und lassen sedierende Substanzen, wenn eben möglich, in den Hintergrund treten. Im Hinblick auf die Einflüsse, die Medikamente auf das Störungs- und Behandlungsmodell nehmen können, ist vor Beginn der Psychopharmakotherapie die Klärung ihres Stellenwertes im Gesamtbehandlungsplan erforderlich, z. B. auf dem Wege der Formulierung von Zielsymptomen. Von Nachteil kann die Einführung einer pharmakologischen Begleittherapie in »psychotherapeutischen Krisen« bzw. bei mangelnder Besserung unter Psychotherapie sein, weshalb die grundsätzliche Möglichkeit einer Kombinationstherapie bevorzugt zu Behandlungsbeginn erfolgen sollte.

Dabei sind hinsichtlich der Aktivierung von Annäherungs- und Vermeidungszielen prinzipiell folgende Grundsätze zu berücksichtigen:

Anxiolytika, insbesondere Benzodiazepine, hemmen v. a. das Inhibitionssystem (BIS) (McNaughton und Gray 2000). Es ist anzunehmen, dass z. B. die erwünschte Habituation aversiver Reaktionen auf aversive Stimuli unter Benzodiazepinen deutlich erschwert ist. Umgekehrt reduzieren viele Antipsychotika die Ansprechbarkeit des »Behavioral Approach Systems« (BAS), wie sich z. B. in der Behandlung manischer Episoden nachvollziehen lässt (Übersicht: Johnson 2012). Sie beeinflussen somit auch den Antrieb, ein Annäherungsziel entsprechend einer Belohnungsvorhersage zu verfolgen. Es ist daher angezeigt, die Interaktionen der Pharmako- und Psychotherapie in der Therapieplanung explizit zu berücksichtigen, d. h. z. B. entscheidende Lernvorgänge nicht in Zeiträumen zu erwarten, in denen sie gleichzeitig pharmakologisch gehemmt werden.

Schließlich sind die Auswirkungen auf die therapeutische Beziehung vorwegzunehmen. So wird mit der Gabe von Medikamenten ein ärztliches Charakteristikum eingeführt, das spezifische Erwartungen implizieren und externale Kontrollüberzeugungen begünstigen kann. Auch können eine Fülle von unbewussten Übertragungs- und Gegenübertragungsmustern angestoßen werden wie Heilserwartungen einerseits und Befürchtungen vor Autonomieverlust andererseits. Von daher sollte gesichert werden, dass die Einleitung einer Psychopharmakotherapie keinen Rückzug aus einem handlungsorientierten therapeutischen Ansatz mit sich bringt.

Interessant sind neurobiologische Ergebnisse, vor allem mit Hilfe der funktionellen Bildgebung, die sowohl Gemeinsamkeiten als auch Unterschiede in den Wirkmechanismen von Psychopharmaka und Psychotherapie aufgezeigt haben (vgl. Roffman et al. 2005). Solche Befunde könnten erklären, warum es z. T. zu komplementären Effekten kommt, z. T. aber auch Kombinationstherapien keine zusätzlichen Wirkungen mit sich bringen.

12 Psychotherapie in Krisensituationen

Bestehende Suizidalität ist die zentrale Krisensituation in der Psychiatrie und erfordert von den dort tätigen Ärzten und Psychotherapeuten eine besondere Aufmerksamkeit und Kompetenz. In psychiatrischen Kliniken gehören Schlüsselfragen zur Abklärung einer bestehenden Suizidalität zu jeder Aufnahmeuntersuchung. Diese schließen nicht nur Fragen nach der Intensität und Dauer suizidaler Gedanken ein, sondern auch eine Beurteilung des Handlungsdruckes und möglicher konkreter Planungen und Vorbereitungen. Im Weiteren sind die wichtigsten Prädiktoren von Suizidversuchen und Suiziden, nämlich sowohl frühere Versuche und Rückzugsverhalten als auch Suizidversuche in der Familie (vgl. auch Wolfersdorf 2009) zu erfragen. Bei mangelhafter Bündnisfähigkeit des Patienten, bei fehlendem unterstützendem sozialen Umfeld sowie nach Suizidversuchen, bei denen die Motivation hierzu nicht gemeinsam mit dem Patienten erarbeitet werden kann, ist eine stationäre Aufnahme angezeigt. Im Falle einer anzunehmenden akuten Selbstgefährdung sollte, auf der Grundlage der jeweiligen Landesgesetze, auch eine Einweisung ohne Einwilligung des Betroffenen – wenn nötig – erwogen werden.

Seltener stehen Krisensituationen im Zusammenhang mit aggressiven Gedanken und Handlungsimpulsen. Solche Krisen finden sich vor allem bei Patienten mit schizophrenen Erkrankungen und Suchterkrankungen, können aber auch bei Patienten mit Persönlichkeitsstörungen, z. B. narzisstischer, Borderline-, und antisozialer Persönlichkeitsstörung vorkommen. Wichtig ist, solche

krisenhaften Zuspitzungen nicht zu übersehen und vor allem zu wagen, solche möglichen Entwicklungen frühzeitig in nichtmoralisierender Weise anzusprechen und konkrete Problemlösungen mit dem Patienten zu erarbeiten.

Literatur

Allen JG, Fonagy P (2006) Handbook of Mentalization-Based Treatment. Chichester: John Wiley.

Andrews JDW (1990) Interpersonal Self-Confirmation and Challenge in Psychotherapy. Psychotherapy 27:485–504.

Bandura A (1977) Social Learning Theory. New York: General Learning Press.

Beck AT, et al. (1979) Cognitive therapy of depression. New York: Guilford.

Benjamin LS (1993) Interpersonal diagnosis and treatment of personality disorders. New York: Guilford.

Bergin AE, Garfield SL (Hrsg.) (1994) Handbook of psychotherapy and behavior change (4th ed.). New York: Wiley.

Bowlby J (1969) Attachment and loss. Vol. 1. Attachment. New York: Basic Books.

Bowlby J (1988) A secure base: Parent-child attachment and healthy human development. New York: Basic Books.

Caspar F, Belz M, Schneider F (2008) Psychotherapie. In: Schneider F. (Hrsg.) Klinikmanual Psychiatrie, Psychosomatik und Psychotherapie. Berlin: Springer, S. 146–164.

Colvin CR, Block J (1994) Do positive illusions foster mental health? An examination of the Taylor and Brown formulation. Psychol Bull 116(1):3–20.

Caspar F (2007) Beziehungen und Probleme verstehen. Eine Einführung in die psychotherapeutische Plananalyse. 3. Aufl. Bern: Huber.

Demmel Ralf (2011) Motivational Interviewing. In: Linden M, Hautzinger M (Hrsg.) Verhaltenstherapiemanual. 7. Aufl. Heidelberg: Springer, S. 233–237.

Ellis A (1997) Grundlagen und Methoden der rational-emotiven Verhaltenstherapie. München: Pfeiffer.

Flückiger C, Wüsten G (2008) Ressourcenaktivierung. Ein Manual für die Praxis. Bern: Huber.

Grawe K (1992) Komplementäre Beziehungsgestaltung als Mittel zur Herstellung einer guten Therapiebeziehung. In Margraf J, Brengelmann J (Hrsg.) Die Therapeut-Patient-Beziehung in der Verhaltenstherapie. Bd 2. München: Gerhard Röttger, S. 15–44.

Grawe K (1998) Psychologische Therapie. Göttingen: Hogrefe.

Grawe K (2004) Neuropsychotherapie. Göttingen: Hogrefe.

Gray JA (1981) A critique of Eysenck's theory of personality. In: Eysenck HJ (Hrsg) A model for personality. Berlin: Springer, S. 246–276.

Grosse-Holtforth J, Grawe K (2003) Der Inkongruenzfragebogen (INK) – Ein Instrument zur Analyse motivationaler Inkongruenz. Zeitschrift Klin Psych u Psychotherapie 32:315–323.

Hayes SC, Wilson KG, Gifford EV, Follette VM, Strosahl K (1996) Experimental avoidance and behavioral disorders: a functional dimensional approach to diagnosis and treatment. J Consult Clin Psychol 64(6):1152–1168.

Herpertz SC, Caspar F (2007) Therapeutische Beziehung, Patientenmerkmale und Behandlungsprognose. In: Herpertz SC, Caspar F, Mundt C (Hrsg.) Störungsorientierte Psychotherapie. München: Elsevier, S. 77–89.

Herpertz S, Caspar F, Mundt C (Hrsg.) (2007) Störungsorientierte Psychotherapie. München: Elsevier.

Holland JG, Skinner BF (1974) Analyse des Verhaltens. München: Urban & Schwarzenberg.

Horvath AO, Bedi RP (2002) The Alliance. In: Norcross JC (Hrsg.) Psychotherapy relationships that work. Therapist contribution and responsiveness to patients. Oxford: Oxford University Press, S. 37–69.

Johnson SL, Edge MD, Holmes K, Carver CS (2012) The Behavioral Activation System and Mania. Annu Rev Clin Psychol 8: 243–267.

Kaiser A, Hahlweg K (2000) Kommunikations- und Problemlösetraining. In Margraf J (Hrsg.) Lehrbuch der Verhaltenstherapie. Bd. 1. Berlin: Springer, S. 483–497.

Kanfer FH, Reinecker H, Schmelzer D (2000) Selbstmanagement-Therapie. Berlin: Springer.

Kanfer FH, Saslow G (1974) Verhaltenstheoretische Diagnostik. In Schulte D. (Hrsg.) Diagnostik in der Verhaltenstherapie. München: Urban & Schwarzenberg.

Kiesler DJ, Schmidt JA (1993) The Impact Message Inventory: Form IIA Octant Scale Version. Redwood City: Mind Garden.

Kiresuk TJ, Lund SH (1979) Goal attainment scaling: Research, evaluation and utilization. In: Scholberg C, Baker F (Hrsg.) Program evaluation in health fields. Vol. 2. New York: Human Sciences, S. 214–239.

Knutson B, Adams C, Fong G, Hommer D (2001) Anticipation of monetary reward selectively recruits nucleus accumbens. Journal of Neuroscience 21:RC159.

LeDoux JE (1994) Emotion, Memory and the Brain Scientific American 270(6):50–57.

Lutz R, Koppenhöfer E (1983) Kleine Schule des Genießens. In: Lutz R (Hrsg.) Genuß und Genießen. Weinheim, Basel: Beltz.

McNaughton N, Gray JA (2000) Anxiolytic action on the behavioural inhibition system implies multiple types of arousal contribute to anxiety Journal of Affective Disorders 61: 161–176.

Miller WR, Rollnick S (1991) Motivational interviewing: Preparing people for change. New York: Guilford. (2. Aufl. 2002)

Orlinsky DE, Roennestadt MH, Willutzki U (2004) Fifty years of psychotherapy process-outcome research: Continuity and change. In: Lambert MJ (Hrsg.) Bergin and Garfield's Handbook of Psychotherapy and Behavior Change. New York: Wiley, S. 307–390.

Pavlov IP (1927) Conditioned Reflexes. London: Oxford University Press.

Powers WT (1973) Behavior: The control of perception. Chicago: de Gruyter.

Reinecker H (1999) Lehrbuch der Verhaltenstherapie. Tübingen: dgvt-Verlag.

Roffman JL, Marci CD, Glick DM, et al. (2005) Neuroimaging and the functional neuroanatomy of psychotherapy. Psychol Med 35: 1385–1398.

Rollnick S, Miller WR (1995) What is motivational interviewing? Behavioural and Cognitive Psychotherapy 23:325–334.

Rotter JB (1966) Generalized expectancies for internal versus external control of reinforcement. Psychological Monographs: General and Applied 80(1):1–28.

Rudolf G (2000) Psychotherapeutische Medizin und Psychosomatik. Ein einführendes Lehrbuch auf psychodynamischer Grundlage. Stuttgart: Thieme.

Sachse R (2006) Therapeutische Beziehungsgestaltung. Göttingen: Hogrefe.

Schulte D (1974) Diagnostik in der Verhaltenstherapie. München: Urban & Schwarzenberg.

Segal ZV, Williams JMG, Teasdale JD (2008) Die Achtsamkeitsbasierte Kognitive Therapie der Depression. Ein neuer Ansatz zur Rückfallprävention. Tübingen: DGVT Verlag.

Skinner BF (1938) The behavior of organisms: an experimental analysis. Oxford: Appleton-Century.

Sullivan HS (1953) The interpersonal theory of psychiatry. New York: Norton Press.

Sulz K (2006) Verhaltensdiagnostik und Fallkonzeption. Bericht an den Gutachter und Antragstellung. München: CIP-Medien.

Wells A (2011) Metakognitive Therapie bei Angststörungen und Depression. Weinheim: Beltz.

Wolfersdorf M (2009) Suizidalität. In: Berger M (Hrsg) Psychische Erkrankungen. 4. Aufl. München: Elsevier, S. 849–860.

3 Akute Depressionen

Heide Hecht, Dietrich van Calker und Mathias Berger

1 Lernziele

In diesem Kapitel werden zunächst Aspekte der Depressionsdiagnostik und Epidemiologie dargestellt. Den Schwerpunkt bildet jedoch die Beschreibung der Störungsmodelle für die einzelnen psychotherapeutischen Ansätze, deren Strategien, Techniken und die jeweils unterschiedlich konzeptualisierte therapeutische Beziehung. Die Beschreibung konzentriert sich schwerpunktmäßig auf psychotherapeutische Ansätze mit empirisch nachgewiesener Wirksamkeit.

2 Störungsdefinition

2.1 Epidemiologie und Symptomatik

Mit einer Lebenszeitprävalenz (DSM-IV) von 17 % gehören unipolare depressive Störungen zu den häufigsten psychischen Erkrankungen in Deutschland (Jacobi et al. 2004; Wittchen und Jacobi 2006). Alle internationalen Studien zur Punkt- oder Lebenszeitprävalenz zeigen, dass Frauen etwa doppelt so häufig betroffen sind wie Männer (z. B. Wittchen und Jacobi 2006). Depressionen treten in allen Altersgruppen auf, wobei in Deutschland dem World Mental Health Survey zufolge der Median für die Erstmanifestation bei 27,6 Jahren liegt (Bromet et al. 2011). Depressionen gehen mit einer starken Beeinträchtigung der Arbeitsfähigkeit und vermehrten interaktionellen Schwierigkeiten einher (Wittchen und Jacobi 2006), die oft auch nach Abklingen der Symptomatik persistieren (Bromet et al. 2011). Komorbidität mit anderen psychischen Erkrankungen – insbesondere mit Angststörungen und somatoformen Störungen – ist mit 61 % häufig (Jacobi et al. 2004) und geht mit einer schlechteren Prognose einher. Ferner ist jede depressive Episode mit einem nicht zu unterschätzenden Suizidrisiko verbunden: Das Lebenszeitrisiko für einen Suizid liegt für schwer depressive Patienten bei immerhin 15 % (Wolfersdorf 2006).

2.1.1 Diagnostik

Die ICD-10 unterscheidet zwischen einer depressiven Episode, einer rezidivierenden depressiven Störung und einer depressiven Episode im Rahmen einer bipolaren Störung. Die Kriterien für eine rezidivierende Störung werden als erfüllt angesehen, wenn sich in der Anamnese eine weitere depressive Episode mit einem symptomfreien Intervall von mindestens zwei Monaten bis zur gegenwärtigen Krankheitsepisode explorieren lässt. Unterschieden wird zwischen einer leicht, mittelschwer und schwer ausgeprägten Episode (mit oder ohne psychotische Symptomatik), wobei die Einteilung nach dem jeweiligen Schweregrad für die Therapieindikation von Relevanz ist. Nach Ab-

klingen der Symptomatik spricht man von einer Remission, bleiben Residualsymptome von einer Teilremission (die die Wahrscheinlichkeit für das Auftreten einer erneuten depressiven Episode erhöhen).

Nach ICD-10 werden Depressionen unter die Affektiven Störungen, nach DSM-IV unter die Mood Disorders subsummiert.

3 Krankheits- und Therapiekonzepte

3.1 Ätiologische Modelle

In der *psychoanalytischen bzw. psychodynamischen Krankheitslehre* wird davon ausgegangen, dass die Vulnerabilität für die Entwicklungen einer depressiven Störung in einer frühkindlichen Fehlentwicklung angelegt ist. Lerngeschichtlich bedingte Verlust-, Verunsicherungs- sowie Enttäuschungserlebnisse in der oralen Phase werden als die zentralen depressionsauslösenden Faktoren angesehen. Der Theorie zufolge wird die für diesen Entwicklungsabschnitt bedeutsame Individuation des Kindes von seiner Mutter entweder durch eine übermäßig abrupte, nicht durch eine adäquate Trauerreaktion verarbeitete Loslösung oder durch das Vermeiden einer solchen Separation verursacht. Dies führt zu einer oralen Fixierung und übermäßigen Abhängigkeit von bedeutsamen Bezugspersonen (Freud 1917). In dem Konflikt zwischen einer durch Verlustangst bedingten übermäßigen Bedürftigkeit auf der einen Seite und dem Wunsch nach Distanzierung – um die als bedrohlich erlebte Abhängigkeit zu reduzieren – entsteht die *depressive Vulnerabilität*. Die daraus resultierenden maladaptiven Interaktionsmuster wie die Entwertung Anderer oder anklammerndes Verhalten provozieren im Gegenüber Ärger und Distanzierung und begünstigen den Abbruch von Beziehungen,

was mit einer weiteren Schwächung des labilen Selbstwertgefühls einhergeht (Rudolf 2000). Die mit diesen Abhängigkeitsbeziehungen und Verlustereignissen einhergehenden Aggressionen werden aufgrund des ausgeprägten Über-Ichs nicht verbalisiert, sondern gegen das Selbst gewendet, was sich in den bei Depressiven häufig beobachtbaren Selbstvorwürfen äußert.

Auch in der *psychodynamischen Krankheitslehre* wird von einem durch unsichere Bindung bedingtem fragilen Selbstwertgefühl ausgegangen. Vor dem Hintergrund einer ausgeprägten Abhängigkeit und einem aufgrund von Trennungsängsten nicht realisierbaren Aufbegehren dagegen manifestiert sich der *depressive Grundkonflikt*, was dann eine Vielzahl schwieriger Interaktionsmuster bedingt. Die Depression wird als »Gegenregulation auf den Zusammenbruch der bisherigen Konfliktbewältigung gesehen« (Schauenburg 2007, S. 48). Die Operationalisierte Psychodynamische Diagnostik (Arbeitskreis OPD 2009) bildet den der Depression zugrundeliegenden Konflikt vor allem auf der Konflikt- und Strukturachse (Achse III und IV) ab. Auf der Konfliktachse wird zwischen langandauernden Konfliktmustern, die sich z. B. im Bindungsverhalten oder in der Partnerwahl manifestieren, und Aktualkonflikten unterschieden. Die Strukturachse bezieht sich auf strukturelle Kategorien, die unterschiedliche psychische Funktionen beinhalten, u. a. die Selbst- und Objektwahrnehmung. Ausmaß und Qualität einer strukturellen Störung kann auf einer 4-stufigen Skala (von gut integriert bis desintegriert) beurteilt werden.

Die *kognitive Verhaltenstherapie* erklärt die Entwicklung und Aufrechterhaltung depressiver Symptome durch gedankliche (kognitive) Prozesse und Verhaltensdefizite sowie durch den Verlust an positiver Verstärkung. Depressiven Störungen gehen häufig negative Ereignisse wie etwa die Trennung von einem Partner (Bromet et al. 2011) voraus, was zur Formulierung der »Verstärkerverlust-Hypothese« (Lewinsohn 1974) führte. Dieser Theorie zufolge befinden sich akut Depressive nach solchen Verlustereignissen unter »Löschungsbedingungen«. Die Anzahl von potentiell verfügbaren positiven Verstärkern hängt von der aktuellen Lebenssituation (z. B. Qualität des sozialen Netzwerkes, Anzahl sozialer Rollen), der individuellen Lebensgeschichte und vom instrumentellen Verhaltensrepertoire ab. Das nach einem Verlustereignis gezeigte depressive Verhalten wird zunächst durch die Anteilnahme und Unterstützung von Bezugspersonen positiv beantwortet und damit aufrechterhalten. Durch das persistierende depressive Verhaltensmuster werden interaktionelle Beziehungen jedoch zunehmend belastet, was zu sozialem Rückzug wichtiger Bezugspersonen und – in Ermangelung alternativer Interaktionsstrategien – zu einer weiteren Reduktion verfügbarer positiver Verstärkung führt.

Das Erleben, durch eigenes Verhalten keinerlei Kontrolle über bedeutsame Ereignisse zu haben, begünstigt die Entwicklung von *generalisierter Hilflosigkeit* (Seligman 1975). Die mit diesem Erleben verbundene subjektive Kausalattribuierung in internal-external, stabil-variabel oder global-spezifisch entscheidet über Stabilität und Generalisierung der aus diesem Erleben resultierenden kognitiven, emotionalen und motivationalen Beeinträchtigungen (Abramson et al. 1978).

Neben interaktionellen Defiziten und dem Verlust von Verstärkern spielen insbesondere auch kognitive Prozesse bei der Entwicklung und Aufrechterhaltung der Störung eine gewichtige Rolle (Beck et al. 2010). Auf der Basis negativer Erfahrungen in der Lerngeschichte werden lerngeschichtlich bedingte, über längere Phasen inaktive Grundüberzeugungen (Schemata) wie z. B. »ich bin ein Versager« aktiviert und steuern in der Folge die aktuelle Reizwahrnehmung und Informationsverarbeitung (► **Abb. 3.1**). Dies manifestiert sich in einer negativen Sicht der eigenen Person, der Zukunft und der Welt (*kognitive Triade*). Die mit konkreten Erfahrungen assoziierten, einseitig negativen, absolutistischen Kognitionen laufen unfreiwillig, automatisiert und reflexhaft ab (*»automatische Gedanken«*).

Im Rahmen eines Vulnerabilitäts-Stress-Modells werden Verlustereignisse und der damit einhergehende Verstärkerverlust als Auslöser sowie die zugrundeliegenden situationsübergreifenden *Grundüberzeugungen* als Vulnerabilitätsfaktoren betrachtet. So häufen sich z. B. insbesondere im Alter Verlustereignisse wie der Tod des Partners oder der Verlust der körperlichen Gesundheit (Auslösebedingungen). Fehlt es den Betroffenen an instrumentellen Fertigkeiten und Problemlösestrategien, um sich der veränderten Lebenssituation anzupassen, entwickelt sich vor dem Hintergrund wiederholter Hilflosigkeitserfahrungen und einer internalen, stabilen und globalen Kausalattribuierung eine depressive Symptomatik (Hautzinger 2009).

In der von Klerman et al. (1984) entwickelten *interpersonellen Psychotherapie* (IPT) wird davon ausgegangen, dass die psychosozialen und interpersonellen Erfahrungen entscheidenden Einfluss auf die Entwick-

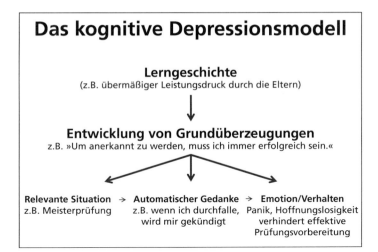

Abb. 3.1:
Kognitives Depressions-
modell

lung, den Verlauf und die Therapie einer psychischen Störung haben (▶ **Abb. 3.2**). Die Entwicklung einer depressiven Störung kann als misslungener Anpassungsprozess an z. B. durch kritische Lebensereignisse veränderte Umweltbedingungen gesehen werden. Umgekehrt verändern sich nach Ausbruch einer Depression die verfügbaren sozialen Beziehungen. Die IPT basiert auf einem medizinischen Krankheitsmodell. Frühkindliche Verlusterfahrungen, fehlende soziale Unterstützung und kritische Lebensereignisse sowie chronische Belastungen werden als Risikofaktoren für die Entwicklung einer depressiven Störung benannt, auf ein psychologisches Verursachungsmodell wird jedoch verzichtet.

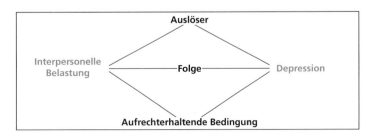

Abb. 3.2:
Depressionsmodell der IPT

Eine Kostenübernahme durch die Krankenkassen für ambulant durchgeführte psychotherapeutische Behandlungen erfolgt in Deutschland für die kognitive Verhaltenstherapie, die tiefenpsychologisch fundierte und die analytische Psychotherapie (*sogenannte Richtlinienverfahren*). Für die in der stationären Depressionsbehandlung häufig eingesetzte interpersonelle Psychotherapie liegen überzeugende Wirksamkeitsnachweise vor, in der ambulanten Versorgung ist das Verfahren jedoch (noch) nicht erstattungsfähig.

Für die Wirksamkeit der *Gesprächspsychotherapie* und der *systemischen Therapie* liegen erste randomisiert, kontrollierte Studien vor. Aufgrund der aktuell eher dürftigen

Datenlage wird im Folgenden auf diese Therapieverfahren jedoch nicht näher eingegangen werden (Übersicht Hecht und Berger 2010).

3.2 Untersuchungsinstrumente

Zur Störungsdiagnostik, Schweregradbeurteilung und Verlaufsmessung steht eine Reihe testpsychologisch gut abgesicherter Interviewverfahren und Fragebögen zur Verfügung.

3.2.1 Diagnosestellung

Für eine diagnostische und differentialdiagnostische Beurteilung empfiehlt sich das *Strukturierte klinische Interview (SKID;* Wittchen et al. 1997) oder die *Internationalen Diagnosen Checklisten* für Psychische Störungen (IDC; Hiller et al. 1995). Mit dem SKID lassen sich Quer- und Längsschnittdiagnosen für die Achse I und II nach DSM-IV stellen, fakultativ können auch Achse III (körperliche Störungen), Achse IV (Psychosoziale Beeinträchtigung) und Achse V (globale Beurteilung der Leistungsfähigkeit) beurteilt werden. Mit den semistrukturierten IDCL lassen sich Diagnosen nach DSM-IV und ICD-10 (unter zusätzlicher Berücksichtigung der Forschungskriterien) stellen. Die IDCL-P (Bronisch et al. 1995) dient der Erfassung der Persönlichkeitsstörungen nach ICD-10 und DSM-IV.

3.2.2 Ausprägung der klinischen Symptomatik

Das *Beck-Depressionsinventar* (BDI; Beck und Steer 1987; deutschsprachige Version: Hautzinger et al. 1995) ist das zur Erfolgskontrolle in der klinischen Praxis und in Wirksamkeitsstudien am häufigsten eingesetzte Selbstbeurteilungsinstrument. BDI-

Werte von >30 deuten auf eine schwere Depression hin. Das *BDI-II* (Beck et al. 2007; deutschsprachige Version: Hautzinger et al. 2009) korrespondiert mit der DSM-IV Klassifikation. Werte unter 10 werden in der BDI-II als klinisch unauffällig beurteilt, Werte ab 18 Punkten gelten als klinisch bedeutsam. Die *Hamilton-Depression-Ratingskala* (HDRS; Hamilton 1960; CIPS 1986) ist eine klinische Fremdbeurteilungsskala zur Ermittlung der Schwere einer depressiven Störung und liegt in verschiedenen Versionen mit 17, 21, 23, 24, 25 und 28 Items vor. Werte > 25 (17 Item-Version) gelten als Indikator für eine schwere Depression. Sinnvollerweise werden sowohl BDI als auch HDRS vor Beginn und am Ende der Behandlung vorgegeben bzw. vom Therapeuten ausgefüllt.

3.2.3 Verlaufsbeurteilung

Für eine engmaschige Verlaufsbeurteilung eignet sich die revidierte Version der *Befindlichkeits-Skala* (Bf-SR: von Zerssen und Petermann 2011) und die *Allgemeine Depressionsskala* (ADS; Hautzinger et al. 2010). Die Bf-SR dient der Erfassung der momentanen psychischen Befindlichkeit, wobei das gesamte Spektrum normaler und pathologischer Veränderungen des Wohlbefindens abgebildet wird. Die in zwei Parallelformen vorliegende Bf-SR kann im Rahmen der Therapiekontrolle wiederholt eingesetzt werden. Die ADS ist ein Selbstbeurteilungsinstrument, mit dem die Beeinträchtigung durch depressive Symptome innerhalb der letzten Woche eingeschätzt werden kann. Dabei werden sowohl emotionale, motivationale, kognitive, somatische als auch motorisch/interaktionale Beschwerden erfragt.

3.2.4 Psychologische Risikofaktoren

Dysfunktionale Einstellungen, die der KVT zufolge ein zentrales, die Depression auslösendes und aufrechterhaltendes Merkmal darstellen, lassen sich mit der *Skala dysfunktionaler Einstellungen* (DAS; Hautzinger et al. 2005) erfassen. Mittels 40 Items werden die Faktoren »Leistungsbewertung« und »Anerkennung durch Andere« abgebildet.

4 Techniken, Methoden, Verfahren

4.1 Schematischer Überblick

▸ **Abb.** 3.3 auf Seite 53

4.2 Empirische Evaluation

Die Wirksamkeit von Psychotherapie ist für die kognitive Verhaltenstherapie und interpersonelle Psychotherapie empirisch sehr gut belegt.

Aufgrund einer Vielzahl von randomisierten, kontrollierten Studien lässt sich die Wirksamkeit der KVT auch metaanalytisch gut absichern:

- Die Wirksamkeit der KVT als Monobehandlung ist im Vergleich zu (weitgehend) unbehandelten Vergleichsgruppen mit Remissionsraten zwischen 52 % und 57 % empirisch gut abgesichert (Churchill et al. 2001; Ekers et al. 2007). Dies gilt einer Cochrane Metaanalyse zufolge auch für ältere Depressive (Wilson et al. 2008).
- Die positiven Effekte der KVT reduzieren sich beim Vergleich mit einer aktiven psychologischen Kontrollbedingung (z. B. supportive Therapie) oder einer medikamentösen Placebobehandlung. Die Effekte bleiben jedoch weiterhin statistisch signifikant (Haby et al. 2006; Cuijpers et al. 2010; Lynch et al. 2010).
- KVT erwies sich bei einer geringeren Rate an Therapieabbrüchen als vergleichbar wirksam wie eine antidepressive Medikation (DeMaat et al. 2006; Parker et al. 2008).
- Nach Therapieende entwickelten die mit KVT behandelten Patienten weniger häufig Rückfälle als Patienten, die in der Akutphase mit einem Antidepressivum behandelt wurden (39 % versus 61 %; Vittengl et al. 2007). Durch eine kognitive Erhaltungstherapie ließen sich die Rückfallraten weiter reduzieren.
- Kognitive Therapie und Verhaltenstherapie sind vergleichbar wirksam. Insbesondere bei schwerer ausgeprägter Symptomatik ist die Verhaltenstherapie einer rein kognitiven Therapie überlegen (Ekers et al. 2007; Cuijpers et al. 2007).
- Eine Kombination von antidepressiver Medikation plus Psychotherapie (überwiegend KVT) erwies sich einer medikamentösen Monotherapie mit Wiedererkrankungsraten von 38 % versus 65 % deutlich überlegen (Pampallona et al. 2004; Vittengl et al. 2007).
- Eine Augmentierung mit KVT erwies sich bei Patienten, die unter einer antidepressiven Medikation nur eine Teilremission erzielen konnten, erfolgreicher als eine Weiterführung der antidepressiven Medikation in Verbindung mit clinical management (Paykel 2007).

Auch die Wirksamkeit der *Interpersonellen Therapie* (IPT) ist metaanalytisch gut abgesichert:

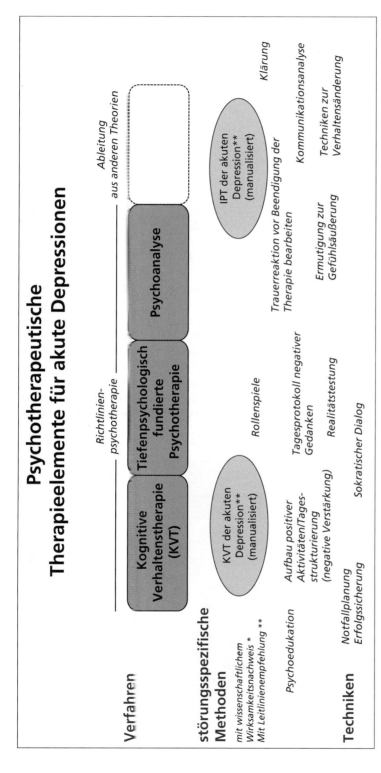

Psychotherapeutische Therapieelemente für akute Depressionen

Verfahren — Kognitive Verhaltenstherapie (KVT), Tiefenpsychologisch fundierte Psychotherapie, Psychoanalyse — Richtlinienpsychotherapie — Ableitung aus anderen Theorien

störungsspezifische Methoden — mit wissenschaftlichem Wirksamkeitsnachweis *, Mit Leitlinienempfehlung ** — KVT der akuten Depression** (manualisiert), IPT der akuten Depression** (manualisiert)

Techniken — Psychoedukation, Notfallplanung, Erfolgssicherung, Aufbau positiver Aktivitäten/Tagesstrukturierung (negative Verstärkung), Tagesprotokoll negativer Gedanken, Realitätstestung, Sokratischer Dialog, Rollenspiele, Trauerreaktion vor Beendigung der Therapie bearbeiten, Ermutigung zur Gefühlsäußerung, Kommunikationsanalyse, Techniken zur Verhaltensänderung, Klärung

Abb. 3.3: Schematische Einordnung der Therapieelemente für die akute Depressionsbehandlung. Die psychodynamische und psychoanalytische Therapie definiert kein störungsbezogenes Set von Techniken, sondern besteht aus den grundsätzlichen psychoanalytischen Techniken.

- Die IPT ist hinsichtlich Symptomreduktion wirksamer als eine unbehandelte Kontrollgruppe/treatment as usual/Placebobehandlung und vergleichbar wirksam wie KVT oder eine antidepressive Medikation (de Mello et al. 2005; Cuijpers et al. 2011). In der Metaanalyse von Cuijpers et al. erwies sich IPT zwar vergleichbar wirksam wie eine medikamentöse Behandlung mit einem trizyklischen Antidepressivum, aber weniger wirksam als eine SSRI-Medikation. Durch die Kombination interpersonelle Therapie plus antidepressive Medikation ließ sich der Effekt einer medikamentösen Monotherapie als Erhaltungstherapie steigern, nicht jedoch in der Akuttherapie.
- In einer neueren Einzelstudie hat sich – bei einer schnelleren Response – eine stationäre kombinierte IPT/Antidepressiva-Behandlung bei stationären Patienten als wirksamer erwiesen als eine medikamentöse Standardbehandlung (Schramm et al. 2007; van Calker et al. 2008).

Die Wirksamkeit der *psychodynamischen Therapie* ist weniger gut untersucht als die der KVT und IPT. Zur Wirksamkeit der psychoanalytischen Langzeitbehandlung liegt nur eine randomisierte, kontrollierte Studie vor.

- Metaanalytisch konnte die Wirksamkeit der psychodynamischen Therapie gegenüber einer unbehandelten Kontrollgruppe abgesichert werden (Driessen et al. 2010).
- In der Akutbehandlung (leichter bis mittelschwerer) Depressionen erwies sie sich jedoch als weniger wirksam als eine KVT oder VT (Ekers et al. 2007; Driessen et al. 2010; Tolin 2010).
- In einer Einzelstudie, in die Patienten mit Angststörungen und Depressionen eingeschlossen wurden, wird im Langzeitverlauf (Follow-up nach 7 – 12 Monaten und drei Jahren) eine Überlegenheit der psychodynamischen Langzeitbehandlung (232 Sitzungen) gegenüber der psychodynamischen Kurzzeitbehandlung (18,5 Sitzungen) konstatiert. Werden jedoch ausschließlich die Daten depressiver Pa

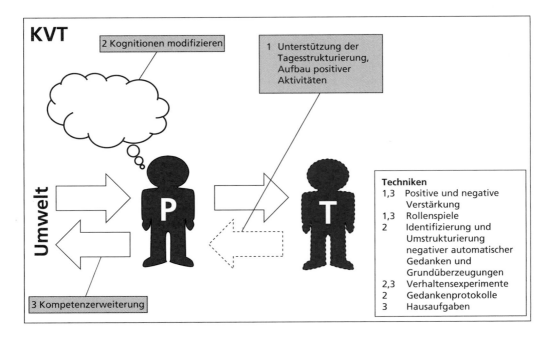

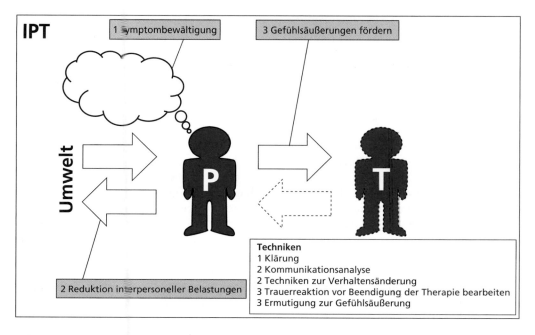

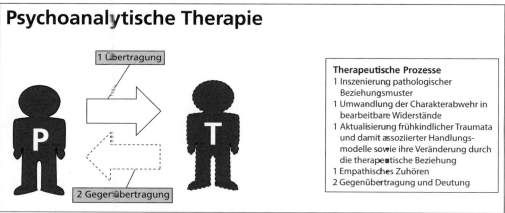

Abb. 3.4: Grundprinzipien der KVT, der psychodynamischen Psychotherapien und der IPT; Symbole: Wolke: Kognitionen; Pfeile: Interaktionen; P: Patient; T: Therapeut (▶ **Abschnitt 4.3**)

tienten zugrunde gelegt, ergibt sich eine eindeutige Überlegenheit der psychodynamischen Kurzzeittherapie (Knekt et al. 2008).

• In weiteren Einzelstudien erwies sich die psychodynamische Therapie mit Remissionsraten von 57 % einer medikamentösen Behandlung mit Fluoxetin (68 %)

ebenbürtig (Salminen et al. 2008) und eine Kombinationsbehandlung erwies sich einer medikamentösen Monotherapie überlegen (de Jonghe et al. 2001; Burnand et al. 2002).

Einschränkend sei darauf verwiesen, dass auf Metaanalysen beruhende Reviews zu dieser Thematik häufig eine Pseudoobjektivität vorspiegeln: So können zwei Studien mit identischer Fragestellung zu sehr unterschiedlichen, »statistisch gut abgesicherten« Befunden kommen. Dies liegt zum einen an häufig nicht transparent gemachten Ein- und Ausschlusskriterien (ältere Reviews basieren z. B. erstaunlicherweise oft auf mehr Primärstudien als »jüngere« Arbeiten) oder an methodischen Defiziten im Reviewprozess (z. B. Intransparenz bezüglich der Datenauswertung). Da bislang keine die psychotherapeutische Behandlung der Depression betreffenden Reviews der Cochrane Collaboration vorliegen (Ausnahme: Wilson et al. 2009), sei für eine methodisch fundierte Beurteilung von Reviews auf das Centre for Reviews and Dissemination (http://www.york.ac.uk/inst/crd/index_databases.htm) verwiesen. Das CRD evaluiert viele der publizierten Reviews sehr zeitnah.

4.3 Störungsorientiert anwendbare Techniken

Da die psychodynamischen Therapien keine expliziten störungsspezifischen Techniken der Depressionsbehandlung formuliert haben und sich die in der IPT angewandten Techniken wie Exploration, Ermutigung zum Gefühlsausdruck und Klärung (Schramm 2010, S. 103) mehr der psychodynamischen Gesprächsführung zuordnen lassen, finden sich in dieser Aufzählung ausschließlich KVT-Techniken (▶ Abb. 3.4).

4.3.1 Tagesstrukturierung und positive Aktivitäten

Ziel: Die Patienten sollen die Erfahrung machen, dass sich durch ihr Handeln der Teufelskreis von schlechter Stimmung, reduzierter Aktivität, dysfunktionalen Kognitionen und weiterer Stimmungsverschlechterung durchbrechen lässt. Falls indiziert: Vermittlung von Fertigkeiten, um ein ausgeglichenes Aktivitätsniveau aufrechtzuerhalten.

Theorie: Durch Aktivierung auf der konkreten Handlungsebene lassen sich relativ rasch positive Erfahrungen (positive Verstärkung) vermitteln. Das Erkennen des wechselseitigen Einflusses von Aktivität und Stimmung reduziert das der Depression zugrundeliegende Gefühl von Hilf- und Hoffnungslosigkeit und stärkt damit die Therapiemotivation. Auf der kognitiven Ebene wird durch die Aktivierung eine Umstrukturierung der Überzeugung, unfähig und schwach zu sein, angestrebt.

(Wieder)Aufbau positiver Aktivität und einer Tagesstruktur

Aufgabe des Patienten ist es, Stunde für Stunde die von ihm ausgeführten Aktivitäten stichwortartig in einen Wochenplan einzutragen und dazu seine jeweilige Befindlichkeit (z. B. mittels einer Notenskala) zu notieren.

Nachdem anhand dieser Aufzeichnungen zunächst ein *Zusammenhang zwischen Handeln und Befindlichkeit* transparent gemacht wurde, werden als nächstes für den Patienten bedeutsame *positive Aktivitäten identifiziert* (z. B. mittels einer Liste positiver Aktivitäten), deren Durchführung dann sukzessive – ohne den Patienten zu überfordern – in seinen Alltag integriert werden.

Zu Beginn der Behandlung kann es sehr wichtig sein, den Patienten darauf hinzuweisen, dass diese Tätigkeiten aktuell noch nicht zwangsläufig mit positiven Gefühlen verbunden sind, sondern ihn zunächst vor allem von quälenden Grübelattacken befreien sollen. Bei Patienten mit einem übervollen, jedoch überwiegend aus unangenehmen Pflichten bestehenden Wochenplan wird ein ausgewogener Wochenplan (50 % Müssen, 50 % Wollen) erarbeitet. Insbesondere sehr gewissenhafte und leistungsorientierte Menschen verzichten im Rahmen der depressiven Entwicklung auf »aufbauende« Aktivitäten, so dass nur an den Energiereserven zehrende Aktivitäten übrigbleiben.

Neben dem diagnostischen Ziel – dem Erkennen eines Zusammenhanges zwischen Handeln und Stimmung –, und dem therapeutischen Ziel, dem zunehmenden *Erleben von Selbstwirksamkeit und Kontrolle*, soll der Patient in dieser behavioralen Behandlungsphase auch lernen, eine mögliche *Überforderung rechtzeitig zu erkennen* und dem entgegenzusteuern.

Verbesserung der sozialen Kompetenz

Ziel: Verbesserung der sozialen Kompetenz beim Vorliegen von interaktionellen Defiziten.

Theorie: »Unter sozialer Kompetenz [...] wird die Verfügbarkeit und die Anwendung von kognitiven, emotionalen und motorischen Verhaltensweisen, die in bestimmten sozialen Situationen zu einem langfristig günstigen Verhältnis von positiven und negativen Konsequenzen für den Handelnden führen«, verstanden (Hinsch und Pfingsten 2007, S. 4).

Soziales Kompetenztraining

Das von Hinsch und Pfingsten (2007) entwickelte Gruppentraining bezieht sich auf drei Typen sozialer Situationen, den Typ R (sein Recht durchsetzen), den Typ B (Beziehungen gestalten) und den Typ S (um Sympathie werben). Durch Modellvorgabe und Rollenspiele lernen die Patienten, berechtigte Anliegen auch gegen Widerstand durchzusetzen, Kritik zu üben, Wünsche und Bedürfnisse, aber auch Lob zu äußern.

Verhaltenstherapeutische Paartherapie

Da insbesondere Ehekonflikte die Bewältigung einer depressiven Episode erschweren, kann es im Rahmen der Akutbehandlung wichtig sein, den Partner in die Behandlung mit einzubeziehen.

Die Sitzungen nach dem Manual von Schindler et al. (2006, 2007) beginnen mit einer ausführlichen Diagnostikphase, der Vermittlung der verhaltenstherapeutischen Denkschemata und der Erarbeitung gemeinsamer Therapieziele. In Einzelgesprächen und mit Fragebögen (Hahlweg 1996) werden z. B. die jeweiligen Konfliktbereiche, das Streitverhalten, aber auch positive Aspekte der Paarbeziehung erhoben. In einer gemeinsamen Sitzung wird dann das Therapiekonzept erläutert: Ansatzpunkt ist die Veränderung der aktuellen Situation, indem der *Belohnungscharakter der Beziehung* gestärkt wird. Dies geschieht durch das bewusste Fokussieren auf vorhandene Stärken des Partners, durch Übungen wie »den anderen dabei erwischen, wie er mir etwas Gutes tut« oder durch »Einzahlungen auf das Beziehungskonto«, in dem wechselseitige Verwöhnungstage, die über die gesamte Therapiedauer beibehalten werden, eingeführt werden.

In der nächsten Therapiephase wird durch Rollenspiele eine *offenere Kommunikation* zwischen dem Paar geübt. Dies geschieht durch das Einüben von Kommunikationsregeln: Sprecherrolle (»Ich-Gebrauch«, sich auf »konkrete Situationen« und »konkretes Verhalten« im »hier und heute« beziehen) und die Zuhörerrolle (»aufnehmendes Zuhören«, »Paraphrasieren«, »offene Frage stellen« und »positive Rückmeldung geben«).

Nach einem Training dieser Grundfertigkeiten geht es in gemeinsamen Gesprächen darum, kritische Gesprächssituationen zu entschärfen, indem die Struktur eines konstruktiven Konfliktgespräches eingeübt wird. Hierzu gehören Problem- und Zieldefinition, die Entwicklung und Bewertung von Lösungsmöglichkeiten, die Entscheidung für einen Lösungsschritt und deren Umsetzung und gemeinsame Bewertung. Diese Fertigkeiten werden in einer Reihe von Konfliktgesprächen eingeübt und deren Umsetzung im Alltag in den folgenden Therapiesitzungen besprochen. Abschließend werden Maßnahmen zur Krisenbewältigung erarbeitet, indem kognitive Strategien (wie etwa das Erkennen typischer streitauslösender Gedanken) eingeübt werden.

4.3.2 Kognitives Umstrukturieren

Ziel: Ziel dieses Therapieschrittes ist das Gewahrwerden von automatisch ablaufenden Denkprozessen sowie die Distanzierung von ihnen. Neben automatischen Gedanken sollen auch die individuellen depressionsfördernden Grundüberzeugungen bewusst gemacht und einer logischen Analyse zugeführt werden.

Theorie: Affekte und Verhalten eines Menschen werden weitgehend davon bestimmt, wie er die Welt strukturiert. Seine Kognitionen basieren auf lerngeschichtlich erworbenen Einstellungen. Durch kritische Lebensereignisse ausgelöste dysfunktionale negative Kognitionen können eine Depression auslösen, verstärken und aufrechterhalten.

Identifizierung und Umstrukturierung negativer automatischer Gedanken und Grundüberzeugungen

Vorbereitend wird dem Patienten erläutert, was Kognitionen sind und welche Funktion ihnen im Rahmen der depressiven Erkrankung zukommen. Der Unterschied zwischen automatischen Gedanken, Verarbeitungsprozessen und Grundüberzeugungen wird herausgearbeitet. Dem Patienten sollte dabei nicht unterstellt werden, dass seine Kognitionen »falsch« sind. Vielmehr sollte der lerngeschichtliche Bezug sowie die durch die akute Depression verursachte Einseitigkeit des Denkens in den Vordergrund gestellt werden.

Ein wichtiges Hilfsmittel für die Identifikation von automatischen Gedanken ist das sog. *Gedankenprotokoll.* Zunächst wird eine konkrete Situation beschrieben (Wann? Wo? Wer? Was?). Der Patient wird angehalten, sich diese Situation noch einmal vorzustellen und alle mit dieser Situation in Zusammenhang stehenden Gefühle und Gedanken zu benennen. Dann versucht der Therapeut, durch hypothesengeleitetes, »sokratisches« Fragen diese automatischen Gedanken auf mögliche Verzerrungen hin zu untersuchen. Dazu werden offene Fragen gestellt, die nicht mit einem knappen »ja« oder »nein« zu beantworten sind:

- Was würden Sie einem guten Freund, der diesen Gedanken äußert, sagen?
- Gab es in der Vergangenheit ähnliche Situationen, die Sie anders eingeschätzt haben? Lagen Sie damals mit dieser anderen Bewertung »richtig«?
- Was spricht für und was spricht gegen diese Annahme?

Neben der Arbeit mit Gedankenprotokollen werden die Patienten angehalten, sog. *Realitätstests* vorzunehmen. Ein Patient, der z. B. davon überzeugt ist, »zu blöd« zu sein, um die anstehende Statistikklausur zu bestehen, soll seine Mitstudenten befragen, wie diese mit dem zu bewältigenden Stoff zurechtkommen. Ziel dieser Intervention ist es – neben der Korrektur dysfunktionaler Situationseinschätzungen –, Probleme aktiv anzugehen (in unserem Beispiel etwa sich einer Lerngruppe anzuschließen). Durch Gedankenprotokolle und Realitätstestung sollen Übergeneralisierungen, selektive Abstraktion, übertriebenes Verantwortungsgefühl, Katastrophisieren und dichotomes Denken reduziert und durch situationsangemessene flexible Kognitionen ersetzt werden. Durch die wiederholte, auch zwischen den Sitzungen durchzuführende Arbeit an dysfunktionalen Kognitionen lassen sich im weiteren Verlauf potentiell dysfunktionale, situationsübergreifende Einstellungen (Grundüberzeugungen) identifizieren, die mit den gleichen Strategien wie die situationsabhängigen Kognitionen bearbeitet werden (Beck et al. 2010; Hautzinger 2003, 2010).

Bei der *Behandlung älterer Depressiver* kommen die beschriebenen »klassischen« Bestandteile einer KVT-Behandlung altersspezifisch modifiziert zum Einsatz. Auch bei diesen Patienten steht die Überwindung von Passivität und Inaktivität im Vordergrund. Zu berücksichtigen ist, dass sich im Alter das Bedürfnis nach sozialen Kontakten, Abwechslung und Bildung abschwächt (Übersicht: Dykierek 2008). Auch kognitive Techniken werden zur Überwindung dysfunktionaler Kognitionen eingesetzt, reale Altersprobleme durch den Aufbau eines tragfähigen Versorgungs- und Unterstützungssystem entschärft. Durch das Fokussieren auf die eigene positive Lebensleistung und durch die Integration nicht erreichter Lebensziele soll das Selbstwertgefühl gestärkt und die Lebensqualität verbessert werden. Für ältere depressive Patienten liegt ein altersmodifiziertes und in ihrer Wirksamkeit überprüftes deutschsprachiges KVT-Therapiemanual (Hautzinger 2009) vor.

Bezüglich der *rezidivprophylaktischen Behandlung* der unipolaren Depression sei auf das ausführliche Therapiemanual von Risch et al. (2012) verwiesen. Neben dem Abbau psychologischer Risikofaktoren wird der Aufbau psychologischer Schutzfaktoren durch Erlernen von Akzeptanz, kognitiver Distanzierungsfähigkeit und verbesserter Stresstoleranz angestrebt.

Da bei der Behandlung der akuten *bipolaren Depression* die pharmakologische Behandlung im Vordergrund steht, liegen kaum Studien zur Wirksamkeit psychologischer Therapieansätze vor. Im Krankheitsverlauf weisen bipolare Patienten mehr depressive Phasen auf als unipolar Depressive und zeigen häufiger eine unvollständige Remission. Bipolare und unipolare Depressive unterscheiden sich nicht bezüglich ihrer kognitiven Grundüberzeugungen, bipolar Depressive sind jedoch in ihrem Selbstwertgefühl weniger stark beeinträchtigt, weisen häufiger kognitive Meidung auf und haben stärker ausgeprägte soziale Bedürfnisse (Übersicht: Mansell et al. 2005). Das Krankheitsmodell basiert auf der Annahme, dass der affektiven Störung eine genetisch bedingte Anfälligkeit zugrunde liegt, die in einer leicht störbaren zentralnervösen Regulation bzw. Instabilität biologischer Rhythmen begründet ist und – in Wechselwirkung mit anderen Einflüssen wie etwa Partnerschaftskonflikten – das Auftreten von Prodromalsymptomen begünstigt (Hautzinger und Meyer 2011). Neben einer rezidivprophylaktischen und antidepressiven Medikation (wobei letzteres wegen des möglichen Umschlags in eine (hypo)manische Phase umstritten ist) kommt auch kognitive Verhaltenstherapie zum Einsatz. Hinsichtlich des Aufbaus positiver Aktivitäten wird – anders als bei unipolar Depressiven – von stark aktivierenden und den Patienten stark fordernden Tätigkeiten zugunsten stärker entspannender Aktivitäten abgeraten. Im Rahmen der kognitiven Arbeit stehen die mit dieser Erkrankung häufig um Scham und Verlust kreisenden dysfunktionalen Kognitionen im Vordergrund. KVT in der Akutbehandlung von bipolar Depressiven scheint auf der Symptomebene vergleichbar wirksam zu sein wie bei unipolar Depressiven, jedoch weniger an Veränderung auf der kognitiven Ebene zu bewirken (Zaretsky et al. 1999). In der psychologischen Rezidivprophylaxe wird, nach Abklingen der Akutsymptomatik, die Familien- oder Paarfokussierte Therapie sowie die interpersonelle und Soziale Rhythmus-Therapie ergänzend zur medikamentösen Therapie eingesetzt (Hautzinger und Meyer 2011) (vgl. auch ▶ **Kap. 5** »Bipolare Störungen« in diesem Buch).

4.4 Störungsorientierte Methoden

Konkrete Handlungsanleitungen und die Darstellung des praktischen Vorgehens für die Akutbehandlung depressiver Störungen liegen im deutschsprachigen Raum für die KVT (Hautzinger 2003, 2010; Beck 2010) vor. Ausformulierte Psychotherapiemanuale liegen für die Rezidivprophylaxe depressiver Störungen (Risch et al. 2012), für die verhal-

tenstherapeutische Paarbehandlung (Schindler et al. 2006) sowie für ein soziales Kompetenztraining im Gruppenformat (Hinsch und Pfingsten 2007) vor. Für die Psychoanalyse liegen keine konkreten ausformulierten Handlungsanweisungen und explizit gemachten Techniken für die Behandlung von Depressionen vor. Es wird vielmehr davon ausgegangen, dass durch die für diese Verfahren notwendigen therapeutischen Kompetenzen (unabhängig vom jeweiligen Krankheitsbild) im Rahmen der therapeutischen Beziehung fehlgelaufene Entwicklungsprozesse nachgeholt werden können. Für die psychodynamische Therapie wurde ein Behandlungsmanual auf der Grundlage der supportiv-expressiven Psychotherapie nach Luborsky für Krebspatienten mit depressiven Erkrankungen (25 Sitzungen) entwickelt (Haselbacher et al. 2010). Zu Beginn der Therapie wird v. a. auf die tumor- und behandlungsbedingten Einschränkungen eingegangen. Die Behandlung der Depression selbst lässt sich in verschiedene Behandlungsphasen untergliedern: Etablieren einer guten therapeutischen Allianz, Identifizierung des zentralen Beziehungskonfliktes, Erarbeiten des Zusammenhangs von zentralem Beziehungskonflikt und Alltagserleben/Beziehung zum Therapeuten, Vorbereitung auf das Therapieende.

Für die in der stationären Depressionsbehandlung häufig eingesetzte, in ihrer Wirksamkeit überprüfte interpersonelle Psychotherapie gibt es ein strukturiertes Therapiemanual (Schramm 2010). Obwohl dieses Verfahren gemäß der NICE-Richtlinien in Großbritannien neben der KVT als sog. Firstline-Verfahren empfohlen wird, ist die IPT im Rahmen der ambulanten gesetzlichen Krankenversorgung in Deutschland (noch) nicht erstattungsfähig.

4.4.1 Kognitive Verhaltenstherapie in der Akutbehandlung

Depressionen werden durch Defizite an positiver Verstärkung (Verlustereignisse, Kompetenzdefizite) und durch kognitive Prozesse ausgelöst. Belastende Lebensereignisse und/oder chronische Belastungen beeinflussen dabei kognitive Strukturen wie umgekehrt dysfunktionale Einstellungen Auswirkungen auf das Verhalten des Betroffenen haben.

Zusammenfassung der therapeutischen Grundprinzipien der KVT

- Durch eine geringe Rate an positiver Verstärkung bei einem gleichzeitigen Überwiegen negativer Erfahrungen wird depressives Verhalten ausgelöst und durch Anteilnahme des sozialen Umfeldes kurzfristig positiv verstärkt, längerfristig durch das soziale Umfeld jedoch aversiv beantwortet.
- Die Erreichbarkeit von positiver Verstärkung ist abhängig vom lerngeschichtlich erworbenen Verhaltensrepertoire, dem Alter und der Anzahl verfügbarer sozialer Rollen.
- Vor dem Hintergrund früherer belastender Erfahrungen werden bislang inaktive kognitive Schemata aktiviert, die zu einer selektiven, automatisch ablaufenden negativen Sicht der eigenen Person, der Welt und der Zukunft führen.
- Vorrangiges Behandlungsziel ist deshalb zum einen die direkte Verhaltensbeeinflussung durch den Wiederaufbau positiver Aktivitäten und – falls indiziert – die Verbesserung von defizitären Fertigkeiten zur Durchbrechung des depressiven Teufelskreises sowie die Identifikation und Modifikation der depressionstypischen situationsbezogenen und situationsübergreifenden Kognitionen.

Idealerweise wird die Akutbehandlung durch eine niederfrequente Erhaltungstherapie ergänzt (siehe dazu Risch et al. 2012).

4.4.2 Psychoanalytische und tiefenpsychologisch fundierte Depressionsbehandlung

Das unter Abschnitt 3.1 beschriebene psychoanalytische und tiefenpsychologisch fundierte Therapiekonzept liefert einen Rahmen für therapeutische Interventionen und eine therapeutische Grundhaltung. Im Zentrum der Behandlung steht nicht die Reduktion depressiver Symptome sondern die Psychodynamik des interpersonellen Verhaltens (Rudolf 2003).

4.4.3 Interpersonelle Psychotherapie (IPT)

Der Behandlungsfokus liegt auf dem Zusammenhang zwischen depressiver Symptomatik und akuten sowie langfristigen interpersonellen Problemen und Belastungsfaktoren. Ziel ist eine Reduktion der depressiven Symptomatik und eine Verbesserung zwischenmenschlicher Beziehungen. Am Beginn der Behandlung stehen eine ausführliche Krankheitsaufklärung, die Exploration verfügbarer zwischenmenschlicher Beziehungen und deren Qualität sowie die Identifikation von Problembereichen. Die darauffolgende Therapiephase konzentriert sich auf die Behandlung aktueller depressionstypischer Problembereiche (Trauer, Konflikte, Rollenwechsel, Einsamkeit). Die Beendigung der

Therapie wird als Abschieds- und Trauerprozess thematisiert und bearbeitet.

Ein halbstrukturiertes Therapiemanual mit 12 bis 20 wöchentlichen Sitzungen ist publiziert (Schramm 2010).

Da der Wissenschaftliche Beirat Psychotherapie der Bundesärztekammer die Interpersonelle Psychotherapie im Hinblick auf die Behandlung depressiver Störungen positiv beurteilt hat, wird diese wohl demnächst als Psychotherapiemethode indikationsbezogen für die kassenärztliche Versorgung zugelassen werden. Die IPT wird im stationären Rahmen häufig eingesetzt.

4.5 Störungsspezifische Behandlung aus der Verfahrensperspektive

Im Folgenden werden die Überschneidungen und Unterschiede der beschriebenen Behandlungskonzepte aus Sicht der eingesetzten Verfahren dargestellt.

4.5.1 Psychoanalyse

Bei ausreichend guter Prognose und nachgewiesener Indikation übernimmt die Krankenkasse derzeit die Kosten für 240 Behandlungsstunden (Maximum: 300 Sitzungen). Die »Sitzungen« finden in der Regel dreimal in der Woche im Liegen statt. Ziel der Behandlung ist eine strukturelle Veränderung, die »weit über eine symptomatische Veränderung« hinausgeht (Huber und Will 2007).

Eine psychoanalytische Langzeitbehandlung wird von ihren Vertretern insbesondere bei chronischen Verläufen, chronischen Konflikten und bei »differenzierter« Innenwelt (Huber und Will 2007) als besonders geeignet angesehen. Diese Konstellation ermögliche eine intensive Auseinandersetzung mit der zugrundeliegenden Biographie und die Bearbeitung typischer Beziehungsmuster und Charakterstrukturen, die sich in der psychoanalytischen Behandlung z. B. via Regression entfaltet. Bei einer niederfrequenteren Therapie bestehe bei diesen Patienten die Gefahr, dass zwar intellektuelle Einsichten gewonnen werden, eine Umsetzung in verändertes Erleben und Verhalten jedoch nicht stattfindet. Wesentliche Element einer psychoanalytischen Behandlung sind nach Huber und Will (2007, S. 71) die folgenden:

Elemente der psychoanalytischen Therapie der Depression

- Die Inszenierung pathologischer Beziehungsmuster in der Übertragung
- Die Umwandlung der Charakterabwehr in aktuelle, einer Bearbeitung zugängliche Widerstände
- Eine Aktualisierung frühkindlicher, präverbaler Traumata und damit assoziierter Handlungsmodelle und ihre Veränderung durch die neuen, mit dem Analytiker gewonnenen Erfahrungen
- Auf der Basis des empathischen Zuhörens stehen die aktuellen Beziehungen zwischen Analytiker und Patient, die Verwendung der Gegenübertragung und die deutende Tätigkeit (inklusive der Übertragungsdeutung) im Vordergrund.

In der ersten Phase der Therapie soll dem Patienten durch den empathischen Analytiker Raum gegeben werden, seine inneren Konflikte, z. B. sein Misstrauen und seine

Vorwürfe an »alle Objekte«, zu entfalten. In der zweiten Phase wird die traumatische Beziehungserfahrung in einer regressiven Beziehungsgestaltung inszeniert und damit dem Bewusstsein zugänglich gemacht, was zu einer Reorganisation führen soll. In der dritten Therapiephase kommt es dann idealerweise zu einer Integration libidinöser und aggressiver Bestrebungen. Typische, sich dem Analytiker gegenüber manifestierende Beziehungsmuster sind dabei zunächst Idealisierung (um ambivalente Gefühle in Schach zu halten), gefolgt von dem Erleben positiver und negativer Emotionen. Ein zweites Charakteristikum der psychoanalytischen Behandlung ist die aversive Gegenübertragung. Indem der Therapeut seine Gegenübertragungsgefühle erkennt und reflektiert, können diese in adäquater Form dem Patienten zugänglich gemacht werden.

4.5.2 Tiefenpsychologisch fundierte Psychotherapie

Die Richtlinien der Kassenpsychotherapie sehen für die tiefenpsychologisch fundierte Psychotherapie ein Stundenkontingent von 50 bis 80 (maximal 100 Sitzungen), meist wöchentlich durchgeführte Stunden vor. Kurzzeittherapien von 20 Stunden werden allgemein als nicht ausreichend angesehen. Die Therapie findet im Sitzen statt. Die Entscheidung für diese niederfrequente Therapievariante hängt von klinischen Faktoren (s. o.) ab und wird nicht durch empirische Fakten gestützt. Im Zentrum der ersten Kontakte steht die Vermittlung von Krankheitswissen, Informationen über das Behandlungskonzept sowie stützende Gespräche. So kann der Patient z. B. zur Aufnahme antidepressiver Strategien wie etwa sportliche Betätigung ermutigt werden. Im Fokus der weiteren Behandlung stehen dann die am stärksten belastenden Probleme des Patienten. Dies kann ein problematisches Beziehungsmuster (wie etwa Unterwürfigkeit),

aber auch eine strukturelle Einschränkung wie etwa in Form einer geringen Angsttoleranz oder einer verzerrten Wahrnehmung Anderer sein. Je höher das Strukturniveau des Patienten, desto stärker wird die Therapie konfliktorientiert und – wenn nötig – auf die Übertragungssituation zentriert durchgeführt werden.

4.5.3 Kognitive Verhaltenstherapie

Für die Behandlung der akuten Depression sind in der Regel zwischen 25 und 45 (maximal 80) Sitzungen abrechnungsfähig. Wenn es für eine erfolgreiche Behandlung ausreichend ist, positive Aktivitäten aufzubauen und dysfunktionale Kognitionen zu bearbeiten, dann ist mit deutlich weniger Sitzungen zu rechnen als etwa bei einem notwendigen Einbezug des Partners.

Wie eingangs ausgeführt ist kognitive Verhaltenstherapie eine aktive, direktive, sehr strukturierte Methode. Die der KVT zugrundeliegende Theorie gründet auf der Annahme, dass Affekt und Verhalten eines Menschen weitgehend davon bestimmt werden, wie er die Welt strukturiert, wobei seine Kognitionen auf lerngeschichtlich erworbene Einstellungen und Annahmen zurückgeführt werden (Beck 2010). Zur Veränderung depressiogener Einstellungen kommt eine Vielzahl verhaltensbezogener und kognitiver Strategien zum Einsatz. Ziel ist es, negative automatische Gedanken und Grundüberzeugungen zu kontrollieren, den Zusammenhang zwischen Denken, Fühlen und Handeln zu erkennen und einseitige Kognitionen durch ein stärker an der Realität orientiertes Verständnis zu ersetzen. Verhaltensbezogene Techniken werden nicht nur zur Verhaltensänderung eingesetzt, sondern auch »zur Freilegung von Kognitionen, die mit bestimmten Verhaltensweisen assoziiert sind« (Beck 2010, S. 35).

4.5.4 Interpersonelle Psychotherapie (IPT)

Die IPT ist nicht aus den Richtlinienverfahren der Psychotherapie abgeleitet. Sie wurde vielmehr auf der Basis der interpersonellen Schule von Sullivan (1953) und dem Konzept der Psychobiologie von Adolf Meyer (1957) entwickelt. Behandlungsfokus sind aktuelle, mit der depressiven Symptomatik in Verbindung stehende zwischenmenschliche Probleme oder Lebensveränderungen. Im Rahmen dieses Ansatzes werden keine IPT-typischen Behandlungstechniken definiert. Aufgabe des Therapeuten ist es – je nach Problembereich –, allgemein anerkannte Psychotherapietechniken wie Affektermutigung oder Rollenspiele flexibel einzusetzen.

4.5.5 Differentielle Indikation

Neben der persönlichen Präferenz des Patienten gibt es erste Überlegungen zur differentiellen Indikation für eine Psychotherapie: Die *IPT* scheint besonders für akut Depressive mit psychosozialen oder interpersonellen Problemen oder Verlustereignissen geeignet. *KVT* scheint bei prämorbid selbstunsicheren, sozial ängstlichen und unter Kompetenzdefiziten leidenden Patienten indiziert zu sein. Ein chronisches Gefühl von Sinnlosigkeit, schwere chronische Selbstwertdefizite und Missbrauch in der Kindheit legen nach Einschätzung von *psychodynamisch* orientierten Therapeuten eine psychodynamische Behandlung nahe (Schramm und Berger 2011).

4.6 Gemeinsamkeiten und Unterschiede

In der KVT, wie auch in der psychoanalytischen und psychodynamischen Theorie werden die ätiologischen Wurzeln der Erkrankung in einer lerngeschichtlich bedingten, allerdings unterschiedlich konzeptualisierten Vulnerabilität gesehen. Aaron Beck – der »Vater« der kognitiven Therapie – begann seine Arbeit als Analytiker und untersuchte damals experimentell die psychoanalytische Hypothese der «gegen das Selbst gerichteten Aggressivität«. Seine zur Bestätigung dieser Hypothese durchgeführten Experimente legten jedoch nahe, dass Depressive kein ausgeprägtes Leidensbedürfnis haben, was in der Folge zu einer »qualvollen Neubewertung« (Beck 2010, S. 6) seiner eigenen Überzeugungen führte. Werden in der Psychoanalyse und psychodynamischen Theorie »Internalisierungen negativer Beziehungen« als spezifische lebensgeschichtliche Belastungsfaktoren angesehen, so sind es in der KVT latente, durch akute Belastungen aktivierbare negative Selbstschemata (also Wissensstrukturen, in denen Personen, Objekte und Ereignisse kognitiv eingeordnet werden).

Bei der psychodynamischen Behandlung akuter Depressionen kann – wie auch in der KVT – der Aufbau antidepressiver Verhaltensweisen zunächst im Vordergrund stehen, wenngleich dabei in der Regel weniger strukturiert wie in der KVT vorgegangen wird.

Psychodynamische Therapien orientieren sich an der psychoanalytischen Theorie und deren Behandlungstechnik, unterscheiden sich jedoch im Wesentlichen durch einen ausgewählten Therapiefokus, die erheblich kürzere Therapiedauer und durch das Setting (die Therapie wird im Sitzen durchgeführt). Während psychodynamische Therapie also auf die Auflösung einer aktuellen Konfliktsituation, eine Reduktion der Symptomatik und eine begrenzte Verhaltensänderung abzielt, wird in der psychoanalytischen Behandlung regressions- und übertragungsfördernd mit dem Ziel einer Veränderung der Gesamtpersönlichkeit gearbeitet (was sich in der erheblich längeren Behandlungsdauer niederschlägt).

4.7 Beziehungsgestaltung

Nach Beck (2010) gehören zu den wesentlichen Merkmalen eines guten Therapeuten *Wärme, Empathie und Aufrichtigkeit.* Eine Haltung, die wohldosierte Fürsorge sowie Interesse ausdrückt, kann zur Korrektur dysfunktionaler Einstellungen beitragen. Empathie von Seiten des Therapeuten ist notwendig, um verstehen zu können, wie der Patient bestimmte Ereignisse wahrnimmt und in der Folge auf sie reagiert. Bei der Aufrichtigkeit ist insbesondere bei Depressiven aufgrund ihrer selektiven Wahrnehmung auf Diplomatie zu achten. Im Rahmen der psychodynamischen Therapeut-Patient-Beziehung und in der IPT wird – wenngleich mit teilweise anderer Terminologie – auf vergleichbare, für einen Therapieerfolg unabdingbare Therapeutenvariable verwiesen (Rudolf 2003; Schramm 2010).

Nach Hautzinger (2010) ist im Umgang mit depressiven Patienten im Rahmen einer KVT-Behandlung auch auf folgende, den Therapieerfolg sichernde Interaktions- und Interventionsweisen zu achten:

1. Der Therapeut ist aktiv: Er formuliert z. B. klare Fragen, erarbeitet zusammen mit dem Patienten realistische Ziele, macht konkrete Vorschläge.
2. Er ist kooperativ, aber auch direktiv: Er fokussiert auf zentrale Probleme, strukturiert und stellt gestufte Anforderungen.

3. Er vermittelt ein verständliches Therapiemodell.
4. Seine Interventionen sind für den Patienten transparent. Der Patient wird auf Krisen vorbereitet.

Im Vergleich zur KVT wird in der IPT ein eher non-direktiver Explorationsstil eingesetzt. Der Patient wird zu einem stärkeren Gefühlsausdruck, insbesondere hinsichtlich unterdrückter Affekte, ermuntert.

Die Psychoanalyse geht davon aus, dass lerngeschichtlich bedingte, strukturelle Defizite innerhalb der therapeutischen Beziehung wiederhergestellt werden. Durch freies Assoziieren im Liegen, nicht abgelenkt durch Blickkontakt etc., soll die Regression des Patienten gefördert werden. Der Analytiker soll zwar empathisch zugewandt sein, jedoch keine Beruhigungen oder Ratschläge abgeben (Abstinenzregel). Durch Klärung, Konfrontation und Deutung soll der Patient Einsicht in seine unbewussten Motivationen durch Betrachtung der Patient-Therapeut-Beziehung gewinnen.

Insbesondere zwischen Psychoanalyse, IPT und KVT ergeben sich gravierende Unterschiede in der Beziehungsgestaltung, wobei der Hauptunterschied wohl darin besteht, dass sich in diesen deutlich kürzeren Therapien die Therapeuten als Individuum zeigen und mit dem Patienten eine Arbeitsbeziehung im hier und heute etablieren.

5 Integration in den Gesamtbehandlungsplan

5.1 Behandlungskontexte

Die Auswahl psychotherapeutischer Interventionen wird in Absprache mit dem Patienten getroffen, ist jedoch in starkem Maße von den institutionellen und personellen Möglichkeiten einer Klinik abhängig. Unabhängig vom jeweiligen psychotherapeutischen Ansatz bieten sich jedoch stationäre Psychoedukationsgruppen an. Neben der Informationsgewinnung profitieren viele schwer Depressive vor allem von Mitpatienten, die im Rahmen ihrer Behandlung bereits Verbesserungen erzielen konnten. Dies kann den weit verbreiteten Hoffnungslosigkeitsgefühlen entgegenwirken und die Veränderungsmotivation stärken.

Eine psychoanalytische Therapie dürfte aufgrund der langen Behandlungsdauer im Rahmen eines stationären Aufenthaltes nicht realisierbar sein.

5.1.1 Vollstationäre und teilstationäre Therapie

Ziele stationärer Gruppentherapie sind Vermittlung eines Krankheitsmodells, Strategien zur Symptombewältigung, Vermittlung von Einsicht, inwieweit Emotionen, Verhalten und Gedanken sich wechselseitig beeinflussen, und daraus z. B. abgeleitete Methoden zum Aufbau positiver Aktivierung.

Im Rahmen der Stiftung Deutsche Depressionshilfe (www.deutsche-depressionshilfe.de) wird gegen eine geringe Gebühr ein Manual für die Durchführung einer Psychoedukationsgruppe angeboten. Das Manual enthält 13 inhaltliche Themenmodule, neben Vorschlägen zu zeitlichem und inhaltlichem Aufbau und Ablauf für jedes Modul werden Arbeitsblätter und Hintergrundinformationen zur Verfügung gestellt.

Sollte eine Verbesserung der sozialen Kompetenz indiziert sein, dann lässt sich dies durch eine (teil)stationär durchgeführte soziale Kompetenzgruppe sehr viel zeitökonomischer realisieren als im Einzelsetting (ambulant werden diese Gruppen selten angeboten). Eine solche Gruppe bietet ferner den Vorteil, dass dem Einzelnen unterschiedliche Rollenmodelle zur Verfügung stehen.

Basierend auf kognitiv-verhaltenstherapeutischen Prinzipien liegt ein speziell an die Bedürfnisse älterer Menschen angepass-

tes, auf seine Wirksamkeit hin evaluiertes Therapiemanual vor, das zwölf Sitzungen umfasst (Hautzinger 2009). Das Programm kann im ambulanten und (teil)stationären Setting durchgeführt werden.

Auch für die IPT liegt ein Gruppenmanual zur Depressionsbehandlung vor (Schramm 2010). Bis auf zwei bis drei dem halboffenen Gruppenprogramm vorgeschaltete Einzelgespräche zur Exploration des individuellen Problemfokus sind keine weiteren psychotherapeutischen Einzelsitzungen eingeplant. Die Gruppentherapie selbst besteht aus vier Modulen mit jeweils drei bis vier Sitzungen. Psychotherapie im stationären Setting hat – und dies gilt für alle Psychotherapievarianten – allerdings immer den Nachteil einer eingeschränkten Umsetzungsmöglichkeit.

Aufnahme und Behandlungsplanung

Diagnostisch ist bei schwer Depressiven zwischen einer depressiven Episode vor dem Hintergrund einer chronischen Depression (Double Depression), einer depressiven Episode, einer Depression im Rahmen einer bipolaren Störungen und einer Depression mit psychotischer Symptomatik zu unterscheiden. Bei einer Double Depression würde sich – nach Behandlung der Akutsymptomatik z. B. durch eine antidepressive Medikation – eine psychotherapeutische Behandlung mit dem Cognitive Behavioral Analysis System of Psychotherapy (▶ Kap. 4 »Chronische Depressionen«) anschließen. Bei der Behandlung bipolarer Störungen werden psychotherapeutische Strategien vor allem im Rahmen der Rezidivprophylaxe eingesetzt. Bei Patienten mit psychotischer Symptomatik ist eine psychotherapeutische Monotherapie selbstredend nicht ausreichend, wobei auch diese Patienten z. B. von Aktivitätsförderung profitieren. Patienten mit einer Borderline-Persönlichkeitsstörung dürften nach einer symptomatischen Verbesserung von einer Dialektisch Behavioralen Therapie stärker profitieren als von einer ausschließlichen Behandlung der Achse I-Störung. Bei Patienten mit anderen Persönlichkeitsstörungen kann nach Teilremission der depressiven Symptomatik an den für jede einzelne Persönlichkeitsstörung typischen situationsspezifischen und situationsübergreifenden kognitiven Verzerrungen gearbeitet werden (z. B. Beck und Freeman 1999).

Bei der Indikationsstellung ist zu beachten, dass bei leichten bis mittelschweren episodisch verlaufenden Depressionen psychotherapeutische Methoden (insbesondere KVT und IPT) vergleichbar wirksam sind wie eine antidepressive Medikation und den Vorteil einer längerfristig besseren Nachhaltigkeit haben. Bei schweren episodisch verlaufenden Depressionen hingegen hat sich eine Kombination aus Psychotherapie (insbesondere KVT) und antidepressiver Medikation als wirksamer erwiesen als eine medikamentöse Monotherapie (Übersicht Hecht und Berger 2010). Die Entscheidung über die gewählte Behandlungsstrategie sollte jedoch immer – nach Darstellung möglicher Therapieoptionen – in enger Absprache mit dem Patienten erfolgen, wobei mit dem Patienten ein realistischer Zeitplan zu erstellen ist.

Ärztliche und psychologische Kontakte im Stationsalltag: Visite und intermittierende Kontakte

Auch in den ärztlichen Visiten und bei Kurzkontakten ist darauf zu achten, dass die Aufmerksamkeit des Patienten nicht selektiv auf seine vermeintlichen Defizite gelenkt wird. Berichtet der Patient z. B., dass er während der Belastungserprobung daheim »wieder gar nichts hingekriegt« hat, ist der Patient ganz konkret über die jeweilige Situation zu befragen: »Wann sind Sie aufgestanden? Was haben Sie dann gemacht? Wie ging es dann weiter? ...« Ziel ist es dabei, nicht dem Depressiven eine rosarote

Brille aufzusetzen, sondern die entsprechende Situation differenzierter, also mit erfolgreich und auch weniger erfolgreich durchgeführten Aktivitäten aufzuzeigen. Da Depressive dazu neigen, ihr aktuelles Leistungsniveau mit dem vor Ausbruch der Depression zu vergleichen (»das bisschen Hausarbeit sollte ich doch hinkriegen, das ist doch nichts«), ist es wichtig, bei der Beurteilung seine aktuelle Verfassung zugrunde zu legen. Auch eine kurze Besprechung seines Aktivitätenprotokolls im Rahmen der Visite kann hilfreich sein und dem Patienten Mut zu einer weiteren Aktivitätssteigerung machen. Auch wenn aufgrund der begrenzten Visitenzeit ein elaborierter sokratischer Dialog nicht möglich ist, sollte der Versuchung widerstanden werden, dem Patienten Ratschläge zu geben. Vielmehr sollten Fragen gestellt werden, die dem Patienten eine eigenständige Erarbeitung von Bewältigungsstrategien auf kognitiver oder Verhaltensebenen ermöglichen.

Bei suizidalen Patienten ist es bei jeder Visite wichtig, ihn zu ermutigen über seine Suizidgedanken zu sprechen. Eine therapeutisch nicht erklärbare Gelassenheit kann bei diesen Patienten ein Gefahrensignal darstellen, da der Entschluss, sein Leben zu beenden, eine Entlastung darstellen kann. Bei der Exploration ist die den Suizidgedanken zugrundeliegende Motivation – z. B. Hoffnungslosigkeit oder der verzweifelte Versuch, Hilfe zu erhalten – zu explorieren. Liegen reale Gründe (z. B. eine finanzielle Notsituation) für seine Hoffnungslosigkeit vor, dann sind konkrete Maßnahmen (etwa Zusammenarbeit mit dem Sozialdienst) angesagt. Beruht die Hoffnungslosigkeit auf einer pathologisch verzerrten Sicht der eigenen Person oder wichtiger Bezugspersonen, dann ist diese Sichtweise therapeutisch anzugehen, indem z. B. die Gründe aufgelistet werden, die in gesunden Zeiten zugunsten des Leben-Wollens sprachen, und es ist zu fragen, welche dieser Gründe aktuell oder in der Zukunft weiterhin gültig sein könnten. Oft führt dies bereits zu einer inneren Distanzierung von Suizidabsichten. Da ausgeprägte Hoffnungslosigkeitsgefühle nach Beck (2010) ein Prädiktor für suizidale Tendenzen sind, kann im Rahmen der Visite dieses Symptom auch täglich auf einer Skala von 0 – 10 erfragt werden.

Multidisziplinäre Kooperation, Fachtherapien

Im Rahmen einer KVT kommen der Ergo- und Musiktherapie eine wichtige Funktion bei der Tagesstrukturierung, dem Aufbau von positiven Aktivitäten und damit der Vermittlung von Kompetenzerleben zu. Das Pflegepersonal kann in täglichen Kurzkontakten mit dem Patienten konkrete Aktivitäten planen und den Einzeltherapeuten zeitnah über auftretende Schwierigkeiten informieren.

5.1.2 Ambulante Therapie

Gemäß der Leitlinien zur Behandlung soll bei akuten leicht bis mittelschweren depressiven Episoden Psychotherapie, bei akuten schweren Depressionen eine Kombination von medikamentöser und psychotherapeutischer Behandlung angeboten werden (Klesse et al. 2010), wobei die psychoanalytisch begründeten Verfahren und die Verhaltenstherapie anerkannte Richtlinienverfahren für die ambulante Versorgung sind. Aufgrund des erheblichen Rückfallrisikos depressiver Störungen und der empirisch nachgewiesenen positiven Effekte einer KVT-Erhaltungstherapie sollte im Anschluss an die Akutbehandlung eine rückfallprophylaktische Behandlung erfolgen.

5.2 Interaktion mit biologischen Therapieverfahren

5.2.1 Pharmakotherapie

Es gibt keine nachgewiesenen negativen Interaktionen zwischen einer psychotherapeutischen und einer pharmakotherapeutischen Therapie der Depression. Inwieweit positive Interaktionen bestehen, war lange umstritten und scheint von verschiedenen Faktoren abhängig zu sein, wie Alter der Patienten, Chronifizierung und insbesondere Schwere der Erkrankung sowie dem Vorhandensein bestimmter biologischer Marker wie Abnormitäten im Schlaf-EEG (Thase et al. 1997; Troxel et al. 2012). Neuere Metaanalysen (Cuijpers et al. 2009; Oestergaard und Møldrup 2011) und Behandlungsleitlinien (Härter et al. 2010; Parikh et al. 2009) sprechen eher für die Überlegenheit einer Kombinationstherapie vor allem bei schwer erkrankten und/oder chronifizierten Patienten. Bei diesen Patienten scheint es auch eine deutliche positive Interaktion bezüglich der Geschwindigkeit des Ansprechens auf Therapie zu geben (van Calker et al. 2009; Manber et al. 2008).

5.2.2 Elektrokonvulsionstherapie

Die wenigen existierenden Studien zur Interaktion von Psychotherapie und elektrokonvulsiver Therapie (EKT) erlauben aufgrund methodologischer Heterogenität noch keine abschließende Beurteilung. Es gibt aber Hinweise darauf, dass diese Kombination zusätzliche funktionelle Verbesserungen bei schweren, therapieresistenten Depressionen bewirken könnte (Übersicht: McClintock et al. 2011).

Literatur

Abramson LY, Seligman MEP, Teasdale JD (1978) Learned helplessness in human: critique and reformulation. J Abnorm Psychol 87:49–74.

Arbeitskreis OPD (2009) Operationalisierte Psychodynamische Diagnostik OPD2. Bern: Huber.

Beck AT, Steer RA (1987) Beck Depression Inventory. San Antonio: The Psychological Corporation.

Beck A, Freeman A (1999) Kognitive Therapie der Persönlichkeitsstörungen. Weinheim: Beltz.

Beck AT, Steer RA, Brown GK (2007) (Deutsche Adaptation: Hautzinger M, Keller F, Kühner Cl) BDI –II Beck-Depressions-Inventar. Revision. 2. Auflage. Frankfurt: Pearson Assessment.

Beck A, Rush AJ, Shaw BF, Emery G (2010) Kognitive Therapie der Depression. Weinheim: Beltz.

Berger M, van Calker D, Brakemeier E-L, Schramm E (2012) Affektive Störungen. In: Psychische Erkrankungen. Klinik und Therapie. München: Elsevier, 421–512.

Bromet E, Andrade LH, Hwang I, Sampson NA, Alonso J et al. (2011) Cross-national epidemiology of DSM-IV major depressive episode. BMC Med 9:90.

Bronisch T, Hiller W, Mombour W, Zaudig M (1995) Internationale Diagnosen Checkliste für Persönlichkeitsstörungen. Bern: Huber.

Burnand Y, Andreoli A, Kolatte E, Venturini A, Rosset N. (2002) Psychodynamic psychotherapy and Clomipramine in the treatment of major depression. Psychiatr Serv 53: 585–590.

Churchill R, Hunot V, Corney R, Knapp M, McGuire H, Tylee A, Wessely S (2001) A systematic review of controlled trials of the effectiveness and cost-effectiveness of brief psychological treatments for depression. Health Technol Assess 5:1–173.

CIPS (1986) Internationale Skalen für Psychiatrie. Weinheim: Beltz.

Cuijpers P, van Straten A, Warmerdam L (2007) Behavioral activation treatments of depression: a meta-analysis. Clin Psychol Rev 27:318–326.

Cuijpers P, Dekker J, Hollon SD, Andersson G (2009) Adding psychotherapy to pharmacotherapy in the treatment of depressive disorders in adults: a meta-analysis. J Clin Psychiatry 70:1219–1229.

Cuijpers P, van Straten A, Bohlmeijer E, Hollon SD, Andersson G (2010) The effects of psychotherapy for adult depression are overestimated: a meta-analysis of study quality and effect size. Psychol Med 40:211–223.

Cuijpers P, Geraedts AS, van Oppen P, Andersson G, Markowitz JC, van Straten A (2011) Interpersonal psychotherapy for depression: a meta-analysis. Am Psychiatry 168:581–592.

De Jonghe F, Kool S, van Aalst G, Dekker J, Peen J. (2001) Combining psychotherapy and antidepressants in the treatment of depression. J Affect Disord 64:217–229.

DeMaat S, Dekker J, Schoevers R, De Jonghe F (2006) Relative efficacy of psychotherapy and pharmacotherapy in the treatment of depression: A meta-analysis. Psychother Res 16:566–578.

De Mello MF, de Jesus Mari J, Bacaltchuk J, Verdeli H, Neugebauer R. (2005) A systematic review of research findings on the efficacy of interpersonal therapy for depressive disorders. Eur Arch Psychiatry Clin Neurosci 255: 75–82.

Driessen E, Cuijpers P, de Maat SC, Abbass AA, de Jonghe F, Dekker JJ (2010) The efficacy of short-term psychodynamic psychotherapy for depression: a meta-analysis. Clin Psychol Rev 30:25–36.

Ekers D, Richards D, Gilbody S (2007) A meta-analysis of randomized trials of behavioural treatment of depression. Psychol Med 38: 611–623.

Freud, S. (1982, Original 1917). Trauer und Melancholie. Berlin: Verlag Volk und Welt.

Haby MM, Donelly M, Corry J, Vos T (2006) Cognitive behavioural therapy for depression, panic disorder and generalized anxiety disorder: a meta-regression of factors that may predict outcome. Austral New Zeal J Psychiatry 40:9–19.

Härter M, Klesse C, Bermejo I, Schneider F, Berger M (2010) Unipolar depression: diagnostic and therapeutic recommendations from the current S3/National Clinical Practice Guideline. Dtsch Arztebl Int 107:700–708.

Hahlweg K (1996) FPD Fragebogen zur Partnerschaftsdiagnostik. Göttingen: Hogrefe.

Hamilton M (1960) A rating scale for depression. Neurosurg Psychiatry 23:56–62.

Hautzinger M (2003) Kognitive Verhaltenstherapie bei Depressionen. Weinheim: Beltz.

Hautzinger M (2009) Depression im Alter. Weinheim: Beltz.

Hautzinger M (2010) Akute Depression. Weinheim: Beltz.

Hautzinger M (2011) Bipolare affektive Störung. Weinheim: Beltz.

Hautzinger M, Meyer TD (2011) Bipolare affektive Störungen. Göttingen: Hogrefe.

Hautzinger M, Bailer M, Worall H, Keller F. (1995) BDI Beck-Depressions-Inventar Testhandbuch. 2., überarbeitete Auflage. Bern: Huber.

Hautzinger M, Joormann J, Keller F (2006) Skala dysfunktionaler Einstellungen (DAS). Göttingen: Hogrefe.

Hautzinger M, Welz S (2008) Kurz- und längerfristige Wirksamkeit psychologischer Interventionen bei Depressionen im Alter. Z Klin Psychol Psychother 37:52–60.

Hautzinger M, Keller F, Kühner C (2009) BDI-II. Beck-Depressions-Inventar. Revision. 2. Auflage. Frankfurt: Pearson Assessment.

Hautzinger M, Hormeister D, Keller F (2010) Allgemeine Depressionsskala (ADS). Deutsche Version der der Dysfunctional Attitude Scale. Göttingen: Hogrefe.

Haselbacher A, Barthel Y, Brähler E, Imruck B, Kuhnt S, Zwerenz R, Beutel ME (2010) Psychoanalytisch-orientierte Fokatherapie der Depression bei Krebskranken. Psychotherapeut 55:321–328.

Hecht H, Berger M (2010) Psychotherapie bei Depression nachhaltig wirksam. DNP 6: 35–41.

Hiller W, Zaudig M, Mombour W (1995) IDCL – Internationale Diagnosen Checklisten für ICD-10 und DSM-IV. Bern: Huber.

Hinsch, R, Pfingsten U (2007) Gruppentraining sozialer Kompetenzen (GSK). Grundlagen, Durchführung, Anwendungsbeispiele. Weinheim: PVU.

Huber D, Will H (2007) Psychoanalyse. In: Schauenburg H, Hofmann B (Hrsg.) Psychotherapie der Depression. Stuttgart: Thieme, 65–76.

Klerman GL, Weissman MM, Rounsaville BJ, Chevron ES (1984) Interpersonal Psychotherapy for depression. New York: Basic Books, 71–182.

Klesse C, Berger M, Bermeja I, Bschor T, Gensichen J, Harfst T, Hautinger M, Kolada C, Kühner C, Matzat J, Mundt C, Niebling W, Richter R, Schauenburg H, Schulz H, Schneider F, Härter M (2010) Evidenzbasierte Psychotherapie der Depression. Therapiepraxis nach der aktuellen S3-Nationalen Versorgungsleitlinie »Unipolare Depression«. Psychotherapeut 55:247–263.

Jacobi F, Wittchen H-U, Hölting C, Höfler M, Pfister H, Müller N, Lieb R (2004) Prevalence, co-morbidity and correlates of mental disorders in the general population: results from the German Health Interview and Examination Survey (GHS), Psychol Med 34:597–611.

Knekt P, Lindfors O, Härkänen T, Välikoski M, Virtala E, Laaksonen MA, Marttunen M, Kaipainen M, Renlund C (2008) Randomized trial on the effectiveness of long- and short-term psychodynamic psychotherapy and solution-focused therapy on psychiatric symptoms during a 3-year follow-up. Psychol Med 38: 689–703.

Lewinson PM (1974) A behavioral approach to depression. In: Friedman RJ, Katz MM (Hrsg.) The psychology of depression. New York: Wiley.

Lynch D, Laws KR, McKenna PJ (2010) Cognitve behavioural therapy for major psychiatric disorder: does it really work? A meta-analytical review of well-controlled trials. Psychol Med 40:9–24.

Manber R, Kraemer HC, Arnow BA, Trivedi MH, Rush AJ, Thase ME, Rothbaum BO, Klein DN, Kocsis JH, Gelenberg AJ, Keller ME (2008) Faster remission of chronic depression with combined psychotherapy and medication than with each therapy alone. J Consult Clin Psychol 76:459–467.

Mansell W, Colom F, Scott J (2005) The nature and treatment of depression in bipolar disorder: A review and implications for future psychological investigations. Clin Psychol Rev 25:1076–1100.

McClintock SM, Brandon AR, Husain MM, Jarrett RB (2011) A systematic review of the combined use of electroconvulsive therapy and psychotherapy for depression. J ECT 27: 236–243.

Meyer A (1957) A science of man. Springfield: Thomas.

Meyer TD, Hautzinger M (2004) Manisch-depressive Störungen. Weinheim: Beltz.

Oestergaard S, Møldrup C (2011). Optimal duration of combined psychotherapy and pharmacotherapy for patients with moderate and severe depression: a meta-analysis. J Affect Disord 131:24–36.

Pampallona S, Bollini P, Tibaldi G, Kupelnick B, Munizza C. (2004) Combined pharmacotherapy and psychological treatment for depression. A systematic review. Arch Gen Psychiatry 61:714–719.

Parikh SV, Segal ZV, Grigoriadis S, Ravindran AV, Kennedy SH, Lam RW, Patten SB; Canadian Network for Mood and Anxiety Treatments (CANMAT) (2009) Canadian Network for Mood and Anxiety Treatments (CANMAT) clinical guidelines for the management of major depressive disorder in adults. II. Psychotherapy alone or in combination with antidepressant medication. J Affect Disord 117 Suppl 1: 15–25.

Paykel ES (2007) Cognitive therapy in relapse prevention in depression. Int J Neuropsychopharmacol 10:131–136.

Parker GB, Crawford J, Hadzi-Pavlovic D (2008) Quantified superiority of cognitive behaviour therapy to antidepressant drugs: a challenge to an earlier meta-analysis. Acta Psychiatr Scand 118:91–97.

Risch AK, Stangier U, Heidenreich T, Hautzinger M (2012) Kognitive Erhaltungstherapie bei rezidivierender Depression. Berlin: Springer.

Rudolf G (2000) Psychotherapeutische Medizin und Psychosomatik. Stuttgart: Thieme.

Rudolf G (2003) Störungsmodelle und Interventionsstrategien in der psychodynamischen Depressionsbehandlung. Z Psychosom Med Psychother 49:363–376.

Sullivan HS (1953) The interpersonal theory of psychiatry. New York: Norton.

Salminen JK, Karlsson H, Hietala J, Kajander J, Aalto S, Markkula J, Rasi-Hakala H, Toikka T (2008) Short-term psychodynamic psychotherapy and fluoxetine in major depressive disorder: a randomized comparative study. Psychother Psychosom 77:351–357.

Schauenburg H (2007) Depressive Störungen. In: Strauß B, Hohagen F, Caspar F (Hrsg.) Lehrbuch Psychotherapie. Göttingen: Hogrefe, 375–401.

Schauenburg H (2007) Psychodynamische Psychotherapie. In: Schauenburg H, Hofmann B (Hrsg.) Psychotherapie der Depression. Stuttgart: Thieme. 45–64.

Schindler L, Hahlweg K, Revenstorf D (2006) Partnerschaftsprobleme: Diagnose und Therapie. Therapiemanual. Heidelberg: Springer.

Schindler L; Hahlweg K, Revenstorf D (2007) Partnerschaftsprobleme: Möglichkeiten zur Bewältigung. Ein Handbuch für Paare. Heidelberg: Springer.

Schramm E (2010) Interpersonelle Psychotherapie. Stuttgart: Schattauer.

Schramm E, Klecha D (2010) Interpersonelle Psychotherapie in der Gruppe. Stuttgart: Schattauer.

Schramm E, Berger M (2011) Differentielle Indikation für Psychotherapie am Beispiel der Depression. Nervenarzt 82:1414–1424.

Schramm E, van Calker D, Dykierek et al. (2007) An intensive treatment program of Interpersonal Psychotherapy plus pharmacotherapy for depressed inpatients: acute and long-term results. Am J Psychiatry 164:768–777.

Seligman MEP (1975). Helplessness. San Francisco: Freeman

Thase ME, Buysse DJ, Frank E, Cherry CR, Cornes CL, Mallinger AG, Kupfer DJ (1997) Which depressed patients will respond to interpersonal psychotherapy? The role of abnormal EEG sleep profiles. Am J Psychiatry 154: 502–509.

Tolin DF (2010) Is cognitive-behavioral therapy more effective than other therapies? A meta-analytic review. Clin Psychol Rev 30:710–720.

Troxel WM, Kupfer DJ, Reynolds CF 3rd, Frank E, Thase ME, Miewald JM, Buysse DJ (2012) Insomnia and objectively measured sleep disturbances predict treatment outcome in depressed patients treated with psychotherapy or psychotherapy-pharmacotherapy combinations. J Clin Psychiatry 73:478–485.

van Calker D, Zobel I, Dykierek P, Deimel CM, Kech S, Lieb K, Berger M, Schramm E (2009) Time course of response to antidepressants: predictive value of early improvement and effect of additional psychotherapy. J Affect Disord 114:243–253.

Vittengl JR, Clark LA, Dunn TW, Jarrett RB (2007) Reducing relapse and recurrence in unipolar depression: a comparative meta-analysis of cognitive-behavioral therapy's effects. J Consult Clin Psychol 3:475–488.

von Zerssen und Petermann (2011) Bf-SR Befindlichkeits-Skala – Revidierte Fassung. Göttingen: Hogrefe.

Wilson K, Mottram PG, Vassilas C (2009) Psychotherapeutic treatments for older depressed people (2009) Cochrane Database Syst Rev. Art. No.: CD004853. DOI:10 1002/ 14651858.CD004853.pub2.

Wittchen H-U, Jacobi F (2006) Epidemiologie. In: Stoppe G, Bramesfeld A, Schwartz F-W (Hrsg.) Volkskrankheit Depression. Heidelberg: Springer, 15–37.

Wittchen H-U, Zaudig M, Fydrich T (1997) Strukturiertes klinisches Interview für DSM-IV. Göttingen: Hogrefe.

Wolfersdorf M (2006) Suizidalität. In: Stoppe G, Bramesfeld A, Schwartz F-W (Hrsg.) Volkskrankheit Depression. Heidelberg: Springer, 15–37.

Zaretsky AE, Segal ZV, Gemar M (1999) Cognitive therapy for bipolar depression: A pilot study. Can J Psychiatry 44:491–494.

4 Chronische Depressionen

Knut Schnell und Sabine C. Herpertz

1 Lernziele

Dieses Kapitel soll zeigen, dass für die chronische Depression im Rahmen einer empirisch evaluierten störungsspezifischen Methode inzwischen vielversprechende psychotherapeutische Behandlungstechniken zur Verfügung stehen, um bei diesen Patienten sogar trotz der Erfahrung mehrerer erfolgloser Vorbehandlungen eine deutliche Verbesserung zu erreichen. Es soll vermittelt werden, wie typische therapeutische »Fallen« identifiziert werden können, die sich z. B. durch einen unkritischen Einsatz von Techniken zur Behandlung der episodischen Depression ergeben. Als zentraler Punkt wird dargestellt, dass die Behandlung der chronischen Depression insbesondere von einer interpersonellen Haltung abhängt, die sich aus der Schnittmenge verschiedener therapeutischer Verfahren ableiten lässt.

Ziel des Kapitels ist, einen Überblick über alle zur Verfügung stehenden Ansätze auf den Ebenen der Techniken, Methoden und Verfahren zu vermitteln. Konkrete Umsetzungsvorschläge sollen allerdings nur für Interventionen vermittelt werden, für die erstens ein empirischer Wirksamkeitsnachweis besteht und die zweitens im strukturellen Rahmen einer psychiatrischen Klinik oder Facharztpraxis in aller Regel überhaupt umsetzbar sind.

2 Störungsdefinition

2.1 Epidemiologie und Symptomatik

Während Diagnostik und Therapie der episodischen Depression traditionell einen Schwerpunkt der psychiatrischen Forschung und Ausbildung darstellen, hat die Tatsache, dass depressive Syndrome in vielen Fällen chronisch verlaufen, erst in den letzten Jahren größere Aufmerksamkeit gewonnen. Das erstaunt angesichts der Häufigkeit und der Folgen chronischer Depressionsverläufe: Menschen in einer westlichen Industrienation wie Deutschland erkranken mit einer Wahrscheinlichkeit von 17 % an irgendeiner Form der Depression (Männer 11,1 %, Frauen 23,3 %) (Jacobi et al. 2004), wobei in circa 20 % der Fälle ein chronischer Verlauf entsteht (Keller 1994), d. h. depressive Symptome bestehen mindestens über zwei Jahre fort. Sie können dabei entweder als Dysthymie – d. h. als subsyndromale depressive Symptomatik vorliegen, die nie das Ausmaß einer depressiven Episode erreicht, oder als chronischer Verlauf einer gar nicht oder nur teilweise gebesserten depressiven Episode (▶ **Abb. 4.1**). Auf eine Dysthymie können sich zusätzlich depressive Episoden zu einer »Double Depression« aufsetzen. Diese Verläufe sind mit stärker ausgeprägten psychosozialen und beruflichen Beeinträchtigungen verbunden als episodisch auftretende Depressionen (Arnow und Constantino 2003; Kessler et al. 1994). Von großem gesamtgesellschaftlichem Interesse ist dabei, dass chronische Depressionen zu einer höheren Inanspruchnahme des Gesundheitssystems und zu mehr stationären Behandlungen führen als episodische Verläufe. Dies liegt wahrscheinlich auch an häufigen komorbiden Erkrankungen wie Angststörungen, Alkoholabhängigkeit und Persönlichkeitsstörungen. Dabei liegen am häufigsten die ängstlich vermeidende (25,3 %), die zwanghafte (18,1 %) und die Borderline-Persönlichkeitsstörung (16 %) vor (Keller et al. 1998). Letztlich unternehmen Patienten, die an chronischen Depressionen in Form einer Double Depression leiden, häufiger Suizidversuche als solche mit rein episodischen Depressionen (Klein et al. 1988).

2.2 Diagnostik

Die ICD-10 Klassifikation definiert die chronische Depression unter dem Begriff Dysthymia (F34.1) als »chronische, wenigstens mehrere Jahre andauernde depressive Verstimmung, die weder schwer noch hinsichtlich einzelner Episoden anhaltend genug ist, um die Kriterien einer schweren, mittelgradigen oder leichten rezidivierenden depressiven Störung (F33.x) zu erfüllen« (WHO 2011). Das beträchtliche subjektive Leiden wird in der ICD-10 durch das Andauern dieser Erkrankung erklärt, die manchmal den größeren Teil des Erwachsenenlebens besteht. Rezidivierende oder einzelne depressive Episoden können eine anhaltende affektive Störung wie die Dysthymie überlagern (sog. »Double Depression«). Da diese Information zur Therapieplanung erforderlich ist,

empfiehlt es sich, das Vorliegen einer vorbestehenden Dysthymie bzw. einer chronischen subsyndromalen Depressionsausprägung zu prüfen und ggf. im Behandlungsbericht beide Diagnosen zu nennen, auch wenn sich in der ICD-10-Codiervorschrift Dysthymie und rezidivierende Episoden ausschließen.

Historisch gesehen steht das ICD-Konzept der *Dysthymie* mit dem der *neurotischen Depression* in Verbindung, die traditionell als Indikation für die psychoanalytische Therapie aufgefasst wurde.

Das DSM-IV definiert im Unterschied zur ICD die Dysthymie anhand einer konkreten Liste von Symptomen, die sich mit denen der episodischen Depression überschneiden (American Psychiatric Association 2000). Es sollen mindestens zwei der folgenden Symptome über mehr als zwei Jahre (bei Kindern und Adoleszenten > ein Jahr) vorliegen:

- Reduzierter oder gesteigerter Appetit
- Schlaflosigkeit oder Hypersomnie
- Energielosigkeit oder Müdigkeit
- Geringes Selbstwertgefühl
- Konzentrationsstörungen oder Entscheidungsschwierigkeiten
- Gefühle der Hoffnungslosigkeit.

Die Diagnose ist somit auch mit dem SKID I-Interview erfassbar. Beim Entwurf der nächsten Version (V) des DSM wurde über längere Zeit diskutiert, die Bezeichnung »Dysthymie« zu Gunsten der allgemeinen Bezeichnung als chronische Depression aufzugeben (DSM-5-TaskForce 2010), da sich empirisch keine valide Unterscheidung zwischen chronischen Verläufen einer episodischen Major Depression und einer Dysthymie vornehmen lässt (Klein et al. 2004; McCullough et al. 2003). Wie die zukünftige Klassifikation aussehen wird, ist zum jetzigen Zeitpunkt noch unklar. Das DSM-IV und die vorgeschlagene Version V trennen zwei Verlaufsformen, eine mit frühem Beginn in der Jugend/Adoleszenz (< 21. Lebensjahr) und eine später einsetzende. Diese Abgrenzung ist ätiologisch wie klinisch sinnvoll: In der Biographie von ca. 60–70 % der chronisch depressiven Patienten ist eine psychische Traumatisierung in der Kindheit nachweisbar (Nemeroff et al. 2003). Tatsächlich sprach dieser Anteil der Patienten auch deutlich besser auf eine störungsspezifische Form der Psychotherapie (CBASP, s. Abschnitt 4.2) an, die besonders auf die Folgen von Störungen in der Entwicklung interpersoneller Funktionen während der Kindheit ausgerichtet ist.

Im Fall eines späten Beginns kann die chronische Symptomatik erstmals z. B. als unvollständige oder fehlende Rückbildung einer depressiven Episode auftreten, die als langfristig behandlungsresistente Depression insbesondere in der stationären Versorgung oft zu erheblichen Einbußen des sozialen Funktionsniveaus führt. Die DSM-Klassifikation eignet sich auch deshalb besser zur Diagnostik, da sie das soziale Funktionsniveau codiert.

Die Betrachtung sozialer Funktionen ist von zentraler Bedeutung, da genauere psychopathologische Beobachtungen zeigen, dass chronisch depressive Patienten eben nicht nur an dem o. g. »klassischen« depressiven Syndrom in milderer Ausprägung leiden. Die Mehrzahl der Fälle ist offenbar mit einer erheblichen Störung interpersoneller Funktionen wie Empathie und der Wahrnehmung eigener interpersoneller Effekte verbunden (Mc Cullough 2000).

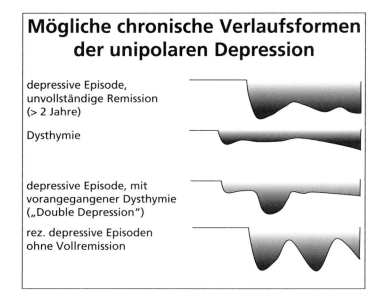

Mögliche chronische Verlaufsformen der unipolaren Depression

depressive Episode, unvollständige Remission (> 2 Jahre)

Dysthymie

depressive Episode, mit vorangegangener Dysthymie („Double Depression")

rez. depressive Episoden ohne Vollremission

Abb. 4.1:
Mögliche chronische Verlaufsformen der unipolaren Depression

3 Krankheits- und Therapiekonzepte

3.1 Ätiologische Modelle

Die *psychoanalytische Psychotherapie* berücksichtigt zur ätiologischen Erklärung der Depression – z. B. als Basis eines aktuellen Manuals zur Therapie der chronischen Depression (Taylor 2010) – die auf Freud zurückgehende Idee von der »*Wendung gegen das Selbst*«. Dabei wird die Depression als pathologische Reaktion auf den Verlust einer Bezugsperson (Objekt) angesehen. Entsprechend der 1917 von Freud (Freud 1917) formulierten Idee wird die Verlusterfahrung dabei nicht im Rahmen einer Trauerreaktion durch Lösung von diesem Objekt verarbeitet. Da es nicht erträglich ist, Vorwürfe und Enttäuschung über den Verlust gegen das verlorene Liebesobjekt zu richten, richten sich diese in Freuds Modell gegen das eigene Ich des Depressiven. Hierdurch wird in pathologischer Weise die konflikthafte Auseinandersetzung mit dem äußeren Objekt, d. h. z. B. der verlorenen Bezugsperson, vermieden.

Dieses Modell dient aus traditioneller psychoanalytischer Sicht der allgemeinen Erklärung von Depressionen, allerdings erklärt es noch nicht ihren chronischen Verlauf. Dieser wird aus entwicklungspsychologischen und bindungstheoretischen Modellen abgeleitet – schließlich beginnt die chronische Depression, wie in Abschnitt 2.1 geschildert, häufig bereits in der Adoleszenz und geht nicht unbedingt von einem Verlusterlebnis einer bereits entwickelten Persönlichkeit mit bisher stabilem sozialen Funktionsniveau aus. Offenbar – so das Konzept – basiert der chronische Verlauf darauf, dass früh in der individuellen Entwicklung aufgetretene Schwierigkeiten mit Objektverlusten in späteren sozialen Beziehungen erneut aktiviert werden. Offenbar waren depressive Patienten generell in ihrer Kindheit zwei- bis dreimal häufiger Verlusterlebnissen aus-

gesetzt als psychisch Gesunde, was auf eine Steigerung der psychischen Vulnerabilität durch Trennungserlebnisse schließen lässt (Agid et al. 1999; Lara und Klein 1999). So wird der psychoanalytischen Krankheitstheorie zufolge die Begegnung mit jedem neuen Objekt zu einem Wiederfinden, jede Verlusterfahrung aktiviert die Erfahrung früherer Verluste (Klein 1940; Taylor 2010). Es wird angenommen, dass die Chronizität des Erkrankungsverlaufes auf die dabei wirksame Ich-destruktive Wirkung des Über-Ichs zurückzuführen ist.

Auch in der *psychodynamischen Depressionsbehandlung* wird als ätiologische Grundlage der Depression allgemein die grundsätzliche Verunsicherung des Selbstwertgefühls durch frühe Erfahrungen unsicherer Bindungen zu einer wichtigen primären Bezugsperson (Bowlby 1980; Schauenburg 2007) gesehen. Das Konzept einer tiefgreifenden persönlichkeitsstrukturellen Verunsicherung bildet sich diagnostisch in der operationalisierten psychodynamischen Diagnostik (Arbeitskreis OPD 2009, S. 255) ab, die in beiden Verfahren genutzt wird. Die OPD-Achse IV bildet die Integration der Struktur ab: Struktur »bezieht sich auf das Selbst und seine Beziehungen zu den Objekten, genauer gesagt auf die Verfügbarkeit über psychische Funktionen in der Regulierung des Selbst und seine Beziehung zu den inneren und äußeren Objekten.« Der Grad der strukturellen Integration, d. h. der Verfügbarkeit regulatorischer Funktionen bestimmt in diesem Sinne die Disposition zu einer chronischen Depression. Ein in diesem Zusammenhang interessantes Modell, das die psychoanalytische Perspektive mit neurobiologischen Aspekten integriert, ist die von Watt und Panksepp (Watt und Panksepp 2009) dargestellte Idee, dass die Depression prinzipiell einen dysregulierten, evolutionär alten Mechanismus zur Beendigung von Trennungsstress bei Säugetieren darstellt.

Die *Verhaltenstherapie* erklärte in ihren frühen Krankheitsmodellen die Entstehung der Depression allgemein durch eine negative Bilanz der Kräfte, d. h. eines insuffizienten Abgleichs zwischen Handlungszielen und deren Erreichbarkeit mit angemessenen Ressourcen. Diese Idee findet sich als positive Formulierung u. a. im Rahmen des Salutogenesekonzepts von Antonovsky (Antonovsky 1979) und als pathogenetische Erklärung der Depression bei Seligman (Seligman 1975). Von ihm stammt das Modell der *erlernten Hilflosigkeit,* d. h. dass erfolglose Versuche, durch eigene Handlungen positive Verstärker zu erhalten und aversive Reize zu vermeiden, zu einer Auflösung der subjektiven Assoziation zwischen eigenen Handlungen und ihren Konsequenzen führen.

Die von Aaron T. Beck (Beck et al. 1979) entwickelte ätiologische Theorie zur *kognitiven Verhaltenstherapie der Depression* erklärt Depressionen allgemein aufgrund überdauernder *globaler dysfunktionaler Grundüberzeugungen* des Depressiven. Die typische negative kognitive Triade besteht in pessimistischen Grundüberzeugungen über sich selbst, die Welt und die Zukunft. Andererseits zeigen sich Störungen der *kognitiven Analyse von Situationen* mit eher formalem Charakter, die zusammen mit einer neurobiologisch messbaren Störung der Stressregulation und einer aversiven affektiven Reaktionsbereitschaft einen depressiven Modus bilden (Beck et al. 1979; Beck 2008).

Auch für die Interpersonelle Psychotherapie (IPT) (Klerman et al. 1984)) existiert ein ätiologisches Konzept der episodischen Depression, das sich aus der Bindungstheorie nach Bowlby (Bowlby 1980) und den interpersonellen Theorien Sullivans ableitet. Die Entwicklung depressiver Episoden wird in dieser Theorie auf repetitive Konfliktmuster in bestimmten interpersonellen Bereichen zurückgeführt, die zu depressiven Episoden führen können. Die IPT-Theorie listet diese typischen Problembereiche im Leben eines Menschen explizit auf: Trauer, Konflikt, Rollenwechsel und Isolation.

Es fällt auf, dass keine dieser primär für die episodische Depression entwickelten kognitiv-behavioralen und interpersonellen Krankheitstheorien eine tiefgreifende Störung der Entwicklungsgeschichte als ätiologische Ursache zugrunde legt. Die Annahme einer gestörten Bindung in frühen Lebensabschnitten als Ursache einer Depression wurde in der Tat bisher eher mit psychoanalytischen und psychodynamischen Krankheitstheorien assoziiert.

Inzwischen wurde allerdings auch auf der Basis der *kognitiven Verhaltenstherapie* die erste störungsspezifische Therapiemethode für chronische Depressionen entwickelt, in deren Zentrum die Therapie entwicklungsbedingter interpersoneller Dysfunktionen stehen. Das sogenannte »Cognitive Behavioral Analysis System of Psychotherapy« (CBASP; Mc Cullough 2000; deutschspr. Ausgabe: Mc Cullough und Schramm 2006) wurde von Anfang an auf die Behandlung chronisch depressiver Patienten ausgerichtet. McCullough beobachtete, dass diese Patienten nicht in der Lage sind, die Wirkung ihres eigenen Verhaltens auf andere Menschen wahrzunehmen bzw. die Rückmeldung ihrer sozialen Umgebung auf ihr Verhalten zu verarbeiten. Dieser Schwierigkeit entspricht die oft jahrzehntelange Erfahrung der Hilflosigkeit, d. h. die Wahrnehmung der Patienten, dass sie, egal was sie tun, »*es prinzipiell niemandem Recht machen können*«. Dies entspricht dem von Seligmann formulierten lerntheoretischen Pathomechanismus der erlernten Hilflosigkeit (Seligman 1975).

Die aus dieser Beobachtung abgeleitete Krankheitstheorie geht von der Entwicklungspsychologie von Piaget (1954) (Piaget 1981) aus und führt die interaktionellen Störungen auf eine Blockierung der

Organisation kognitiver und emotionaler Mechanismen zurück, die durch vernachlässigende bzw. traumatisierende Beziehungen in der präoperationalen Phase (2.–7. Lebensjahr) entsteht. In dieser Phase entwickeln sich normalerweise interpersonelle Funktionen, wie z. B. sich gedanklich und emotional in die Perspektive eines anderen Menschen zu versetzen und so auf der Basis von Empathie mit anderen Menschen zu interagieren. Das präoperationale Denken chronisch depressiver Patienten ist nach McCullough somit ausschließlich, wie in einer egozentrischen Momentaufnahme der Welt, an ihre perzeptuelle Erfahrung gebunden.

Da dieses Prinzip auch für die Kommunikation mit Therapeuten gilt, ist die Psychotherapie der chronischen Depression häufig durch interpersonelle Missverständnisse oder völlige Distanziertheit des Patienten kompliziert, was wiederum zu Gefühlen von Enttäuschung und Hilflosigkeit bei Patienten und Therapeuten führt. Es folgt eine weitere Chronifizierung, nicht zuletzt, da diese Patienten aus der Therapeutenperspektive unbehandelbar erscheinen.

Das Konzept der Fixierung in der präoperationalen Entwicklungsphase, die mit einer Störung der differenzierten Repräsentation eigener und fremder Gefühle und Kognitionen verbunden ist, erinnert an die Theorie der gestörten strukturellen Integration im ätiologischen Modell der Psychoanalyse und psychodynamischen Therapie. Somit stellt das Erkrankungsmodell des CBASP eines der ersten integrativen Modelle dar, das die Lerntheorien der kognitiven Verhaltenstherapie mit der Theorie der psychoanalytischen und der psychodynamischen Psychotherapie in Verbindung bringt.

Ein wesentlicher Unterschied zur analytischen Tradition ist die stark operationalisierte Formulierung der ätiologischen Hypothese: Die chronische Depression beruht in der CBASP-Theorie auf maladaptiven sozialen Problemlösestrategien, begleitet von einer perzeptuellen Blindheit für die Verbindung zwischen eigenen Handlungen und ihren Effekten auf Andere. Ein weiterer Unterschied zur Analytischen Theorie ist die explizite Feststellung, dass der Patient selbst verantwortlich für die Aufrechterhaltung der chronischen Symptomatik ist – selbstverständlich im Sinne der Eigenverantwortung für die Besserung der Symptome, nicht einer »Schuld«.

Abschließend lässt sich auf der Basis der integrativen CBASP-Theorie nicht nur ein Modell für die früh beginnenden chronischen Depressionen ableiten, sondern auch eine Erklärung chronischer Verläufe, die erst nach der Adoleszenz als unvollständige Rückbildung depressiver Episoden entstehen. Diese werden als Rückfall auf ein präoperationales Verarbeitungsniveau durch den Einfluss erhöhter (aversiver) Affekte erklärt (Mc Cullough 2000). Hierdurch wird die ursprünglich funktional entwickelte repräsentationale Sicht der Welt in chronischer Weise verzerrt. Nach Piaget lässt die gesteigerte Affektivität dabei rationale Gedanken in paralogisches Denken abweichen (Piaget 1981). Aus psychoanalytischer Sicht ist die Chronifizierung einer akuten Episode als Aktivierung der Erfahrung eines früheren Objektverlustes im Rahmen eines Aktualkonfliktes verstehbar. Insgesamt ist jedoch festzustellen, dass die ätiologischen Modelle für die spät beginnenden chronischen Verläufe deutlich weniger entwickelt sind.

3.2 Untersuchungsinstrumente

Zur Diagnostik und Therapieplanung der chronischen Depression lassen sich einerseits Instrumente zur Erfassung der Ausprägung der depressiven Symptome und andererseits Instrumente zur Abbildung von Mediatoren der chronischen Symptomatik (interpersonelle Funktionen) einsetzen.

3.2.1 Interpersonelle Funktionen

Impact Message Inverntory (IMI), Oktant-Version des Kiesler-Circumplex-Modells: »Kiesler Kreis«

Zur Verwendung in der CBASP-Behandlung (▶ Abb. 4.2): Das Bewusstsein der komplementären Beziehungsorganisation zwischen Patient und Therapeut ist für beide Beteiligten von großem Nutzen, da so dysfunktionale therapeutische Dominanz als Antwort auf ein feindlich submissives Patientenverhalten entdeckt und vermieden werden kann. Hierzu können Patient und Therapeut mit Hilfe des Impact Message Inventory-Fragebogens (Kiesler und Schmidt 1993) gegenseitig ihr interpersonelles Verhalten erfassen. Die Fragen erlauben eine Einordnung der interpersonellen Einstellung auf den Achsen dominant-submissiv, freundlich-feindlich des Circumplex-Modells des Kiesler Kreises. Sie können abbilden, in welchem interpersonellen Bereich sich der Therapeut aus Sicht des Patienten aufhält. Umgekehrt kann das Rating genutzt werden, um dem Patienten – bei ausreichend stabiler therapeutischer Beziehung – ein Bewusstsein für seinen eigenen Stimuluscharakter in der Wirkung auf den Therapeuten und später in der Wirkung auf andere Menschen zu vermitteln.

OPD-System (Achsen II, IV)

Das mittlerweile als OPD-2-Manual (Arbeitskreis OPD 2009) vorliegende OPD-System ermöglicht mit den Instrumenten zu seiner Achse II in ähnlicher Weise wie der Kiesler Kreis die Bestimmung der Positionen von Therapeut und Patient. Auch hier wird – als Teil des OPD-2-Interviews – eine Fragenliste zur interpersonellen Wahrnehmung abgefragt, die später in ein Circumplex-Modell übertragen wird.

Zudem kann auf der Achse IV das strukturelle Integrationsniveau eines Patienten abgebildet werden, dessen Verbesserung ein zentrales Anliegen der psychoanalytischen Therapie ist. Insofern lässt sich die OPD-2-Achse IV zur Verlaufsuntersuchung dieses postulierten Mediators der chronischen Depression nutzen, die möglicherweise schon vor der klinischen Verbesserung der depressiven Symptome eine Veränderung zeigt (▶ Abb. 4.2).

3.2.2 Ausprägung der klinischen Symptome

Subjektiver Krankheitsverlauf

Es empfiehlt sich, von Patienten eine Aufzeichnung des Erkrankungsverlaufes als Verlaufskurve (analog zu ▶ Abb. 4.1) zu erbitten, um den individuellen Verlauf und die Zeitkriterien der Diagnose einer chronischen Depression sicher zu erfassen.

BDI

Das Depressions-Inventar nach Beck (BDI) wird als Selbstrating eingesetzt, häufig zur Verlaufskontrolle der klinischen Symptome während der Therapie. Die Version II korrespondiert mit der DSM-IV-Klassifikation (Beck et al. 1996). Es kann die Aufmerksamkeit der Patienten für die Effekte der Therapie schärfen.

HDRS

Als Fremdbeurteilungsskala kann die Hamilton-Depression-Ratingskala (▶ Kap. 3.2.2) (HDRS; Hamilton 1960) zur Ermittlung der Depressionsausprägung im Verlauf genutzt werden.

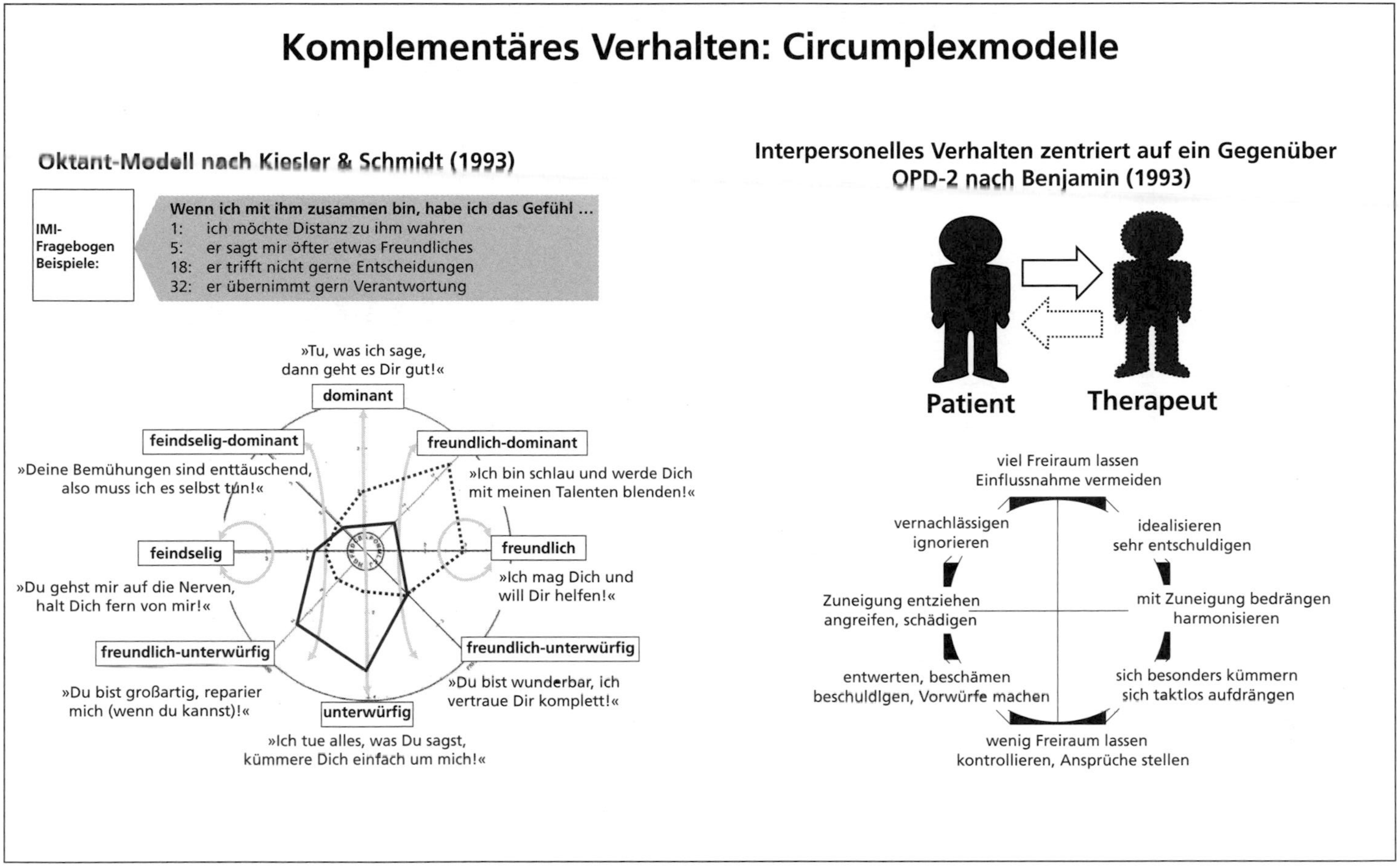

Komplementäres Verhalten: Circumplexmodelle

Oktant-Modell nach Kiesler & Schmidt (1993)

Interpersonelles Verhalten zentriert auf ein Gegenüber
OPD-2 nach Benjamin (1993)

Patient → **Therapeut**

IMI-
Fragebogen
Beispiele:

Wenn ich mit ihm zusammen bin, habe ich das Gefühl …

1: ich möchte Distanz zu ihm wahren
5: er sagt mir öfter etwas Freundliches
18: er trifft nicht gerne Entscheidungen
32: er übernimmt gern Verantwortung

viel Freiraum lassen
Einflussnahme vermeiden

idealisieren
sehr entschuldigen

mit Zuneigung bedrängen
harmonisieren

vernachlässigen
ignorieren

sich besonders kümmern
sich taktlos aufdrängen

Zuneigung entziehen
angreifen, schädigen

wenig Freiraum lassen
kontrollieren, Ansprüche stellen

entwerten, beschämen
beschuldigen, Vorwürfe machen

freundlich-dominant
»Ich bin schlau und werde Dich mit meinen Talenten blenden!«

freundlich
»Ich mag Dich und will Dir helfen!«

freundlich-unterwürfig
»Du bist wunderbar, ich vertraue Dir komplett!«

dominant
»Tu, was ich sage, dann geht es Dir gut!«

unterwürfig
»Ich tue alles, was Du sagst, kümmere Dich einfach um mich!«

feindselig-dominant
»Deine Bemühungen sind enttäuschend, also muss ich es selbst tun!«

feindselig
»Du gehst mir auf die Nerven, halt Dich fern von mir!«

freundlich-unterwürfig
»Du bist großartig, reparier mich (wenn du kannst)!«

Abb. 4.2: Komplementäres Verhalten: Circumplexmodelle
Links: Im CBASP verwendetes Circumplex-Modell (Kiesler und Schmidt 1993) mit beispielhaften Aussagen zu den interaktionellen Positionen aus dem Impact Message Inventory. Rechts: Circumplex-Modell des OPD-2 (Achse II; Benjamin 1993) mit interaktionellen Positionen.

MADRS

Die Montgomery & Asberg-Depressions-Fremdbeurteilungs-Skala (MADRS) (Mont-gomery und Asberg 1979) ist ein Experten-rating in Form eines klinischen Interviews. Aufgrund des Aufwandes ist hier eher eine Prä-Post Messung sinnvoll.

4 Psychotherapie: Techniken, Methoden, Verfahren

4.1 Schematischer Überblick

▸ **Abb. 4.3** auf Seite 81

4.2 Empirische Evaluation

Der Versuch, die Wirksamkeit und Effektivität verschiedener Therapieformen für die chronische Depression empirisch zu vergleichen, führt zu einem grundsätzlichen Problem. Die in Abschnitt 4.1 (▸ **Abb. 4.3**) aufgeführten psychotherapeutischen Verfahren beruhen auf unterschiedlichen Forschungs- und Behandlungstraditionen, die zu einer eingeschränkten empirischen Vergleichbarkeit der Behandlungen führen. So ist z. B. die in der Psychoanalyse zur Änderung der strukturellen Defizite (s. Abschnitt 3.1) empfohlene Langzeittherapie der chronischen Depression mit bis zu 240 Stunden nur schwer in einer kontrollierten klinischen Studie zu untersuchen. Tatsächlich wird in der psychoanalytischen Forschung inzwischen darüber diskutiert, ob chronische Depressionen nicht auch durch Kurzzeittherapien behandelbar sind. Umgekehrt legt eine Metaanalyse der bisher empirisch untersuchten, zumeist aus der kognitiven Verhaltenstherapie abgeleiteten Interventionen nahe, dass hier die Therapiedauer oft zu kurz gewählt ist und zur Behandlung chronischer Depressionen mindestens 18 Stunden eingeplant werden sollten (Cuijpers et al. 2010). Die Vergleichbarkeit zwischen den Verfahren wird auch durch die unterschiedlichen Traditionen der Verwendung von Manualen erschwert, die im Bereich der Psychoanalyse zuweilen als Einschränkung der therapeutischen Handlungsfähigkeit gesehen werden (Taylor 2010). Erfreulicherweise wurde von Peter Fonagy und Kollegen erstmalig eine 60-stündige Form der Psychoanalytischen Behandlung der chronischen Depression in ein Manual gefasst, um einen empirischen Vergleich mit einer klinischen Standardbehandlung zu ermöglichen (Taylor 2010). Dieses Manual wird auch in Deutschland in einem Vergleich mit der kognitiven Verhaltenstherapie der Depression eingesetzt (Will et al. 2010). Die mit Spannung zu erwartenden Ergebnisse dieser ersten Evaluation störungsspezifischer psychoanalytischer Behandlung sollen 2013 vorliegen.

Die Therapiemanuale der kognitiven Verhaltenstherapie wurden eigentlich störungsspezifisch für die episodische Depression entwickelt. Sie zeigen in der empirischen Überprüfung ein deutlich geringes Ansprechen bei chronischen Verläufen (Markowitz 1994). Eine spezifische Metaanalyse zur Behandlung der chronischen Depression, die alle bis 2009 vorliegenden Studien einschloss (Cuijpers et al. 2010), bestätigte diese Einschätzung. In den 16 Studien mit sechs Therapiemethoden (vor allem sieben Studien zur kognitiven Verhaltenstherapie und sechs Studien zur IPT), die mit Ausnahme einer Studie (CBASP) nicht störungsspezifisch waren, zeigte sich, dass die Psychotherapien insgesamt einen signifikanten, aber kleinen Effekt ($d = 0.23$) auf die Symptomatik hat-

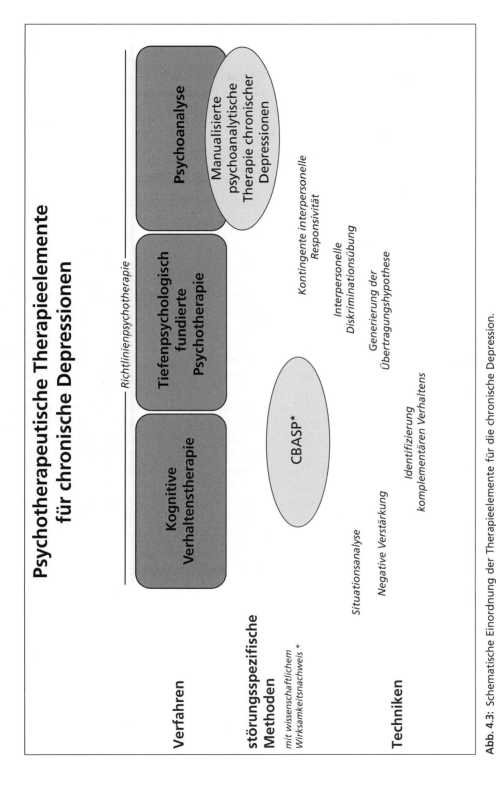

**Psychotherapeutische Therapieelemente
für chronische Depressionen**

— *Richtlinienpsychotherapie* —

Verfahren

Kognitive
Verhaltenstherapie

Tiefenpsychologisch
fundierte
Psychotherapie

Psychoanalyse

**störungsspezifische
Methoden**

*mit wissenschaftlichem
Wirksamkeitsnachweis **

CBASP*

Manualisierte
psychoanalytische
Therapie chronischer
Depressionen

Techniken

Situationsanalyse

Negative Verstärkung

Identifizierung
komplementären Verhaltens

Kontingente interpersonelle
Responsivität

Interpersonelle
Diskriminationsübung

Generierung der
Übertragungshypothese

Abb. 4.3: Schematische Einordnung der Therapieelemente für die chronische Depression. Das CBASP stellt z. Z. die einzige evaluierte Methode i. e. S. dar. Die manualisierte psychoanalytische Therapie chronischer Depressionen definiert kein eigenständiges Set von Techniken sondern besteht aus den grundsätzlichen Techniken der Psychoanalyse.

ten. Gleichzeitig war gerade bei Patienten mit Dysthymie ein geringerer Effekt der Psychotherapie zu beobachten, der in dieser Gruppe sogar kleiner als der der Pharmakotherapie war. Daraus lässt sich indirekt schließen, dass Therapien, die eigentlich für akute Episoden entwickelt wurden, tatsächlich bei ausgeprägten depressiven Symptomen besser als bei subsyndromaler Depressionsausprägung wirken.

Anders als für die episodische Depression, für die mehrere manualisierte und empirisch evaluierte Methoden existieren (z. B. Interpersonelle Therapie, kognitive Verhaltenstherapie nach Beck etc.), liegt zur Behandlung der chronischen Depression bisher als einzige manualisierte und empirisch evaluierte störungsspezifische Methode das CBASP vor. Die grundsätzliche Wirksamkeit des CBASP zur Behandlung chronischer Depression konnte im Jahr 2000 in einer großen Studie in den USA nachgewiesen werden (Keller et al. 2000), in der 681 Patienten (35,1 % mit chronischer depressiver Episode, 42,3 % mit Double Depression, 22,6 % mit inkompletter Remission bei rezidivierender Depression) entweder mit einem Antidepressivum, mit CBASP (16–20 Sitzungen) oder mit beidem behandelt wurden. Das Antidepressivum und die CBASP-Therapie zeigten hierbei ähnliche Raten des Ansprechens auf die Behandlung und der Remission. Die Kombination von CBASP und Pharmakotherapie hatte einen klinisch bedeutsamen additiven Effekt.

Zudem zeigten die Daten dieser Studie, dass – wie aufgrund des ätiologischen Modells (s. Abschnitt 3.1) erwartet – insbesondere die Patienten mit Traumatisierungen in Kindheit und Jugend stärker vom CBASP profitierten als von einer alleinigen medikamentösen Behandlung (Nemeroff et al. 2003). Im Gegensatz zur Studie von Keller zeigte eine kürzlich veröffentlichte Untersuchung (Kocsis et al. 2009) keine additiven Effekte von CBASP und Antidepressiva. Hierbei wurden Pharmakotherapie-Nonres-

ponder entweder mit einer kurzen (16 Stunden) CBASP- oder supportiven Psychotherapie oder einer weiter optimierten Pharmakotherapie behandelt. Anzumerken ist hier die kurze Therapiedauer, die unter der in der Metaanalyse von Cuiper et al. empfohlenen Psychotherapiedosis (> 18 Sitzungen) bleibt. Eine spezifische Analyse bzgl. des Vorliegens von Traumata wurde nicht vorgenommen.

In einer weiteren aktuellen Arbeit (Schramm et al. 2011) konnte nachgewiesen werden, dass bei chronisch Depressiven mit frühem Beginn (davon 80 % früh traumatisiert) das CBASP bessere Therapieergebnisse erbrachte als die IPT-Behandlung. Ein direkter Vergleich des CBASP mit einer anderen Intervention aus dem Bereich der kognitiven Verhaltenstherapie liegt bis heute nicht vor.

Insgesamt besteht daher weiterhin ein deutlicher Bedarf an empirischen Daten zur Wirksamkeit und Effektivität der Psychotherapie bei Dysthymien, Double Depression und chronischer Depression. Dementsprechend werden z. Z. weitere Studien zum Vergleich von CBASP mit anderen Therapiemethoden mit einer Dosis von deutlich über 20 Sitzungen durchgeführt. Die nationale Versorgungsleitlinie stellt fest, dass die bisherigen Daten zum einzigen störungsspezifischen Psychotherapieverfahren (CBASP) durchaus ermutigend sind (Leitliniengruppe Unipolare Depression 2009).

4.3 Störungsspezifisch anwendbare Techniken

Diese Sammlung soll eine Anregung liefern, welche Techniken im Rahmen der verschiedenen Kontexte der psychiatrischen Behandlung chronischer Depressionen zur Verfügung stehen. Da für die chronische Depression bisher nur eine statistisch evaluierte störungsspezifische Methode existiert, finden sich in dieser Liste ausschließlich Techniken des CBASP (McCullough 2000,

2006, deutsche Übersetzung: Schramm 2006).

4.3.1 Situationsanalyse

Ziel: Durch die Situationsanalyse sollen Patienten lernen, eine kausale Beziehung zwischen ihren Verhaltens- bzw. Denkmustern und den jeweiligen Konsequenzen ihres Handelns herzustellen.

Theorie: Die Situationsanalyse des CBASP stellt eine Weiterentwicklung der in der kognitiven Verhaltenstherapie als Basistechnik verwendeten Situations- und Verhaltensanalysen dar. Sie ist speziell darauf ausgerichtet, den Patienten bewusst erleben zu lassen, wie die Diskrepanz zwischen dem tatsächlichen und dem von ihm selbst erwünschten Ergebnis einer Situation entsteht. Danach gilt es, die ursprünglichen eigenen Interpretationen und Verhaltensweisen in dieser Situation so zu überarbeiten, dass ein erwünschtes Ergebnis tatsächlich erreicht werden könnte. Die Situationsanalyse motiviert in ihrer starken Zielorientierung unmittelbar eine Änderung von Denken und Handeln. Diese Technik dient insbesondere der Überwindung präoperationaler Funktionsweisen und der Wahrnehmung der eigenen Wirksamkeit (»perceived functionality«) in sozialen Situationen.

Anwendung der Situationsanalyse

Die Situationsanalyse (SA) beginnt mit einer Explorationsphase, in der die Inhalte der Situation in sechs Einzelschritten erhoben werden. Danach folgt eine Lösungsphase, in der die Schritte 2 bis 6 erneut bearbeitet und ggf. revidiert werden. Um sein Verständnis der Situation zu prüfen, wiederholt der Therapeut die Angaben des Patienten nach jedem Schritt. Zu jedem Zeitpunkt der Situationsanalyse können Rollenspiele eingesetzt werden, um ein besseres Verständnis der Situation zu ermöglichen. Am Ende der Situationsanalyse soll das neue Verhalten in einem Rollenspiel aktiv erlebt werden. Um die Anwendung der SA im Alltag zu fördern, erhalten Patienten einen Vorrat vorgefertigter SA-Fragebögen.

Schritt 1: Situationsbeschreibung – »Was ist passiert?«
Der Patient soll einen umschriebenen – idealerweise einige Minuten dauernden – Zeitabschnitt beschreiben, in dem er mit (einem) anderen Menschen interagiert hat. Der Therapeut prüft – wie zur Planung einer Filmszene –, ob diese Schilderung einen eindeutig definierten Beginn und ein Ende hat und ob sich die Einzelereignisse in dieser Situation unmissverständlich entlang einer Zeitleiste anordnen lassen. Er fragt solange nach, spielt ggf. Passagen durch, bis diese Kriterien erfüllt sind. Der Patient lernt so, eine Situation genau zu definieren, was insbesondere chronisch depressiven Patienten schwerfällt.

Schritt 2: Interpretationen – »Was waren Ihre Interpretationen der Geschehnisse in dieser Situation?«

Schritt 3: Aktionen – »Schildern Sie, was Sie in dieser Situation getan haben.«
Hier werden die Handlungen des Patienten in der Situation aufgelistet.

Schritt 4: Tatsächliches Ergebnis – »Wie ist die Situation für Sie ausgegangen?«
Der Patient soll hier mit konkretem Bezug auf die Situation in einem Satz das tatsächliche Ergebnis der Situation in Form eines beobachtbaren Verhaltens schildern.

Schritt 5: Erwünschtes Ergebnis – »Welchen Ausgang haben Sie sich für die Situation gewünscht?«
In diesem Schritt soll ein realistisches und therapeutisch sinnvolles Ziel formuliert werden. Hierzu ist es günstig, den Patienten ein erwünschtes eigenes Verhalten formulieren zu lassen, da das Verhalten anderer Menschen nicht 100 % beeinflussbar ist (z. B. »Ich frage meinen Mann ruhig, warum er so aufgebracht ist« anstatt »Wir unterhalten uns über das Problem, ohne zu streiten.«)

Schritt 6: Tatsächliches Ergebnis = Erwünschtes Ergebnis?
Hier erhält der Patient einige Minuten Raum, um das tatsächliche Ergebnis mit seinem Wunsch zu vergleichen und darüber nachzudenken, warum diese nicht identisch sind.

In der *folgenden Lösungsphase* geht es zunächst darum, Denkfehler in der Interpretation der Situation zu entdecken. Typische Denkfehler chronisch depressiver Patienten sind z. B. globale Annahmen (»Niemand mag mich«) oder »Gedankenlesen«(»Die Frau an der Rezeption hat mir nichts über den Weg gesagt, weil sie mich nicht mochte.«).

Revision von Schritt 2: Der Patient wird gefragt, ob die Interpretationen zur Erreichung des erwünschten Ergebnisses sinnvoll waren, welche Interpretationen hilfreicher gewesen wären. *Revision von Schritt 3:* Hier geht es darum, Handlungen auszuwählen, die den revidierten Interpretationen entsprechen und zum erwünschten Ergebnis führen. Besonders günstig ist es hierbei, aus den revidierten Interpretationen im vorherigen Schritt Verhaltensweisen abzuleiten: »Ich wusste den Weg nicht« führt z. B. zu »Ich hätte nach dem Weg fragen sollen«. Die Situation wird in einem Rollenspiel mit den neuen Handlungen durchgespielt, die Umsetzbarkeit dieser Verhaltensweise geprüft.

Im letzten Schritt wird das aufgrund der neuen Interpretationen und Verhaltensweisen jetzt zu erwartende tatsächliche Ergebnis *(Schritt 4)* mit dem erwünschten Ergebnis *(Schritt 5)* abgeglichen. Der Patient wird gefragt, welche neuen Erkenntnisse er gewonnen hat, was er mitnimmt. Zum Abschluss wird er aufgefordert, dies zu transferieren und zu generalisieren, d. h. es sollen Situationen genannt werden, in denen die neuen Erkenntnisse aus der Situationsanalyse anwendbar wären.

Grundsätzlich ist im Rahmen der Situationsanalyse eine Verstärkung von negativen Gefühlen wie Enttäuschung, Kränkung oder Ärger zu erwarten, da eine kritische soziale Situation noch einmal erlebt wird. Dies ist beabsichtigt und sollte vom Therapeuten nicht durch lobende oder tröstende Bemerkungen neutralisiert werden. Der Patient soll vielmehr Gelegenheit erhalten, wahrzunehmen, dass durch Änderung seiner eigenen Interpretationen und Handlungen die quälenden Affekte reduziert werden, und so durch den Lernmechanismus der negativen Verstärkung der Abruf neuer, funktionaler Denk- und Verhaltensweisen wahrscheinlicher wird und die Anwendung der Situationsanalyse als kognitive Strategie in neuen Situationen gefördert wird.

4.3.2 Förderung von Veränderungsmotivation durch negative Verstärkung

Ziel: Der Patient erlernt, dass er selbst seine Symptomatik bessern kann.

Theorie: Chronisch depressive Patienten haben aufgrund der Dauer ihrer Erkrankung in der Regel bereits zahlreiche Versuche von Therapeuten erlebt, Verhaltensänderungen durch positive Verstärkung – etwa in Form von Lob – zu fördern. Anders als Patienten, die eine Besserung der Symptome erleben, machen chronisch depressive Patienten dabei die Erfahrung, trotz der Ermutigungen und des Zuspruchs des Therapeuten immer wieder zu scheitern. Dies bestärkt die interpersonelle Grundeinstellung, dass sie solche lobenden Therapeuten grundsätzlich enttäuschen, und dass der Therapeut positive Bemerkungen nur aufgrund einer therapeutischen Strategie macht und sich dabei tatsächlich nicht auf sie bezieht. Die Motivation zur Änderung von Denken und Verhalten lässt sich daher bei diesen Patienten am besten durch negative Verstärkung fördern, d. h. durch die Erfahrung, dass sich das bestehende subjektive Leiden effektiv durch die Veränderung des eigenen Handelns und Denkens vermindern lässt.

Anwendung: Der Therapeut soll daher ein besonderes Bewusstsein für seinen Einsatz positiver Verstärker – insbesondere Konditionierungsversuche durch unkritischen Zuspruch und Lob (»Kopf hoch, es wird bei einem intelligenten Menschen wie Ihnen schon klappen«) – entwickeln und möglichst darauf verzichten, auch wenn das Erleben der Resignation des Patienten oft genug dazu einlädt. Stattdessen soll die Verminderung subjektiven Leidens erlebbar gemacht werden, indem auch zwischenzeitliche Verschlechterungen des subjektiven Leidensdruckes, z. B. während der Situationsanalyse, gemeinsam mit dem Patienten ertragen werden. Durch geduldiges, aufmerksames und genaues Nachfragen und Wiederholen von Aussagen soll dem Patienten die Möglichkeit eröffnet werden, alternative Interpretationen und Handlungen zu entdecken und dabei den Zusammenhang der Symptomverminderung mit eigenem Denken und Handeln bewusst zu erleben. Diese Art des Verstärkereinsatzes setzt eine spezielle interpersonelle Einstellung voraus (s. Abschnitt »Beziehungsgestaltung« 4.6).

4.3.3 Generierung von Übertragungshypothesen: Erhebung der Einflüsse prägender Bezugspersonen

Ziel: Der Patient erkennt, welche entwicklungsgeschichtlichen Lernerfahrungen seine heutigen sozialen Interaktionen prägen, und identifiziert diese im Alltag.

Theorie: Der chronische Verlauf der depressiven Symptomatik wird durch dysfunktionale interpersonelle Erwartungen und resultierende Interaktionsmuster des Patienten gegenüber anderen Menschen bestimmt. Das CBASP definiert Übertragungen in diesem Sinne als Erwartungen von Reaktionen des Therapeuten aufgrund der Erlebnisse mit früheren prägenden Bezugspersonen. Diese Übertragungen können, sofern diese nicht identifiziert werden, den Behandlungsverlauf blockieren. Ein Beispiel: Ein Patient wurde von den Eltern in seinem Verhalten stets streng bewertet, auch bei kleinen Fehlern beschimpft, dann wurde ihm die Aufmerksamkeit entzogen. Das Wissen über diese Lernerfahrung würde in der Therapie zur Bildung folgender Übertragungshypothese führen: »Sobald ich in der Therapie einen Fehler mache, wird mich Frau X (die Therapeutin) angreifen und danach alleinlassen«. Diese Erwartung kann leicht nachvollziehbar dazu führen, dass der Patient aus Angst, Fehler zu machen, nicht mehr zur Mitarbeit – z. B. zur Formulierung von Situationsanalysen – in der Lage ist. Es gilt dann, solchen Erwartungen zu begegnen, indem der Therapeut gegen diese Übertragung ein Umlernen dadurch ermöglicht, dass durch sein Verhalten ein »Sicherheitssignal« erkennbar wird.

Anwendung: Zur Bildung der Übertragungshypothese sollen möglichst zeitnah am Beginn der Behandlung die wesentlichen Prägungen in der interpersonellen Lerngeschichte des Patienten identifiziert werden, indem zunächst eine Liste der prägenden Bezugspersonen (»Significant others«) zusammengestellt wird.

Erstellen der Liste der prägenden Bezugspersonen

Schritt 1. Hierzu wird eine Liste der prägenden Bezugspersonen erbeten, die Hauptrollen im Leben des Patienten gespielt haben: »…die Ihr Leben in die Richtung gelenkt haben, die es bisher genommen hat «, »…die Sie zu dem Menschen gemacht haben, der Sie heute sind«.

In der Regel sind in dieser Liste von vier bis sechs Personen die Eltern, möglicherweise Geschwister, Partner und möglicherweise auch in der Entwicklung wichtige Personen außerhalb der Familie enthalten.

Schritt 2. Für jede Person wird nun die interpersonelle Prägung erarbeitet, indem Fragen zu den *prägenden Erfahrungen* in der Beziehung zu dieser Person gestellt werden: »Wie war es, mit X aufzuwachsen oder X um sich zu haben? «, »Können Sie konkrete Erinnerungen an eine Situation schildern, die typisch für Ihr Verhältnis zu X ist? «. Hierbei gilt es vor allem, beobachtbares Verhalten beschreiben zu lassen, z. B. indem der Patient gebeten wird, die relevante Situation wie das Skript für eine Filmszene zu schildern. (Die Übertragungshypothese ist schließlich auch die erwartete Verknüpfung von beobachtbaren Verhaltensweisen). Anschließend wird aus dieser Erinnerung der *prägende Einfluss im Hier und Jetzt* abgeleitet. Mögliche Fragen: »Wie ist Ihr heutiges Leben, der Mensch, der Sie heute sind, durch X beeinflusst?«, »Wodurch hat das Zusammensein mit X Ihr heutiges Leben beeinflusst?« oder »Was für ein Mensch sind Sie als Resultat dessen geworden?« Es soll schließlich eine Hypothese über den Stempel, den X hinterlassen hat, gebildet werden: »Der Einfluss von X auf mein heutiges Leben besteht darin, dass [Stempel]«. Der »Stempel« stellt den überdauernden Effekt des Verhaltens der prägenden Bezugsperson auf den Patienten dar. Er repräsentiert gegenwärtige interpersonelle Erwartungen, die auf das jeweilige Gegenüber übertragen werden.

Beispiel: »Der Einfluss meines Vaters auf mein heutiges Leben ist, dass ich aus Angst, Fehler zu machen, soziale Kontakte vermeide.«

Schritt 3. Nach Abschluss der Sammlung der individuellen Stempel aller prägenden Bezugspersonen wird gemeinsam mit dem Patienten explizit die Übertragungshypothese erarbeitet. D. h. der Patient ist von Anfang an über die Theorie der Übertragungen auf den Therapeuten informiert, es wird offen besprochen, welche »Verwechslungen« während der Therapie auftreten. Dies dient der späteren bewussten Diskrimination des Therapeuten von den prägenden Bezugspersonen. Im Rahmen des CBASP werden Übertragungshypothesen in folgende Bereiche eingeordnet, zu denen hier jeweils ein Beispiel aufgeführt ist.

Übertragungsbereich	Typische Übertragungshypothesen
Nähe	»Wenn ich meinem Therapeuten meine Gefühle zeige, dann…«
Bedürftigkeit	»Wenn ich etwas von meinem Therapeuten brauche, dann…«
Fehler	»Wenn ich in einen Fehler mache, dann wird der Therapeut…«
Negative Affekte	»Wenn ich meinem Therapeuten Ärger zeige, dann…«

4.3.4 Interpersonelle Diskriminations-übung

Ziel: Unterscheidung eines aktuellen Inter-aktionspartners von prägenden Bezugsper-sonen.

Theorie: Zur Löschung der interpersonell wirksamen Übertragungen soll erfahrbar werden, dass der Therapeut sich anders verhält als eine frühere Bezugsperson, deren prägender Einfluss negativ war. Dies gilt insbesondere für die Behandlung traumati-sierender Prägungen.

Anwendung: Die interpersonelle Diskrimi-nationsübung wird immer dann eingesetzt, wenn in der Therapie – z. B. oft bei der Arbeit an Situationsanalysen – eine problematische Übertragungssituation erkennbar wird (sog. »hot spot«).

Beispiel: Beim Schildern einer Situation wird der Patient unsicher und extrem nervös, kann die Schilderung nicht fortsetzen. Zur interpersonellen Diskrimination wird das erwartete Verhalten einer prägenden Bezugs-person in einer früheren, ähnlichen Situation mit dem tatsächlichen Verhalten des Thera-peuten kontrastiert.

Interpersonelle Diskriminationsübung im Übertragungsbereich »Fehler machen«

1. »Wie würde sich Ihr Vater verhalten, wenn Sie bei der Beschreibung der Situation nicht weiterkommen?« Es folgt eine Wiederholung der Schilderung des Patienten durch den Therapeuten und die anschließende Frage:
2. »Wie reagiere ich?«
3. »Wie unterscheidet sich meine Reaktion von der Reaktion der früheren Bezugsperson?«
4. »Was bedeutet es für Sie, dass ich anders reagiere?«

4.3.5 Identifizierung komplementären Verhaltens

Ziel: Identifikation und Vermeidung einer automatischen Einnahme komplementärer interaktioneller Positionen.

Theorie: Die bereits in Abschnitt 3.1 dar-gestellte Idee, dass menschliche Interaktio-nen durch komplementäre Organisation der Verhaltensweisen zweier Partner strukturiert werden, ist von wesentlicher Bedeutung für die Behandlung chronisch depressiver Pa-tienten. Die Therapeuten schildern regelhaft – oft mit der Feststellung ihres therapeuti-schen Scheiterns – die Erfahrung einer pas-siv-aggressiven Haltung ihrer Patienten, der sie selbst als Behandler mit dominantem Verhalten begegnen.

Anwendung: Der Therapeut soll ein Be-wusstsein für den Stimuluswert des Patien-ten entwickeln, d. h. wo die Charakteristika des Interaktionsverhaltens eines Patienten anhand der Dimensionen dominant-submis-siv, freundlich-feindlich zu orten sind. Es gilt, den pathologischen Interaktionsstil chro-nisch depressiver Patienten aufzulösen und nicht unreflektiert mit komplementärem Verhalten zu reagieren. D. h. einer passiven Grundhaltung (»Ich tue alles, was Du willst, kümmere Dich um mich«) muss nicht sofort ein »Tu, was ich sage, und es geht Dir gut!« folgen, sondern es geht darum, z. B. durch eine explorativ fragende Grundhaltung und negative Verstärkung dem Patienten eine Bewegung aus der passiven Grundhaltung zu ermöglichen. Dabei ergibt sich aus der Beobachtung einer Vielzahl von therapeu-tischen Interaktionen ein »optimaler Auf-enthaltsbereich« für den Therapeuten (▶ **Abb. 4.2**). Umgekehrt soll der Patient lernen zu erkennen, welchen interpersonel-len Stimuluscharakter er persönlich für andere Menschen besitzt, d.h. welche Gefühle und Reaktionen er bei anderen Menschen durch sein Verhalten auslöst.

4.3.6 Kontingente interpersonelle Responsivität

Ziel: Der Patient soll die tatsächlichen emotionalen Reaktionen des Therapeuten erkennen können.

Theorie: Diese lerntheoretisch definierte Rolle des Therapeuten ist eine Besonderheit der Methode und ist Teil der Haltung, die als »sich diszipliniert persönliches Einbringen« (disciplined personal involvement) bezeichnet wird. Die traditionelle Sicht des Therapeuten ist es, seine eigene emotionale und autobiografische Situation aus dem Therapiekontext auszuklammern. Im CBASP dagegen lässt sich der Therapeut ganz persönlich auf den Patienten ein und hält den Fokus auf seinen eigenen Reaktionen aus, die er – natürlich in wohldosierter, kontrollierter und verantwortungsvoller Weise – gegenüber dem Patienten äußert (► **Abb. 4.3**).

Beispiel: Therapeut: »Wissen Sie, was ich fühle, wenn Sie mir sagen, dass Sie kein Interesse an den Situationsanalysen haben?« Patientin: »Nein.« Therapeut: »Ich fühle mich unsicher, ratlos und ärgerlich, weil ich nicht verstehe, was Sie von mir wollen!« Der Therapeut teilt dem Patienten nach Klärung der Motivation (Symptomreduktion setzt eigene Arbeit voraus) und Durchführung der Situationsanalyse mit, dass er sich nun nicht mehr ärgert und sich besser fühlt. Patientin: »Es ist das erste Mal, dass ich feststelle, dass jemand ärgerlich auf mich ist, aber der Ärger auch wieder verschwinden kann!«

Dieses therapeutische Verhalten ist in eine spezielle interpersonelle Einstellung eingebettet (Abschnitt 4.6). Der Therapeut ist dabei authentisch und erträgt die Fokussierung der Aufmerksamkeit auf seine eigenen Affekte. Dies soll der Neutralisierung seiner

interpersonellen Position entgegenwirken, d.h. der Zuschreibung der Rolle von jemandem, der nur so fühlt, wie es ihm sein Training als Therapeut vorschreibt. In diesem Kontext ist interessant, dass chronisch depressive Patienten immer wieder anmerken, dass z.B. Rollenspiele nicht helfen können, da sie ja keine »realen« zwischenmenschlichen Situationen seien.

4.4 Störungsspezifische Methoden

In einer ausformulierten Form liegen derzeit zwei störungsspezifische Manuale zur Behandlung der chronischen Depression vor. Zum jetzigen Zeitpunkt liegt nur für das CBASP Manual eine empirische Evaluation vor. Umschriebene Techniken wie oben aufgelistet werden explizit nur vom CBASP-Manual vorgegeben, während das Manual für die psychoanalytische Therapie explizit keine Techniken formuliert, sondern die Kompetenzen der Therapeuten in der psychoanalytischen Therapie voraussetzt und eher einen Rahmen für den Einsatz dieses Behandlungsverfahrens definiert.

4.4.1 Cognitive Behavioral Analysis System of Psychotherapy (CBASP)

Wie in Abschnitt 3.1 dargestellt beruht das CBASP auf der Annahme, dass chronisch depressive Patienten nicht erreichbar für die Konsequenzen eigener Handlungen, d.h. die Feedbacks ihrer Umgebung auf ihr Verhalten sind, weil ihre Wahrnehmung von der Umwelt entkoppelt ist. Daher zielen die eingesetzten Techniken in erster Linie auf *die interpersonelle Erfahrung, »wie es ist«, mit einem anderen Menschen über eigene Handlungen in Beziehung* zu treten (Mc Cullough 2000, 2006; in deutscher Sprache: McCullough und Schramm 2006; McCullough 2012).

Zusammenfassung der therapeutischen Grundprinzipien des CBASP

- CBASP konzeptualisiert die Depression in Form einer »Person x Umwelt«-Perspektive und trainiert den Patienten darin zu berücksichtigen, welche Reaktionen er bei anderen Menschen auslöst (durch diszipliniertes sich persönlich Einbringen und kontingente Responsivität des Therapeuten).
- Zum Stillstand gekommene Reifungsprozesse werden als ätiologische Basis für die chronische Depression angesehen (Modell der präoperationalen Funktion nach Piaget).
- Behandlungsziel ist u. a. die Förderung der Fähigkeit, formale Operationen (Piaget) zur Lösung sozialer Probleme einzusetzen (Situationsanalyse) und sich in sozialen Beziehungen empathisch aufgeschlossen zu verhalten (Interaktion mit Therapeuten, interpersonelle Diskriminationsübungen).
- Die Situationsanalyse ist das organisatorische Grundelement der Sitzungen. Sie lässt die Psychopathologie des Patienten, d. h. das Leiden durch seine interaktionellen Probleme, innerhalb der Therapiesitzung deutlich als aversiven Reiz hervortreten, der negative Verstärkung neuer, funktionaler Verhaltens- und Denkweisen möglich macht.
- Negative operante Verstärkung wird als wesentliche Motivationsstrategie für Verhaltensänderungen genutzt.
- Therapeuten werden ermutigt, sich auf Patienten in einer kontrollierten Weise persönlich einzulassen (s. Abschnitt 4.6), um damit deren Verhalten zu modifizieren und zu beeinflussen.
- Es werden proaktiv Übertragungsthemen konzeptualisiert, indem eine definierte Technik einer Hypothesengenerierung verfolgt wird: Übertragungsprozesse während des Therapieprozesses werden aktiv hinterfragt und sollen gelöscht werden.

Die Behandlung findet in einer Therapiephase von 20–30 Sitzungen und idealerweise einer anschließenden niederfrequenten Erhaltungstherapie statt. Die Behandlung gliedert sich grundsätzlich in zwei Phasen.

Sie beginnt mit der Anamneseerhebung und Diagnostik, d. h. der Sicherung der Diagnose chronische Depression und die Erhebung des zeitlichen Verlaufs. Danach werden die prägenden Bezugspersonen erfragt und die Übertragungshypothesen abgeleitet.

Nach 4–6 Sitzungen beginnt der Hauptteil der Behandlung, der so bis in eine niederfrequente Erhaltungstherapie durchgeführt werden kann: Die Behandlung findet hier parallel auf zwei Ebenen statt, einer primär kognitiv-verhaltenstherapeutischen und einer interpersonellen: Die erste Ebene wird von der Situationsanalyse (Abschnitt 4.3) als kognitiv-verhaltenstherapeutische Technik

gebildet. Sie stellt die Struktur jeder Sitzung dar. Der Patient bearbeitet in jeder Stunde problematische interpersonelle Situationen. Typischerweise treten hierbei irgendwann auf der parallelen zweiten, der interpersonellen Ebene, problematische Übertragungssituationen auf. Wenn beispielsweise eine Patientin beim Aufschreiben der Interpretationen in der Situationsanalyse bemerkt: »Ich habe Konzentrationsstörungen. Ich kann meine Interpretationen nicht aufschreiben, sie sind zu trivial!«, liegt der Verdacht auf eine Übertragung im Bereich »Fehler/Versagen« nahe. In diesem Fall sollte eine interpersonelle Diskriminationsübung durchgeführt (Abschnitt 4.3.4) werden. Daneben werden parallel zur Arbeit an Situationsanalysen auch die anderen interpersonellen Techniken eingesetzt (Abschnitt 4.3.5 »Identifizierung komplementären Verhal-

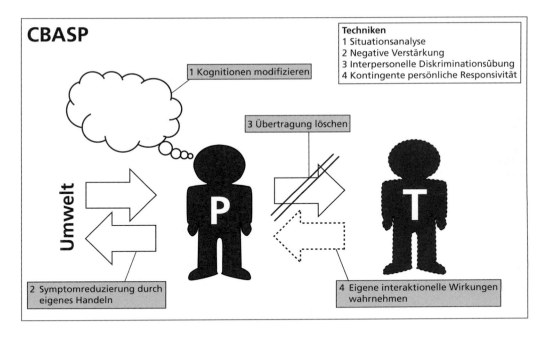

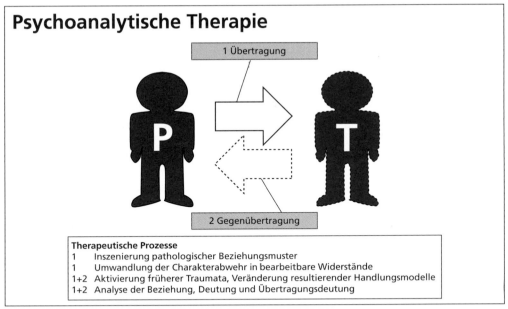

Abb. 4.4: Grundprinzipien des CBASP und der psychoanalytischen Therapie der chronischen Depression; Symbole: Wolke: Kognitionen; Pfeile: Interaktionen; P: Patient; T: Therapeut

tens«) und therapeutische Einstellungen eingenommen (Abschnitt 4.3.6: kontingente Responsivität, diszipliniertes sich persönlich Einbringen).

Mithilfe dieser interpersonellen Techniken soll der Patient zwischen den dysfunktionalen Prägungen und dem Verhalten des Therapeuten (und später anderer Personen) zu unterscheiden lernen. Gleichzeitig sollen die Patienten in die Lage versetzt werden zu erkennen, welchen Stimuluscharakter sie selbst auf andere Menschen haben, und wie der Therapeut in Verhalten und Affekten auf sie reagiert. In diesem Sinne geht es explizit um die Förderung von Empathie für die Gefühle anderer und das Verständnis für das situationsabhängige Denken anderer.

4.4.2 Manual für die psychoanalytische Therapie chronischer Depressionen (Tavistock-Manual)

Das unter der Leitung von Peter Fonagy erstellte Manual (Taylor 2010) stellt die erste explizit störungsspezifische manualisierte Form einer psychoanalytischen Therapie für chronische Depressionen dar. Es wurde zur Evaluation der Therapiewirksamkeit für einen Rahmen von 60 Behandlungsstunden entwickelt. Dieses Behandlungsprogramm kann somit als störungsspezifische Methode bezeichnet werden, auch wenn die statistischen Befunde noch ausstehen. In der Beschreibung von Taylor wird betont, dass die Intention des Manuals sich von vielen anderen Manualen der Ergebnisforschung dadurch unterscheidet, dass keine primäre Fokussierung auf krankheitsassoziierte »charakteristische Probleme oder Angstsituationen« erfolgt, sondern das Manual »die Therapeuten/Analytiker in ihrer gewohnten Praxis bestärkt, dem Patienten und der Richtung seines Materials zu folgen«.

Das Manual wendet sich mit dem expliziten Verzicht auf die Vorgabe von Tech-

niken ausschließlich an psychoanalytische Psychotherapeuten. Es unterscheidet sich damit von einer psychotherapeutischen Methode, die sich prinzipiell verfahrensunabhängig einsetzen lässt. Die Darstellung der Therapieprinzipien dieses Manuals erfolgt daher aus der Verfahrensperspektive.

4.5 Störungsspezifische Behandlung aus Verfahrensperspektive

Wie sich an der Entwicklungsgeschichte der in Abschnitt 4.4 geschilderten Methoden zeigt, hat die Behandlung der chronischen Depression in den letzten Jahrzehnten die explizite Aufmerksamkeit der Vertreter verschiedener psychotherapeutischer Verfahren gewonnen. Es ist daher von großem Interesse, die Überschneidungen und Unterschiede der Behandlungskonzepte aus der Sicht der Verfahren zu betrachten.

4.5.1 Psychoanalyse

Die Psychoanalyse wird von ihren Vertretern nicht zuletzt wegen ihrer Form als Langzeittherapie als besonders geeignet für die Behandlung chronischer und behandlungsresistenter Depression angesehen (Will et al. 2010). Der in letzter Zeit explizit formulierte störungsspezifische Zugang, der sich im oben (4.4.2) genannten Tavistock-Manual (Taylor 2010) äußert, folgt der Hypothese, dass der chronischen Depression eine gering integrierte Struktur zugrunde liegt (Huber and Will 2007). Ziel der Behandlung ist somit, ein höheres Strukturniveau zu erreichen.

In der Durchführung ist die analytische Psychotherapie der chronischen Depression dabei ursprünglich als Langzeittherapie von über 100 Stunden auf mehrere Jahre angelegt und findet im Sitzen oder Liegen mit mindestens 2–3 Sitzungen pro Woche statt.

Hierbei soll die Therapie nicht von vornherein auf aktuelle Konflikte fokussieren, sondern vielmehr die grundsätzliche psychische Dynamik des interpersonellen Verhaltens betrachten. Es wird schließlich davon ausgegangen, dass die depressive Symptomatik mit chronischen Konflikten zusammenhängt, die sich erst im Kontext der Psychoanalyse auflösen lassen. Nach Huber und Will (Huber und Will 2007, S. 71) sind die wesentlichen Elemente dieses Veränderungsprozesses in der allgemeinen Behandlung der Depression folgende.

Elemente der allgemeinen psychoanalytischen Therapie der Depression

- durch das Setting geförderte regressive Prozesse
- Inszenierung pathologischer Beziehungsmuster in der Übertragung
- die Umwandlung der Charakterabwehr in aktuelle und bearbeitbare Widerstände
- die Aktualisierung frühkindlicher, präverbaler Traumata und damit zusammenhängender Handlungsmodelle und ihre Veränderung durch neue Erfahrungen mit dem Analytiker
- die psychoanalytische Behandlungstechnik, bei der auf der Basis des empathischen Zuhörens die Analyse der aktuellen Beziehung zwischen Analytiker und Patient, die Verwendung der Gegenübertragung und die deutende Tätigkeit (inklusive der Übertragungsdeutung) im Vordergrund stehen.

Zeitlich gliedert sich der Behandlungsprozess in drei Phasen der Übertragungsentwicklung. Zunächst sucht der depressive Patient aufgrund seiner Beziehungssehnsucht im Analytiker ein Objekt zur Idealisierung. Dabei zeigen sich ein entwertetes Selbstbild des Patienten sowie die Hoffnungslosigkeit, in Beziehungen Befriedigung zu finden. Auch den Therapeuten trifft der Vorwurf, dass er diesen Wunsch letztlich enttäuschen wird. Seine Gegenwart ermöglicht die Entfaltung dieses Konflikts. Im zweiten Schritt entwickelt sich so die ursprüngliche, traumatisierende Beziehungserfahrung neu und wird dabei von einem unbewussten in einem bewusst erlebbaren Vorgang überführt. Dies soll im schützenden Rahmen der analytischen Beziehung zur strukturellen Reorganisation führen. Die dritte Phase soll schließlich die Rückkehr aus der Regression fördern und eine trianguläre Beziehungsgestaltung ermöglichen, in der der Therapeut, das Selbst und die traumatisierenden Einflüssen des primären Objekts unterscheidbar werden.

Als typische allgemeine Beziehungsmuster bzw Übertragungsmuster sind aus psychoanalytischer Sicht (Deserno 2005) Idealisierung (Kompensation der eigenen Entwertung durch Aufwertung des Gegenübers) und die Induktion aversiver Gegenübertragungen beim Behandler zu erwarten, die es rechtzeitig zu erkennen gilt, um dieses Wissen später für den Patienten nutzbar zu machen. Als drittes Muster zeigt sich eine Verkehrung von Aktivität in Passivität. Diese Verkehrung der selbst in die Therapie eingebrachten Aktivität soll für den Therapeuten unmittelbar im Gefühl der Müdigkeit erkennbar sein.

4.5.2 Psychodynamische Psychotherapie

Der augenscheinlichste Unterschied zwischen psychoanalytischer und psychodynamischer Therapie ist die Anzahl der therapeutischen Sitzungen. Zur Frage, welches der beiden Verfahren besser für die Therapie chronischer Depressionen geeignet ist, liegen kaum empirische Daten vor. Für ein langfristiges psychoanalytisches Vorgehen spricht nach Schauenburg (Schauenburg 2007) »vor allem Chronizität und charakterliche Eingebundenheit der depressiven Symptomatik und der Bewältigungsstrategien«. In der deutlich kürzeren und niederfrequenteren psychodynamischen Psychotherapie, die in der Kurzform bis zu 25 Stunden dauert und ggf. verlängert wird, wird am Anfang ein Behandlungsfokus identifiziert, sodass hierfür eher depressive Verläufe mit nachvollziehbarem Bezug zu einem Aktualkonflikt in Frage kommen. Bei Vorliegen von strukturellen Störungen, d. h. einem nach OPD-2 gering integrierten Strukturniveau, ist in der psychodynamischen Therapie prinzipiell ein stärker stützendes und psychoedukatives Vorgehen vorgesehen als bei Patienten, deren Reflexionsfähigkeit und Frustrationstoleranz ein stärker auf Konflikt und Übertragung zentriertes Vorgehen erlaubt.

Auch die psychodynamische Therapie rät, sich therapeutisch durch die Erfahrung der Hilflosigkeit gegenüber den Symptomen nicht zu unkritischen positiven Rückmeldungen oder der Einforderung eines positiven Denkstils verleiten zu lassen, die dem Patienten implizit oder explizit die interpersonelle Erwartung und die Pflicht zur raschen Besserung vermitteln (Huber und Will 2007). Ebenso gilt es, aggressive Affekte nicht vorschnell in den Patienten hineinzudeuten, da beides zur Verstärkung von Insuffizienz und Schuldgefühlen und Beziehungsabbrüchen mit sekundärer Suizidgefahr führen kann.

4.5.3 Kognitive Verhaltenstherapie

Wie schon in Abschnitt 3.1 erwähnt erklärt die *Verhaltenstherapie* die Entstehung der Depression allgemein durch eine negative Bilanz der Kräfte, d. h. eines insuffizienten Abgleichs zwischen Handlungszielen und deren Erreichbarkeit mit angemessenen Ressourcen (Antonovsky 1979; Seligman 1975). Es ist daher ein Behandlungsziel, diese Bilanz wieder auszugleichen, insbesondere da bei Depressionen ein Mangel an positiven Verstärkern (Lewinsohn 1974) vorliegt. In der Verhaltenstherapie erfolgt daher zunächst die explizite Förderung angenehmer Aktivitäten z. B. mit Hilfe von Listen angenehmer Aktivitäten (Hautzinger 2005).

Eine *kognitive Behandlungsstrategie* ist es, die kognitive Planung der Verhaltensweisen zur Erreichung positiver Stimuli oder der Verhinderung aversiver Ereignisse zu verbessern. Dies wird in der kognitiven Verhaltenstherapie durch verschiedene Techniken gefördert. Eine wichtige Technik ist insbesondere die Identifizierung typischer depressiver Denkfehler wie z. B. Übergeneralisierungen (»Die Erfahrung in der Prüfung zeigte mir, dass mir nie etwas gelingen wird!«). Insbesondere gilt es in der kognitiven Verhaltenstherapie nach Beck, situationsbezogene dysfunktionale Kognitionen zu modifizieren, die aus pessimistischen Grundüberzeugungen über sich selbst, die Welt und die Zukunft entspringen (Beck et al. 1979). Das im CBASP verwendete Schema der Situationsanalyse stellt aus Verfahrenssicht in diesem Sinne eine Spezialform solcher kognitiven Techniken dar, die besonders stark auf den Ausgleich der Bilanz zwischen Verhaltenszielen und tatsächlichem Ergebnis einer Interaktion mit anderen Menschen ausgelegt ist. In der Lösungsphase werden hier die Kognitionen nicht nur auf typische depressive Denkfehler, sondern auch auf ihren zielführenden Charakter überprüft.

Das kognitiv-verhaltenstherapeutische Modell der komplementären Beziehungsgestaltung (Kiesler und Schmidt 1993) wurde im kognitiv-verhaltenstherapeutischen Rahmen eher in der Behandlung von Persönlichkeitsstörungen angewandt. Seine Anwendung bietet sich aber nichtsdestotrotz auch für die Therapie der chronischen Depression an. Gerade chronisch depressive Patienten zeigen häufig unterwürfig-feindselige Verhaltensweisen, die viele soziale Unterstützungsangebote durch die vorwegnehmend geäußerte Gewissheit zu scheitern verhindern.

Vollständig neu ist aus der Verfahrensperspektive der explizite lerntheoretische Fokus auf der aktuellen Beziehung zwischen Therapeut und Patient, der die Person des Therapeuten explizit als klassischen Stimulus und sein Verhalten als operante Reaktion definiert. Das CBASP greift damit unmittelbar auf die Grundprinzipien der Verhaltenstherapie zurück.

4.5.4 Gemeinsamkeiten und Unterschiede

In Hinsicht auf die Theorien zur Entstehung und Behandlung der chronischen Depression lassen sich einige Gemeinsamkeiten der psychoanalytischen, psychodynamischen Therapie und dem CBASP als kognitiv-verhaltenstherapeutisch basierter Methode feststellen, dies vor allem im bindungs- und entwicklungstheoretischen Konzept der Krankheitsentstehung.

Es ergeben sich zudem konkrete Gemeinsamkeiten in der Nutzung ähnlicher Elemente, z. B. in den diagnostischen Techniken wie den Circumplex-Modellen (Kiesler, OPD-2). Das CBASP stellt aus der Verfahrensperspektive ein integratives Modell im Überschneidungsbereich zwischen psychoanalytisch-psychodynamischen und kognitiv-verhaltenstherapeutischen Ansätzen dar. Gleichzeitig werden auch interpersonelle

und gesprächstherapeutische Ideen integriert.

Der erste offensichtlichste Unterschied zwischen den Verfahren besteht in der regulären Dauer der Behandlung. Während die psychoanalytische Therapie ihre Indikation für die chronische Depression gerade aus der langen Behandlungsdauer im Ziel der strukturellen Änderungen sieht, postuliert das CBASP in der für die kognitive Verhaltenstherapie typischen Weise die Möglichkeit einer strukturellen Änderung durch eine wesentlich geringere Dosis der Behandlung.

Ein weiterer Unterschied liegt zudem in der Gesprächshaltung: Im CBASP sollen keine Deutungen der Aussagen des Patienten vorgenommen werden. Als Rollenmodell kann hierzu der Kommunikationsstil des stets freundlichen Seriendetektivs »Columbo« dienen, der niemals arrogant, bei Unklarheiten seinen Gesprächspartner stets darauf verweist, das es eher an seiner langsamen Auffassung als am Anderen liegt, wenn er den Inhalt einer Aussage nicht auf Anhieb versteht.

Der wichtigste Unterschied zwischen den Verfahren liegt jedoch in der Nutzung der Übertragung: In der Psychoanalyse ist die Übertragung Medium des therapeutischen Prozesses, das zur Reinzenierung und Lösung eines unbewussten Konfliktes genutzt wird. Im CBASP soll im Gegensatz dazu die Übertragung möglichst definiert werden, um sie schnell durch Gegenkonditionierung außer Kraft zu setzen. Übertragung wird in diesem Modell wesentlich enger als in der psychoanalytischen Theorie als die Generalisierung früher klassischer und operanter Lernerfahrung mit einer prägenden Bezugsperson definiert. Hieran zeigt sich auch der wesentliche theoretische Unterschied, da CBASP seine interpersonellen Modelle aus der behavioralen Lerntheorie ableitet.

4.6 Beziehungsgestaltung

Der wesentliche Unterschied der Beziehungsgestaltung zwischen der »klassischen« kognitiven Verhaltenstherapie, der Psychoanalyse und der CBASP-Methode zeigt sich am deutlichsten daran, wie weit sich der Therapeut mit seinen persönlichen Eigenschaften erkennbar in den Ablauf der Behandlung einbringen soll.

CBASP ist eine konsequente Weiterentwicklung, die einen bisherigen blinden Fleck der kognitiven Verhaltenstherapie einbezieht: Aus Sicht der kognitiven Verhaltenstherapie ist die wesentliche Neuerung im Konzept des CBASP, dass der Therapeut sich *selbst als Reiz* begreift. Er löst als Reiz bereits zu Beginn der Therapie durch Verwechslung mit einer früheren ggf. traumatisierenden Bezugsperson dysfunktionale Gedankengänge und emotionale Reaktionen im Patienten aus. Diese Funktion als Stimulus beruht am ehesten auf früheren emotional-interpersonellen klassischen und operanten Lernerfahrungen mit prägenden Bezugspersonen.

Im Gegensatz dazu ist aus der Perspektive der Psychoanalyse diese Sicht der interpersonellen Situation zwischen Therapeut und Patient keinesfalls neu, sondern wird – in Form des deutlich älteren psychoanalytischen Konzepts der Übertragung – als zentraler Mediator der Therapieeffekte verstanden. Der wesentliche Unterschied liegt eher in der Nutzung der Übertragung. In der Psychoanalyse die Übertragung, d. h. die interpersonelle »Verwechslung«, aufrecht zu erhalten, erfordert auch einen höheren Grad an Abstinenz, d. h. eine hohe Zurückhaltung in den Informationen über die Person des Therapeuten.

Im CBASP soll dagegen von Anfang an die Übertragung abgebaut werden. Durch Einbringen persönlicher Informationen und authentischer affektiver Reaktionen wird der Therapeut für den Patienten als Individuum erkennbar und von früheren Bezugspersonen unterscheidbar.

Dieser diskriminativen Lernerfahrung dient auch die Liste der prägenden Bezugspersonen; der Therapeut muss wissen, welche Verhaltensweisen zu einer besonderen Verwechslungsgefahr führen. Diese Unterscheidung von früheren Bezugspersonen wird immer wieder mit Hilfe der interpersonellen Diskriminationsübungen trainiert. Gefördert wird diese Differenzierung durch das disziplinierte sich persönlich Einbringen (disciplined personal involvement) des Therapeuten. Die Grundkomponenten dieser Haltung wurden von McCullough 2006 in einem Buch theoretisch und in Kasuistiken definiert. Die Beziehungsgestaltung im CBASP umfasst zudem die kontingente persönliche Responsivität, d. h. authentisches Reagieren auf das Verhalten des Patienten im eigenen Affekt und Verhalten. Dies soll u. a. die Wahrnehmung der interpersonellen Konsequenzen seines Verhaltens fördern (»perceived functionality«).

Im Unterschied hierzu ist das Ziel der kognitiven Verhaltenstherapie der Depression nach Beck traditionell die Veränderung von gedanklichen Schemata, Gefühlen und Verhaltensweisen, die außerhalb der therapeutischen Beziehung auftreten, z. B. die Angst vor bestimmten Außenreizen (z. B. Stress bei der Arbeit) oder kontextgebundenen Gedanken (z. B. Erinnerungen an ein traumatisierendes Ereignis durch bestimmte Reize).

In der Behandlung chronisch depressiver Patienten besteht prinzipiell die Gefahr der Virtualisierung des Therapeuten. Der Patient ist dabei der Ansicht, sich nicht mit einem natürlich reagierenden anderen Menschen in einem Raum zu befinden, sondern mit der professionell vorprogrammierten Therapeutenfunktion seines Gegenübers: »Sie tun das ja nur, weil Sie dafür bezahlt werden, ... weil Sie Therapeut sind«. Die Patienten nehmen prinzipiell nicht an, dass der Therapeut tatsächlich authentische affektive Erlebnisse wie Freude oder Ärger im Kontakt mit ihnen hat.

Insgesamt zeigen sich erhebliche Unterschiede im Bereich der Beziehungsgestaltung zwischen dem CBASP einerseits und der psychoanalytischen und der kognitiv-behavioralen Therapie andererseits. In jedem Fall stellen sich bei der Behandlung chronisch depressiver Patienten höhere Anforderungen an die interpersonellen Einstellungen des Therapeuten als in der Behandlung der meisten anderen Patientengruppen. Dies setzt ein ausreichendes Maß an Selbsterfahrung und Basiskompetenzen in diesem Bereich voraus.

5 Integration in den Gesamtbehandlungsplan

5.1 Behandlungskontexte

Die Auswahl der geeigneten psychotherapeutischen Interventionsformen für die psychiatrische Psychotherapie chronischer Depressionen muss selbstverständlich mit den institutionellen und personellen Möglichkeiten einer Klinik vereinbar sein. Da die psychoanalytische Therapie der chronischen Depression in ihrer manualisierten Form prinzipiell eine abgeschlossene psychoanalytische Ausbildung voraussetzt, wird ihre Implementierung in einer psychiatrischen Klinik sehr selten möglich sein, da die Zahl der Mitarbeiter mit einer Weiterbildung im Verfahren Psychoanalyse i. d. R. sehr gering ist. Das CBASP ist im Unterschied hierzu prinzipiell auf der Basis der Weiterbildung in allen Verfahren erlernbar – auch wenn es in einigen Punkten im Widerspruch zu den Verfahrensperspektiven auf die Depressionsbehandlung steht (s. Abschnitt 4.5). Diese verfahrensübergreifende Anwendbarkeit wird durch die manualisierte Beschreibung einzelner Techniken (Mc Cullough 2000) und der erforderlichen interpersonellen Grundeinstellung (McCullough 2006) möglich.

5.1.1 Vollstationäre und teilstationäre Therapie

Obwohl die Therapiemanuale (Abschnitt 4.4) für die ambulante Therapie der chronischen Depression entwickelt wurden, liegen inzwischen auch Konzepte zur stationären Therapie vor.

Insbesondere steht ein auf die stationäre Behandlung chronischer Depressionen ausgerichtetes CBASP-Manual zur Verfügung, das bereits in einer naturalistischen Pilotstudie evaluiert wurde (Brakemeier et al. 2011). Es handelt sich hierbei um ein multimodales und multiprofessionelles Konzept in Kombination von Einzel- und Gruppenbehandlung. Dieses Programm ist primär auf eine Behandlungsdauer von zwölf Wochen ausgerichtet. Besonders erwähnenswert – angesichts der oft enttäuschenden Erlebnisse mit dieser speziellen Patientengruppe – ist, dass die Zufriedenheit des Behandlungsteams nach Einführung des Programms deutlich stieg.

Für Kliniken, in denen ein spezialisiertes Behandlungsprogramm von zwölf Wochen nicht praktikabel ist, können dennoch CBASP-Elemente in modifizierter Form angewandt werden, z. B. in einer Sequenz aus vollstationärer und teilstationärer Behandlung mit Fortführung der Einzelbehandlung und der therapeutischen Gruppen. Hierzu existieren allerdings noch keine empirischen Befunde.

Aufnahme und Behandlungsplanung

Tatsächlich wird man im stationären Kontext oft auf chronisch depressive Patienten treffen, die primär wegen einer gleichzeitigen depressiven Episode, d. h. mit einer Double Depression aufgenommen wurden, oder deren Episoden sich bisher nicht vollständig zurückbilden ließen.

Es gilt zunächst die zu erwartenden ca. 20 % chronischer Verläufe (Keller 1998) zu erkennen, um von Anfang an bestimmte Fehler wie z. B. die Überbetonung der Erwartung einer raschen und vollständigen Remission zu vermeiden, da diese therapeutische Erwartung den Patienten unter Druck setzt und gleichzeitig die Erwartung des Scheiterns aktualisieren kann. Auch zur Suizidprävention ist das rechtzeitige Erkennen einer gleichzeitigen schweren depressiven Episode notwendig, die möglicherweise mit einer begleitenden kognitiven Störung einhergeht, die wiederum eine Psychotherapie erschwert. Nicht eingesetzt werden sollte CBASP nach aktuellem Erkenntnisstand insbesondere bei psychotischer Depression oder bipolarer Störung (Schramm 2007). Kritisch zu bewerten ist die Behandlung auch bei Vorliegen ausgeprägter komorbider narzisstischer oder Borderline-Persönlichkeitsstörungen. Hier ergibt sich aus der interpersonellen Haltung des disziplinierten sich persönlich Einbringens eine mögliche Komplikation, die im Rahmen der zu erwartenden massiven Idealisierung und Entwertung zu erheblichen Belastungen für den Therapeuten und die therapeutische Beziehung führen kann. Eine bei Menschen mit narzisstischer Persönlichkeitsstörung zu erwartende hohe Bereitschaft, Andere als kränkend und entwertend zu erleben sowie die erhöhte Sensibilität von Borderline-Patienten gegenüber Zurückweisung ist mit dem im CBASP gewählten therapeutischen Beziehungsstil nur schwer vereinbar. Aus denselben Gründen erscheint auch die Behandlung von Patienten mit komorbider antisozialer Persönlichkeitsstörung nicht sinnvoll.

Nach Indikationsstellung sollte der Patient explizit über die neuen Möglichkeiten der störungsspezifischen Behandlung chronischer Depressionen informiert werden und der Entwurf eines sequenziellen Behandlungsplans vorgestellt werden, der auch Komorbiditäten berücksichtigt. Bei Double Depression erfolgt die Behandlung daher ggf. zweistufig: Es gilt zunächst, schwere depressive Symptome – vor allem schwere kognitive Einschränkungen – zunächst auch durch biologische Therapien (psychopharmakologisch, EKT, Schlafentzug etc.) zu behandeln, um frühzeitig ein integriertes Behandlungskonzept der chronischen Depression zu etablieren.

Es ist zu beachten, dass z. B. die Erhebung prägender Bezugspersonen und die Situationsanalyse eine zusätzliche situative Belastung im Wiedererleben früherer Beziehungserfahrungen und aversiver sozialer Situationen darstellen können. Der Mechanismus der negativen Verstärkung im CBASP ist schließlich mit einer kurzfristigen Verstärkung der Erfahrung subjektiven Leidens verbunden. Schwer depressive Patienten könnten in solchen Therapiesituationen gewissermaßen steckenbleiben, falls sie in einer schweren depressiven Episode nicht die nötigen kognitiven und affektregulatorischen Ressourcen besitzen, um eine Lösung der Situation zu erarbeiten.

Die zeitliche Planung der Therapie besteht aus einer Anfangsphase (Anamnese und Übertragungshypothese) von 2 – 3 Wochen und einer Hauptphase (Situationsanalyse und interpersonelle Techniken) von 6 – 10 Wochen. Bei der Erstellung des individuellen Therapieplans sollte daher bereits eine realistische Behandlungsdauer vorgesehen werden, die offen mit dem Patienten zu besprechen ist.

Ärztliche Kontakte im Stationsalltag: Visite und intermittierende Kontakte

Ebenso wie beim Einzelgespräch sind in der ärztlichen Visite die komplementäre Beziehungsgestaltung und die Beachtung der negativen Verstärkung zu beachten. Insbesondere auf einer allgemeinen Station für affektive Störungen ist die differenzierte Wahl der interpersonellen Einstellung einerseits gegenüber episodisch oder bipolar depressiven Patienten, die durchaus von positiver Verstärkung profitieren können, und andererseits gegenüber chronischen depressiven Patienten wichtig.

Die Visitensituation prädisponiert durch Zeitknappheit und die Erwartung eines zeitnahen Ansprechens auf die Therapie zur Einnahme einer dominanten Position. Es gilt reflexartige Dialoge in der Art von »Wie geht es Ihnen?« – »Genauso schlecht wie bei Aufnahme.« – »Ich denke, Sie müssen einfach noch etwas abwarten.« oder »Sie waren einfach noch nicht aktiv genug« zu vermeiden. Sinnvoller ist es anzuerkennen, dass es chronisch depressiven Patienten seit Jahren konstant schlechtgeht und eine erhebliche Besserung zwischen zwei Visiten allein durch den Aufenthalt auf der Station eher nicht zu erwarten ist. Es bietet sich also an, im Sinne der Generierung von Material für Situationsanalysen zu erfragen, ob aktuell problematische Situationen aufgetreten sind. Der Patient kann daraufhin selbst die Situationsbeschreibung und die Interpretation bis zum nächsten Einzel- bzw. Gruppentermin erstellen.

Hilfreich beim Eingehen auf die Probleme des Patienten ist es, ihn durch Fragen in eine aktive Rolle zu bringen und negative Verstärkung zu nutzen. Dabei hilft es auch, in den Visiten Deutungen zu vermeiden und stattdessen konkretisierend zu wiederholen, bis Einigkeit über das Verständnis einer Information besteht.

Beispiel: » Was bedeutet ›Alle sind gegen mich?‹«

Diese Haltung kann auch für Arzt-Patient-Gespräche über die Medikation genutzt werden, in denen der Patient eine aktive Rolle einnehmen sollte, d. h. mit am Prozess der Auswahl und Einstellung einer Medikation beteiligt sein sollte.

Wichtig sind hier beim Behandler das Bewusstsein des eigenen Stimuluscharakters und die Fähigkeit zu einem geduldigen Vorgehen, in dem auch die langsame Besserung der Symptome akzeptiert wird. Im Rahmen des disziplinierten sich persönlich Einbringens kann der Behandler auch auf eigene Erfahrungen in verschiedenen sozialen Situationen zurückgreifen, z. B. »Ich kann gut verstehen, dass Sie sich geärgert haben, dass der Busfahrer die Türe vor Ihrer Nase geschlossen hat, mir ist es neulich ähnlich ergangen …«

Hierbei sollte selbstverständlich jeder Behandler im Rahmen der Selbsterfahrung für sich festlegen, welche Bereiche hierbei ausgespart werden sollten, d. h. welche Affekte und biographischen Informationen er im Rahmen einer psychiatrischen Station und des Austausches zwischen Patienten äußern möchte.

Die Lernerfahrung des Patienten, dass der psychiatrische Behandler sich tatsächlich kontinuierlich für seinen Zustand interessiert und Reaktionen auf sein eigenes Verhalten zeigt, lässt sich insbesondere auch in zufälligen Begegnungen durch spontanes weiteres Nachfragen fördern. Wichtig ist allerdings auch hier, nicht unreflektiert auf die komplementären Beziehungsangebote einzugehen, sondern Situationen zu klären.

Beispiel: Patient: »Ich bemerke keine Besserung! Die Behandlung bringt mir nichts, sie war meine letzte Hoffnung!«

Es ist an dieser Stelle für den Behandler wichtig, nicht reflexartig zu versuchen, aus einer dominanten Position den Patienten zu beruhigen. Es gilt vielmehr, den Patienten dazu zu bringen, aktiv seine Erwartung über die Art der Besserung und die Rolle des Therapeuten dabei zu formulieren. Diese

Klärung könnte mit folgendem Satz eingeleitet werden: »Es tut mir leid, aber ich verstehe Ihre Bemerkung leider nicht ganz. Was wünschen Sie sich in dieser Situation hier auf dem Flur von mir?«, um zum nächsten Einzeltermin »Was erwarten Sie grundsätzlich von mir?« und zu einer Klärung des Wirkprinzips der CBASP-Therapie (negative Verstärkung, eigene Aktivität) überzuleiten.

Einzelgespräche

Das erste Einzelgespräch nach dem Aufnahmegespräch sollte zur Ergänzung der Anamnese und Sicherung der Diagnose sowie der psychoedukation Vermittlung des Krankheitsbildes der chronischen Depression dienen. Wenn der Patient inzwischen kognitiv in der Lage ist, an der Therapie mitzuwirken – sei es durch die Entlastung nach stationärer Aufnahme oder aufgrund biologischer Therapieverfahren – kann mit der Erhebung prägender Bezugspersonen begonnen werden, die ca. 2 – 4 Stunden dauert. Hierzu sollten unbedingt 50 Minuten pro Termin eingeplant werden, um Raum zum Management affektiver Anspannungen zu haben. Es sollten wenn möglich zu Anfang zwei Termine pro Woche eingeplant werden, da die Startphase der Behandlung ansonsten alleine bis zu sechs Wochen in Anspruch nehmen könnte.

Die Bildung der Übertragungshypothese sollte immer im Einzelkontakt erfolgen. Der Patient kann dann sein Wissen in die Gruppensituation einbringen. Situationsanalysen können dagegen sowohl bei Einzelterminen als auch in der Gruppe durchgeführt werden.

Therapeutische Gruppen

Im von Brakemeier et al. entwickelten stationären CBASP-Behandlungskonzept (Brakemeier et al. 2011) lernen die Patienten in therapeutischen Gruppen einerseits das Erkennen komplementärer Verhaltensmechanismen und andererseits die Durchführung von Situationsanalysen.

In der Gruppe zum Kiesler-Circumplex-Modell (»Kiesler Kreis«) gilt es, den eigenen Stimuluscharakter in interpersonellen Situationen zu identifizieren. Als Übungen hierzu werden von Patienten zunächst z. B. prominente Persönlichkeiten oder Filmcharaktere zwischen den Polen des Modells (▶ Abb. 4.2) angeordnet. Im Rollenspiel können dann typische soziale Situationen mit wechselnden Positionen im Circumplex-Modell durchgespielt werden und so die komplementären Effekte erfahrbar gemacht werden.

Die meisten Termine der Gruppenbehandlung sind für die gemeinsame Bearbeitung von Situationsanalysen vorgesehen, die von jeweils einem Patienten mit Unterstützung der Gruppe erstellt werden.

Zusätzlich ist die Einbindung in ein Selbstsicherheitstraining/ein Training sozialer Kompetenzen sehr sinnvoll. Der Sinn dieses Therapieelementes, insbesondere des Einsatzes von Rollenspielen, sollte dem Patienten zuvor psychoedukativ vermittelt werden.

Es ist prinzipiell möglich, solche Gruppenangebote ebenso stationsübergreifend in Therapiepläne zu integrieren, damit sie von Patienten z. B. auch nach dem Übergang vom voll- in ein teilstationäres Setting in der gleichen Klinik weiter besucht werden können.

Multidisziplinäre Kooperation, Fachtherapien

Die Fachtherapien eigenen sich gut, um die verschiedenen Aspekte interpersoneller Wechselwirkungen weiter erfahrbar zu machen. So lassen sich z. B. die sich ergänzenden Positionen Feindseligkeit und Freundlichkeit, Dominanz und Unterwürfigkeit in verschiedenen Modalitäten und Kontexten darstellbar und erfahrbar machen.

Auch in Teamsitzungen kann die Illustration der erlebten Beziehungskonstellationen einzelner Teammitglieder mit dem Patienten zu einer erheblichen Verbesserung des Verständnisses und der Kooperation im Team führen. Wenn die Übertragungshypothese im Team kommuniziert werden kann, hilft dies, adäquater auf das Auftreten interpersoneller Problembereiche einzugehen. Insgesamt bietet das CBASP so ein System zur Abstimmung des Teams über individuelle Erfordernisse in der Behandlung chronisch depressiver Patienten.

5.1.2 Ambulante Therapie

Aufgrund der in der ambulanten psychiatrischen Versorgung zur Verfügung stehenden zeitlichen Ressourcen sind Dauer und Frequenz der Therapiesitzungen pro Patient begrenzt (Schnell und Herpertz 2011). Entscheidet sich ein Behandler etwa in einer fachärztlichen Praxis oder der Ambulanz einer Klinik, eine ambulante Psychotherapie eines chronisch depressiven Patienten durchzuführen, so liegt die Anwendung einer manualisierten Methode mit einem möglichst niedrigen Zeitaufwand nahe, für die gleichzeitig ein empirischer Nachweis der Wirksamkeit und der Effektivität im Vergleich zu anderen Methoden besteht. Diese Kriterien treffen auf das CBASP zu. Für die Therapie in der niedergelassenen fachärztlichen Praxistätigkeit ist die deutschsprachige Version des Manuals verfügbar (Mc Cullough und Schramm 2006). Gegenüber dem Kostenträger ließe sich im Antragsverfahren darstellen, dass die Techniken des CBASP (s. Abschnitte 3.1, 4.1, 4.3–4.5) als störungsspezifische Erweiterungen sowohl im Rahmen verhaltenstherapeutischer als auch psychodynamischer Verfahren eingesetzt werden.

Im Rahmen der psychiatrischen Institutsambulanzen wäre es günstig, zusätzlich ein integriertes multiprofessionelles Gruppenangebot zu etablieren. Die S3-Leitlinie empfiehlt hierzu: »Schwere chronische Depressionen werden auch in psychiatrischen Institutsambulanzen mit einem komplexen Behandlungsangebot in einem multiprofessionellen Team behandelt« (Leitliniengruppe Unipolare Depression 2009).

Zur Rezidivprophylaxe ist auch eine niederfrequente Erhaltungstherapie z. B. in Form monatlicher Termine und möglicherweise begleitender Gruppentermine zu erwägen.

5.2 Interaktion mit biologischen Therapieverfahren

5.2.1 Pharmakotherapie

Die Effekte der Pharmakotherapie hängen wesentlich von der Frage ab, ob eine isolierte dysthyme Symptomatik oder gleichzeitig eine depressive Episode vorliegt. Die S3-Leitlinie empfiehlt für den Fall einer Double Depression, die Kombination von Psychotherapie und Pharmakotherapie mit Antidepressiva in Betracht zu ziehen. Bei Vorliegen somatischer Symptome und Suizidalität ist eine Behandlung mit Antidepressiva besonders indiziert.

Es konnte empirisch gezeigt werden, dass eine Kombination von Antidepressiva und Psychotherapie bei schweren depressiven Episoden der alleinigen Anwendung einer der beiden Interventionen überlegen ist. Für die chronische Depression ist der ursprüngliche Eindruck eines solchen additiven Effektes (Keller et al. 2000) durch eine 2009 erschienene Studie etwas relativiert (Kocsis et al. 2009). Dort zeigte sich nach relativ kurzer psychotherapeutischer Behandlung kein additiver Effekt. Grundsätzlich bleibt auch festzuhalten, dass für die Kombination von Psychotherapie und Antidepressiva der neuen Generation bisher keine negativen Interaktionseffekte beobachtet wurden und dass Hinweise auf einen additiven Effekt bei ausreichender Dauer der Psychotherapie existieren.

Die Versorgungsleitlinie rät auf dem Stand vom November 2009, den Patienten zu informieren, dass bei Dysthymie, Double Depression und chronischer Depression eine Kombinationstherapie mit Psychotherapie und Antidepressiva wirksamer als die Monotherapie ist. Bei schweren und rezidivierenden sowie chronischen Depressionen, bei Dysthymie und Double Depression soll die Indikation zur Kombinationsbehandlung vorrangig gegenüber Monotherapien geprüft werden.

Der Einsatz von *Benzodiazepinen* ist ggf. in der Akutphase einer schweren depressiven Episode bzw. Double Depression, z. B. bei Suizidalität sinnvoll. Der gleichzeitige Einsatz von Benzodiazepinen und einer strukturierten Psychotherapie der chronischen Depression ist prinzipiell nicht anzuraten, da einerseits Lernprozesse gehemmt werden und andererseits für die Therapie erforderliche aversive affektive Prozesse – z. B. die

negative Verstärkung im Rahmen des CBASP oder die Reinzenierung eines Konfliktes im Rahmen der psychoanalytischen Therapie – erschwert werden.

5.2.2 Elektrokonvulsionstherapie

Die Elektrokonvulsionstherapie ist eine erwiesenermaßen wirksame Intervention in der Behandlung schwerer, insbesondere therapieresistenter depressiver Episoden, d. h. auch chronischer schwerer depressiver Episoden. Die Durchführung einer strukturierten Psychotherapie der chronischen Depression parallel zur EKT sollte aus verschiedenen Gründen kritisch betrachtet werden. Erstens ist die Planung der Therapie durch mögliche passagere kognitive Störungen erschwert. Zweitens, und dies ist vermutlich der wichtigere Punkt, leiden viele Patienten bei Indikationsstellung aufgrund der depressiven Erkrankung an kognitiven Störungen, die sowohl die Möglichkeit der Einsicht als auch des Lernens in der Psychotherapie reduzieren.

Literatur

Agid O et al. (1999) Environment and vulnerability to major psychiatric illness: a case control study of early parental loss in major depression, bipolar disorder and schizophrenia, Molecular psychiatry 4(2):163–172.

American Psychiatric Association (2000) Diagnostic and Statistical Manual of Mental Disorders – DSM-IV-TR (4th edition, Text Revision). Washington, DC: American Psychiatric Association.

Antonovsky A (1979) Health, Stress and coping. San Francisco: Jossey-Bass Publishers.

Arbeitskreis OPD (2009) Operationalisierte Psychodynamische Diagnostik OPD-2. Bern: Huber.

Arnow BA, Constantino MJ (2003) Effectiveness of psychotherapy and combination treatment for chronic depression, Journal of clinical psychology 59(8):893–905.

Beck AT et al. (1996) Comparison of Beck Depression Inventories -IA and -II in psychiatric outpatients. Journal of personality assessment 67(3):588–597.

Beck AT (2008) The evolution of the cognitive model of depression and its neurobiological correlates. The American journal of psychiatry 165(8):969–977.

Beck AT et al. (1979) Cognitive therapy of depression. New York: Guilford Press.

Benjamin LS (1993) Interpersonal diagnosis and treatment of personality disorders. New York: Guilford.

Bowlby J (1980) Loss, sadness and depression. New York: Basic Books.

Brakemeier EL et al. (2011) Feasibility and outcome of cognitive behavioral analysis system of psychotherapy (CBASP) for chronically depressed inpatients: a pilot study. Psychotherapy and psychosomatics 80(3):191–194.

Cuijpers P et al. (2010) Psychotherapy for chronic major depression and dysthymia: a meta-analysis. Clinical psychology review 30(1):51–62.

DSM-5-TaskForce (2010) D 03 Chronic Depressive Disorder (Dysthymia).

Freud S (1917) Trauer und Melancholie. Int Z Psychoanal 4(6):288–301.

Hamilton M (1960) A rating scale for depression. Neurosurg Psychiatry 23:56–62.

Hautzinger M (2005) Depressionen. In: Margraf J (Hrsg.) Lehrbuch der Verhaltenstherapie: Band 2: Störungen im Erwachsenenalter – Spezielle Indikationen – Glossar. Berlin: Springer, S. 123–130.

Huber D, Will H (2007) Psychoanalyse. In: Schauenburg H, Hoffmann B (Hrsg.) Psychotherapie der Depression. Stuttgart: Thieme, S. 65–76.

Jacobi F et al. (2004) Prevalence, co-morbidity and correlates of mental disorders in the general population: results from the German Health Interview and Examination Survey (GHS). Psychological medicine 34(4):597–611.

Keller MB (1994) Depression: a long-term illness, The British journal of psychiatry. Supplement (26):9–15.

Keller MB et al. (2000) A comparison of nefazodone, the cognitive behavioral-analysis system of psychotherapy, and their combination for the treatment of chronic depression. The New England journal of medicine 342(20): 1462–1470.

Keller MB et al. (1998) The treatment of chronic depression, part 2: a double-blind, randomized trial of sertraline and imipramine. The Journal of clinical psychiatry 59(11):598–607.

Kessler RC et al. (1994) Lifetime and 12-month prevalence of DSM-III-R psychiatric disorders in the United States. Results from the National Comorbidity Survey. Archives of general psychiatry 51(1):8–19.

Kiesler DJ, Schmidt JA (1993) The Impact Message Inventory: Form IIA Octant Scale Version. Redwood City: Mind Garden.

Klein DN et al. (1988) Double depression and episodic major depression: demographic, clinical, familial, personality, and socioenvironmental characteristics and short-term outcome.

The American journal of psychiatry 145 (10):1226–1231.

Klein DN et al. (2004) Family study of chronic depression in a community sample of young adults. The American journal of psychiatry 161 (4):646–653.

Klerman GL et al. (1984) Interpersonal Psychotherapy Of Depression. Basic Books.

Kocsis JH et al. (2009) Cognitive behavioral analysis system of psychotherapy and brief supportive psychotherapy for augmentation of antidepressant nonresponse in chronic depression: the REVAMP Trial. Archives of general psychiatry 66(11):1178–1188.

Lara ME, Klein DN (1999) Psychosocial processes underlying the maintenance and persistence of depression: implications for understanding chronic depression. Clinical psychology review 19(5):553–570.

Leitliniengruppe Unipolare Depression (2009) S3-Leitlinie/Nationale Versorgungs-Leitlinie Unipolare Depression – Langfassung, ed. BÄK DGPPN, KBV, AWMF, AkdÄ, BPtK, BApK, DAGSHG, DEGAM, DGPM, DGPs, DGRW (1. edn.; Berlin, Düsseldorf: DGPPN, ÄZQ, AWMF).

Lewinsohn PM (1974) A behavioral approach to depression. Friedmann RJ, Katz MM (Hrsg.) Psychology of Depression. Contemporary Theory and Research. Oxford: John Wiley & Sons, S. 157–178.

Markowitz JC (1994) Psychotherapy of dysthymia. The American journal of psychiatry 151 (8):1114–1121.

McCullough JP (2012) Therapeutische Beziehung und die Behandlung chronischer Depressionen: Cognitive Behavioral Analysis System of Psychotherapy (CBASP). Berlin, Heidelberg: Springer.

McCullough JP, Schramm E (2006) Psychotherapie der chronischen Depression: cognitive behavioral analysis system of psychotherapy: CBASP. München: Elsevier, Urban & Fischer.

McCullough JP (2000) Treatment for chronic depression: cognitive behavioral analysis system of psychotherapy (CBASP). New York: Guilford Press.

McCullough JP (2006) Treating chronic depression with disciplined personal involvement: cognitive behavioral analysis system of psychotherapy (CBASP). New York: Springer.

McCullough JP et al. (2003) Group comparisons of DSM-IV subtypes of chronic depression: validity of the distinctions, part 2, Journal of abnormal psychology 112(4):614–622.

Montgomery SA, Asberg M (1979) A new depression scale designed to be sensitive to change. The British journal of psychiatry: the journal of mental science 134:382–389.

Nemeroff CB et al. (2003) Differential responses to psychotherapy versus pharmacotherapy in patients with chronic forms of major depression and childhood trauma, Proceedings of the National Academy of Sciences of the United States of America 100(24):14 293–14 296.

Piaget J (1981) Intelligence and affectivity: their relationship during child development. Palo Alto: Annual Reviews Inc.

Schauenburg H (2007) Psychodynamische Psychotherapie. In: Schauenburg H, Hoffmann B (Hrsg.) Psychotherapie der Depression. Stuttgart: Thieme, S. 45–64.

Schnell K, Herpertz SC (2011) Psychotherapy in psychiatry: the current situation and future directions in Germany. European archives of psychiatry and clinical neuroscience 261 Suppl 2:S129–134.

Schramm E et al. (2011) Cognitive behavioral analysis system of psychotherapy versus interpersonal psychotherapy for early-onset chronic depression: a randomized pilot study. Journal of affective disorders 129(1–3):109–116.

Seligman MEP (1975) Helplessness. San Francisco: Freeman.

Taylor D (2010) Das Tavistock-Manual der psychoanalytischen Psychotherapie – unter besonderer Berücksichtigung der chronischen Depression. Psyche – Zeitschrift für Psychoanalyse und ihre Anwendungen 64(9/10):833–861.

Watt DF, Panksepp J (2009) Depression: An Evolutionarily Conserved Mechanism to Terminate Separation Distress? A Review of Aminergic, Peptidergic, and Neural Network Perspectives, Neuropsychoanalysis, 11 (1).

WHO (2011) Internationale statistische Klassifikation der Krankheiten und verwandter Gesundheitsprobleme, 10. Revision – German Modification – Version 2012 Systematisches Verzeichnis [online text], Deutschen Institut für Medizinische Dokumentation und Information, DIMDI.

Will A et al. (2010) Psychoanalytische und kognitiv-verhaltenstherapeutische Langzeittherapien bei chronischer Depression: Die LAC-Depressionsstudie, Psyche – Zeitschrift für Psychoanalyse und ihre Anwendungen (9): 782–832.

5 Bipolare Störungen

Michael Bauer, Rita Bauer, Andrea Pfennig und Thomas D. Meyer

1 Lernziele

In diesem Kapitel wird dargestellt, dass für die Bipolaren Störungen vor allem im Rahmen der kognitiven Verhaltenstherapie vielversprechende psychotherapeutische Behandlungsmethoden zur Verfügung stehen, die als Zusatztherapie zu medikamentösen und anderen biologischen Behandlungsverfahren eine deutliche Verbesserung in der depressiven Akutsymptomatik sowie in der Verhinderung von affektiven (manischen und depressiven) Episoden und subsyndromalen affektiven Symptomen bewirken kön-

nen. Zum Einsatz der störungsspezifischen Techniken soll vermittelt werden, wie sie im Kontext der Bipolaren Störung angewendet werden können und auf welchen theoretischen Grundlagen sie beruhen. Ziel des Kapitels ist, einen Überblick über alle zur Verfügung stehenden Ansätze auf den Ebenen der Techniken, Methoden und Verfahren zu geben. Konkrete Umsetzungsvorschläge werden allerdings nur für Methoden aufgezeigt, für die empirische Wirksamkeitsnachweise existieren.

2 Störungsdefinition

Bipolare Störungen (früher manisch-depressive Erkrankung) sind episodisch verlaufende und gewöhnlich lebenslang bestehende Erkrankungen aus der Gruppe der affektiven Störungen, bei denen sowohl Episoden der Depression und als auch der (Hypo-)Manie abwechselnd auftreten. Da der Beginn gewöhnlich bereits im jungen Erwachsenenalter liegt, handelt es sich um eine Erkrankungsgruppe mit großer epidemiologischer und gesundheitspolitischer Bedeutung. Erste historische Dokumente der Bipolaren Störung finden sich bereits in Aufzeichnungen aus dem 2. Jahrhundert v. Chr., als Aretaeus den Begriff der »Zyklothymie« einführte, um den Zustand von

Patienten zu beschreiben, deren Stimmung zwischen Manie und Depression wechselte. Die wissenschaftliche Erforschung der Bipolaren Erkrankung wurde durch die bahnbrechenden katamnestischen Arbeiten des deutschen Psychiaters Emil Kraepelin zu Beginn des 20. Jahrhunderts stimuliert. Kraepelin benutzte den Begriff «manisch depressives Irresein» zur Kategorisierung aller affektiven Störungen. Die empirische Untermauerung der klinisch relevanten Differenzierung in unipolare Störung einerseits – weitgehend synonym mit dem Begriff »unipolaren Depression« – und Bipolare Störungen andererseits erfolgte erst in den 1960er-

Jahren (Übersicht: Marneros und Angst 2000).

Die Frage nach den Ursachen für die Entstehung Bipolarer Störungen kann derzeit nicht abschließend beantwortet werden. Wie bei anderen psychiatrischen Erkrankungen ist eine multifaktorielle Genese wahrscheinlich. Neben einer relativ starken genetischen Komponente (angenommene Heritabilität 60–75 %), welche vermutlich Grundlage einer erhöhten Suszeptibilität (d. h. Sensibilität) für die Erkrankung ist, spielen Umwelteinflüsse (u. a. stressvermittelt) und Persönlichkeitscharakteristika ebenfalls eine entscheidende Rolle. Auch wenn zum Teil detaillierte Befunde einzelner Mechanismen bekannt sind, lässt sich ein die verschiedenen Forschungsergebnisse integrierendes ätiopathogenetisches Modell der Bipolaren Störungen nicht ableiten (Übersicht: Haack et al. 2010).

2.1 Epidemiologie, Symptomatik, Diagnostik und Klassifikation

2.1.1 Epidemiologie

Bipolare Störungen treten mit einer Lebenszeitprävalenz von etwa 3 % häufiger auf als früher angenommen (Merikangas et al. 2007; Angst et al. 2011). Werden die sog. Bipolar-Spektrumserkrankungen mit berücksichtigt, so ist von einer Lebenszeitprävalenz von etwa 5 % auszugehen (Angst et al. 2003, 2011). Unipolar depressive und Bipolare Erkrankungen beginnen häufig bereits im jugendlichen und jungen Erwachsenenalter (Leopold et al. 2011; Pfennig et al. 2012 b). Die Inzidenz betrug in einer repräsentativen Bevölkerungsstichprobe junger Menschen (bei Einschluss zwischen 14 und 24 Jahre alt) in einer Zeit von zehn Jahren kumulativ 2,9 % für manische, 4,0 % für hypomanische, 29,4 % für depressive und 19,0 % für subdepressive Episoden (Beesdo et al. 2009).

Bipolare Erkrankungen gehen mit einer lebenslang bestehenden hohen Rezidivrate einher, wobei der Verlauf (Abfolge, Frequenz und Schweregrad der Episoden) individuell sehr variabel ist, von einigen wenigen Episoden bis zu mehr als 100 (Goodwin und Jamison 2007). Zudem zeigen viele Patienten auch zwischen affektiven Episoden vor allem niedrigschwellige depressive Symptome, die das Risiko für eine Wiedererkrankung zusätzlich erhöhen und dauerhafte Beeinträchtigungen des sozialen Funktionsniveaus bedeuten können.

2.1.2 Symptomatik

Bei der Bipolaren Störung handelt es sich um eine wiederkehrende Erkrankung, die häufig im Wechsel von depressiven (melancholischen) und manischen Episoden einhergeht (Meyer und Bauer 2011). Für die manische Episode werden nach ICD-10 drei Schweregrade unterschieden: Hypomanie (leichte Ausprägung der Manie), Manie ohne psychotische Symptome und Manie mit psychotischen Symptomen. Bei allen drei Ausprägungen finden sich die charakteristischen Veränderungen der Affektivität, der Vitalität, des Antriebs, des Denkens und Empfindens und der körperlichen Funktionen. Im Mittelpunkt der Erkrankung steht eine abnorme und anhaltend gehoben-expansive oder gereizte Stimmungslage. Die gehobene Stimmung kann als euphorisch, ungewöhnlich gut, oder fröhlich beschrieben werden. Sie wird jedoch von denen, die den Betroffenen gut kennen, als äußerst übersteigert angesehen. Die gehobene Stimmung kann aber auch häufig in eine gereizte und aggressive Stimmung umschlagen. Die Nebenmerkmale beinhalten selbstunkritisches und gesteigertes Selbstwertgefühl oder Größenideen, die das Ausmaß eines Wahns annehmen können, vermindertes Schlafbedürfnis, gesteigerter

Rededrang, Ideenflucht, leichte Ablenkbarkeit, psychomotorische Unruhe und exzessive Beteiligung an Aktivitäten. Im Fall einer Manie ist die Störung so schwerwiegend, dass entweder die berufliche Leistungsfähigkeit oder die üblichen sozialen Aktivitäten und Beziehungen zu anderen beeinträchtigt sind. Die Aktivitäten können ein hohes Potenzial von unangenehmen Konsequenzen in sich bergen, die der Betroffene oft in der Manie nicht erkennt. Viele Betroffene schädigen sich in der akuten Phase durch impulsives, inadäquates Verhalten ohne Rücksicht auf mögliche Konsequenzen, wie z. B. Verschuldung, ungeschützte Sexualkontakte. Gewöhnlich fehlt die Einsicht in das krankhafte Erleben und Verhalten in der akuten Phase der Manie und somit auch Einsicht in eine Behandlung.

Die Kernsymptomatik depressiver Episoden beinhaltet die Störung der Affektivität, des Antriebs und die Anhedonie (Freudlosigkeit). Charakteristisch sind weitere Symptome wie eine Verlangsamung oder Hemmung psychischer Funktionen: des Denkens, der Sprache, der Psychomotorik; Einengung des Denkens auf Schuldgefühle, Insuffizienzgefühle und Krankheit; Konzentrationsstörungen; Vitalitätsverlust (Müdigkeit, Energieverlust, Appetitlosigkeit, Libidoverlust) und nicht zuletzt die Störungen des Biorhythmus mit Schlafstörungen und Tagesschwankungen. Bisher gibt es keine zuverlässigen klinischen Zeichen, die eine Unterscheidung zwischen einer bipolaren und einer unipolaren Depression erlauben. Depressionen, die jedoch im Verlauf einer Bipolaren Erkrankung auftreten, scheinen einige bedeutsame Unterschiede zu unipolaren Depressionen aufzuweisen. Sie unterscheiden sich bezüglich des Verlaufs, der Symptomatik und der Pharmakotherapie. Die Bipolare Erkrankung hat ein höheres Rezidivrisiko und eine höhere Episodenfrequenz als die unipolare Depression.

2.1.3 Diagnostik

Die Diagnose einer Bipolaren Störung wird durch eine Querschnitt-Längsschnitt-Beobachtung gestellt. Die Querschnittdiagnostik berücksichtigt die Kernsymptome der einzelnen Krankheitsphasen (manisch, hypomanisch, depressiv, gemischt) und die Längsschnittdiagnostik bezieht sich auf den bisherigen Krankheitsverlauf (Erstmanifestation, Episodenlänge, Anzahl der Zyklen, Syndromstabilität). Erkrankte Personen verbringen durchschnittlich mehr Tage in den depressiven als in den manischen Phasen (Judd et al. 2002). Zwischen einer ausgeprägten depressiven und manischen Episode gibt es fließende Übergänge (Konzept des »bipolaren Kontinuums«) in unterschwellige oder subsyndromale Zustände, die wiederum fließende Übergänge zum Normalen zeigen.

Neben der Diagnostik zur Erlangung einer Diagnose mit den genannten Klassifikationssystemen (ICD-10, DSM-IV) werden in der klinischen Praxis weitere valide diagnostische Informationen für die Therapieplanung und die Verlaufs- und Erfolgskontrolle benötigt. Im Rahmen dieser dimensionalen Diagnostik zur Ausprägungs- und Schweregradbestimmung der bipolaren Symptomatik wird in der S3-Leitlinie zur Diagnostik und Therapie Bipolarer Störungen (DGBS und DGPPN 2012; Bauer 2012; Pfennig et al. 2012 a) ein multimodales Vorgehen empfohlen, also eine Kombination verschiedener Erhebungsinstrumente unter Heranziehung mehrerer Datenquellen (Selbst- und Fremdbeurteilung). Die Diagnose einer Bipolaren Störung erfordert die Berücksichtigung des aktuellen Zustands sowie entsprechender biographischer (anamnestischer) Informationen. Screeninginstrumente können im Vorfeld erlauben, erste Anhaltspunkte zu geben, inwieweit eine manische oder hypomanische Episode in der Anamnese wahrscheinlich ist. Aktuell liegen zwei Instrumente vor, die inzwischen auch für den

2.1.4 Klassifikation

Es sind weltweit zwei Klassifikationssysteme gebräuchlich, in der die verschiedenen Formen der Bipolaren Störung abgebildet werden (► Tab. 5.1). Um die Diagnose einer psychischen Störung zuverlässig und vergleichbar stellen zu können, sind in Deutschland die von der Weltgesundheitsorganisation (WHO 2000) erarbeiteten diagnostischen Leitlinien verbindlich. Nach der Internationalen Klassifikation der Erkrankungen, 10. Edition (ICD-10; WHO 2000), ist die Voraussetzung für die Diagnose einer Bipolaren Erkrankung, dass der Betroffene mindestens zwei Phasen erlebt, in denen Stimmung und Aktivitätsniveau des Patienten deutlich gestört sind. Dabei kann es sich um manische und/oder depressive Phasen handeln, wobei mindestens eine Hypomanie und eine schwere Depression oder mindestens eine ausgeprägte manische Phase aufgetreten sein muss.

Im US-amerikanischen Klassifikationssystem DSM-IV (American Psychiatric Association 1994), das in Forschungspublikationen mehr Anwendung findet als die ICD-10, werden die Bipolaren Störungen wie die depressiven Störungen unter den affektiven Störungen aufgeführt. Es werden drei Hauptformen unterschieden: 1) die Bipolar-I- Störung, bei der wiederholt manische oder gemischte Episoden auftreten, die sich mit depressiven Episoden abwechseln können. Das Auftreten depressiver Phasen ist jedoch keine Bedingung für die Diagnose einer Bipolar-I-Störung; auch rezidivierende manische Zustände werden als «Bipolar I» verschlüsselt; 2) die Bipolar-II-Störung: depressive Episoden wechseln sich ab mit leichten manischen Phasen, sog. Hypomanien; 3) zyklothyme Störung: es handelt sich bei der Zyklothymie um eine chronische Störung der Stimmung und des Antriebs, bei der für mindestens zwei Jahre deutliche Schwankungen zu beobachten sind. Hypomane Phasen wechseln sich mit depressiven Zuständen ab, wobei letztere nie die Kriterien für eine majore depressive Episode erfüllen dürfen.

Tab. 5.1: Klassifikation Bipolarer Störungen nach ICD-10 und DSM-IV

ICD-10	DSM-IV
Manische Episode	Hypomane Episode
• Hypomanie	Manische Episode
• Manie	• leicht
• Manie mit psychotischen Symptomen	• mittelschwer
	• schwer
	• schwer mit psychotischen Symptomen
Bipolare affektive Störung	Bipolar-I- and Bipolar-II-Störung
• derzeitig hypomanisch	• derzeitig (oder jüngst) hypomanisch
• derzeitig manisch	• derzeitig (oder jüngst) manisch*
• derzeitig depressiv	• derzeitig (oder jüngst) depressiv
• derzeitig gemischt	• derzeitig (oder jüngst) gemischt*
• in Remission	

Anmerkung: Im DSM-IV sind Hypomanie und Manie keine eigenständigen Diagnosen, sondern Schlüsselsyndrome; * keine Option für Bipolar-II-Störung

3 Krankheits- und Therapiekonzepte

3.1 Ätiologische Modelle

Nachdem die Psychotherapie bei der Behandlung der Bipolaren Erkrankung lange Zeit eine untergeordnete Rolle spielte, wird ihre Rolle als ergänzende Maßnahme zur Pharmakotherapie zunehmend beforscht und gewürdigt (Hautzinger und Meyer 2007; Meyer und Bauer 2011). Hierbei waren randomisierte kontrollierte Studien von großer Bedeutung, die die Wirksamkeit von verschiedenen psychotherapeutischen Ansätzen zumindest in einigen wichtigen Zielparametern belegen konnten.

In den letzten Jahren wurde neben der genetischen Vulnerabilität zunehmend die Rolle von »life events« und anderen Stressfaktoren, die die Rückfallhäufigkeit der Bipolaren Erkrankung beeinflussen, gewürdigt. Analog zum bereits etablierten Vulnerabilitäts-Stress-Modell der Schizophrenie wurde nun auch für die Bipolare Erkrankung ein Vulnerabilitäts-Stress-Modell vorgeschlagen, das biologische und psychosoziale Faktoren gleichermaßen berücksichtigt und integriert (Lam et al. 1999; Hautzinger und Meyer 2011). Zu den mittlerweile am besten untersuchten psychosozialen Stressfaktoren zählen stresshafte »life events«, chronische familiäre Konflikte (insbesondere ein Familienklima, welches sich durch »high expressed emotion« auszeichnet) sowie die erhöhte Störanfälligkeit und Empfindlichkeit von zirkadianen Rhythmen. Die genannten Stressfaktoren sind grundsätzlich psychologischen Interventionen zugänglich.

Obwohl die Bedeutung biologischer Prozesse bei der Entstehung und dem Verlauf Bipolarer Störungen unzweifelhaft ist (Duffy et al. 2007), nehmen die persönliche Biographie, die Sozialisation und Entwicklung, Lebensereignisse, familiäre und psychosoziale Faktoren, eigenes Verhalten und krankheitsbezogene Einstellungen auf die Ausprägung, die Erscheinungsform, die Intensität, die Häufigkeit und das Ansprechen auf eine Therapie wesentlich Einfluss (Jones and Bentall 2008). Patienten mit einer Bipolaren Störung sind durch ihre Krankheitserfahrung und ihre emotionale Instabilität leicht aus der Balance zu bringen, verunsichert gegenüber ihrem eigenen Gefühlsleben und in ihrem Selbstwert verletzt. Ihr Selbstkonzept ist deswegen oft labil, was dazu führen kann, dass sie sich bei der Selbsteinschätzung an anderen Personen oder eventuell überfordernden Maßstäben orientieren. Entsprechend sind sie für soziale Belastungen, mangelnde Struktur, Unregelmäßigkeiten und Unzuverlässigkeiten anfällig.

Heute wird in den internationalen und nationalen Behandlungsleitlinien Bipolarer Erkrankungen der Einsatz von Psychotherapie explizit befürwortet (Calabrese et al. 2004; Goodwin 2003). Forschungsergebnisse legen nahe, dass psychotherapeutische Strategien – in Kombination mit Pharmakotherapie – die Ergebnisse in der Rückfallprophylaxe und in der Kontrolle affektiver Symptomatik verbessern. Bei den psychotherapeutischen Behandlungsansätzen, die in kontrollierten Studien auf ihre Wirksamkeit überprüft worden sind, handelt es sich um die Interpersonelle Therapie unter Einbezug der Regulierung der sozialen Rhythmik (Interpersonal and Social Rhythm Therapy, IPSRT), die kognitive Verhaltenstherapie (KVT) sowie familientherapeutische Verfahren (Family-Focused Treatment, FFT), die im Folgenden genauer besprochen werden.

4 Psychotherapie: Besonderheiten, Techniken, Methoden, Verfahren

4.1 Schematischer Überblick

Eine Besonderheit in der Behandlung dieser Patientengruppe ergibt sich aus der wechselhaften oder anfangs sogar fehlenden Motivation, psychotherapeutische Hilfe in Anspruch zu nehmen. Hypomanien werden selten als belastend oder bedrohlich, eher positiv und erwünscht bewertet. Manien bzw. Bipolar-I-Störungen werden häufig erst dann als Problem wahrgenommen, wenn die Konsequenzen sehr dramatisch sind (z. B. Schulden, richterliche Klinikunterbringung, Arbeitsplatzverlust). Abgesehen von Vorurteilen gegenüber Psychotherapien kann auch die Identifikation mit einem primär genetisch-biologischen Verständnis der Erkrankung fälschlicherweise zu der Annahme führen, dass Psychotherapie irrelevant sei.

Bipolare Störungen bedeuten zudem nicht nur eine besondere Belastung für die Patienten selbst, sondern auch für alle unmittelbar Beteiligten, insbesondere die mit ihnen zusammenlebenden Angehörigen. Hilfestellungen und Einbezug von Angehörigen in die Behandlung haben sich als günstig für den Behandlungserfolg, die Rückfallprophylaxe und damit den Krankheitsverlauf erwiesen.

Psychotherapie Bipolarer Störungen kann zu verschiedenen Zeitpunkten mit unterschiedlichen Zielsetzungen beginnen. Häufig zielt sie darauf ab, den gebesserten bzw. remittierten (euthymen) Zustand zu erhalten, somit neue Krankheitsepisoden zu verhindern und setzt somit nach Abklingen einer akuten depressiven bzw. (hypo-)manischen Episode ein. Doch viele Patienten, insbesondere mit einer Bipolar-II-Störung, suchen vor allem im Rahmen einer akuten depressiven Phase um psychotherapeutische Hilfe. Psychotherapie zielt hierbei auf die Überwindung der Depression und die Besserung der depressiven Symptomatik. Psychotherapie in (hypo-)manischen Phasen ist meist erfolgreicher, wenn bereits vorher eine stabile Vertrauensbasis in der Psychotherapie geschaffen werden konnte. Wenn das vorrangige Ziel eine Rezidivprophylaxe ist, profitieren Patienten mit Bipolarer Störung am meisten von einer Psychotherapie, wenn sie sich in einem zumindest teilremittierten Zustand befinden.

Psychotherapie mit bipolaren Patienten im ambulanten Rahmen erfolgt meist als Individualtherapie, wobei auch Gruppentherapien angeboten werden. In Gruppen besteht die Chance des wechselseitigen Lernens, der Verbesserung der Selbstwahrnehmung durch Rückmeldungen, der sozialen Unterstützung, des Kontaktaufbaus und der Überleitung in Selbsthilfegruppen. Vorteile des Gruppensettings sind außerdem, dass die Patienten untereinander Hilfen, Hilfsangebote und krankheitsbezogene Informationen besser annehmen, sich bezüglich der Erlebnisse während depressiven und manischen Episoden austauschen können und dass sie erfahren, mit der Erkrankung nicht allein dazustehen.

4.1.1 Indikationsstellung und Behandlungsziele

Die Behandlung einer depressiven oder manischen Episode setzt eine richtige Indikationsstellung auf der Basis einer zutreffenden Diagnose voraus. Eine Indikation zur Therapie im Allgemeinen ist bei jeder zuverlässig diagnostizierten depressiven oder manischen Episode gegeben. Nach Diagnosesicherung erfolgt die Erstellung eines umfassenden und mehrdimensionalen Behandlungsplans, der neben der aktuellen Syndromcharakteristik

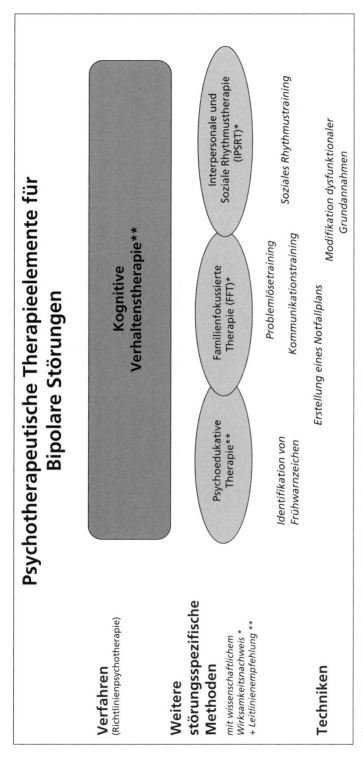

Abb. 5.3: Schematische Einordnung der Therapieelemente für Bipolare Störungen
Besonderheiten der Psychotherapie bei Bipolaren Störungen

Psychotherapie – Grundsätzliches zur Psychotherapie bei Bipolaren Störungen

Effiziente Psychotherapie umfasst zumindest:

- Psychoedukation
- Selbstbeobachtung von Stimmungsveränderungen, Ereignissen, Verhalten und Denken
- Reflexion von Erwartungen und Maßstäben
- Förderung von Kompetenzen zum Selbstmanagement von Stimmungsschwankungen und Frühwarnzeichen
- Normalisierung und Stabilisierung von Schlaf-Wach- und sozialem Lebensrhythmus
- Stressmanagement
- Aktivitätenmanagement
- Steigerung der Selbstwirksamkeitsüberzeugung
- Einbezug der Angehörigen
- Vorbereitung auf Krisen und Notfälle (Krisenplan)

(z. B. mit oder ohne psychotische Symptomatik, dysphorisch-gereizt oder gemischtaffektive Symptomatik bei der Manie), den Schweregrad der Erkrankung, Suizidalität sowie die Vorstellungen und Präferenzen des Patienten für eine spezifische Behandlung mit einbeziehen sollte (Bauer und Helmchen 2000).

Die Behandlung zielt zunächst auf das vollständige Abklingen der affektiven Symptomatik (Stadium der Remission) und dann auf die Verhinderung von künftigen Rezidiven und einer Chronifizierung ab. Da sich die therapeutischen Maßnahmen zur Erreichung dieser unterschiedlichen Ziele erheblich überlappen können, sind verlaufsspezifische Aspekte der Erkrankung bereits bei der Behandlung akuter Episoden zu beachten. Gleichwohl handelt es sich um zwei verschiedene Behandlungen, eine kurative und eine rezidivprophylaktische Behandlung, mit jeweils eigener Indikation.

Die Behandlung Bipolarer Störungen ist entsprechend ihrer derzeit angenommenen multifaktoriellen Genese grundsätzlich mehrdimensional ausgerichtet (Malhi et al. 2012). Die verschiedenen Therapieformen können in unterschiedlicher Weise miteinander kombiniert werden, was insbesondere

auch für die Pharmakotherapie mit Psychotherapie und Psychoedukation gilt. Die Gewichtung der einzelnen Therapieverfahren variiert im Verlauf der Erkrankung, wobei in der Akutphase die biologischen/pharmakologischen und stützenden psychotherapeutischen Verfahren im Vordergrund stehen.

Die Behandlung der Bipolaren Störungen basiert im Wesentlichen auf vier Säulen:

- psychopharmakologische und andere biologische Therapien
- psychotherapeutische und psychoedukative Therapien
- sozialtherapeutische Maßnahmen inkl. Rehabilitation
- Selbsthilfe

Therapeutische Ziele zu Beginn einer Behandlung:

- Aufbau einer therapeutischen Beziehung
- Einbeziehung von Angehörigen und Bezugspersonen im Einvernehmen mit den Betroffenen
- Aufklärung über Krankheits- und Behandlungskonzepte

113

- Verhinderung und Behandlung von Selbst- und Fremdgefährdung
- Zielvereinbarung erstellen
- Partizipative Entscheidungsfindung unter Berücksichtigung des gesamten Krankheitsverlaufs und einer ggf. nötigen Phasenprophylaxe

Ziel aller kurativen Therapien und Maßnahmen sollte nicht nur eine Besserung (Response), sondern immer ein vollständiges Abklingen der akuten Symptome sein (Remission). Zu Beginn der Behandlung sollte der Patient über den gesamten Behandlungsplan (inkl. Alternativen, zusätzliche Therapieformen) aufgeklärt werden. Kombinationsbehandlungen sind häufig notwendig (z. B. zur Behandlung einer Depression im Rahmen einer Bipolaren Störung), erfordern ein besonders vertrauensvolles Arzt-Patienten-Verhältnis (zur Förderung der Compliance) und machen ein intensiveres Monitoring notwendig. Die Führung eines Stimmungstagebuches (»life chart«) ist hierbei ein hilfreiches Werkzeug für die Beurteilung des Krankheitsverlaufs und damit wichtig für die Entscheidung über therapeutische Maßnahmen (Schläpfer und Bauer 2012).

Als Akuttherapie werden alle therapeutischen Maßnahmen bis zu einer deutlichen Besserung (Teil-Remission) bzw. einem vollständigen Abklingen der Symptome (Remission) angesehen. Dabei kann dieser Zeitraum wenige Tage bis mehrere Wochen umfassen. Nicht selten ist zur Durchführung der Akuttherapie eine stationäre Behandlung erforderlich (insbesondere bei manischen und schwer depressiven Episoden).

An diesen Behandlungsabschnitt schließt sich die sog. Erhaltungstherapie an, deren Ziel die Verhinderung eines raschen Rückfalls nach erreichter Remission darstellt. In der Regel umfasst diese Therapie einen Zeitraum von mehreren Wochen bis wenigen (bis zu sechs) Monaten. Während dieser Zeit ist von einer weiterhin deutlich erhöhten Vulnerabilität des Patienten für einen Rückfall

auszugehen, so dass Änderungen therapeutischer Maßnahmen sorgfältig überlegt und vorgenommen werden sollten. Die darüber hinaus dauerhafte Behandlung wird als Rezidivprophylaxe bezeichnet und umfasst mehrere Jahre bzw. oft eine lebenslange Behandlung (Bauer und Helmchen 2000).

4.2 Empirische Evaluation

4.2.1 Psychoedukative Therapie

Perry und Kollegen (1999) führten die erste randomisierte, kontrollierte Studie zur Rückfallvermeidung bei bipolaren Patienten durch. 69 Patienten, die während der letzten zwölf Monate einen Rückfall erlitten hatten, wurden randomisiert und erhielten entweder lediglich eine Standardbehandlung oder eine Standardbehandlung plus eine psychologische Intervention von sieben bis zwölf individuellen Sitzungen, mit dem Ziel, Frühwarnzeichen schneller zu erkennen und sofortige Hilfe aufzusuchen. Diese Intervention erwies sich als effektives Vorgehen zur Verlängerung der Zeit bis zum ersten manischen Rückfall sowie zur Reduktion manischer Episoden. Es ergaben sich demgegenüber keine Veränderungen bezüglich der Zeit bis zur nächsten depressiven Episode bzw. bezüglich der Anzahl depressiver Episoden. Längerfristig konnte über die therapeutische Intervention zusätzlich eine Verbesserung des sozialen Funktionsniveaus erreicht werden.

Die bislang größte randomisierte und kontrollierte Studie zu Psychoedukation bei bipolaren Patienten wurde von Colom und Kollegen bei 120 euthymen Patienten durchgeführt (Colom et al. 2003 a). Neben der medikamentösen Standardtherapie, die alle Patienten erhielten, nahm die Hälfte der Patienten nach Zufallszuordnung zusätzlich an der Gruppenpsychoedukation teil, welche aus 21 neunzigminütigen Sitzungen für 8–12 Patienten bestand. Die Intervention für Patienten der Kontrollgruppe bestand aus 21 unstrukturierten Gruppensitzungen. Während der 21-wöchigen Behandlungsphase und der zweijährigen Follow-up-Phase fanden für alle Patienten monatliche Erhebungen statt. Durch die psychoedukative Intervention konnte neben der Verlängerung der Zeit bis zu einem Rückfall in eine manische, depressive oder gemischte Episode auch die Anzahl der Patienten, die einen Rückfall erlitt, signifikant reduziert werden. Am Ende des Zwei-Jahres-follow-up waren darüber hinaus die Anzahl der Hospitalisierungen pro Patient sowie die Krankenhausaufenthaltsdauer der Psychoedukationsgruppe signifikant geringer. Die positiven Effekte zeigten sich noch nach fünf Jahren (Colom et al. 2009). Subanalysen der Daten zeigten ferner, dass nicht nur Patienten mit einer »reinen« Bipolaren Störung von Psychoedukation profitieren, sondern auch Patienten mit einer komorbiden Persönlichkeitsstörung, die als Prädiktor für einen schlechteren Behandlungsverlauf beschrieben wird. Die Teilnahme an der Intervention konnte die Rückfallwahrscheinlichkeit, die Anzahl der Rückfälle in manische und depressive Episoden sowie die Hospitalisierungsdauer signifikant reduzieren. Die Zeit bis zu einem Rückfall wurde ferner durch die Psychoedukation signifikant verlängert (Colom et al. 2004).

Obwohl in der Verbesserung der Medikamentenadherence ein wesentliches Ziel psychoedukativer Interventionen liegt, lässt sich die Wirkung der Psychoedukation nicht ausschließlich auf die Steigerung der Compliance zurückführen. Auch Patienten, die anhand von Interviews und der Messung der Plasmakonzentration als hoch compliant identifiziert werden konnten, profitieren von der Teilnahme an Psychoedukation (Colom et al. 2003b). Im Rahmen einer randomisierten, prospektiven Studie bei 50 bipolaren Patienten zeigte sich in der Follow-up-Untersuchung nach zwei Jahren eine geringere Anzahl an Rückfällen und depressiven

Episoden in der Experimentalgruppe. Diese erhielt neben der medikamentösen Standardtherapie 20 Sitzungen Psychoedukation, während die Kontrollgruppe lediglich monatliche Kontakte mit dem behandelnden Psychiater hatte. Durch die psychoedukative Intervention konnte die Zeit bis zu einem Rückfall signifikant verlängert werden und während in der Kontrollgruppe nach zwei Jahren 92 % der Patienten einen Rückfall erlitten hatten, lag der Anteil der Patienten der Psychoedukationsgruppe bei 60 %. Psychoedukation hat somit Auswirkungen, die über die Erhöhung der Medikamentencompliance hinausgehen: Gefördert werden insbesondere ein gesunder Lebensstil sowie die Früherkennung von Krankheitszeichen und darauf folgend eine sofortige medikamentöse Intervention.

Die empirische Befundlage zu psychoedukativen Ansätzen, die Angehörige bzw. Familien einbeziehen, zeigt ähnlich günstige Untersuchungsergebnisse (Miklowitz et al. 2003a; Perlick et al. 2010; Madigan et al. 2012). Psychoedukation spezifisch für Angehörige (Reinares et al 2008) erbrachte signifikant längere rückfallfreie Intervalle für bipolare Patienten im jeweils untersuchten Zwölf-Monatszeitraum.

4.2.2 Kognitive Verhaltenstherapie

Lam et al. (2003, 2005) führten die bislang umfangreichste randomisierte kontrollierte Studie zur KVT bei bipolaren Patienten mit dem Ziel einer Rezidivprophylaxe durch. 103 euthyme Patienten (die allesamt medikamentös behandelt waren) wurden in eine KVT-Gruppe und eine Kontrollgruppe randomisiert. Die KVT erstreckte sich über einen Zeitraum von sechs Monaten. Die KVT-Gruppe hatte signifikant weniger bipolare Episoden, weniger stationäre Behandlungen sowie eine bessere medikamentöse Compliance während des ersten Beobachtungszeitraums von zwölf Monaten. Die Rückfallrate betrug 44 % in der KVT-Gruppe gegenüber 75 % in der Kontrollgruppe. In der Folgestudie (Lam et al. 2005) wurde über das obige Patientenkollektiv nach weiteren 18 Monaten Follow-up ohne weitere KVT berichtet. Die Behandlungsgruppe war nach insgesamt 30 Monaten bezüglich der Rückfallrate der Kontrollgruppe weiterhin überlegen, dies war jedoch hauptsächlich einem rückfallverhütenden Effekt der KVT in den ersten zwölf Monaten zuzurechnen. In den letzten 18 Monaten der Studie hatte die KVT-Gruppe keinen signifikanten Vorteil in puncto Rückfallhäufigkeit gegenüber der Kontrollgruppe. Die KVT-Gruppe hatte jedoch signifikant weniger »Tage in bipolaren Episoden« (engl. »days in bipolar episodes«) im Vergleich zur Kontrollgruppe. Die Autoren empfehlen wegen des »Abflauens« des Effekts der KVT mit zunehmendem Abstand vom Behandlungsende in weiteren Studien den Effekt von Booster-Sitzungen zu evaluieren. Zusammenfassend lässt sich sagen, dass nach bislang vorliegenden Daten die kognitive Verhaltenstherapie einen positiven Effekt auf die Rückfallhäufigkeit bipolarer Episoden und die medikamentöse Compliance hat. Scott et al. (2006) führten eine Studie zur KVT vor, die nicht nur remittierte Patienten einschloss und deswegen je nach Patient eine Mischung von Akutbehandlung und Rezidivprophylaxe darstellte. In dieser Studie fand sich kein genereller rezidivprophylaktischer Effekt der KVT, aber Patienten mit weniger Episoden in der Vorgeschichte profitierten von der KVT verglichen mit denen, die bereits sehr viele Episoden durchlebt hatten.

Ergebnisse der bislang einzigen Metaanalyse zur KVT über drei Studien zur Rückfallprophylaxe ergeben ein uneinheitliches Bild (Beynon et al. 2008). Die Studien unterscheiden sich sehr in Zielsetzung, Stichprobenzusammensetzung und Anzahl Sitzungen (zwischen 12 und 25). Neuere Hinweise für die Wirksamkeit gibt eine Studie, wonach Patienten, die zusätzlich zur Psycho-edukation eine KVT (13 Sessions) erhielten, 50 % weniger Tage über einen Zeitraum von einem Jahr an depressiver Stimmungslage litten (Zaretsky et al. 2008).

4.2.3 Familientherapeutische Therapie (Family-Focuses-Treatment, FFT)

Miklowitz et al. (2000, 2003a) publizierten Ergebnisse einer randomisierten, kontrollierten Studie mit FFT und Pharmakotherapie (n = 103). Die Behandlung mit FFT oder »clinical management« (kurze, auf die Medikation bezogene Arztgespräche, vergleichbar mit einer minimalen supportiven Psychotherapie) (letztere als Kontrollbedingung) zusätzlich zur Pharmakotherapie dauerte neun Monate und umfasste bei der FFT 21 Familiensitzungen. Die kurz nach einer Krankheitsepisode eingeschlossenen Patienten im FFT-Behandlungsarm zeigten im ersten Beobachtungsjahr eine deutlichere Reduktion depressiver (nicht aber manischer) Symptome im Vergleich zur Kontrollgruppe. Vor allem Patienten in Hoch-EE-Familien profitierten von der FFT. Beim Follow-up nach zwölf Monaten waren in der FFT-Gruppe weniger Rückfälle als in der Kontrollgruppe aufgetreten (29 % versus 53 %). Beim Follow-up nach zwei Jahren (Miklowitz et al. 2003a) waren in der FFT-Gruppe weiterhin weniger Rückfälle als in der Kontrollgruppe aufgetreten (35 % versus 54 %). Affektive – insbesondere depressive – Symptome traten im Beobachtungszeitraum in der FFT-Gruppe signifikant seltener auf als in der Kontrollgruppe. Rea et al. (2003) verglichen in einer randomisierten Studie (n = 53) zwei Behandlungsgruppen mit bipolar manischen Patienten, die über neun Monate entweder 21 Familiensitzungen von FFT oder 21 Einzelsitzungen einer individuell konzipierten Therapie mit psychoedukativen und supportiven Elementen erhielten. Nachdem im ersten Jahr keine Unterschiede zwischen beiden Gruppen bezüglich Rückfallraten zu verzeichnen war, ergab sich nach zwei Jahren ein signifikanter Unterschied bezüglich der Rückfallraten zwischen den beiden Gruppen (28 % vs. 60 %). Die Autoren erklären diesen »verzögert« auftretenden Effekt der FFT mit der Notwendigkeit, dass neu erlernte Fähigkeiten und Strategien in der Familie eingeübt und erst allmählich Praxis werden.

Solomon und Kollegen (2008) fanden in ihrer Studie, die eine andere Variante der FFT untersuchte, eine signifikant geringere Wahrscheinlichkeit für einen erneuten Klinikaufenthalt bei Teilnahme an einem Gruppentherapieangebot, an welchem mehrere Familien gemeinsam mit ihren jeweils erkrankten Angehörigen partizipierten. Während in dieser Mehrfamilien-Gruppentherapie 5 % erneut stationär behandelt werden mussten, waren es bei der individuellen Familientherapie 31 % und in der Pharmakotherapie-Gruppe 38 %. Keine Unterschiede ergaben sich bezüglich des Auftretens einer neuen Episode.

Zusammenfassend lässt sich sagen, dass die FFT eine effektive psychotherapeutische Maßnahme ist, die in Kombination mit Pharmakotherapie die Rückfallraten und affektive (insbesondere depressive) Symptomatik signifikant verbessert.

4.2.4 Interpersonelle und Soziale Rhythmustherapie (IPSRT)

Es liegt bislang eine publizierte kontrollierte Studie zur Wirksamkeit der IPSRT aus der Arbeitsgruppe um Ellen Frank vor (Frank et al. 1997, 1999, 2005). Die Ergebnisse zeigten, dass Patienten, die mit IPSRT behandelten wurden (Behandlungszeitraum bis zu 52 Wochen) eine signifikant größere Stabilität täglicher Lebensrhythmen entwickelten als eine Vergleichsgruppe, die mit »clinical management« behandelt wurde. Im Hinblick auf das Hauptoutcome – Rezidivraten – fand die Studie zwischen den beiden Behand-

lungsgruppen (IPSRT bzw. clinical management) keinen Unterschied bezüglich der Remission affektiver Symptome oder Rückfallraten. In einer weiteren Datenanalyse des komplexen Studiendesigns kommt Frank zu dem Schluss, dass IPSRT dann einen positiven Effekt auf den Verlauf Bipolarer Störungen hat, wenn sie in der Akutbehandlung zum Einsatz kommt, aber nicht, wenn sie erst in der Erhaltungsbehandlung eingeführt wird. Zusammenfassend lässt sich sagen, dass die IPSRT einen signifikanten Einfluss auf die Stabilität sozialer Rhythmen hat und zu längeren Phasen von Euthymie beitragen kann.

4.2.5 Psychotherapie in der depressiven Episode bipolarer Störungen

In einigen rezidivprophylaktischen Studien zur KVT wurde beobachtet, dass auch Verbesserungen hinsichtlich einer subsyndromalen depressiven Symptomatik erzielt werden können. In der einzigen qualitativ hochwertigen randomisierten kontrollierten Studie war die Behandlung depressiver Episoden bei Patienten mit einer Bipolaren Störung das primäre Ziel (Miklowitz et al. 2007b). Patienten wurden randomisiert einer intensiven Psychotherapie (familienfokussierte Therapie, FFT; kognitive Verhaltenstherapie, KVT; oder interpersonelle und soziale Rhythmustherapie, IPSRT) oder der Kontrollbedingung (kurze Psychoedukation) zugeteilt. Nach zwölf Monaten zeigten Patienten mit Psychotherapie signifikant höhere Besserungsraten (»Recovery«) im Vergleich zur Kontrollgruppe (64 % vs. 52 %). In der KVT-Gruppe waren dies 45/75 (60 % vs. 52 %, hazard ratio 1,34). Zudem wurden mehr Patienten der KVT-Gruppe nach einem Jahr als »gesund« bewertet im Vergleich zur Kontrollgruppe (odds ratio 1,55). Beide Patientengruppen, die eine familienfokussierte Psychotherapie oder IPSRT erhielten, wiesen ebenfalls eine höhere Besserungsrate auf im

Vergleich zu der Kontrollgruppe. Post-hoc-Analysen zum Unterschied auf die Remissionsraten zwischen den drei Therapieformen zeigten keine Signifikanz (Miklowitz et al. 2007b).

In einer Subgruppe derselben Stichprobe (Miklowitz et al. 2007a, n = 84 mit intensiver Psychotherapie, davon n = 38 mit KVT, n = 68 mit kurzer psychoedukativer Intervention (Kontrollgruppe)) wurde die Wirksamkeit der intensiven psychotherapeutischen Behandlung auf das Funktionsniveau der Patienten im Vergleich zu einer kurzen psychoedukativen Intervention untersucht. Patienten mit einer intensiven Psychotherapie zeigten nach neun Monaten insgesamt ein signifikant höheres Funktionsniveau als die Kontrollgruppe. Es wurde aber nicht getestet, ob sich die Therapieformen signifikant unterscheiden. Die Patienten, die KVT erhielten, wiesen eine höhere Besserungsrate im Vergleich zu einer Kontrollgruppe auf.

Die S3-Leitlinie empfiehlt zur Behandlung akuter depressiver Episoden im Rahmen einer Bipolaren Störung, dass eine Psychotherapie angeboten werden sollte. Empirische Belege liegen für die Kognitive Verhaltenstherapie (KVT), die Familien-fokussierte Behandlung (FFT) und die Interpersonelle und Soziale Rhythmustherapie (IPSRT) vor. Zu anderen psychotherapeutischen Verfahren wie z. B. tiefenpsychologisch fundierter Therapie oder Psychoanalyse wurden keine den in der S3-Leitlinie gesetzten methodischen Anforderungen entsprechenden empirischen Studien gefunden, die systematisch die Wirksamkeit im Hinblick auf bipolar depressive Episoden untersuchten. Aus diesem Grund wird in der S3-Leitlinie keine spezifische Empfehlung im Hinblick auf den Einsatz dieser Verfahren bei dieser Patientenpopulation genannt.

4.2.6 Psychotherapie der akuten Manie

Bislang wurde nur in einer einzigen Studie von Miller et al. (2004) geprüft, ob Patienten mit einer akuten Symptomatik (davon etwa 75 % mit aktuell vorliegender manischer Episode) von einer psychotherapeutischen Behandlung hinsichtlich einer Reduktion der (hypo-)manischen Symptomatik profitieren. Miller et al. 2004 verglichen die Effektivität (Zeit bis zur Gesundung/Recovery) der Familientherapie und Pharmakotherapie (FT, n = 33), der Gruppenpsychoedukation in einem Setting mit mehreren Familien und Pharmakotherapie (PE, n = 30) und Pharmakotherapie alleine (n = 29) bei Patienten mit einer Bipolar-I-Erkrankung. Die Familientherapie fand somit entweder nur mit einer einzigen Familie (FT) oder mit mehreren Familien (PE) gleichzeitig statt. Nach 28 Monaten unterschieden sich die Recoveryraten der 69 Patienten mit einer akuten Manie zu Studienbeginn nicht signifikant zwischen den drei Gruppen (FT: 12/24 (50 %) vs. PE: 17/23 (74 %) vs. Pharmakotherapie: 13/22 (59 %), p = 0,24). Auch die Dauer bis zur Recovery unterschied sich nicht signifikant zwischen den Gruppen (FT: 11 Monate vs. PE: 6 Monate vs. Pharmakotherapie: 8 Monate, p = 0,48). Zu beachten ist die geringe Fallzahl pro Arm, die wahrscheinlich nicht ausreicht, potenzielle Unterschiede bei zu erwartenden kleinen bis mittleren Effekten zwischen drei Bedingungen aufzuzeigen.

Zusammenfassend kann festgehalten werden, dass es bislang keine empirischen Belege gibt, dass eine spezifische Psychotherapie oder eine Psychoedukation bei der Behandlung einer akuten manischen Episode wirksam sind.

4.3 Störungsspezifisch anwendbare Techniken

Die nachfolgende Sammlung zeigt eine Auswahl von Techniken, welche im Rahmen der verschiedenen Kontexte der psychiatrischen Behandlung Bipolarer Störungen zur Verfügung stehen und häufig eingesetzt werden.

4.3.1 Identifikation von Frühwarnzeichen und Erstellung eines Notfallplans zur Rückfallprophylaxe

(Technik in psychoeducativen Programmen; z. B. Schaub et al. 2004; Erfurth et al. 2005)

Ziel: Die Patienten sollen ihre individuellen Frühwarnzeichen bzgl. depressiver wie manischer Episoden kennen und mithilfe ihres Notfallplanes Verhaltensweisen anwenden lernen, welche ihre Rückfallwahrscheinlichkeit verringern. Ziel ist ferner die Einbeziehung der nächsten Angehörigen in die Notfallplanung, da diese die Wahrnehmung der Betroffenen ergänzen bzw. korrigieren und neben den Therapeuten die wichtigsten Stützen des Betroffenen sein können.

Theorie: Die Selbstwahrnehmung der Patienten im Alltag soll im Hinblick auf die Rückfallprophylaxe verbessert werden. Patienten sollen bzgl. früher erster Veränderungen in ihren Kognitionen und Verhaltensweisen auf der Grundlage von Frühwarnzeichen im Vorfeld vergangener depressiver/manischer Episoden sensibilisiert werden, um möglichst zeitnah adäquate Maßnahmen einleiten zu können, die eine Eskalation der Symptome bzw. ein Rezidiv verhindern sollen. Die Einbeziehung der Wahrnehmung von Veränderungen im Verhalten des Patienten durch enge Bezugspersonen/Angehörige ist dabei eine sehr wichtige und hilfreiche Unterstützung für den Patienten. Durch die möglichst trialogische

Erarbeitung eines Notfallplans sollen individuelle Frühwarnzeichen identifiziert und gemeinsam akzeptierte Vorgehensweisen vereinbart werden, welche hilfreiche Handlungsanweisungen in möglichen Krisensituationen beinhalten.

Anwendung: Nach einer Ersterkrankung oder in einer Phase der Stabilisierung nach einem Rückfall erarbeitet der Patient, unterstützt vom Therapeuten, idealerweise im Beisein und mit Hilfe seines/seiner nächsten Angehörigen einen Notfallplan. Dieser Plan beinhaltet die genaue Exploration von Frühwarnzeichen, die Erarbeitung von hilfreichen Gedanken und Aktivitäten im Umgang mit diesen Frühwarnzeichen sowie idealerweise eine Passung der Intensität der Frühwarnzeichen und einzuleitender Maßnahmen. Zum Beispiel können auch frühere positive wie negative Erfahrungen mit bestimmten, im Krisenplan konkret beschriebenen Psychopharmaka (einschl. Dosisangaben) Teil des Notfallplans sein oder Telefonnummern des Behandlungsteams. Ferner kann vereinbart werden, welche Angehörige/Freunde im Notfall benachrichtigt werden sollen und von welchem Therapeuten/in welcher stationären Einrichtung der Patient sich ggf. behandeln lassen wird. Durch die Unterschrift des Dokumentes durch den Patienten wie seine Angehörige/Freunde erhält der Notfallplan eine gewisse Verbindlichkeit. Der Krisenplan ist somit auch ein Instrument zur Förderung der Behandlungscompliance, da der Patient Zusammenhänge z. B. zwischen früheren Frühwarnzeichen und nachfolgenden Rückfällen erkennen kann und im Rahmen des Krisenplanes Strategien zur Vermeidung eines Rückfalles eher zustimmt, was z. B. auch eine medikamentöse Behandlung oder Dosissteigerung umfassen kann.

119

4.3.2 Identifikation, Überprüfung und Modifikation dysfunktionaler automatischer Gedanken und Grundannahmen

(Technik in der Kognitiven Verhaltenstherapie)

Ziel: Steigerung der Selbstwahrnehmung und Selbstsicherheit durch Modifikation dysfunktionaler Denk- und Verhaltensweisen.

Theorie: Durch die Identifikation, Überprüfung und ggf. Modifikation dysfunktionaler automatischer Gedanken und Grundannahmen können Gedanken-Gefühle-Verhaltens-Teufelskreise unterbrochen werden und bzgl. eines Rückfallschutzes ein Aufschaukeln depressiver oder manischer Symptome verhindert werden.

Anwendung: Der Patient muss zunächst ausführlich über das kognitive Modell informiert werden. Es ist entscheidend, dass er die Zusammenhänge zwischen den eigenen Gedanken, Interpretationen einer Situation, dem emotionalen Befinden und verhaltensmäßigen Reaktionen erkennt und versteht. Dann gilt es, unter Berücksichtigung der Lebensgeschichte des Patienten dessen automatische dysfunktionale Gedanken zu identifizieren. Die Grundfrage zur Erhebung automatischer Gedanken lautet dabei: »Was ist Ihnen in diesem Moment durch den Kopf gegangen?« Oft ist der erste Schritt zu lernen, zwischen dem, was man denkt und dem, was man fühlt, mit Unterstützung des Therapeuten zu unterscheiden. Dies erfolgt dadurch, dass das, was der Patient schildert, gemeinsam den Kategorien des kognitiven Modells in Situation, automatischer Gedanke und Reaktion (Gefühl, Verhalten und physiologische Reaktion) zugeordnet wird.

In einem zweiten Schritt erfolgt die Überprüfung dieser Gedanken hinsichtlich ihrer Gültigkeit und Nützlichkeit. Beispiele für häufige kognitive Verzerrungen/Denkfehler sind:

- Alles-oder-Nichts-Denken: »Wieder ein Rückfall – meine Erkrankung wird nie mehr besser!«
- Katastrophisieren: »Wenn im Büro jemand von meiner Erkrankung erfährt, werde ich sofort entlassen!«
- Verallgemeinerung: »Ich habe mein Jura-Studium nicht geschafft, ich werde nie eine Ausbildung schaffen, egal was ich beginne.«
- Emotionale Beweisführung: »Ich fühle mich unfähig, also bin ich es auch.«
- Etikettierung: »Ich bin einfach peinlich. Niemand liebt so einen Mann.«

Letztlich sollen dysfunktionale Grundannahmen und Gedanken vom Patienten durch funktionalere »nützlichere« Gedanken ersetzt werden. So schwer es ist, Gewohnheiten aufzugeben, so schwer kann es den Patienten auch fallen, ihre Annahmen zu modifizieren: Techniken zum Erreichen einer Gedankenmodifikation sind nach Beck (1995): die Untersuchung von Vor- und Nachteilen von Annahmen, Sokratische Fragen, Verhaltensexperimente, Heranziehen von anderen Personen als Bezugsgröße, rational-emotionale Rollenspiele sowie angemessene und vorsichtige Selbstenthüllungen des Therapeuten.

4.3.3 Verbesserung der persönlichen Problemlösestrategien zur Stressreduzierung

(Technik in der familienfokussierten Therapie)

Ziel: Die allgemeinen Problemlösestrategien der Patienten sollen verbessert werden. Die damit einhergehende Stressreduzierung trägt zur Rückfallprophylaxe entsprechend des Vulnerabilitäts-Stress-Modells bei. Im Rahmen der familienfokussierten Therapie ist Ziel des Trainings, in der Familie eine gemeinsame Strategie zu entwickeln, Probleme gemeinsam anzugehen und zu lösen.

Theorie: Durch Problemlösetrainings sollen die Fähigkeiten der Patienten (und ihrer Familien) zur allgemeinen Problemlösung verbessert werden. Die Trainings zielen dabei nicht primär auf die Lösung aktueller Probleme der Patienten. Die konkreten Probleme der Patienten dienen als Übungsbeispiele, um generelle Strategien zur Lösung von Problemen zu erlernen und zu trainieren. Die meisten Problemlösetrainings umfassen folgende Schritte: Problemdefinition, Zieldefinition, Erarbeitung von Lösungsmöglichkeiten/Alternativen, Abwägen zwischen den Lösungsmöglichkeiten/Alternativen, Entscheidung für eine Lösung, Maßnahmenplanung, Überprüfung der Verwirklichung.

Da viele Probleme auf mangelnden Kommunikationsfähigkeiten oder problematischen Kommunikationsmustern beruhen, kann ein Ergebnis der Problem- und Zieldefinition sein, spezifisch ein Kommunikationstraining durchzuführen, sprich eine Verbesserung der Fähigkeiten der Kommunikation zu erreichen. Aktives Zuhören, Formulierung von Ich-Botschaften, Überprüfen von eigenen Forderungen sowie Umgang mit negativen Gefühlen und Kritik im Gespräch sind häufig Bausteine von Kommunikationstrainings.

Anwendung: Problemlösetrainings sind in der Regel Gruppenprogramme (D'Zurilla und Goldfried 1971) oder für die Durchführung im Familienverband (Miklowitz und Goldstein 1997; Miklowitz 2010) konzipiert. Häufig ist in den Programmen die Begleitung durch zwei Therapeuten vorgesehen. Zunächst wird das Problemlösekonzept vorgestellt und anhand eines Beispiels gemeinsam in der Gruppe/Familie durchgesprochen. Die Therapeuten achten dabei auf eine konkrete und adäquate Problem- bzw. Zieldefinition. Während die Problemdefinition häufig noch gut gelingt, ist die Definition von Zielen oft schwierig. Nicht selten gelingt den Betroffenen nur die Negierung der Problemsituation (z.B. «Die

Mutter soll nicht immer so überfürsorglich sein.«, »Der Vater soll nicht immer so herumnörgeln«). Zur exakten Zieldefinition sollte deshalb ausreichend Aufmerksamkeit und Zeit vorhanden sein, um die Ziele möglichst konkret, positiv formuliert und umfassend zu erarbeiten. Bei der Erarbeitung von Lösungsmöglichkeiten/Alternativen ist es wichtig, alle Vorschläge aus der Gruppe/Familie ohne Zensur oder vorschnelle Bewertung zu notieren. Insbesondere Alternativen, welche zunächst nicht realisierbar oder abwegig erscheinen, können sich letztlich als der Beste, von allen mitgetragene Kompromiss herausstellen. Beim Abwägen der Alternativen haben sich Listen mit Sammlung von Vor- bzw. Nachteilen zum vorgeschlagenen Lösungsweg bewährt. Auch die Kennzeichnung der Lösungsvorschläge mit Plus-/Minuszeichen (eventuell verstärkt durch Gewichtungen von drei Plus bis zu drei Minus) können eine Entscheidungshilfe bei der Bewertung und Auswahl des bestmöglichen Lösungsansatzes sein. Die Maßnahmenplanung sollte wiederum möglichst konkret sein. Bei Überprüfung der Verwirklichung ist es wichtig, auch Annäherungen an Zieldefinitionen entsprechend wertzuschätzen und ggf. ein stufenweises Vorgehen zu favorisieren.

4.3.4 Soziales Rhythmus Training

(Technik in der Interpersonellen und Sozialen Rhythmustherapie)

Ziel: Stabilisierung des sozialen Rhythmus.

Theorie: Das Soziale Rhythmus Training (Frank et al. 2005) basiert auf der Theorie, das ein stabiler sozialer Rhythmus über die Stabilisierung des biologischen Rhythmus zu einer ausgeglichen Stimmung führt. Regelmäßige Mahlzeiten, Arbeits- und Schlafenszeiten haben nicht nur Einfluss auf den sozialen, sondern auch auf den biologischen Rhythmus der Menschen. Die Stabilisierung des sozialen Rhythmus ist somit ein wichtiger Faktor in der Rückfallprophylaxe Bipolarer Störungen.

Anwendung: Nach ausführlicher Psychodukation über die Zusammenhänge zwischen Störungen des sozialen (und damit einhergehenden biologischen) Rhythmus und erhöhter Rückfallwahrscheinlichkeit in der initialen Phase der Therapie protokollieren die Patienten täglich ihre Stimmung und den Rhythmus ihrer sozialen Aktivitäten (»Social Rhythm Metric«, u. a. Mahlzeiten, Uhrzeit der Medikamenteneinnahme, soziale und berufliche Aktivitäten, Schlaf-Wach-Rhythmus). Mögliche Störfaktoren werden identifiziert und genau analysiert (z. B. Schichtarbeit, Reizüberflutung, Termindruck). In der anschließenden Stabilisierungsphase werden Gegenstrategien entwickelt, wobei versucht wird, sowohl Überstimulation (maniefördernd) wie Inaktivität (depressionsfördernd) zu vermeiden. In der präventiven Phase, welche ca. zwei Jahre dauert, soll durch monatliche Kontakte der Behandlungserfolg gesichert werden. Der Therapeut unterstützt den Patienten insbesondere in der Identifizierung von Störfaktoren und bei der Entwicklung von hilfreichen Gegenstrategien. Da die täglichen Stimmungs-Aktivitäten-Protokolle eine große Datenfülle bedingen, wurden inzwischen elektronische Stimmungskalender als Software für Heimcomputer entwickelt (ChronoRecord®; Bauer et al. 2004, 2008), welche Abweichungen wie Erfolge im Langzeitverlauf visualisieren und eine besondere Motivationshilfe darstellen. Das Soziale Rhythmus Training kann nach einer entsprechenden Anleitung vom Patienten sowohl weitgehend autonom angewendet als auch in verschiedene psychotherapeutische Verfahren integriert werden.

4.4 Störungsspezifisch anwendbare Methoden

Die zurzeit am besten bewährten und evaluierten Psychotherapien bei Bipolaren Störungen sind die folgenden vier Methoden:

- Psychoedukative Therapie bipolarer Störungen
- Kognitive Verhaltenstherapie (KVT) bipolarer Störungen
- Familienfokussierte Therapie (FFT) bipolarer Störungen
- Interpersonelle und Soziale Rhythmustherapie (IPSRT)

4.4.1 Psychoedukative Therapie

Mit Blick auf den Einsatz psychologisch-psychotherapeutischer Verfahren bei Bipolaren Störungen erscheint eine Begriffsklärung bezüglich Psychoedukation und Psychotherapie wichtig, da viele Experten die Psychoedukation als einen wichtigen und integralen Bestandteil von Psychotherapie betrachten. Unter dem Begriff Psychoedukation werden systematische didaktisch-psychotherapeutische Interventionen zusammengefasst, die das Ziel haben, das Krankheitsverständnis und den selbstverantwortlichen Umgang mit der Krankheit bei Betroffenen (Patienten und Angehörigen) zu fördern und bei der Krankheitsbewältigung zu unterstützen (Bäuml et al. 2003). Ziele der Psychoedukation sind insbesondere die Vermittlung von Wissen über die Erkrankung, Erkennen von Frühwarnsymptomen, Erhöhung der Medikamenten-Compliance und die Modifikation dysfunktionaler Einstellungen gegenüber der Erkrankung und deren Behandlung. Eine eher formale Form der Informationsvermittlung (z. B. Bücher, Patientenbroschüren, Vorträge) kann als «Edukation« verstanden werden, während Psychoedukation einen interaktionalen Prozess umfasst, in dem z. B. Patient und Therapeut gemeinsam im Gespräch anhand der individuellen Biographie das Wissen über die Erkrankung erarbeiten. Um eine Grenzziehung zwischen Psychoedukation und Psychotherapie zu erlauben, die nicht nur formale Elemente wie die zeitliche Dauer beinhaltet, kennzeichneten Meyer und Hautzinger (2004) Psychotherapie als »die systematische, theoriegeleitete Anwendung von psychologischem Änderungswissen zur Linderung von subjektivem Leiden und Problemen in einem Setting [...], in dem mindestens ein Therapeut und ein Patient miteinander kommunizieren«.

Das Verfahren der Psychoedukation ist heute im Gesamtbehandlungsplan Bipolarer Störungen nicht mehr wegzudenken und stellt ein wichtiges Bindeglied zwischen Psychotherapie im engeren Sinne und biologischen (medikamentösen) Therapieverfahren dar. Ein Zusammenhang zwischen Wissensmangel und verminderter Compliance der Patienten, insbesondere der medikamentösen Compliance, gilt in der Literatur als gesichert (Peet und Harvey 1991). Informationsdefizite bei Betroffenen und Angehörigen bezüglich der Krankheitsursachen, Auslöser und Symptome, psychologischer und biologischer Erklärungsmodelle der Erkrankung sowie einer adäquaten medikamentösen Therapie erhöhen das Risiko von Betroffenen, einen Rückfall zu erleiden. Vor dem Hintergrund einer Langzeiterkrankung ist eine stabile langfristige Medikamenteneinnahme von zentraler Bedeutung bei der Vorbeugung einer erneuten Exazerbation der Symptomatik. Psychoedukative Ansätze können als zentraler Vermittler angesehen werden, die von medizinischer Seite angebotenen Behandlungsverfahren wirkungsvoll mit dem Selbsthilfepotenzial von Betroffenen und Angehörigen zu kombinieren. Primär ergänzt Psychoedukation die medikamentöse Basisbehandlung durch verhaltens- und gesprächstherapeutisch ausgerichtete Elemente, welche die Funktion haben,

das Selbstmanagement der Patienten im Umgang mit ihrer Erkrankung zu fördern. Durch den edukativen Aspekt, d. h. Information und Aufklärung, sollen die Betroffenen in die Lage versetzt werden, verantwortungsbewusster mit der eigenen Behandlung umzugehen. In Kliniken bzw. Institutsambulanzen werden immer häufiger spezifische und vereinfachte Psychoedukationsangebote implementiert, die den Patienten neben einer Psychoedukation bestenfalls einen ersten Einblick in die Psychotherapie bieten, dadurch jedoch zu einer weiterführenden Therapie oder aktiven Teilnahme in einer Selbsthilfegruppe motivieren.

Vor allem eine ausführliche Psychoedukation im Gruppensetting hat sich im Rahmen der bisher durchgeführten Studien als effektive Interventionsform in Ergänzung zur pharmakologischen Behandlung Bipolarer Störungen erwiesen. Insbesondere eine Verbesserung der Compliance und des psychosozialen Funktionsniveaus, längere symptomfreie Intervalle und eine geringere Rezidivrate scheinen mit der Teilnahme an psychoedukativen Programmen assoziiert zu sein. Die S3-Leitlinie empfiehlt deshalb zur rezidiv-prophylaktischen Behandlung einer Bipolaren Störung, eine ausführliche und interaktive Gruppenpsychoedukation durchzuführen.

4.4.1.1 Praktische Ausführung von Psychoedukation

Prinzipiell können psychoedukative Interventionen als Einzelsitzungen durchgeführt werden. Ökonomischer und empirisch gesehen wirksamer ist ihr Einsatz in Gruppen mit 8–12 Teilnehmern, nicht zuletzt wegen der allgemeinen Wirkfaktoren (z. B. Universalität des Leidens, Gruppenkohäsion) und spezifischer Wirkkomponenten (z. B. Feedback, gegenseitige Unterstützung, Modell-Lernen). Grundsätzlich kann die therapeutische Gestaltung der Interventionen mit unterschiedlicher Schwerpunktsetzung erfolgen. Die eher psychotherapeutisch ausgerichtete Psychoedukation versteht sich als länger währende Maßnahme, die zunächst mit Informationsvermittlung beginnt, um dann später unter Rückgriff auf primär verhaltenstherapeutische Maßnahmen das Selbstmanagement der Betroffenen zu fördern. In den überwiegend edukativen Maßnahmen ist es eher Ziel, mit einer kurzen Schwerpunktintervention klar definierte Wissenseinheiten zu vermitteln, etwa in Wochenend- oder Blockseminaren. Die Verknüpfung beider Vorgehensweisen entspricht am ehesten dem klassischen Verständnis von Psychoedukation. Die zu vermittelnden Informationen über die Erkrankung werden durch verhaltenstherapeutisch ausgerichtete Psychotherapieelemente ergänzt, die sowohl stützend wirken sollen, als auch die aktive Krankheitsbewältigung betonen. Den Betroffenen bzw. ihren Angehörigen soll diese Form der Intervention eine bessere Akzeptanz der Erkrankung ermöglichen. In der Regel variieren derartige Psychoedukationsprogramme für Gruppen zwischen zehn bis zwölf Sitzungen, die in ein- bis zweistündigen Sitzungen wöchentlich von Ärzten oder Psychologen durchgeführt werden.

Mindestinhalte einer Psychodedukation

- Symptome hypomaner, manischer, depressiver und gemischter Episoden
- Verlauf und Prognose bipolarer Störungen
- Vulnerabilitäts-Stress-Modell
- die Rolle von Stress und belastenden Lebensereignissen
- die Rolle genetisch-biologischer Faktoren (z. B. Risiko für Angehörige)
- die Rolle von Risiko- und protektiven Faktoren (z. B. Substanzabusus, stabiler Arbeitsrhythmus)
- Individuelle Analyse der Entstehung der letzten Episoden unterschiedlicher Polarität
- Besprechen der Erfahrungen in der Psychiatrie
- Individuelle Frühwarnzeichen (versus normale Schwankungen in der Stimmung und im Verhalten)
- Medikamentöse Behandlungsoptionen (inklusive mögliche Nebenwirkungen)
- Psychologische Behandlungsoptionen und Ansatzpunkte

Spezifische Zielsetzungen einer psychoedukativen Therapie

- Informationsvermittlung zur Erkrankung und deren Behandlungsmöglichkeiten
- Bessere Krankheitsakzeptanz
- Förderung der Compliance für den weiteren Therapieverlauf
- Förderung von Selbstbeobachtung; Fähigkeit zur Erkennung von Frühsymptomen
- Identifikation, Reduktion und Bewältigung von Stressoren im sozialen Umfeld
- Verbesserte Copingstrategien und optimiertes Krisenmanagement
- Rückfallprophylaxe

Aufgrund der bedeutenden Rolle des familiären Umfeldes für die Krankheitsgenese der Betroffenen empfiehlt sich die Einbeziehung von Angehörigen in den Edukationsprozess. Ziele in diesen Angehörigengruppen können sein:

- Emotionale Entlastung und Verbesserung des subjektiven Befindens
- Verbesserte Unterstützungsmöglichkeiten in akuten Krisen
- Optimierte Bewältigungskompetenzen in Krisen
- Verbesserter innerfamiliärer Umgang mit der Erkrankung

4.4.2 Kognitive Verhaltenstherapie (KVT)

Die KVT ist eine gut validierte Behandlungsstrategie affektiver Störungen, insbesondere unipolarer Depressionen, die als Richtlinienverfahren weite Verbreitung hat. Auch wenn man die Wirksamkeit der KVT bei der unipolaren Depression nicht ohne weiteres auf die bipolare Depression übertragen sollte, so sind die bisherigen klinischen und empirischen Erfahrungen bei leichten und mittelschweren bipolaren depressiven Zuständen vergleichbar gut.

Ein grundlegender Ausgangspunkt der kognitiven Verhaltenstherapie (KVT) ist die Annahme, dass Gedanken, Gefühle und Verhalten eng miteinander verknüpft sind. Bestimmte Gedanken führen zu umschriebenen Gefühlen, wodurch bestimmte Verhaltensweisen in Gang gesetzt werden und umgekehrt. Diese gegenseitige Beeinflussbarkeit lässt eine Modifikation auf verschiedenen Ebenen durch therapeutische Interventionen zu. Ein Bestandteil der Therapie ist das Erlernen von Techniken der Selbstwahrnehmung und die Modifikation dysfunktionaler Denk- und Verhaltensweisen, die an bestimmte Gefühlszustände gekoppelt sind.

4.4.2.1 Praktische Durchführung der KVT

Inzwischen liegen mehrere Manuale zur KVT bei Bipolaren Störungen vor. Sie weichen nur in Details und der Betonungen einzelner Aspekte voneinander ab, wobei sie alle bislang auf eine Rezidivprophylaxe fokussieren und die Akutbehandlung eher am Rande abhandeln. Das kognitiv-verhaltenstherapeutische Programm von Meyer und Hautzinger (2004) umfasst 20 individuelle Sitzungen, die zunächst über drei Monate wöchentlich, dann zweiwöchentlich und schließlich monatlich angeboten werden.

Ähnlich wie die anderen psychotherapeutischen Verfahren zur Behandlung von Bipolaren Störungen gliedert sich die KVT in vier Phasen:

(1) Durch die gemeinsame Erarbeitung und Vermittlung eines konsensuellen Wissenstandes, bei dem der Bezug zur individuellen Biographie heraus gearbeitet wird, sollen dysfunktionale und irrationale Vorstellungen von der eigenen Erkrankung modifiziert und ein biopsychosoziales Krankheitsverständnis gefördert werden. Dies stellt die Basis für einen verantwortungsbewussten Umgang mit der Erkrankung und für die aktive Mitarbeit in der pharmakologischen wie psychotherapeutischen Behandlung dar.

(2) Das selbständige Erkennen von potenziellen Frühwarnsymptomen und Auslösern für erneute depressive und manische Phasen und die Differenzierungsfähigkeit zwischen normalen Stimmungsschwankungen und Krankheitssymptomen sind entscheidend, um adäquat mit entsprechenden Warnsymptomen umgehen zu können. Mit Hilfe der bei der Bedingungsanalyse identifizierten Auslöser affektiver Symptome und den individuellen Prodro-

malsymptomen werden konkrete Bewältigungsfertigkeiten aufgebaut. Ein therapiebegleitendes Tagebuch dient sowohl der Informationssammlung als auch der Selbstbeobachtung. Im therapeutischen Rahmen eignet sich ein solches Stimmungstagebuch dazu, sich gemeinsam mit dem Patienten bzw. der Patientin einen Überblick über den aktuellen Zustand zu verschaffen und entsprechende Rückmeldungen zu geben.

(3) Der Umgang mit individuellen Kognitionen und Verhaltensweisen, die im Rahmen von depressiven und manischen Episoden auftreten, steht im Zentrum der dritten Behandlungsphase. Die Unterbrechung der Gedanken-Gefühle-Verhaltens-Teufelskreise wird als eine Möglichkeit erachtet, ein Aufschaukeln (hypo-)manischer oder depressiver Symptome zu verhindern. In dieser Phase können verschiedene Techniken zum Einsatz kommen, wobei es sowohl um die Bearbeitung dysfunktionaler Kognitionen als auch um balancierte Alltagsstruktur und Lebensrhythmus gehen kann.

(4) Neben dem Erstellen eines Krisen- und Notfallplans geht es in der Schlussphase um die Bearbeitung individueller Probleme und interpersoneller Konflikte, um darüber das Belastungsniveau zu reduzieren. Hierbei können auch Fertigkeiten- und Kommunikationsübungen zum Einsatz kommen.

4.4.3 Familientherapeutische Therapie (Family-Focuses-Treatment, FFT)

Studien legen nahe, dass anhaltende Konflikte innerhalb der Primärfamilie oder chronische Ehekonflikte den Verlauf der bipolaren affektiven Erkrankung negativ beeinflussen. Verschiedene Arbeitsgruppen publizierten Studien zum Thema »expressed emotion« (EE) im familiären Umfeld bipo-

larer Patienten (Miklowitz et al. 1988; Priebe et al. 1989; O'Connell et al. 1991). Die Resultate legen nahe, dass sog. Hoch-EE-Verhalten, also stark ausgeprägtes kritisches, feindseliges oder emotional übermäßig engagiertes (engl. »emotional overinvolvement«) Verhalten bei Eltern oder Ehepartnern bipolarer Patienten mit einer höheren Rückfallrate und mehr affektiver Symptomatik assoziiert ist. Die Ergebnisse der EE-Forschung bei bipolaren Patienten sind im Einklang mit Befunden zur EE-Forschung im Bereich der Schizophrenie zu sehen. Ausgehend von vielversprechenden Ergebnissen von familientherapeutischen Ansätzen bei Angehörigen schizophrener Patienten liegt es nahe, auch für die bipolare Erkrankung die Effektivität von familientherapeutischen Interventionen zu überprüfen.

4.4.3.1 Praktische Durchführung der FFT

Die Arbeitsgruppe um David J. Miklowitz hat bislang die umfangreichsten Untersuchungen zu familientherapeutischen Interventionen bei bipolaren Patienten und deren Angehörigen beschrieben. Die familienfokussierte Therapie (FFT) ist eine verhaltenstherapeutisch orientierte Familientherapie, die von Anfang an die Integration der Familie, der Partner oder anderer zentraler Bezugspersonen vorsieht. Es wird empfohlen, die Sitzungen mit zwei Therapeuten in der häuslichen Umgebung der Betroffenen mit ihren Angehörigen abzuhalten, um so die Beteiligung der gesamten Familie zu erlauben und den Transfer in den Alltag zu erleichtern.

Die FFT sieht 21 Sitzungen vor und umfasst neben einem psychoedukativen Teil ein Training von Kommunikations- und Problemlösefertigkeiten aller Beteiligten. Die Durchführung der FFT erfolgt in drei Modulen (Miklowitz et al. 2000): Zunächst erfolgt ein psychoedukativer Teil für den

Patienten und seine Angehörigen. Themen sind Symptomatik und Verlauf, Ursachen und Behandlungsmöglichkeiten der Bipolaren Erkrankung. Das Vulnerabilitäts-Stress-Modell wird ebenso erklärt wie die Bedeutung der medikamentösen Compliance. Es werden die individuellen Frühwarnsymptome des Patienten erarbeitet und Antirezidiv-Strategien besprochen. Ziel ist es, dysfunktionale Vorstellungen aller Familienmitglieder über die Störung abzubauen und dadurch eine Basis für das Kommunikations- und Problemlösetraining zu schaffen. Die Familie soll erleben, dass sie eine gewisse Kontrolle über die Situation hat und auf potenziell schwierige Situationen in der Zukunft durch das Erlernen bestimmter Strategien vorbereitet ist. Außerdem wird ein Rückfallpräventionsplan anhand der identifizierten Prodromalsymptome erarbeitet und geklärt, welche Rolle jedes einzelne Mitglied in der Familie einnehmen kann, wenn sich Frühwarnsignale andeuten.

Im zweiten Modul erfolgt für Patienten und Familienangehörige ein Kommunikationstraining, um besser mit familiären Konfliktsituationen umzugehen. Das Kommunikationstraining umfasst Elemente wie aktives Zuhören, Rollenspiele, Einüben von positivem/negativem Feedback. Das dritte Modul beinhaltet ein Problemlösetraining, ausgehend von aktuellen Problemen des Patienten (zum Beispiel die Frage eines Arbeitsplatzwechsels). Neben dem allgemeinen Problemlöseansatz werden die Angehörigen in den Prozess integriert und die Problemlösung wird von allen Beteiligten getragen.

4.4.4 Interpersonelle und Soziale Rhythmustherapie (IPSRT)

Die IPSRT ist eine Adaptation der interpersonellen Psychotherapie, die auf Klerman et al. (1984) zurückgeht, und die um den Aspekt der Sozialen Rhythmustherapie ergänzt

wurde (Frank 2005). Die IPSRT bezieht sich vorwiegend auf das pathogenetische Modell von Goodwin und Jamison (1990). Diese Autoren sehen bei den Betroffenen eine besondere Vulnerabilität im Hinblick auf die Störung zirkadianer Rhythmen (sog. Zeitgeber). Goodwin und Jamison betonen in ihrem Modell das Ineinandergreifen von biologischem System und psychosozialen Faktoren und postulieren drei Mechanismen, über die es zu Rückfällen der Bipolaren Erkrankung kommen kann: Belastende Lebensereignisse, Störung von zirkadianen Rhythmen sowie medikamentöse Non-Compliance. Ein psychosozialer Stressor (life event) könnte dann gemäß des soeben skizzierten Modells zu einer Störung des sozialen Lebensrhythmus führen, woraus eine Störung der zirkadianen Stabilität und schließlich ein Rückfall einer bipolar affektiven Episode entstehen können. Der hierauf basierende Therapieansatz der IPSRT legt einen besonderen Schwerpunkt auf den sozialen Lebensrhythmus des Patienten, der mit Hilfe verhaltenstherapeutischer und interpersoneller Interventionen reguliert wird.

4.4.4.1 Praktische Durchführung der IPSRT

Die IPSRT versucht, über drei Mechanismen eine Phasenprophylaxe und ein Symptommanagement zu erreichen:

(1) durch einen verantwortungsbewussten Umgang mit Medikamenten
(2) durch eine Stabilisierung der sozialen Rhythmen bzw. eine Erhöhung der Regelmäßigkeit der täglichen Lebensführung (z.B. Tagesstruktur, Schlaf-Wach-Rhythmus, soziale Stimulation)
(3) durch eine Reduktion interpersoneller Schwierigkeiten

Die IPSRT ist eine strukturierte und manualgeleitete Einzelintervention (Frank 2005;

127

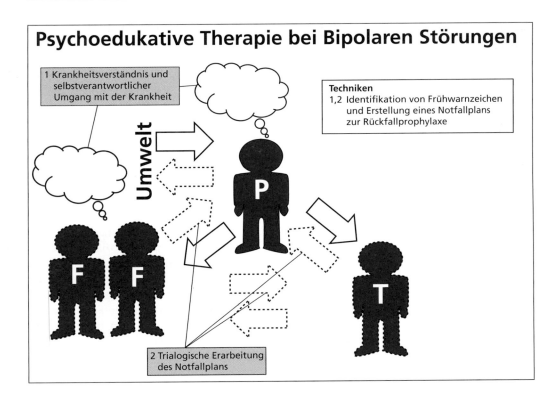

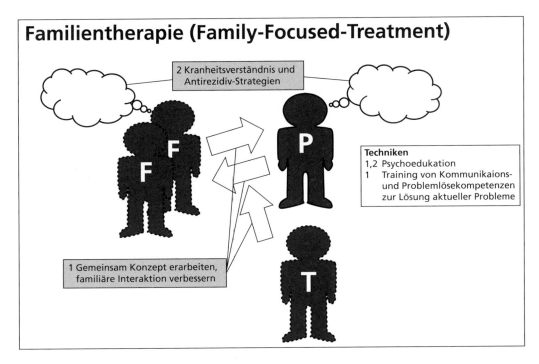

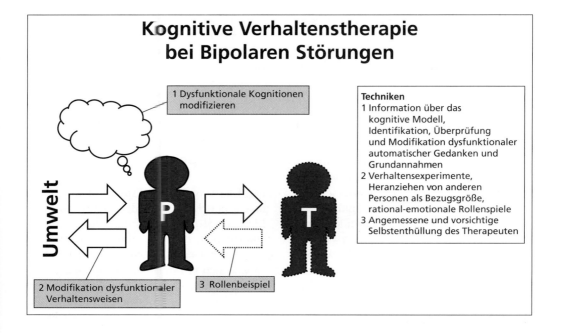

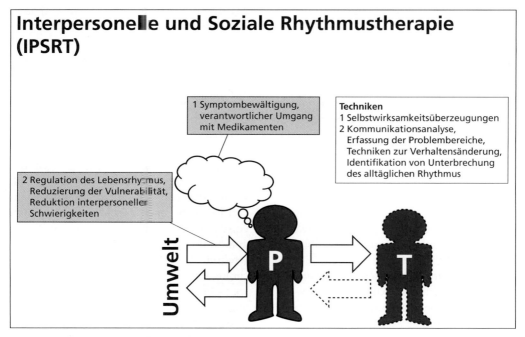

Abb. 5.4: Vergleich der Grundprinzipien verschiedener Methoden zur Behandlung bipolarer Störungen; Symbole: Wolke: Kognitionen; Pfeile: Interaktionen; P: Patient; T: Therapeut; F: Familienmitglied

Frank et al. 2005), die aus vier Phasen besteht:

(1) Die Initialphase, die auch direkt im Anschluss an eine akute Episode einsetzen kann, umfasst vier Sitzungen. Die wöchentlich stattfindenden Sitzungen dienen dazu, die Krankheitsgeschichte unter besonderer Berücksichtigung von Veränderungen oder Unterbrechungen der alltäglichen Routine sowie interpersonellen Aspekten zu erfassen, die Betroffenen über die Erkrankung aufzuklären, die wichtigsten Problembereiche (Trauer über Verluste, zwischenmenschliche Konflikte, Rollenwechsel oder interpersonelle Defizite) zu identifizieren und der Einführung eines Selbstbeobachtungsinstruments zur Erfassung des sozialen Rhythmus (»Social Rhythm Metric«). Ziel der »Social Rhythm Metric« ist, den alltäglichen Lebensrhythmus zu erfassen, um dann später darauf aufbauend entsprechende Interventionen abzuleiten.

(2) In der zweiten Phase geht es um Symptommanagement und interpersonelle Problembereiche. Bei der Entwicklung des Symptommanagements liegt der Fokus auf einer Stabilisierung des Alltags (z. B. Schlafenszeiten, Arbeitszeiten etc.), Identifikation von Unterbrechungen des alltäglichen Rhythmus (z. B. Ausmaß sozialer Stimulation, Arbeitsanhäufung) sowie Aufrechterhalten einer Balance. Bei der Bearbeitung des interpersonellen Problembereichs kommen unterschiedliche Interventionen (z. B. Rollenwechsel, Problemlösen, Kommunikation) zur Anwendung.

(3) In der dritten Therapiephase stehen Stabilisierung und Stärkung der Selbstwirksamkeitsüberzeugungen im Fokus sowie die selbständige Anwendung des Erlernten außerhalb des Therapierahmens.

(4) Die Schlussphase befasst sich mit der Planung für die Zukunft, Krisen und Notfällen. Es werden monatliche oder vierteljährliche Auffrischsitzungen vereinbart, die sich über mehrere Jahre erstrecken können (▶ Abb. 5.4 auf Seite 128)

4.5 Störungsspezifische Behandlung aus Verfahrensperspektive

Die Übertragung der Prinzipien und Techniken der KVT von der Depression auf Bipolare Störungen erfolgte aufgrund der empirischen Befunde, dass Patienten mit unipolaren Depressionen und Bipolaren Störungen sich in ihren Verhaltens- und Denkmustern (z. B. überzogene Selbstkritik, Perfektionismus, interpersonelle Sensitivität, Attributionsstil), die das Auftreten affektiver Symptome begünstigen, nicht unterscheiden (z. B. Alloy et al. 2006). Das kognitive Modell von Beck mit seinen Implikationen für das Zusammenspiel von Denken, Verhalten und Emotionen erwies sich deswegen nützlich für das Verständnis von Depression und Manie. Ähnliche Überlegungen lagen der Adaptation der IPT auf Bipolare Störungen zugrunde (Frank 2005), nur dass der Fokus hier nicht auf Gedanken und zugrundeliegenden Überzeugungen und Schemata liegt, sondern auf interpersonellen Problemen oder Defiziten. Ergänzt wurde die IPT vor allem im Hinblick auf Überlegungen der sozialen Zeitgebertheorie (Ehlers et al. 1988), die sich vor allem als interessant für die Suche nach potenziellen Auslösern von Manien als fruchtbar erwies (z. B. Transatlantikflüge, Schichtarbeit, Arbeitsplatzwechsel). Psychoanalytische und tiefenpsychologisch fundierte Psychotherapie kommen ebenfalls bei Patienten mit Bipolaren Störungen zur Anwendung, aber es gibt unseres Wissens kein entsprechendes Manual oder spezifisches Störungsmodell für Bipolare Störungen. Im Vordergrund steht hier die Halt gewährende therapeutische Beziehung, die es erlauben soll, die aufgrund der Biographie entstandenen unbewussten Konflikte und dysfunktionale Beziehungsmuster zu bearbeiten.

4.6 Beziehungsgestaltung

Entscheidend für jede psychotherapeutische Behandlung ist die aktive Erarbeitung und Aufrechterhaltung einer tragfähigen therapeutischen Beziehung, die im Falle der Bipolaren Störungen es auch erlaubt, phasenübergreifend einerseits stabil, andererseits aber auch flexibel zu sein. Eine akzeptierende und empathische Haltung sowie Wertschätzung, die nicht an Bedingungen geknüpft sind, sind eine Grundvoraussetzung dafür, dass sich der Patient verstanden und als gleichwertig behandelt fühlen kann. Diese Aussagen klingen selbstverständlich, aber speziell in der Hypomanie und Manie, wenn die Betroffenen gegenüber Behandlern selbstbewusster, kritischer, fordernder oder sogar gereizter auftreten, wird schnell deutlich, inwieweit die Patienten sich wirklich akzeptiert und verstanden fühlen und inwieweit Behandler ihr Gegenüber wirklich als gleichwertig wahrnehmen und behandeln. Wenn akute Selbst- oder Fremdgefährdung bestehen, ist dringender Handlungsbedarf gegeben, aber aus psychotherapeutischer Sicht ist es ansonsten entscheidend, dass Patienten auch in der Manie oder Hypomanie erleben, dass sie ernst genommen und als autonom agierende Personen behandelt werden. Dies kann unter Umständen erfordern, als Behandler vorübergehend Verhaltensweisen zu tolerieren oder nur behutsam anzusprechen, die man normalerweise nicht hinnehmen würde. Solange kein Konsens in der Behandlungssituation erzielt ist, sind Konfrontationen mit Labels wie »Manie«, »manisch« oder »krank« zu vermeiden, da sie fast immer ein Gefälle in der eingeschätzten Urteils- und Einsichtsfähigkeit zwischen Experte/ Therapeut und Patient vermittelt. Dieses Gefälle mag in der Situation de facto existieren, aber es explizit zu machen, ist für die therapeutische Beziehung kritisch und kann dazu führen, dass Reaktanz und Reizbarkeit auf Seiten der Betroffenen zunehmen und die Bereitschaft zur Zusammenarbeit abnimmt.

5 Integration in den Gesamtbehandlungsplan

5.1 Behandlungskontext

Grundsätzlich können alle in diesem Kapitel beschriebenen Techniken und Methoden sowohl im ambulanten als auch stationären Setting durchgeführt werden. Da die meisten Verfahren auf eine Verhinderung affektiver Episoden und subsyndromaler Symptome abzielen, kommen die meisten psychotherapeutischen Anwendungen jedoch im ambulanten Setting zur Anwendung.

5.1.1 Psychotherapie der akuten Manie

Psychotherapie in manischen oder hypomanischen Zuständen zu beginnen oder fortzusetzen, scheint auf den ersten Blick abwegig und wenig erfolgversprechend. Dies kann jedoch unter bestimmten Bedingungen sinnvoll sein. Erstens, wenn die akute manische Symptomatik im Rahmen einer bereits bestehenden Psychotherapie auftritt, ist es wichtig, den Kontakt zu halten und die therapeutische Beziehung zu nutzen, um entweder motivationale Voraussetzungen für eine Veränderung zu schaffen oder gemeinsam entsprechende Veränderungen einzuleiten (z. B. durch den Einsatz bereits erarbeiteter kognitiver und/oder verhaltensnaher Strategien). Zweitens kann es sein, dass Betroffene auch gezielt in diesem Zustand Hilfe aufsuchen, wenn frühere Manien für das Individuum katastrophale Konsequenzen hatten und sich in die Euphorie Ängste und Befürchtungen mischen. Insbesondere im zweiten Fall ist aus klinischer Erfahrung damit zu rechnen, dass Angehörige oder andere wichtige Bezugspersonen entweder den Kontakt zu den Therapeuten initiieren oder ebenfalls zum vereinbarten Termin erscheinen. Im Idealfall und wenn die Betroffenen zustimmen, ist der Einbezug der Angehörigen in diesem Fall von großem Nutzen und erhöht die Erfolgschancen der Behandlung.

Eine psychotherapeutische Begleitung in hypomanischen und manischen Zuständen zielt einerseits auf eine Stabilisierung und Reduktion der Symptomatik bei den Betroffenen selbst hin (z. B. durch Stimuluskontrolle, Aktivitätsplan, Reduktion von Stimulation, Strategien zur Energieabfuhr), aber sie kann auch helfen, die emotionale Expressivität in Familie und Partnerschaften zu reduzieren oder vor einer Eskalation zu schützen. Ein Einüben von klaren Kommunikationsregeln – idealerweise unter Einbezug der Bezugspersonen in der Therapie – ist hierbei hilfreich, auch und vor allem unter Berücksichtigung von potenziell reizbar-aggressivem Verhalten (Miklowitz und Goldstein 1997; Meyer und Hautzinger 2004; Miklowitz 2010).

Die Qualität der therapeutischen Beziehung bzw. des Arbeitsbündnisses von Patient und Therapeut trägt signifikant zur Erklärung positiver Therapieeffekte bei und gilt als einer der wichtigsten, unspezifischen Behandlungsfaktoren. Der zentrale Befund einer systematischen Übersicht liegt darin, dass der Effekt von Psychotherapie zu einem beträchtlichen Teil nicht auf für das jeweilige Psychotherapieverfahren spezifische Faktoren, sondern auf die therapeutische Beziehung zurückzuführen war (Churchill et al. 2001). Die Relevanz unspezifischer Faktoren wie die therapeutische Beziehung, Kriseninterventionen, emotionale Unterstützung und Selbstbeobachtung erklärt auch, warum die von Meyer und Hautzinger (2012) durchgeführte Studie zur Evaluation der KVT im Vergleich zu einer in Häufigkeit und Intensität vergleichbaren supportiven Therapie keine Unterschiede in den Rezidivraten im Katamnesezeitraum fand. Insofern können auch andere als die in diesem Kapitel ausführlich beschriebenen Psychotherapie-Methoden möglicherweise hilfreich sein, doch liegen dazu keine Untersuchungen unter Einschluss von Patienten mit einer Bipolaren Störung vor. Dabei ist es von entscheidender Bedeutung, dass das Team der Behandler die Beziehung zum Patienten möglichst phasenübergreifend hält und gestaltet.

Die Hemmschwelle für Patienten, sich bei einem Rückfall erneut in (stationäre) Behandlung zu geben, ist geringer, wenn der Patient sein Behandlungsteam bereits kennt, und auch für die Behandler ist die Kenntnis der Vorgeschichte durch eigene frühere oder kontinuierliche Behandlungen hilfreich. Häufig berichten Patienten, dass es dabei weniger auf die Anzahl der Kontakte im Stationsalltag (regelmäßige Visiten oder intermittierende Kontakte) ankommt, als vielmehr auf die Qualität der Beziehung in diesen Kontakten, den Rapport zwischen Behandler und Patient. Ferner ist für die Patienten sowohl im stationären Setting wie insbesondere nach ihrer Entlassung aus der stationären Behandlung die Erreichbarkeit ihres Behandlers insbesondere in Krisenzeiten von großer Bedeutung. Jeder Therapeut sollte sich dessen Wichtigkeit bewusst sein und sich genau überlegen, inwieweit er dem Patienten seine verlässliche Erreichbarkeit (oder die seines Vertreters/ Behandlungsteams) zusichern kann.

5.1.2 Integrative Ansätze

Da die gegenwärtige Datenlage zeigt, dass sowohl individualtherapeutische Ansätze (IPSRT und KVT) als auch familientherapeutische Ansätze vielversprechend in der Reduktion der Rückfallraten und der affektiven Symptomatik sind, liegt es nahe, in einem integrativen Ansatz die – idealerweise additive – Wirksamkeit von Psychotherapie in der Kombination von zwei oder mehreren Verfahren zu überprüfen. Eine kürzlich publizierte Pilotstudie (offenes Design) von Miklowitz et al. (2003b) untersuchte die Kombination von FFT und IPSRT bei bipolaren Patienten (n = 30). Die Patienten im Experimentalarm erhielten über zwölf Monate abwechselnd (14-tägig) entweder IPSRT oder FFT, insgesamt ca. 50 Sitzungen. Die Kontrollgruppe erhielt clinical management sowie zwei Familiensitzungen mit psychoedukativen Elementen. Es zeigte sich während des 12-monatigen Behandlungszeitraums ein Trend zu einem längeren rückfallfreien Intervall im Experimentalarm sowie eine größere Reduktion von depressiver Symptomatik im selben Behandlungsarm.

5.2 Interaktion mit biologischen Therapieverfahren

Psychotherapie bei Bipolaren Störungen wird in der überwiegenden Zahl der Behandlungsfälle in Ergänzung zur Pharmakotherapie, also in Kombination mit derselben, im Rahmen der Akutbehandlung, zur Erhaltung und Stabilisierung und vor allem zur Verhinderung neuer Krankheitsepisoden eingesetzt. Psychotherapie wird also im Regelfall als Ergänzung und nicht als Alternative zur Medikation (Psychopharmakotherapie) angesehen. Keine angemessene akute und/oder phasenprophylaktische Pharmakotherapie anzubieten, ist aus heutiger Sicht therapeutisch nicht vertretbar (Goodwin and Jamison 2007). Andererseits können die Nebenwirkungen der Medikamente subjektiv unerwünschte Auswirkungen haben, was die Motivation, diese zu nehmen, gefährdet. Das Thema »Medikamente«, deren Nutzen und Gefahren, ihr »Für und Wider« nimmt daher einen großen Raum in der begleitenden Psychoedukation und Psychotherapie ein. Dies erfordert von Psychotherapeuten gute und aktuelle Kenntnisse über die Psychopharmakotherapie Bipolarer Störungen und die Bereitschaft zur multiprofessionellen Zusammenarbeit. Als Teil eines Gesamtbehandlungsplans kommen in Abhängigkeit von den Bedürfnissen der Betroffenen zusätzlich Ergo-, Kunst-, Musik- oder Tanztherapie und Sport (körperliche Aktivität) als Erfahrungserweiterungen, zur Erlebensaktivierung und zur Kompetenzerweiterung zum Einsatz.

Literatur

Alloy LB, Abramson LY, Walshaw PD, Neeren M (2006) Cognitive vulnerability to unipolar and bipolar mood disorders. J Soc Clin Psychol 25:726–754.

American Psychiatric Association (1994) Diagnostic and Statistiscal Manual of Mental Disorders (4th. Revision). Washington: Amercian Psychiatric Press.

Angst J, Gamma A, Benazzi F, Ajdacic V, Eich D, Rossler W (2003) Toward a re-definition of subthreshold bipolarity: epidemiology and proposed criteria for bipolar-II, minor bipolar disorders and hypomania. J Affect Disord 73:133–146.

Angst J, Adolfsson R, Benazzi F, Gamma A, Hantouche E, Meyer TD, Skeppar P, Vieta E, Scott J (2005) The HCL-32: Towards a self-assessment tool for hypomanic symptoms in outpatients. J Affect Disord 84:217–233.

Angst J, Azorin JM, Bowden CL, Perugi G, Vieta E, Gamma A, Young AH (2011) Prevalence and characteristics of undiagnosed bipolar disorders in patients with a major depressive episode: the BRIDGE study. Arch Gen Psychiatry 68:791–798.

Bauer M (2012) Neue evidenz- und konsensbasierte S3-Leitlinie zur Diagnostik und Therapie bipolarer Störungen. Nervenarzt 83:564–567.

Bauer M, Helmchen H (2000) Allgemeine Behandlungsprinzipien bei depressiven und manischen Störungen. In: Helmchen H, Henn F, Lauter H, Sartorius N (Hrsg.) Psychiatrie der Gegenwart. Berlin, Heidelberg, New York: Springer, S. 475–493.

Bauer M, Grof P, Gyulai L, Rasgon N, Glenn T, Whybrow PC (2004) Using technology to improve longitudinal studies: self-reporting with ChronoRecord in bipolar disorder. Bipolar Disord 6:67–74.

Bauer M, Wilson T, Neuhaus K, Sasse J, Pfennig A, Lewitzka U, Grof P, Glenn T, Rasgon N, Bschor T, Whybrow PC (2008) Self-reporting software for bipolar disorder: validation of ChronoRecord by patients with mania. Psychiatry Res 159:359–366.

Bäuml J, Pitschel-Walz G (2003) Psychoedukative Informationsentwicklung: Pflicht und Kür. In: Psychoedukation bei schizophrenen Erkrankungen, Bäuml J, Pitschel-Walz G (Hrsg.) Stuttgart: Schattauer, S. 101–123.

Beck JS (1995) Cognitive Therapy: Basics and Beyond. New York: Guilford.

Beesdo K, Höfler M, Leibenluft E, Lieb R, Bauer M, Pfennig A (2009) Mood episodes and mood disorders: patterns of incidence and conversion in the first three decades of life. Bipolar Disord 11:637–649.

Beynon S, Soares-Weiser K, Woolacott N, Duffy S, Geddes J (2008) Psychosocial interventions for the prevention of relapse in bipolar disorder: systematic review of controlled trials. Brit J Psychiatry 192:5–11.

Calabrese JR, Kasper S, Johnson G, Tajima O, Vieta E, Yatham LN, Young AH (2004) International consensus group on bipolar I depression treatment guidelines. J Clin Psychiatry 65:571–579.

Churchill R, Hunot V, Corney R, Knapp M, McGuire H, Tylee A, Wessely S (2001) A systematic review of controlled trials of the effectiveness and cost-effectiveness of brief psychological treatments for depression. Health Technol Assess 5:1–173.

Colom F, Vieta E, Martinez-Aran A, Reinares M, Goikolea JM, Benabarre A, Torrent C, Comes M, Corbella B, Parramon G, Corominas J (2003a) A randomized trial on the efficacy of group psychoeducation in the prophylaxis of recurrences in bipolar patients whose disease is in remission. Arch Gen Psychiatry 60:402–407.

Colom F, Vieta E, Reinares M, Martinez-Aran A, Torrent C, Goikolea JM, Gasto C (2003b) Psychoeducation efficacy in bipolar disorders beyond compliance enhancement. J Clin Psychiatry 64:1101–1105.

Colom F, Vieta E, Sanchez-Moreno J, et al. (2004) Psychoeducation in bipolar patients with comorbid personality disorders. Bipolar Disord 6:294–298.

Colom F, Vieta E, Sanchez-Moreno J, Goikolea JM, Popova E, Bonnin CM, Scott J (2008) Psychoeducation for bipolar II disorder: An exploratory, 5-year outcome subanalysis. J Affect Disord.

Colom F, Vieta E, Sanchez-Moreno J, Palomino-Otiniano R, Reinares M, Goikolea JM, Benabarre A, Martinez-Aran A (2009) Group psychoeducation for stabilised bipolar disorders: 5-year outcome of a randomised clinical trial. Br J Psychiatry 194:260–265.

DGBS eV., DGPPN eV. (2012) S3-Leitlinie zur Diagnostik und Therapie Bipolarer Störungen. Langversion 1.0, Mai 2012.

Duffy A, Alda M, Crawford L, Milin R, Grof P (2007) The early manifestations of bipolar disorder: a longitudinal prospective study of the offspring of bipolar parents. Bipolar Disord 9:828–838.

D'Zurilla TJ, Goldfried MR (1971) Problem solving and behavior modific ation. J Abnorm Psychol 78:107–126.

Ehlers CL, Frank E, Kupfer DJ (1988) Social Zeitgebers and biological rhythms. Arch Gen Psychiatry 45:948–952.

Erfurth A, Dobmeier M, Zechendorff M (2005) Kurpsychoedukation für Bipolare Patienten: Das einfach Kurzprogramm in 6 Modulen. Stuttgart: Thieme.

Frank E (2005) Treating Bipolar Disorder. A Clinician's Guide to Interpersonal and Social Rhythm Therapy. New York: Guilford.

Frank E, Hlastala S, Ritenour A, Houck P, Tu XM, Monk TH, Mallinger AG, Kupfer DJ (1997) Inducing lifestyle regularity in recovering bipolar patients: results from the maintenance therapies in bipolar disorder protocol. Biol Psychiatry 41:1165–1173.

Frank E, Swartz HA, Mallinger AG, Thase ME, Weaver EV, Kupfer DJ (1999) Adjunctive psychotherapy for bipolar disorder: effects of changing treatment modality. J Abnorm Psychol 108:579–587.

Frank E (2005) Treating Bipolar Disorder. A Clinician's Guide to Interpersonal and Social Rhythm Therapy. New York: Guilford.

Frank E, Kupfer DJ, Thase, ME, Mallinger AG, Swartz, HA, Fagiolini AM, Grochocinski V, Houck P, Scott J, Thompson W, Monk T (2005) Two-year outcomes for Interpersonal and Social Rhythm Therapy in individuals with bipolar I disorder. Arch Gen Psychiatry 62:996–1004.

Goodwin F, Jamison K (1990) Manic-depressive illness. New York: Oxford University Press.

Goodwin GM for the British Association for Psychopharmacology (2003) Evidence-based guidelines for treating bipolar disorder: recommendations from British Association for Psychopharmacology. J Psychopharmacology 17: 149–173.

Goodwin FK, Jamison KR (2007) Manic-Depressive Illness: Bipolar Disorders and Recurrent Depression (Second edition). New York: Oxford University Press.

Haack S, Pfennig A, Bauer M (2010) Bipolare Depression. Epidemiologie, Ätiopathogenese und Verlauf. Nervenarzt 81:525–530.

Hautzinger M, Meyer TD (2002) Diagnostik affektiver Störungen (Kompendium Psychologische Diagnostik, Band 3). Göttingen: Hogrefe.

Hautzinger M, Meyer TD (2007) Psychotherapie bei bipolaren affektiven Störungen. Ein systematischer Überblick kontrollierter Interventionsstudien. Nervenarzt 73(11):1248–1260.

Hautzinger M, Meyer TD (2011) Bipolare affektive Störungen. Fortschritte der Psychotherapie, Hogrefe: Göttingen.

Hirschfeld RMA, Williams JBW, Spitzer RL, Calabrese JR, Flynn L, Keck Jr. PE, Lewis L, McElroy SL, Post RM, Rapport DJ, Russell JM, Sachs GS, Zajecka J (2000) Development and validation of a screening instrument for bipolar spectrum disorder: The Mood Disorder Questionnaire. Am J Psychiatry 157:1873–1875.

Jones SH, Bentall RP (2008) A review of potential cognitive and environmental risk markers in children of bipolar parents. Clin Psychol Rev 28:1083–1095.

Judd LL, Akiskal HS, Schettler PJ, Endicott J, Maser J, Solomon DA, Leon AC, Rice JA,

Keller MB (2002) The long-term natural history of the weekly symptomatic status of bipolar I disorder. Arch Gen Psychiatry 59:530–537.

Klerman GL, Weissman MM, Rounsaville BJ, Chevron ES (1984) Interpersonal psychotherapy of depression. New York: Basic Books.

Lam D, Jones S, Hayward P, Bright J (1999) Cognitive therapy for bipolar disorders: a therapist's guide to concepts, methods and practice. Chichester, USA: Wiley.

Lam DH, Watkins ER, Hayward P, Bright J, Wright K, Kerr N, Parr-Davis G, Sham P (2003) A randomized controlled study of cognitive therapy for relapse prevention for bipolar affective disorder. Arch Gen Psychiatry 60: 145–152.

Lam DH, Hayward P, Watkins ER, Wright K, Sham P (2005) Relapse prevention in patients with bipolar disorder: cognitive therapy outcome after 2 years. Am J Psychiatry 162: 324–329.

Leopold K, Ritter P, Correll CU, Marx C, Ozgürdal S, Juckel G, Bauer M, Pfennig A (2011) Risk constellations prior to the development of bipolar disorders: Rationale of a new risk assessment tool. J Affect Disord 136:1000–1010.

Madigan K, Egan P, Brennan D, Hill S, Maguire B, Horgan F, Flood C, Kinsella A, O'Callaghan E (2012) A randomised controlled trial of carer-focussed multi-family group psychoeducation in bipolar disorder. Eur Psychiatry 27 (4):281–294.

Malhi GS, Bargh DM, McIntyre R, Gitlin M, Frye MA, Bauer M, Berk M (2012) Balanced efficacy, safety, and tolerability recommendations for the clinical management of bipolar disorder. Bipolar Disord 14(2):1–21.

Marneros A, Angst J (2000) Preface. In: Marneros A, Angst J (Hrsg.) Bipolar Disorders. 100 years after manic depressive insanity. Dordrecht: Kluwer, S. xv-xvii.

Merikangas KR, Akiskal HS, Angst J, Greenberg PE, Hirschfeld RM, Petukhova M, Kessler RC (2007) Lifetime and 12-month prevalence of bipolar spectrum disorder in the National Comorbidity Survey replication. Arch Gen Psychiatry 64:543–552.

Meyer TD, Hautzinger M (2004) Manisch depressive Störungen – Kognitive Verhaltenstherapie zur Rückfallprophylaxe. Weinheim: Beltz.

Meyer TD, Hautzinger M (2012) Cognitive behavior therapy and supportive therapy for bipolar disorder. Relapse rates for treatment period and 2 year follow-up? Psychological Medicine.

Meyer TD, Bernhard B, Born C, Fuhr K, Gerber S, Schaerer L, Langosch J, Pfennig A, Sasse J, Scheiter S, Schöttle D, van Calker D, Wolkenstein L, Bauer M (2011) The hypomania checklist – 32 and the mood disorder questionnaire as screening tools – going beyond samples of purely mood disordered patients. J Affect Disord 128:291–298.

Meyer TD, Bauer M (2011) Bipolare Störungen. In: Wittchen HU, Hoyer J (Hrsg.) Klinische Psychologie und Psychotherapie. Berlin, Heidelberg: Springer, S. 857–877.

Miklowitz DJ (2010) Bipolar disorder. A family-focused treatment approach (2nd edition). New York: Guilford.

Miklowitz DJ, Goldstein MJ, Nuechterlein KH, Snyder KS, Mintz J (1988) Familiy factors and the course of bipolar affective disorder. Arch Gen Psychiatry 45:225–231.

Miklowitz DJ, Goldstein MJ (1997) Bipolar disorder. A family-focused treatment approach. New York: Guilford.

Miklowitz DJ, Simoneau TL, George EL, Richards JA, Kalbag A, Sachs-Ericsson N, Suddath R (2000) Family-focused treatment of bipolar disorder: 1-year effects of a psychoeducational program in conjunction with pharmacotherapy. Biol Psychiatry 48:582–592.

Miklowitz DJ, George EL, Richards JA, Simoneau TL, Suddath RL (2003a) A randomized study of family-focused psychoeducation and pharmacotherapy in the outpatient management of bipolar disorder. Arch Gen Psychiatry 60:904–912.

Miklowitz DJ, Richards JA, George EL, Frank E, Suddath RL, Powell KB, Sacher JA (2003b) Integrated family and individual therapy for bipolar disorder: results of a treatment development study. J Clin Psychiatry 64:182–191.

Miklowitz DJ, Otto MW, Frank E, Reilly-Harrington NA, Kogan JN, Sachs GS, Thase ME, Calabrese JR, Marangell LB, Ostacher MJ, Patel J, Thomas MR, Araga M, Gonzalez JM, Wisniewski SR (2007a) Intensive psychosocial intervention enhances functioning in patients with bipolar depression: results from a 9-month randomized controlled trial. Am J Psychiatry 164:1340–1347.

Miklowitz DJ, Otto MW, Frank E, Reilly-Harrington NA, Wisniewski SR, Kogan JN, Nierenberg AA, Calabrese JR, Marangell LB, Gyulai L, Araga M, Gonzalez JM, Shirley ER, Thase ME, Sachs GS (2007b) Psychosocial treatments for bipolar depression: a 1-year randomized trial from the Systematic Treatment Enhancement Program. Arch Gen Psychiatry 64:419–426.

Miller IW, Solomon DA, Ryan CE, Keitner GI (2004) Does adjunctive family therapy enhance recovery from bipolar I mood episodes? J Affect Disord 82(3):431–436.

O'Connell RA, Mayo JA, Flatow L, Cuthbertson B, O'Brien BE (1991) Outcome of bipolar disorder on long-term treatment with lithium. Br J Psychiatry 159:123–129.

Peet M, Harvey NS (1991) Lithium maintenance, 1: A standard education program for patients. Br J Psychiatry 158:197–200.

Perlick DA, Miklowitz DJ, Lopez N, Chou J, Kalvin C, Adzhiashvili V, Aronson A (2010) Family-focused treatment for caregivers of patients with bipolar disorder. Bipolar Disord 12:627–637.

Perry AN, Tarrier N, Morris R, Mc Carthy K, Limb K (1999) Randomised controlled trial of efficacy of teaching patients with bipolar disorder to identify early symptoms of relapse and obtain treatment. Br Med J 318:149–153.

Pfennig A, Bschor T, Baghai T, Bräunig P, Brieger P, Falkai P, Geissler D, Gielen R, Giesler H, Gruber O, Kopp I, Meyer TD, Möhrmann KH, Muche-Borowski C, Padberg F, Scherk H, Strech D, Bauer M (2012a) S3-Leitlinie zur Diagnostik und Therapie bipolarer Störungen – Entwicklungsprozess und wesentliche Empfehlungen. Nervenarzt 83:568–586.

Pfennig A, Corell CU, Leopold K, Juckel G, Bauer M (2012b) Früherkennung und Frühintervention bei bipolaren Störungen. Forschungsstand und Perspektiven. Nervenarzt 83:897–902.

Priebe S, Wildgrube C, Muller-Oerlinghausen B (1989) Lithium prophylaxis and expressed emotion. Br J Psychiatry 154:396–399.

Rea MM, Tompson M, Miklowitz DJ, Goldstein MJ, Hwang S, Mintz J (2003) Family focused treatment vs individual treatment for bipolar disorder: results of a randomized controlled clinical trial. J Consult Clin Psychol 71:482–492.

Reinares M, Colom F, Sanchez-Moreno J, Torrent C, Martinez-Aran A, Comes M, Goikolea JM, Benabarre A, Salamero M, Vieta E (2008) Impact of caregiver group psychoeducation on the course and outcome of bipolar patients in remission: a randomized controlled trial. Bipolar Disord 10:511–519.

Schaub A, Bernhard B, Gauck L (2004) Kognitiv-psychoedukative Therapie bei bipolaren Erkrankungen: Ein Therapiemanual. Göttingen. Hogrefe.

Schläpfer T, Bauer M (2012) Bipolare Störungen (ICD-10 F3). In: Voderholzer U, Hohagen F

(Hrsg.) Therapie psychischer Erkrankungen. State of The Art. München: Elsevier, S. 189–210.

Scott J, Paykel E, Morriss R, Bentall R, Kinderman P, Johnson T, Abbott R, Hayhurst H (2006) Cognitive behavioural therapy for severe and recurrent bipolar disorders: A randomized controlled trial. Br J Psychiatry 188:313–320.

Solomon DA, Keitner GI, Ryan Cem Kelley J, Miller IW (2008) Preventing recurrence of bipolar I mood episodes and hospitalizations: family psychotherapy plus pharmacotherapy versus pharmacotherapy alone. Bipolar Disord 10:798–805.

Weltgesundheitsorganisation (2000) Internationale Klassifikation psychischer Störungen. ICD-10, Kapitel V. Bern: Huber.

Zaretsky A, Lancee W, Miller C, Harris A, Parikh SV (2008) Is cognitive-behavioural therapy more effective than psychoeducation in bipolar disorder? Can J Psychiatry 53:441–448.

6 Schizophrenie

Stefan Klingberg und Andreas Wittorf

1 Lernziele

In der Wahrnehmung vieler Psychiater und Psychotherapeuten scheint Psychotherapie bei schizophrenen Psychosen noch immer ein marginales Thema zu sein. In der Behandlung geht es oft ausschließlich um die Wahl des richtigen Medikaments und die Frage, wo der Patient im sozialpsychiatrischen Hilfesystem einen Platz findet. In diesem Beitrag wird auf der Basis des aktuellen wissenschaftlichen Kenntnisstandes herausgearbeitet, dass moderne Psychotherapie nicht unwirksam oder gar gefährlich, sondern ein unverzichtbarer Bestandteil einer wirksamen und leitliniengerechten Behandlung ist.

2 Störungsdefinition

2.1 Epidemiologie und Verlauf schizophrener Psychosen

Die meisten Beschreibungen der schizophrenen Symptomatologie in den Lehrbüchern der Psychiatrie beziehen sich primär auf die Akutphase. Entsprechend der häufig verwendeten Unterteilung der Symptomatik in Positiv- und Negativ-Symptome dominiert in dieser Phase die Positiv-Symptomatik. Sie ist hier vollständig ausgeprägt und bestimmt in der Akutphase das klinische Bild.

Die Erkrankung beginnt jedoch nicht in der Akutphase, sondern in den meisten Fällen viel früher. Studien zum Prodromalstadium der Schizophrenie vor der Ersterkrankung zeigen, dass etwa 75 % der Patienten in einem Zeitraum von mehr als fünf Jahren vor der Ersthospitalisation psychische Beschwerden aufweisen (Häfner und an der Heiden 1999). Das durchschnittliche Alter beim Auftreten erster Symptome liegt bei 22,5 (Männer) bzw. 25,4 Jahren (Frauen).

Die Stabilisierungsphase, die sich über einen Zeitraum bis etwa sechs Monate nach der akuten Phase erstreckt, ist zunächst geprägt durch einen Rückgang der psychotischen Symptome. Positiv-Symptome sind bei den meisten Patienten unter der antipsychotischen Medikation abgeklungen, bei einigen Patienten bestehen abgeschwächte Positiv-Symptome fort. Negativ-Symptome sind bei der überwiegenden Zahl von Patienten noch vorhanden (Arndt et al. 1995).

Prospektive Studien zur Frage der individuellen Rezidivgefährdung weisen auf ein hohes Rückfallrisiko hin. Bei Robinson et al. (1999) lag die Rezidivrate ersterkrankter Patienten fünf Jahre nach der ersten Remission bei 82 %. Vergleichbare Raten werden auch aus anderen Studien berichtet.

Als stabile Krankheitsphase wird die Zeit definiert, in der spontane oder pharmakologisch bedingte Änderungen der Symptomatik nicht mehr wahrscheinlich sind. Dabei ist davon auszugehen, dass anhaltende Negativ-Symptomatik bei etwa 50 % der Patienten (Maurer und Häfner 1995) und anhaltende Positiv-Symptomatik bei etwa 20 % der Patienten vorkommt (Eaton et al. 1995).

Schizophrene Störungen beginnen im frühen Erwachsenenalter und stellen damit einen erheblichen Einschnitt in der sozialen Biografie der Betroffenen dar. Die Arbeitsgruppe um Häfner konnte zeigen, dass die soziale Entwicklung umso stärker beeinträchtigt ist, je früher die Erkrankung einsetzt (Nowotny et al. 1996). Das bei Ersterkrankung erreichte soziale Niveau bleibt – bei großer interindividueller Variation – recht stabil. Demnach tritt weder ein genereller, ausgeprägter sozialer Abstieg noch ein deutliches Aufholen von Entwicklungsdefiziten ein (Häfner und an der Heiden 1999). Fünf Jahre nach Ersterkrankung sind nur ca. 35 % der Männer und 60 % der Frauen finanziell selbstständig, wobei die Überlegenheit der Frauen hier auf das spätere Ersterkrankungsalter zurückgeführt wird.

Reviews über kognitive Funktionsdefizite schizophrener Patienten (Heinrichs und Zakzanis 1998) kommen übereinstimmend zur Schlussfolgerung, dass schizophrene Patienten im Vergleich zu Normalpersonen vielgestaltige Leistungsdefizite haben, besonders jedoch in den Bereichen Aufmerksamkeit, Exekutivfunktionen und verbales Gedächtnis. Es liegt somit ein breites Defizit in mehreren Leistungsbereichen und nicht ein sehr spezifisches, funktionell-neuroanatomisch klar lokalisierbares Defizit vor. Wesentlich ist jedoch auch hier die Unterscheidung von Akutphase und Remission, da in einzelnen Bereichen (v. a. bei den Aufmerksamkeitsleistungen) mit dem Abklingen der psychopathologischen Symptome eine Leistungsverbesserung zu beobachten ist.

In der Expressed-Emotion (EE)-Forschung wurden Angehörige, die ein hohes Maß an Kritik am Patienten äußern oder emotional tief betroffen sind bzw. überprotektiv reagieren, mit dem Begriff »High Expressed Emotion« (HEE) bezeichnet im Gegensatz zu Angehörigen, die nicht in dieser Weise hoch emotional reagierten (»Low Expressed Emotion«, LEE). Zusammenfassende Analysen der EE-Forschung zeigen, dass die Korrelation von EE und Rückfall als etabliert angesehen werden muss. Patienten in HEE-Familien haben ein höheres Rückfallrisiko als Patienten aus LEE-Familien (Butzlaff und Hooley 1998). Die Evidenz ist insgesamt in dieser Hinsicht so eindeutig, dass auf die Analyse der Einzelstudien aus Gründen der gebotenen Kürze hier verzichtet werden kann.

Von großer Bedeutung ist jedoch die Frage der angemessenen Interpretation der beschriebenen korrelativen Befunde. Die familiäre Interaktion kann einerseits im Sinne einer sozialen Belastung als ursächlich für Rückfälle diskutiert werden, andererseits kann die Schwere der Symptomatik die Auftretenswahrscheinlichkeit für HEE erhöhen. Zur Frage der Kausalität gibt es bislang nur wenige Studien. Die vorliegenden Studien sprechen eher dafür, dass die Symptomatik kritisches oder emotionales Verhalten der Angehörigen auslöst, als dass HEE eine Ursache für Rückfälle ist (King 2000).

Auch vor dem Hintergrund dieser Befunde ist die Untersuchung der familiären Belastung stärker in den Mittelpunkt der Aufmerksamkeit gerückt. Bei Provencher und Mueser (1997) waren negative Symptome verbunden mit höherer objektiver Belastung. Im kognitiven Modell der Belastung Angehöriger spielt die Kausalattribution der Angehörigen eine große Rolle. Nur dann, wenn die Angehörigen dem Betroffenen Kontrolle über die Symptome zuschreiben, kommt es demnach zum Anstieg der Belastung für die Angehörigen (Kuipers et al. 2010).

Insgesamt spricht vieles dafür, die Familie vor allem als wichtige Ressource für den Patienten zu sehen. Es gibt keine empirische Evidenz dafür, die Familie in erster Linie als soziale Belastung für die Patienten zu sehen.

2.2 Klassifikatorische Diagnostik

Die klassifikatorische Diagnose wird wie allgemein üblich anhand der Kriterien des ICD-10 bzw. des DSM-IV gestellt. Als klassifikatorische Kategorien sieht das ICD-10 unter anderem die Schizophrenie mit ihren verschiedenen Subtypen, die wahnhafte Störung und die schizoaffektive Störung vor. Die weiter unten beschriebenen Krankheits- und Therapiekonzepte beziehen sich auf diese Störungen bzw. spezifische Symptomdimensionen dieser Störungen. Das Strukturierte Klinische Interview (SKID-I) zum DSM-IV gibt dem Kliniker in Sektion B »Psychotische und assoziierte Symptome« einen ersten Eindruck, welche spezifischen Symptome (z. B. Beziehungs-, Verfolgungs-, Größenwahn; akustische Halluzinationen in Form kommentierender oder dialogisierender Stimmen) beim Patienten im Vordergrund stehen.

3 Krankheits- und Therapiekonzepte

3.1 Ätiologische Modelle

Trotz der Dominanz der biologischen Perspektive in der Ätiologieforschung zur Schizophrenie gilt, dass eine Vielzahl von biologischen, psychologischen und sozialen Faktoren beteiligt ist und dass kein einzelner Ursachenfaktor allein zur Erklärung der Erkrankung ausreicht. Selbst in der amerikanischen Psychiatrie regte sich Unbehagen gegenüber dem »bio-bio-bio«-Ätiologiemodell, das eine bio-psycho-soziale Modellvorstellung abzulösen schien (Sharfstein 2005). Vor diesem Hintergrund ist es hier von besonderem Interesse aufzuzeigen, welche Ansatzpunkte für psychotherapeutische Interventionen in den aktuellen Modellvorstellungen angelegt sind.

3.1.1 Das Vulnerabilitäts-Stress-Bewältigungsmodell

Das Vulnerabilitäts-Stress-Modell der Schizophrenie wurde Ende der 1970er-Jahre von Zubin und Spring (1977) erstmals vorgestellt. Liberman (1986) ergänzte das Modell schließlich um die protektiven Faktoren (► Abb. 6.1).

Die nähere Betrachtung dieses Modells zeigt, dass es sich hier nicht um eine exakt formulierte Theorie der Schizophrenie handelt, sondern eher um ein heuristisches Modell. Die Grundannahme, dass verschiedene Faktoren für die Auslösung psychotischer Episoden zusammenwirken, insbesondere in Bezug auf Rückfälle bei bereits erkrankten Personen, ist jedoch unbestritten. Eine klare Implikation des Vulnerabilitäts-Stress-Coping-Modells ist, dass therapeutische Ansatzpunkte vor allem im Bereich der protektiven Faktoren zu suchen und zu finden sind. Die drei hier genannten Faktoren (stützendes soziales Umfeld, Belastungsbewälti-

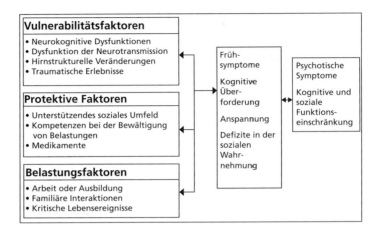

Abb. 6.1:
Vulnerabilitäts-Stress-
Coping-Modell

gung, Medikation) sind die Faktoren, auf die bei den unten vorgestellten therapeutischen Ansätzen Bezug genommen wird. Darüber hinaus ist die Erkennung von Frühsymptomen und die Erarbeitung angemessener Strategien eine direkte Implikation dieses Modells. Es ist hier postuliert, dass sich psychotische Episoden durch Frühsymptome ankündigen. Insofern hier adäquate Reaktionen zur Senkung der Belastung und Verbesserung der Bewältigung gelingen, kann die Vermeidung von Rückfällen erwartet werden.

3.1.2 Kognitive Modelle des Wahns

Die kognitive Verhaltenstherapie bei persistierender Positiv-Symptomatik basiert primär auf dem kognitiven Modell des Wahns, das vor dem Hintergrund psychologisch-experimenteller Studien erarbeitet wurde. Die aktuellen kognitiven Modelle (Freeman 2007; Bentall et al. 2009) postulieren, dass wahnhafte Überzeugungen durch eine inhaltsspezifische Informationsverarbeitung und Schlussfolgerungsfehler (*reasoning biases*) generiert und aufrechterhalten werden. So beachten Patienten mit Verfolgungswahn etwa bevorzugt bedrohungsbezogene Informationen (Bentall und Kaney 1989) und

schreiben die Schuld für negative Ereignisse eher äußeren Umständen (Kaney und Bentall 1992; Fear et al. 1996) bzw. anderen Personen (Kinderman und Bentall 1997) zu. Diese external-personale Ursachenzuschreibung wird auch als selbstwertdienlicher Attributionsstil bezeichnet. Bentall et al. (1994) nehmen an, dass Patienten mit Verfolgungswahn ungünstige Selbstkonzepte besitzen, die durch negative Lebensereignisse aktualisiert werden können. In dieser Hinsicht scheinen solche Patienten ähnlich zu sein wie Patienten mit Depressionen. Anders als depressive Patienten, so wird postuliert, vermeiden Patienten mit Verfolgungswahn jedoch eine Aktualisierung ungünstiger Selbstkonzepte über die Externalisierung negativer Ereignisse. Obwohl eine Vielzahl von Studien den Zusammenhang zwischen Verfolgungswahn und abnormen Attributionsmustern untersucht haben (Garety und Freeman 1999; Bentall et al. 2001) ist die Evidenz für eine solche Assoziation aber noch uneindeutig.

Andere Forscher vermuten, dass auch Defizite beim probabilistischen Schlussfolgern eine Rolle für den Verfolgungswahn spielen. Der sogenannte »Jumping-To-Conclusions« (JTC)-Bias könnte dazu führen, dass Personen weniger Evidenzen berücksichtigen und zu Schlussfolgerungen »springen« oder unrealistische Erklärungen akzeptieren (Garety und Freeman 1999). Obwohl einige Studien zeigen konnten, dass JTC nicht lediglich ein Produkt neurokognitiver Beeinträchtigungen ist (van Hooren et al. 2008), haben andere Studien nach Kontrolle des allgemeinen kognitiven Leistungsniveaus (Bentall et al. 2009) bzw. der Negativ-Symptomatik (Lincoln et al. 2010) keinen Zusammenhang zwischen JTC und Verfolgungswahn mehr gefunden. Eine aktuelle Metaanalyse zum JTC-Bias (Fine et al. 2007) weist jedoch insgesamt eine hohe Effektstärke für den Vergleich von wahnhaften Patienten und gesunden Kontrollen aus,

d. h. die Patienten waren extrem voreilig in ihren Entscheidungen.

Verschiedene Autoren (Blackwood et al. 2001; Garety et al. 2001; Freeman et al. 2002) haben komplexe Modelle des Verfolgungswahns erarbeitet, die neben den erwähnten kognitiven Biases auch die Bedeutung von Emotionen, insbesondere der Angst, herausstellen (▶ Abb. 6.2). Solche Modelle postulieren, dass Menschen unter belastenden Lebensereignissen ungewöhnliche Erfahrungen machen. Bei der Suche nach der Bedeutung solcher Erfahrungen führen die kognitiven Biases zusammen mit der Angst schließlich zur Wahrnehmung einer Bedrohung, d. h. zum Verfolgungswahn.

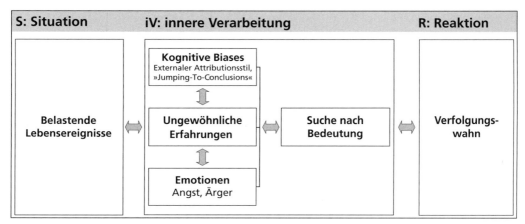

Abb. 6.2: Psychologisches Modell des Verfolgungswahns

3.1.3 Kognitive Modelle der Halluzinationen

Morrison und seine Arbeitsgruppe (Morrison 2001) haben ein kognitives Modell (▶ Abb. 6.3) vorgeschlagen, welches die Bedeutung von intrusiven Gedanken und metakognitiven Überzeugungen für die Entwicklung verbaler akustischer Halluzinationen hervorhebt. Intrusive Gedanken werden dabei als Gedanken, Vorstellungen oder Impulse verstanden, die das Individuum als unerwünscht, unkontrollierbar und störend

erlebt. Metakognitive Überzeugungen werden definiert als Überzeugungen über kognitive Produkte oder Prozesse. Entsprechend des Modells können intrusive Gedanken, die durch innere oder äußere Reize ausgelöst wurden, zu den bestehenden Metakognitionen in Widerspruch stehen und so kognitive Dissonanz auslösen. Das Modell nimmt weiterhin an, dass diese kognitive Dissonanz vom Individuum durch eine Attribution der Intrusion auf eine externe Reizquelle aufgelöst wird. Diese external attribuierte Intrusion wird dann vom Individuum als

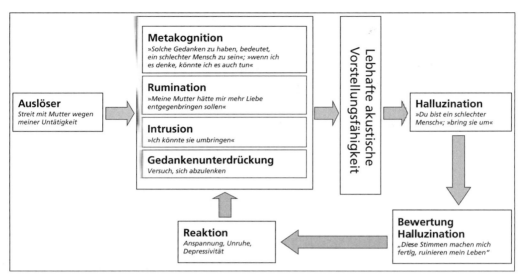

Abb. 6.3: Psychologisches Modell verbaler Halluzinationen

verbale Halluzination wahrgenommen. Entsprechend Moritz und Laori (2008) könnten insbesondere bei Menschen mit einer lebhaften akustischen Vorstellungskraft verbale Halluzinationen auf diese Weise vermittelt werden.

Jones and Fernyhough (2009) fügten dem Modell die Konzepte der Ruminationen und der Gedankenunterdrückung hinzu (▶ Abb. 6.3). Ruminationen werden als die Tendenz definiert, bei negativer Stimmungslage eine besondere Aufmerksamkeit auf die eigenen gedanklichen Prozesse zu legen. Ruminationen scheinen einerseits eine Bewältigungsstrategie darzustellen, um mit einer wahrgenommenen Bedrohung umzugehen, andererseits scheinen sie, zusammen mit der Gedankenunterdrückung, die Wahrscheinlichkeit für Intrusionen zu erhöhen.

3.1.4 Kognitive Modelle der Negativ-Symptomatik

Kognitive Modelle der Negativ-Symptomatik (Kingdon und Turkington 1994) lehnen sich an die Arbeit von Bleuler (1911) an.

Bleuler betrachtete die Negativsymptome, gemeinsam mit der Ambivalenz und den gestörten Assoziationen, als die primären Symptome der Schizophrenie. Kognitiv-verhaltenstheoretische Modelle schreiben der Negativ-Symptomatik eine Abwehrfunktion vor dem Hintergrund eines unerträglich hohen Stressniveaus zu. Nach Kingdon und Turkington (2005) könnte der soziale Rückzug beispielsweise ein Mechanismus sein, um eine Überstimulation zu vermeiden und so Stress zu reduzieren. Oder die Alogie könnte anstelle einer bloßen Gedankenarmut auch ein Kommunikationsproblem, möglicherweise als Reaktion auf übermäßige Kritik, repräsentieren. Eine weitere Möglichkeit ist die Bewertung bestimmter Negativsymptome als Symptome einer posttraumatischen Belastungsstörung. Als solche könnten etwa Affektverflachung, Vermeidung, Anhedonie oder Derealisationserleben betrachtet werden, die ein Patient aufgrund traumatisierender Erfahrungen während der akuten Erkrankung und der Einweisung in die Psychiatrie entwickelt haben kann (Frame und Morrison 2001). Rector et al. (2005) betonen die Rolle dysfunktionaler Gedanken bei der Aufrechterhaltung der Negativ-Symptomatik. So könnten z. B. eine negative Konsequenzerwartung (z. B. »Wenn ich meine Gefühle zeige, werden andere meine Fehlerhaftigkeit sehen«) bzw. eine geringe Kompetenzerwartung (»Ich habe nicht die Möglichkeit, meine Gefühle auszudrücken«) die Affektverflachung stabilisieren.

3.1.5 Neurokognition und soziale Kognition

Heute sprechen sowohl jahrzehntelange klinische Beobachtungen wie auch eine beinahe unüberschaubare Anzahl empirischer Arbeiten dafür, dass schizophrene Patienten im gesamten Bereich neurokognitiver Leistungen Dysfunktionen aufweisen. In ihrem

Übersichtsartikel kommen Heinrichs und Zakzanis (1998) zu dem Ergebnis, dass sich neurokognitive Defizite, vor dem Hintergrund einer allgemeinen kognitiven Leistungsschwäche, vorwiegend in den Bereichen Aufmerksamkeit, Gedächtnis und exekutive Funktionen bemerkbar machen. Übersichtsarbeiten zum Verlauf der neurokognitiven Dysfunktionen (Rund 1998) kommen zu dem Schluss, dass die neuropsychologischen Defizite bei den betroffenen Patienten weitgehend stabil, d. h. Ausdruck einer statischen Encephalopathie sind.

In ▶ **Abb. 6.4** ist eine Heuristik in Anlehnung an Green und Nuechterlein (1999) dargestellt, welche die Rolle der neurokognitiven Dysfunktionen schizophrener Störungen in Bezug auf Behandlung und Outcome zu erklären versucht. Dieses Arbeitsmodell betont die individuellen Fakto-

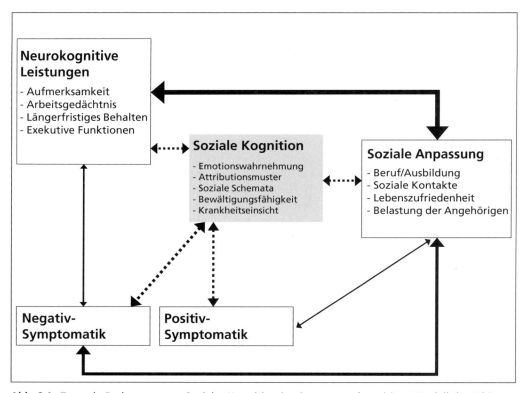

Abb. 6.4: Zentrale Bedeutung von Sozialer Kognition in einem neurokognitiven Modell der Schizophrenie (Strichstärke deutet die Enge des nachgewiesenen Zusammenhangs an.)

ren im Gegensatz zu psychosozialen, familiären und gesellschaftlichen Determinanten. Green und Nuechterlein kommen aufgrund ihrer Literatursichtung zu dem Schluss, dass die Beziehung zwischen neurokognitiven Dysfunktionen und Negativsymptomen stärker ist als die Beziehung zwischen diesen Dysfunktionen und Positivsymptomen. Die neurokognitiven Beeinträchtigungen bei Schizophrenien könnten also aufgrund der aktuellen Befundlage als eigenständige, weitgehend unabhängige Symptomdimension neben der Positiv- und Negativ-Symptomatik in der Phänomenologie der Schizophrenie betrachtet werden. In ihrem komplexen Modell führen Green und Nuechterlein (1999) weiterhin ein Cluster von Mediatorvariablen, genannt »Soziale Kognition«, zwischen der »basalen« Neurokognition und dem funktionalen Outcome ein. Die Autoren betrachten die neurokognitiven Funktionen als eine Voraussetzung für die soziale Kognition, die neben der Emotionswahrnehmung auch soziale Schemata, Selbstkonzepte und die Krankheitseinsicht umfassen soll.

3.2 Untersuchungsinstrumente

Es bieten sich verschiedene symptomspezifische Untersuchungsinstrumente an, um sowohl die Therapieplanung als auch die Therapieerfolgskontrolle zu unterstützen. Als Instrumente, die eine kontinuierliche Messung der Symptomatik ermöglichen, wären hier die *Positive and Negative Syndrome Scale* (PANSS), die *Scale for the Assessment of Positive Symptoms* (SAPS), die *Scale for the Assessment of Negative Symptoms* (SANS), oder die *Psychotic Symptom Rating Scales* (PSYRATS) geeignet. Während die PANSS nur allgemein »Wahn« oder »Halluzinationen« abbildet, erfassen SANS,

SAPS oder PSYRATS differenzierter verschiedene Aspekte der Symptomdimensionen (z. B. Lautstärke oder Erlebnisqualität von akustischen Halluzinationen). Alle symptombezogenen Informationen werden bei diesen Instrumenten vom Kliniker anhand semi-strukturierter Interviews erhoben.

Um die oben vorgestellten dyfunktionalen kognitiven Prozesse (z. B. Jumping To Conclusions) zu erfassen, werden überwiegend nicht-normierte experimentelle Verfahren im Rahmen von Studien eingesetzt. Diese bieten sich für den klinischen Alltag daher nur bedingt an. Zur Erfassung des Attributionsstils (Externalisierung) etwa liegt inzwischen eine revidierte deutsche Version des *Internal, Personal and Situational Attributions Questionnaire* (IPSAQ-R; Moritz et al. 2010) vor. Als ein weiteres Selbstbeurteilungsinstrument können die umfangreich normierten *Frankfurter Selbstkonzeptskalen* (FSKN) genannt werden. In einer eigenen Untersuchung konnten wir (Wittorf et al. 2010) zeigen, dass insbesondere die Negativ-Symptomatik eine konsistente negative Assoziation mit verschiedenen selbstwert- und leistungsbezogenen Selbstkonzepten aufweist. Zur Erfassung spezifischer, psychosebezogener kognitiver Selbst- und Fremdschemata können schließlich die *Brief Core Schema Scales* (BCSS) eingesetzt werden.

Um die neuropsychologischen Dysfunktionen in den Bereichen der Aufmerksamkeit, des Gedächtnisses und der exekutiven Funktionen zu erfassen, können u. a. der *Trail-Making-Test* in seinen Formen A (einfache Aufmerksamkeit) und B (geteilte Aufmerksamkeit), der *Verbale Lern- und Merkfähigkeitstest* (deklaratives Gedächtnis) oder der *Wisconsin Card Sorting Test* (exekutive Funktionen) eingesetzt werden.

4 Psychotherapie: Techniken, Methoden, Verfahren

4.1 Schematischer Überblick

▶ Abb. 6.5 auf Seite 147

4.2 Empirische Evaluation

4.2.1 Psychotherapie in den evidenzbasierten Leitlinien

Evidenzbasierte Behandlungsleitlinien spielen eine zunehmend große Rolle bei der Entwicklung, Begründung und Implementierung von Behandlungsverfahren. Vor dem Hintergrund, dass sowohl die überwiegende Zahl wissenschaftlicher Studien als auch die meisten Behandlungskonzepte im Bereich der Medizin krankheits- bzw. störungsspezifisch entwickelt worden sind, sind auch evidenzbasierte Behandlungsleitlinien zumeist störungsspezifisch formuliert worden. Im folgenden Text soll kurz skizziert werden, inwieweit in den jeweiligen Leitlinien störungsspezifische Empfehlungen vorzufinden sind.

In den evidenzbasierten Leitlinien werden psychoanalytische und tiefenpsychologische Methoden nicht zur Anwendung empfohlen, da es zu diesen kaum randomisierte klinische Studien gibt und somit keine Aussagen zu ihrer Wirksamkeit getroffen werden können.

4.2.2 NICE

Die britische NICE-Guideline (National Institute for Health and Clinical Excellence 2009) gilt international als die methodologisch hochwertigste Behandlungsleitlinie. Der Ansatz einer evidenzbasierten Medizin wird hier am konsequentesten verfolgt. Die gesamte Leitlinie hat den Anspruch, störungsspezifische Behandlungsempfehlungen zu geben und weist in jedem einzelnen Abschnitt darauf hin, wenn die zugrundeliegenden Studien in relevantem Ausmaß auch Patientengruppen mit anderen Störungen umfassen. Dies gilt z. B. für den Abschnitt zu den »Community Mental Health Teams« (S. 335), wo aufgrund der heterogenen Stichproben bei den zugrundeliegenden Studien nur eine eingeschränkte Empfehlung gegeben wird.

Sozialpsychiatrische Behandlungseinrichtungen und Interventionen werden in dieser Leitlinie unter der Bezeichnung »Service-Level Interventions« subsumiert. Entsprechend dem methodologischen Anspruch dieser Leitlinie wird gefordert, dass auch in diesen Bereichen randomisierte klinische Studien durchgeführt werden müssen, um zu belastbaren Behandlungsempfehlungen kommen zu können.

Im Bereich der Psychotherapie empfiehlt diese Leitlinie zwei Interventionstypen: Die kognitive Verhaltenstherapie sowie die Familienintervention. Diese beiden Strategien erhalten eine uneingeschränkte Empfehlung. Dabei wird für die kognitive Verhaltenstherapie auf die Forschung zu psychologischen, kognitiven Modellen der Störung Bezug genommen, wie sie im vorangegangenen Abschnitt beschrieben worden sind. Die ebenfalls uneingeschränkt empfohlenen Familieninterventionen beziehen sich überwiegend auf die Konzeption des Vulnerabilitäts-Stress-Coping-Modells. Zusätzlich kommen Konzepte aus der systemischen Therapie hinzu, die im Bereich der Schizophrenie unter der Bezeichnung »need adapted treatment«, insbesondere im skandinavischen Raum, konzeptualisiert wurden. Kognitive Remediation, die Bezug nimmt auf das oben beschriebene Modell von Green und Nuechterlein, wird in dieser Leitlinie nicht empfohlen. Hier seien die Studien noch nicht von ausreichender Qualität oder würden die ko-

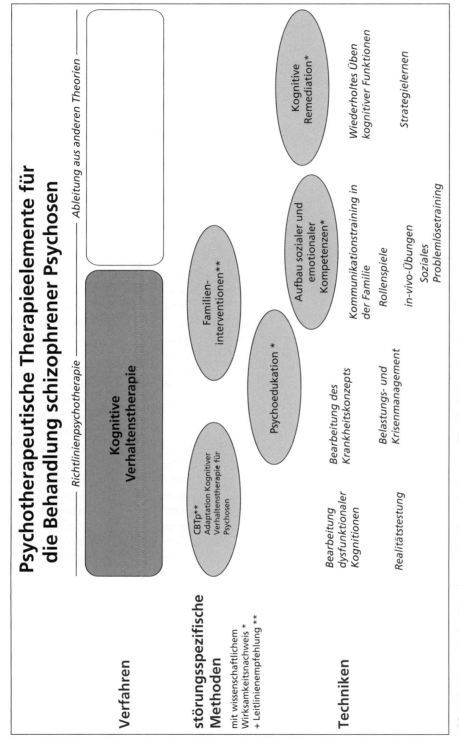

Abb. 6.5: Schematische Einordnung der Therapieelemente für die Schizophrenien

gnitive Remediation nur im Kontext komplexerer Rehabilitationsprogramme untersuchen.

4.2.3 S3-Leitlinie Schizophrenie (DGPPN)

Die Empfehlungen in der S3-Leitlinie »Schizophrenie« (Deutsche Gesellschaft für Psychiatrie Psychotherapie und Nervenheilkunde 2006) sind grundsätzlich kompatibel mit den Empfehlungen der NICE-Guideline. Insbesondere kommt auch hier zum Ausdruck, dass im Bereich der Psychotherapie die kognitive Verhaltenstherapie sowie die Familieninterventionen mit dem höchsten Empfehlungsgrad versehen werden und für die Routinebehandlung empfohlen werden. Die kognitive Remediation wird wegen noch nicht ausreichender Studien nicht generell empfohlen, gleiches gilt für die Trainings sozialer Fertigkeiten. Hier hängt es in hohem Maße von der Operationalisierung der Bewertungskriterien ab, ob die zur Verfügung stehende Evidenz als ausreichend für eine Leitlinienempfehlung angesehen wird. In der britischen NICE-Guideline wird aufgrund dieses hohen Anspruchs keine ausreichende Basis für eine Empfehlung gesehen. Die S3-Leitlinie »Schizophrenie« hat sich dem so angeschlossen.

Im Bereich der sozialpsychiatrischen Interventionen wird auch in dieser Leitlinie auf Studien zurückgegriffen, die nicht nur Patienten mit schizophrenen Störungen umfassen und vor diesem Hintergrund die Aussagekraft der Empfehlungen entsprechend einschränken.

4.3 Störungsspezifisch anwendbare Techniken

4.3.1 Bearbeitung des Krankheits- und Behandlungskonzepts

Die Bearbeitung des Krankheits- und Behandlungskonzepts spielt eine zentrale Rolle in einer frühen Phase der Psychotherapie, bei der es um den Aufbau von Behandlungsmotivation, um die Auswahl geeigneter Ziele und um die Entscheidung für konkrete Behandlungsschritte geht. Die Bearbeitung des Krankheits- und Behandlungskonzepts steht in engem Zusammenhang mit dem Begriff »Psychoedukation«. Psychoedukation wird jedoch als Bezeichnung für sehr unterschiedliche Interventionen verwendet, die von kurzer Krankheitsinformation für Patienten auf der einen Seite bis hin zu umfassender psychotherapeutischer Unterstützung unter Einbeziehung der Familie reichen.

In jedem Fall ist das Behandlungsziel in diesem Abschnitt der Therapie, mit den Betroffenen über die Erlebnisse und Erfahrungen ins Gespräch zu kommen, die zur Initiierung der Behandlung geführt haben. Es soll reflektiert werden, ob und inwieweit diese Erfahrungen Ausdruck einer Erkrankung sind und ob Behandlungsmaßnahmen in diesem Zusammenhang vom Patienten als Hilfe und Unterstützung angesehen werden. Dies ist nur sinnvoll als ein interaktiver Prozess, in dem sowohl die Betroffenen als auch die Therapeuten Sichtweisen und Konzepte einbringen. Bibliotherapie im Sinne ausschließlichen Durcharbeitens schriftlicher Informationen in Büchern, Flyern oder Internet-Portalen ist nicht ausreichend. Im Fall von Gruppeninterventionen, die insbesondere in Kliniken verbreitet sind, soll ebenfalls die Sichtweise anderer Gruppenmitglieder einbezogen werden. Gruppeninterventionen haben den Vorteil, dass Äußerungen von Mitbetroffenen häufig glaubwürdiger erscheinen und für Betroffene akzeptabler sind als Äußerungen von Therapeuten. Die Wirksamkeitsstudien zeigen, dass die Einbeziehung der Familie unverzichtbar ist, wenn eine Verminderung der Rückfallwahrscheinlichkeit angestrebt wird (Lincoln et al. 2007). Gleichfalls ist festzuhalten, dass eine Intervention, die auf die stationäre Behandlung beschränkt ist, in der Regel im ambulanten Kontext nur noch begrenzt einflussreich ist und somit zur Vermeidung von Rückfällen oft nicht ausreicht.

In der NICE-Guideline wird eine enge Definition des Begriffs Psychoedukation im Sinne der Informationsvermittlung vorgenommen, die vergleichsweise kurz ist und die Familie nicht einbezieht. Entsprechend wird die Wirksamkeit in Frage gestellt und keine Behandlungsempfehlung ausgesprochen.

Ein mit der Psychoedukation verwandter Ansatz ist die »Adherence Therapy«, die von den Konzepten der Selbstmanagement-Therapie sowie der motivationalen Gesprächsführung beeinflusst ist. Allerdings konnte die Wirksamkeit dieses Ansatzes bislang nicht überzeugend nachgewiesen gewesen.

4.3.2 Belastungs- und Krisen-
management

Bereits Süllwold und Herrlich (1998) haben in ihrer Monographie zur psychologischen Intervention bei schizophrenen Störungen darauf hingewiesen, dass die Fähigkeit zur Wahrnehmung von Belastung bei Patienten mit schizophrenen Störungen eingeschränkt sein kann. Dies ist gerade vor dem Hintergrund des Vulnerabilitäts-Stress-Modells relevant, da hier ein wesentlicher Ansatzpunkt die Identifikation von Stressfaktoren und die Erarbeitung von geeigneten Bewältigungsstrategien darstellt. Gleiches gilt auch für die Eingangsphase von Familieninterventionen. Hier soll in der Regel aus der Perspektive jedes einzelnen Familienmitglieds eine

Bestandsaufnahme gemacht werden, die zur Identifikation von Problemen in der Familie führen soll und die in eine Vereinbarung über anzustrebende Therapieziele münden soll.

In den Familieninterventionskonzepten von Falloon et al. (1984) spielt darüber hinaus die familiäre Kommunikation eine große Rolle. Dies geschieht vor dem Hintergrund der Annahme, dass die familiäre Interaktion eine erhebliche Belastung für die Patienten darstellen kann. Wenn es gelingt, durch eine systematische Intervention konstruktive Kommunikationsstrategien zu etablieren, ist nach diesem Modell zu erwarten, dass auch die Stressbelastung der Patienten und damit die Rückfallwahrscheinlichkeit entsprechend sinkt. Vor diesem Hintergrund wurden auch die Erfolge der psychoedukativen Familienintervention interpretiert. Die entsprechende Therapiekonzeption wurde im deutschsprachigen Raum in einer Buchpublikation von Hahlweg et al. (2006) publiziert.

4.3.3 Bearbeitung störungsrelevanter
dysfunktionaler Kognitionen

Im Rahmen der Verhaltensanalyse bzw. der Fallkonzeption werden zunächst die kognitiven Prozesse detailliert betrachtet, die in gegebenen Situationen die Handlungsweise eines Individuums beeinflussen. Hier werden kognitive Prozesse der Situationswahrnehmung, der Interpretation und kognitiven Verarbeitung der Beobachtungen und der Handlungsvorbereitung unterschieden. Zudem werden kognitive Schemata als grundlegende Strukturen der Informationsverarbeitung berücksichtigt. Es wird postuliert, dass Wahn auf dem Boden dysfunktionaler Grundannahmen zur eigenen Person und zur Umwelt entsteht. Fowler et al. (1995) nennen in Anlehnung an das Konzept der Schematherapie nach Young (1999) einige typische dysfunktionale Schemata, wie z. B. Anfälligkeit für Verletzungen, Insuffizienz oder Misstrauen. Zu verschiedenen dieser kognitiven Prozesse und Strukturen liegen auch in Bezug auf psychotische Störungen relevante Erkenntnisse oder zumindest Hypothesen vor.

4.3.3.1 Techniken bei Wahn

Reduktion selektiver Wahrnehmung

Wie bereits dargestellt, scheinen Patienten mit Verfolgungswahn eine Tendenz zu haben, vorwiegend auf die bedrohlichen Aspekte von Situationen zu fokussieren (Kinderman et al. 2003). Die therapeutischen Mittel zur Behandlung dieser Wahrnehmungsverzerrung sind die detaillierte Exploration mit dem Ziel der Vervollständigung der kognitiven Repräsentation der Situation, geplante Beobachtung von Situationen mit systematischer Nachbesprechung sowie die explizite Besprechung eines möglicherweise bestehenden Wahrnehmungs-Bias.

Reduktion willkürlicher Schlussfolgerungen

Das entscheidende Wirkprinzip zur Reduktion des weiter oben dargestellten »Jumping-To-Conclusion«-Bias ist, beim Patienten die Bereitschaft zu fördern, Schlussfolgerungen mit Hilfe von Beobachtungen zu überprüfen. Es wäre in keiner Weise zielführend, den Patienten einfach nur mit einer angemessenen Schlussfolgerung zu konfrontieren. Vielmehr soll der Patient mit Unterstützung des Therapeuten selbst in diese Richtung aktiv werden. Die Bereitschaft zur Überprüfung von Überzeugungen soll durch Information über den »Jumping-To-Conclusion«-Bias gefördert werden. Anhand von Alltagsbeispielen als »normale«, aber nicht hilfreiche Art der Informationsverarbeitung, durch Treffen einer therapeutischen Vereinbarung darüber, dass gemeinsam nach alternativen

Erklärungen gesucht werden soll und durch häufige Anregung zur Suche nach alternativen Erklärungen soll der »Jumping-To-Conclusion«-Bias modifiziert werden.

Reduktion von Externalisierungen

Als Externalisierung wird ein Muster der Ursachenattribution beschrieben, bei dem die Gründe für eigene Misserfolge außerhalb der eigenen Person (d.h. external) gesucht werden. In der Therapie werden alternative Attributionen gesucht und zunächst hinsichtlich ihrer Wahrscheinlichkeit bewertet. Mit Hilfe von gezielten Hausaufgaben wird darauf hingearbeitet, dass der Patient auch internale und situative Attributionen bedenkt und die Wahrscheinlichkeit der jeweiligen Erklärung besser abschätzen lernt.

Förderung des Verständnisses sozialer Situationen

Als Theory-of-Mind-Defizit ist die mangelnde Fähigkeiten von Personen beschrieben, die Intentionen anderer Personen korrekt einzuordnen, soziale Situationen aus der Perspektive der zweiten oder dritten Person anzuschauen (Brune 2005). Ein solches Defizit könnte dazu führen, dass soziale Situationen nicht korrekt eingeschätzt werden und dadurch Raum für die wahnhaft verzerrte Beurteilung sozialer Situationen entsteht. Entsprechend soll der Patient bei der Besprechung sozialer Situationen regelmäßig gebeten werden, mögliche Intentionen anderer Personen zu bedenken und zu benennen. Dies wird dann im therapeutischen Gespräch expliziert und elaboriert.

Bearbeitung dysfunktionale Grundannahmen

Eine ausführliche Beschreibung des Vorgehens würde hier zu weit führen. Zusammenfassend ist jedoch darauf hinzuweisen, dass sich primär die behavioralen Strategien (z. B. Fördern von schemainkompatiblen Erfahrungen) der Schema-Bearbeitung anbieten, wohingegen die eher emotionsaktivierenden Strategien mit Zurückhaltung anzuwenden wären.

Metakognitives Training

Im Metakognitiven Training von Moritz et al. (2011) werden die kognitiven Verzerrungen sehr direkt und in Form eines standardisierten Trainings adressiert. Die Patienten werden hier in der Gruppe bzw. in einer Weiterentwicklung des Konzepts auch einzeln mit umfangreichem, illustrierten Material auf mögliche Denkverzerrungen und Denkstile hingewiesen und angeregt, ihre Denkprozesse zu überprüfen.

4.3.3.2 Techniken bei Halluzinationen

Identifikation und Modifikation auslösender Bedingungen

Halluzinationen können unter Belastung vermehrt auftreten (Morrison 2001). Ganz im verhaltenstherapeutischen Sinne ist daher zunächst nach auslösenden Bedingungen für diese Symptome zu suchen und zu prüfen, ob durch Modifikation der Reizsituation eine Reduktion des halluzinatorischen Erlebens erreichbar ist.

Coping-Strategien optimieren

Unter der Bezeichnung »coping strategy enhancement« haben Tarrier et al. (1993) vor-
geschlagen, die Bewältigungsstrategien, die die Patienten ohnehin anwenden, systematisch darauf hin zu überprüfen, wie erfolgreich sie sind und ob Verfeinerungen oder Ergänzungen möglich sind. Viele Patienten berichten, systematisch Musik zu hören oder das Radio einzuschalten, wenn Halluzinationen schwer erträglich sind. Andere suchen gezielt Kontakt zu Vertrauenspersonen oder legen Pausen so, dass intensivere Halluzinationen die Arbeit nicht so sehr beeinträchtigen.

Wahnhafte Verarbeitung reduzieren

Häufig ist nicht das halluzinatorische Erleben an sich am schwersten zu ertragen, sondern der wahnhaft verarbeitete Inhalt der Halluzination. Mit Hilfe der Gesprächsführung des geleiteten Entdeckens sollen hier die verschiedenen Möglichkeiten, wie die Sinneseindrücke zustande kommen können, überprüft werden. Das Ziel solcher Gespräche ist, dass Patienten erkennen können, dass Halluzinationen Produkte des eigenen Gehirns sind (Kingdon und Turkington 2005).

4.3.4 Techniken bei Negativ-Symptomatik

Im Gegensatz zum Bereich der Positiv-Symptomatik und der Rückfallgefährdung ist hier noch kein konsistentes psychologisches Modell verfügbar. Dazu trägt vermutlich die Heterogenität dieses Symptombereichs bei. Dennoch gibt es verschiedene relevante Ausgangspunkte für eine kognitiv-verhaltenstherapeutische Therapiekonzeption zur Behandlung von Negativ-Symptomen:

- Angesichts eines Krankheitsverlaufs, der oft schon viele Jahre vor der Erstmanifestation durch Negativ-Symptome gekennzeichnet ist, erleben Patienten diese Symptome als zu ihrer Person gehörig. Die Erarbeitung eines günstigen Krankheitskonzepts kann daher entlastend sein.

- Für die Motivationsförderung ist die Unterscheidung von antizipatorischer und konsumatorischer Freude bedeutsam. Nach diesem Befund können sich Patienten mit Schizophrenien in einer positiven Situation genauso freuen wie Kontrollprobanden. Sie empfinden jedoch deutlich weniger Vorfreude (Gard et al. 2007), die somit nicht für die Handlungsregulation verfügbar ist.
- Negativ-Symptome sind zum Teil Ausdruck von fehlenden Kompetenzen. Vulnerabilität und Lerngeschichte hängen hier sehr eng zusammen. Erlernen neuer Kompetenzen ist ein wichtiger Ansatzpunkt.
- Die Forschung zur sozialen Kognition gibt Hinweise, dass die Fähigkeit zur Perspektivenübernahme und zur Emotionsdekodierung beeinträchtigt ist (Cohen et al. 2009) und zu einer erhöhten Rate an sozialer Belastung sowie zum emotionalen und sozialen Rückzug führen kann. Die Verbesserung dieser Fähigkeiten sollte also die Symptomreduktion unterstützen.

Negativ-Symptome können Ausdruck dysfunktionaler Kognitionen sein (Rector et al. 2005). Die Betroffenen haben oft eine Reihe von Misserfolgen zu bewältigen und sind demoralisiert. Sie haben schlechte Bedingungen gehabt, um Selbstwirksamkeitserwartung aufzubauen. Es wird insbesondere die generalisierte Misserfolgserwartung solcher Patienten fokussiert (Kingdon und Turkington 2005). Die Vermeidung negativ bewerteter Aktivitäten führt zu einer Kaskade negativer Verstärkungen und Generalisierungen. Wenn man Antriebsstörung und sozialen bzw. emotionalen Rückzug als negativ verstärktes Verhalten auffasst, so müssen Anforderungen reduziert oder Kompetenzen erhöht werden. Wenn dies durch therapeutische Interventionen erreicht wird, sollte der Kreislauf negativer Verstärkung durchbrochen werden. Bestimmte Erwartungen und Überzeugungen spielen in dem Zusammenhang eine wichtige Rolle, sie werden in Anlehnung an Rector und Beck (2005) in ▸ Tab. 6.1 dargestellt.

Wesentliche Therapieziele sind vor diesem Hintergrund

- der Aufbau von Initiative und Planungskompetenz,

Tab. 6.1: Typische dysfunktionale Gedanken bei Negativsymptomatik (modifiziert nach Rector und Beck 2005)

Symptome	Negative Konsequenzerwartung	Geringe Erwartung von Freude	Geringe Erwartung von sozialer Akzeptanz	Geringe Kompetenzerwartung
Affektverflachung	Wenn ich meine Gefühle zeige, werden andere meine Fehlerhaftigkeit sehen.	Ich fühle mich nicht mehr so wie früher.	Mein Gesicht erscheint steif und verzerrt.	Ich habe nicht die Möglichkeit, meine Gefühle auszudrücken.
Sprachverarmung	Es wird sich nur peinliches Schweigen ergeben.	Ich brauche so lange bis ich auf den Punkt komme, dass es langweilig wird.	Ich höre mich schräg, dumm oder merkwürdig an.	Es kostet mich zuviel Kraft zu sprechen.
Antriebsminderung	Wozu der Aufwand, ich werde es sowieso nicht schaffen.	Es ist mehr Stress als es wert ist.	Es ist am besten nicht mit einbezogen zu werden.	Es kostet mich zuviel Kraft es zu versuchen.

- die Erhöhung des sozialen Aktivitäts-niveaus,
- die Intensivierung der emotionalen Beteilung,
- die Verbesserung der emotionalen Ausdruckskompetenz sowie
- die Verbesserung der Kommunikationskompetenz der Patienten.

Therapieziele werden auf der Basis einer individuellen Fallkonzeption gemeinsam mit dem Patienten festgelegt. In der Beziehungsgestaltung ist eine aktive Grundhaltung des Therapeuten erforderlich, der viel Unterstützung und Struktur anbietet. Dies soll begleitet sein von einem hohen Maß an Freiraum für die Patienten, die sich nicht bedrängt fühlen sollen, sondern Gelegenheit haben sollen, eigene Initiative zu entdecken und zu entfalten.

Aufbau von Initiative und Planung

Im Mittelpunkt der Arbeit stehen hier die generalisierte Misserfolgserwartung und ein generalisiertes Schema von Insuffizienz, die bei vielen Patienten beobachtbar sind. Vermeidung von Aktivität ist daher oft ein negativ verstärkter Prozess. Dem ist durch Kompetenzaufbau und realistische Zielsetzung einerseits sowie durch kognitive Bearbeitung der Grundannahmen zu begegnen. Im Anschluss daran können die Planungskompetenzen fokussiert werden, die durch systematische Selbstverstärkung unterstützt werden sollten.

Förderung der sozialen Aktivität

Ausgehend von der Analyse früherer sozialer Interessen sollten auch hier zunächst die kognitiven Hemmnisse erarbeitet werden, die den Aktivitäten entgegenstehen. Ein subjektiv richtiges Maß zwischen Über- und Unterstimulation ist zu identifizieren. Bei

den ersten geplanten sozialen Aktivitäten im Rahmen der Therapie ist auch die Frage zu klären, ob für die ausgewählten Bereiche soziale Kompetenzen zu trainieren sind. Im Gegensatz zu standardisierten Gruppentrainingsprogrammen kann in der Einzeltherapie hier der Fokus auf die individuell relevanten Kompetenzbereiche und Situationstypen gelegt werden, die für die Ziele des Patienten besonders wichtig sind.

Förderung der emotionalen Beteiligung

Die emotionale Beteiligung an Situationen kann unbeeinträchtigt sein, obwohl wenig Gefühlsausdruck bei einem Betroffenen erkennbar ist. Ein Gefühlsprotokoll soll über die Variabilität des Erlebens im Alltag Auskunft geben und Grundlage für die Analyse auslösender Bedingungen für emotionalen Rückzug sein. Anhand von (a) Bildmaterial, auf dem unterschiedliche Emotionen dargestellt sind, (b) Berichten aus dem Alltag des Patienten und (c) der Besprechung der Therapeut-Patient-Interaktion kann die Emotionsdifferenzierung erarbeitet werden.

Förderung des Emotionsausdrucks

Affektverflachung wird primär über den Emotionsausdruck beurteilt. Zunächst wird exploriert, wo reduzierter Emotionsausdruck im Alltag des Patienten nachteilig ist. Für diese Situationen werden die erlebten Emotionen herausgearbeitet und soziale Konsequenzen intensivierten Emotionsausdrucks besprochen. Der Ausdruck von Grundemotionen wird standardisiert anhand von Bildmaterial eingeübt. Rollenspiele in der Therapiesitzung und Hausaufgaben sollen zur Verbesserung des Emotionsausdrucks führen und Gelegenheit eröffnen, dysfunktionale Kognitionen zu bearbeiten, die den Emotionsausdruck begleiten.

Förderung der Sprach- und Kommunikationskompetenz

Hier werden zunächst Interessen des Patienten, die sich für »small talk«-Situationen eignen, herausgearbeitet (z. B. Hobbies, Nachrichten, Wetter) und die Motivation zur Teilnahme an Gesprächen gefördert. Hinderliche dysfunktionale Kognitionen (z. B. »Ich werde nie echte Freunde finden«) werden identifiziert und bearbeitet. Dann steht der Aufbau von Kompetenzen für kurze Gesprächsbeiträge mit Hilfe von Rollenspielen und Hausaufgaben im Vordergrund.

4.3.5 Aufbau sozialer und emotionaler Kompetenzen

Das Training sozialer Fertigkeiten kann bei schizophrenen Störungen verschiedene Schwerpunkte haben (Bustillo et al. 2001). Es können erstens basale Fertigkeiten in den Bereichen Selbstversorgung, Wohnen, Freizeit, Umgang mit Medikamenten und Frühsymptomen trainiert und strukturiert aufgebaut werden (Liberman und Corrigan 1993). Dies ist vor allem in längerfristig behandelnden Rehabilitationseinrichtungen verbreitet. Zweitens kann das Training als soziales Problemlösetraining konzeptualisiert werden. Es geht dabei um Analyse und Bewertung sozialer Situationen sowie die Suche nach und Einübung von funktionalen Verhaltensweisen für spezifische Situationstypen.

Die Arbeitsgruppe um Brenner entwickelte ein »Integriertes psychologisches Therapieprogramm für schizophrene Patienten« (IPT), das ein gestuftes Training mit zunehmender Komplexität vorsieht (Roder et al. 2010). In diesem Programm werden aufeinander aufbauend kognitive Differenzierung, soziale Wahrnehmung, verbale Kommunikation, soziale Fertigkeiten und interpersonales Problemlösen bearbeitet und auf die genannten Funktionsbereiche

bezogen. Es wird dabei postuliert, dass verbesserte soziale Kompetenz zu einer Reduktion der sozialen Belastung führt. Da sozial kompetentes Verhalten jedoch auch Belastungen wie soziale Konflikte erst auslösen kann, ist dies eine kritische Annahme, deren Gültigkeit nicht erwiesen ist. Eine weitere Annahme in diesem Trainingsansatz ist, dass die kognitiven und sozialen Kompetenzen hierarchisch angeordnet sind und für das Training höherer sozialer Kompetenzen basale kognitive Kompetenzen eine wichtige Voraussetzung sind. Auch diese Annahme ist Gegenstand kritischer Diskussion (Bustillo et al. 2001).

Die emotionalen Aspekte solcher Fertigkeitentrainings wurden ebenfalls differenziert ausgearbeitet. Dies reicht von den Kompetenzen der Affektdekodierung in Gesichtern, wie bei Wölwer et al. (2005), bis hin zu Emotionsausdruck in komplexen Interaktionssituationen mit hoher emotionaler Aufladung (Vauth et al. 2001)

Die Bewertung der Wirksamkeit sozialer Fertigkeitentrainings in der Literatur ist uneinheitlich und variiert stark in Abhängigkeit von den angelegten Kriterien. Unbestritten ist, dass Patienten mit schizophrenen Störungen komplexe soziale Fertigkeiten erlernen können. Die Generalisierung der Effekte auf Erfolgsmaße wie z. B. die Rückfallrate ist jedoch weniger klar. Die methodisch strenge Bewertung des Behandlungsergebnisses in der Metaanalyse von Pilling et al. (2002) führte jedoch zu dem Schluss, dass der Wirksamkeitsnachweis noch nicht als erbracht gelten kann. Evidenzbasierte Behandlungsleitlinien kommen vor diesem Hintergrund zu unterschiedlichen Empfehlungen. Während die amerikanische Leitlinie eine Empfehlung ausspricht, findet sich in der britischen Leitlinie eine zurückhaltendere Bewertung.

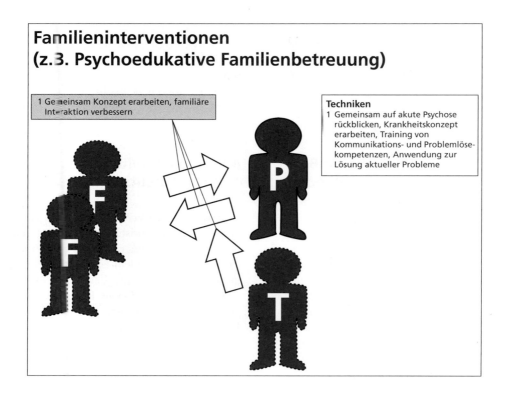

Familieninterventionen (z.B. Psychoedukative Familienbetreuung)

1 Gemeinsam Konzept erarbeiten, familiäre Interaktion verbessern

Techniken
1 Gemeinsam auf akute Psychose rückblicken, Krankheitskonzept erarbeiten, Training von Kommunikations- und Problemlösekompetenzen, Anwendung zur Lösung aktueller Probleme

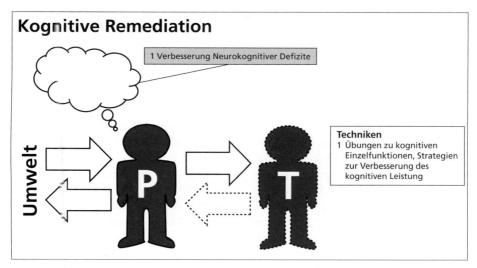

Kognitive Remediation

1 Verbesserung Neurokognitiver Defizite

Umwelt

Techniken
1 Übungen zu kognitiven Einzelfunktionen, Strategien zur Verbesserung des kognitiven Leistung

Abb. 6.6: Grundprinzipien der verschiedenen Methoden zur Psychotherapie schizophrener Psychosen; Symbole: Wolken: Kognitionen; Pfeile: Interaktionen; P: Patient; T: Therapeut; F: Familienmitglied

157

dass die Einbeziehung der Familie unverzichtbar ist. Wann immer möglich, sollten die Familienmitglieder eines Betroffenen einbezogen werden. Dies sollte vom ersten Tag der stationären Behandlung an erfolgen und sich über die gesamte Langzeitbehandlung erstrecken (► **Abb. 6.6** auf Seite 156).

4.4 Störungsspezifische Behandlung aus Methoden- und Verfahrensperspektive

Die psychotherapeutische Behandlung schizophrener Psychosen baut, sofern sie evidenzbasiert ist, auf dem Verfahren der Kognitiven Verhaltenstherapie auf. Aufgrund fehlender randomisierter klinischer Studien können die Verfahren Tiefenpsychologisch orientierte Psychotherapie und Psychoanalyse nicht als evidenzbasiert gelten. Es gibt allerdings eine reichhaltige, theoretisch elaborierte Literatur zum tiefenpsychologischen Hintergrund psychotischer Störungen, die den Kliniker dazu anregen kann, die Gestaltung der therapeutischen Beziehung sowie die ätiologischen Hintergründe zu reflektieren. Im Rahmen des Verfahrens kognitive Verhaltenstherapie können verschiedene Methoden zur Anwendung kommen. Dabei sind in erster Linie die CBTp (International gebräuchlicher Terminus für die Adaptation der Kognitiven Verhaltenstherapie an die Psychosen) und die Familieninterventionen zu nennen, die in den evidenzbasierten Leitlinien uneingeschränkt empfohlen werden. Wirksamkeitshinweise in Metaanalysen finden sich darüber hinaus auch für die Methoden Psychoedukation, Training sozialer Kompetenzen sowie Kognitive Remediation. Auf der Ebene der Techniken findet sich manche Überschneidung, insbesondere zwischen den Familieninterventionen und dem sozialen Kompetenztraining. Auf der anderen Seite wird zwischen CBTp und Psychoedukation eine begrenzte Widersprüchlichkeit gesehen, in dem Sinne, dass Psychoedukation eher am medizinisch-biologischen Pol anzusiedeln ist und auf Informationsvermittlung setzt, wohingegen die CBTp vom Verständnis des Patienten ausgehen möchte und die kognitiven Modelle des Symptomverständnisses einbringt.

4.5 Die Gestaltung der therapeutischen Beziehung

Es mag zunächst verwundern, dass der Aspekt der therapeutischen Beziehung unter der Perspektive einer störungsspezifischen Therapie zu behandeln ist. Die Beziehungsgestaltung bzw. die Güte der therapeutischen Beziehung wird ja in der Regel als ein allgemeiner Wirkfaktor psychotherapeutischer Interventionen beschrieben. Nach Auffassung der Autoren muss hier jedoch unterschieden werden zwischen dem Konstrukt »Güte der therapeutischen Beziehung« und dem therapeutischen Vorgehen zur Etablierung einer konstruktiven therapeutischen Zusammenarbeit. Ausgehend von wesentlichen Krankheitssymptomen soll hier kurz reflektiert werden, welche Bedeutung störungsspezifischen Aspekten zukommt.

Ein wesentliches Symptom von Menschen mit schizophrenen Störungen ist das Misstrauen, das sich bis hin zum Verfolgungswahn erstrecken kann. Grundsätzlich ist davon auszugehen, dass dieses Misstrauen auch den Therapeuten, Ärzten und sonstigen an der Behandlung beteiligten Personen entgegen gebracht wird. Daher ist es erforderlich, sich in besonderer Weise um den Aufbau von Vertrauen zu bemühen (► **Abb. 6.7**). Nahezu alle störungsspezifischen Manuale geben diesbezüglich Empfehlungen, wie z. B. eine hohe Transparenz des Vorgehens, die aktive Beteiligung des Patienten an Entscheidungen, die explizite Meta-Kommunikation über Aspekte der Zusammenarbeit, die den Patienten irritieren, sowie eine begrenzte Selbstöffnung des The-

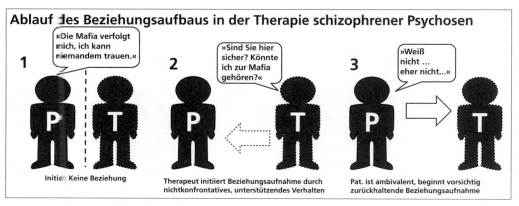

Abb. 6.7: Ablauf des Beziehungsaufbaus in der Therapie schizophrener Psychosen

rapeuten (Beck et al. 2009; Fowler et al. 1995; Kingdon und Turkington 2005).

Im Bereich der sogenannten Negativ-Symptomatik ist häufig eine ausgeprägte Initiativlosigkeit und Denkverarmung der Patienten zu beobachten. Im Kontext kognitiv behavioraler Therapiestrategien wird diesbezüglich in der Regel darauf verwiesen, dass dem durch eine erhöhte therapeutische Aktivität zu begegnen ist und dass abwartende und eher zurückhaltende Beziehungsstile hier weniger geeignet sind.

Wie bereits vorne beschrieben weisen viele Patienten neurokognitive Defizite (Aufmerksamkeit, Gedächtnis, exekutive Funktionen) auf. Dem ist in der therapeutischen Zusammenarbeit so zu begegnen, dass eine einfache Sprache mit überschaubaren Botschaften gewählt wird, dass komplexe Informationen in strukturierter Weise und mit häufigen Wiederholungen zu geben sind. Hier findet auch eine häufig verhängnisvolle Wechselwirkung mit dem erhöhten Misstrauen statt. Patienten, die sich ohnehin schwer tun, komplexe Sachverhalte zu verstehen, werden noch leichter geneigt sein, misstrauisch zu reagieren, wenn für diesen Aspekt wenig Zeit bleibt.

Nicht zuletzt sind auch die sozialen Funktionseinschränkungen zu berücksichtigen. Viele Patienten weisen eine geringe soziale Kompetenz auf, die es ihnen auch schwer macht, in adäquater Weise mit den an der Behandlung beteiligten Personen zu interagieren. Nicht immer sind unbeholfene oder irritierend wirkende Interaktionsangebote der Patienten Ausdruck von Symptomen oder mangelnder Zusammenarbeit.

5 Integration in den Gesamtbehandlungsplan

5.1 Behandlungskontexte

5.1.1 Vollstationäre und teilstationäre Therapie

In der stationären Behandlung steht die Reduktion psychotischer Symptome zumeist im Vordergrund. Darüber hinaus soll die Krankheitsverarbeitung gefördert sowie die soziale Unterstützung des Patienten sichergestellt werden.

Vor diesem Hintergrund sind insbesondere die Bearbeitung des Krankheitskonzepts sowie die Einbeziehung der Familie besondere Schwerpunkte. Die stationäre Behandlung sollte daher regelhaft Psychoedukation, Familiengespräche und Angehörigengruppen vorsehen.

Mit diesen Angeboten werden jedoch solche Patienten nicht erreicht, die aufgrund einer persistierenden Positiv-Symptomatik die Teilnahme ablehnen. Daher spielt die kognitive Verhaltenstherapie bei persistierender Positiv-Symptomatik bereits im Krankenhaus eine Rolle, obwohl sie eigentlich für die ambulante Langzeitbehandlung aktualisiert.

5.1.2 Aufnahme und Behandlungsplanung

Die stationäre Aufnahme von psychotischen Erkrankungen ist häufig durch mangelnde Motivation oder fehlender Krankheitseinsicht geprägt und vollzieht sich daher oft nur mit passiver Duldung (auf Drängen zumeist der Angehörigen) bis hin zur offenen Ablehnung der stationären Behandlung.

Die Förderung der Behandlungsmotivation und der Aufbau einer minimalen Kooperation zwischen Betroffenen und Behandelnden ist daher eine besonders schwierige Aufgabe. In der Regel besteht eine große Diskrepanz zwischen den Anliegen und Sichtweisen der Betroffenen und den Behandlungsangeboten, die seitens der Behandelnden gemacht werden können. Der Umgang mit dieser Diskrepanz ist eine wesentliche Herausforderung der Behandlungsplanung. Die Prinzipien der motivationalen Gesprächsführung helfen auch hier, in dem sie die Bedeutung der subjektiven Motivation ganz in den Vordergrund stellen und postulieren, dass ein Patient nur dann an den wesentlichen Behandlungsmaßnahmen teilnehmen wird, wenn hier ein Bezug zu den individuellen Zielen herstellbar ist. Es ist eine Aufgabe der Behandlungsplanung, diese Beziehung zu den ureigensten Zielen des Patienten herzustellen und für die Zusammenarbeit der Behandlung nutzbar zu machen.

Die Behandlungsplanung kann ansonsten wie bei anderen psychotherapeutischen Behandlungen vorgenommen werden. Sie richtet sich nach dem aktuellen Beschwerdebild, dem Verlauf der Erkrankung sowie den gemeinsam zu erarbeitenden Therapiezielen.

5.1.3 Kontakte im Stationsalltag: Visite und intermittierende Kontakte

Die Kontakte im Stationsalltag spielen für die Gestaltung der therapeutischen Beziehung eine wichtige Rolle. Die Betroffenen sollten den zuständigen Arzt oder Psychotherapeuten als zugewandten, unterstützenden und gesprächsbereiten Behandlungspartner erleben können. Gleichwohl gilt, dass die wesentlichen Aspekte der Behandlung im Rahmen von Einzelgesprächen besprochen werden müssen. Visiten und andere Kurzkontakte dienen eher der Beurteilung des Krankheitsverlaufs sowie gegebenenfalls den organisatorischen Fragen.

5.1.4 Einzelgespräche

Die Funktion von Einzelgesprächen ist sehr vielfältig und umfasst neben der Aufnahmediagnostik insbesondere die Diskussion der Behandlungsplanung, Umsetzung der individuellen Therapieschritte sowie die Zusammenführung der Inhalte strukturierter Psychotherapiegruppen vor dem Hintergrund der Individualität des Patienten. Hinzu kommen Angehörigengespräche und Kontakte zu weiterbehandelnden Therapeuten oder Institutionen.

Es ist sinnvoll, Einzelgespräche jeweils mit der Erstellung einer Tagesordnung zu beginnen. Angesichts der Vielzahl der zu besprechenden Themen besteht ansonsten eine Tendenz, die psychotherapeutisch relevanten Inhalte zugunsten ausführlicherer Besprechung organisatorischer oder pharmakotherapeutischer Fragen aufzugeben.

5.1.5 Therapeutische Gruppen

Insbesondere im Krankenhaus bietet sich die Durchführung von Gruppenpsychotherapie als besonders ökonomische Therapieform an. Dabei ist zu berücksichtigen, dass Gruppentherapien in der Regel etwas weniger wirksam sind als Einzeltherapien. Ein weiterer Nachteil besteht darin, dass die Inhalte von Gruppentherapien nicht sehr gut an den individuellen Störungsverlauf angepasst werden können.

In der Regel sollte die Teilnahme eines Patienten an einem Gruppenpsychotherapieangebot auf einer sorgfältig reflektierten Indikationsentscheidung beruhen. Dabei ist insbesondere auf die aktuelle motivationale Situation des Patienten einzugehen. Es ist in der Regel nicht sinnvoll, einen Patienten mit dem Auftrag »Schauen Sie sich das doch einmal an« als Teilnehmer einer solchen Gruppe aufzunehmen.

5.1.6 Multidisziplinäre Kooperation, Fachtherapien

Die Behandlung von Patienten mit psychotischen Störungen ist insbesondere dadurch komplex, dass in jeder Behandlungsphase verschiedene Berufsgruppen an der Behandlung beteiligt sind und in ihrem jeweils spezifischen Kompetenzbereich wichtige Aspekte der Gesamtbehandlung abdecken. Die multidisziplinäre Kooperation ist vor diesem Hintergrund eine Selbstverständlichkeit. Es ist ein Qualitätsmerkmal von Behandlungsteams, wenn sie sich zu wichtigen konzeptuellen Fragen der Behandlungsführung in regelmäßigen Abständen treffen und die Maßnahmen der unterschiedlichen Behandlungsebenen abdecken.

5.1.7 Ambulante Therapie

Aus nahezu allen evidenzbasierten Behandlungsleitlinien geht hervor, dass gerade die ambulante Behandlungsphase für die Optimierung der Gesamtbehandlung zentral ist. Dies gilt für die Vertiefung des Krankheitskonzepts nach der Entlassung, für die rückfallpräventiven Maßnahmen, für die Bearbeitung familiärer Konflikte und auch für die Bearbeitung persistierender Positiv-Symptomatik. Aufgrund der Heterogenität der Symptombilder, der Krankheitsverläufe und der individuellen Ziele der Patienten muss auch die ambulante Psychotherapie individuell gestaltet werden. Es gibt für viele Aspekte, die zum Schwerpunkt der Behandlung werden können, inzwischen gut ausgearbeitete Konzepte, so dass die Kompetenz der Psychotherapeuten gefordert ist, dies in ein integriertes psychotherapeutisches Gesamtkonzept zu übersetzen.

5.2 Psychotherapie als Teil der Gesamtbehandlung

Die Gesamtbehandlung schizophrener Patienten muss – der multifaktoriellen Genese entsprechend – mehrdimensional angelegt sein. Psychotherapeutische Behandlungsstrategien sind nicht als Alternative zur pharmakologischen und sozialpsychiatrischen Behandlung, sondern als ein wichtiger Bestandteil der Gesamtbehandlung zu verstehen, durch den die Behandlung insgesamt optimiert werden kann.

Die Wirksamkeit der antipsychotischen Medikation in der Behandlung ist seit längerem klar etabliert und wird in allen evidenzbasierten Behandlungsleitlinien festgestellt (Deutsche Gesellschaft für Psychiatrie Psychotherapie und Nervenheilkunde 2006). Dies gilt sowohl für die Akutsymptomatik, die bei ca. 70–80 % der Patienten innerhalb einiger Wochen reduziert werden kann, als auch für die rezidivprophylaktische Langzeitbehandlung. Die Rückfallrate kann durch die Einnahme von Antipsychotika im Zeitraum von zwölf Monaten um ca. 40 % gesenkt werden (Leucht et al. 2012). Dem stehen jedoch unerwünschte Wirkungen und einige Behandlungsprobleme gegenüber. Nicht alle Patienten können hinreichend mit der Pharmakotherapie behandelt werden. Viele Patienten erleben sich selbst nicht als beeinträchtigt oder gar krank. Sie empfinden sich als Opfer einer Verschwörung und lehnen entsprechend Behandlungsmaßnahmen ab. Die Wirkung der Antipsychotika für die Negativsymptomatik ist noch besser zu untersuchen. Gleiches gilt für die neurokognitiven Defizite. Soziale Funktionsstörungen werden – sofern sie nicht allein aus der Symptomatik heraus erklärt werden können – nicht gebessert.

Die psychotherapeutische Behandlung ist darüber hinaus auch im Kontext sozialpsychiatrischer Hilfen zu planen. Es gibt eine Vielzahl von Einrichtungen, die Patienten bei Fragen der Arbeit, der Ausbildung, des Wohnens sowie der Freizeitgestaltung unterstützen. Damit sind nahezu alle Lebensbereiche angesprochen, in denen sich psychotherapeutische Behandlungsstrategien zu bewähren haben. Insofern ist die Integration der Psychotherapie in die jeweils individuellen sozialpsychiatrischen Betreuungskontexte sinnvoll und erforderlich.

Daraus folgt, dass auch in der ambulanten Behandlung eines individuellen Patienten verschiedene Berufsgruppen beteiligt sind:

- Ein Facharzt für Psychiatrie und Psychotherapie für die Durchführung der Pharmakotherapie,
- ein Psychotherapeut (Facharzt für Psychiatrie und Psychotherapie; Facharzt für psychotherapeutische Medizin; psychologischer Psychotherapeut), und
- Mitarbeiter der jeweiligen sozialpsychiatrischen Einrichtungen.

5.2.1 Behandlungsphasen der Psychotherapie

In evidenzbasierten Behandlungsleitlinien wird häufig zwischen der Akutphase, der Stabilisierungsphase sowie der stabilen Phase unterschieden. Etablierte psychotherapeutische Konzepte haben dabei einen Schwerpunkt in der stabilen Phase. Dies gilt insbesondere vor dem Hintergrund der Überlegung, dass Psychotherapie bei weniger stabilen Patienten zur Erhöhung des Rückfallrisikos beitragen könnte. Für diese Überlegung gibt es keine belastbaren Ergebnisse in der Literatur zur Evaluation von Psychotherapieverfahren. Dennoch hat die Sorge vor Überforderung der Patienten die Entwicklung von Psychotherapie-Konzepten stark geprägt.

Aktuelle Befunde zur Wirksamkeit von kognitiver Verhaltenstherapie bei psychotischen Symptomen haben dazu geführt, Psychotherapie auch in der Akutphase zu überprüfen. Die Wirksamkeit in dieser Phase ist noch nicht klar belegt, gleichwohl ist festzuhalten, dass bereits in dieser Phase sinnvoll psychotherapeutische Intervention möglich ist. Gleiches gilt für die Stabilisierungsphase, in der insbesondere der Übergang von der stationären in die ambulante Behandlungsphase stattfindet und somit eine Vielzahl relevanter Themen (insbesondere die Bewältigung der verschiedenen belastenden Situationen) zu bearbeiten ist.

Die Reflexion über Behandlungsphasen führt vor diesem Hintergrund dazu, dass die für die Psychotherapie allgemein konzeptualisierten Behandlungsphasen relevanter für die Behandlungsplanung sind. In Anlehnung an Kanfer et al. (1996) sind folgende Abschnitte der Therapie sinnvoll unterscheidbar:

- Beziehungsaufnahme und Motivationsförderung?
- Anamnese und Diagnostik
- Erarbeitung eines gemeinsamen Verständnisses der Symptomatik
- Fallkonzeption und Therapieplanung
- Behandlung zentraler Symptome
- Intervention bezüglich dysfunktionaler Schemata
- Verbesserung der sozialen Funktionsfähigkeit

Hierbei ist zu beachten, dass diese Phasen nicht als strenge Sequenz von Schritten anzusehen sind, sondern eher als Kreislaufprozesse zu gestalten sind. So sind z. B. Beziehungsaufnahme und Beziehungsgestaltung immer dann von Bedeutung, wenn die therapeutische Arbeit ins Stocken gerät. Motivationsförderung sollte zu Beginn jeden neuen Therapieschritts stehen. Die hier genannten Phasen stehen demnach zwar in Zusammenhang mit dem jeweiligen Behandlungsstatus der Pharmakotherapie und der sozialpsychiatrischen Hilfen, wären jedoch in ihrer Reihenfolge und zeitlichen Staffelung unabhängig davon.

5.3 Interaktion mit biologischen Therapieverfahren

Ausgehend von den evidenzbasierten Leitlinien ist die antipsychotische Medikation sowohl in der Akut- wie auch in der Langzeitbehandlung indiziert. Psychotherapeutische Interventionen werden daher parallel zur Pharmakotherapie durchgeführt. Alle relevanten Wirksamkeitsstudien für psychotherapeutische Interventionen haben Patienten eingeschlossen, die auch pharmakotherapeutisch behandelt werden. Die Psychotherapie hat dabei einen zusätzlichen Wirksamkeitsnachweis erbracht. Angesichts von Pilotdaten, dass die Kognitive Verhaltenstherapie auch bei Patienten wirksam ist, die die Medikation ablehnen, sollte die Ablehnung nicht mehr zur Beendigung der Behandlung, sondern zu einer Intensivierung der Psychotherapie führen.

Literatur

Arndt S, Andreasen NC, Flaum M, Miller D, Nopoulos P (1995) A longitudinal study of symptom dimensions in schizophrenia. Arch Gen Psychiatry 52:352–360.

Beck A, Rector N, Stolar N, Grant P (2009) Schizophrenia. Cognitive Theory, Research, and Therapy. New York: Guildford Press.
Bentall RP, Kinderman P, Kaney S (1994) The self, attributional processes and abnormal beliefs:

towards a model of persecutory delusions. Behaviour Research and Therapy 32:331–341.

Bentall RP, Corcoran R, Howard R, Blackwood N, Kinderman P (2001) Persecutory delusions: a review and theoretical integration. Clin Psychol Rev. 21 1143–1192.

Bentall RP, Kaney S (1989) Content specific information processing and persecutory delusions: an investigation using the emotional Stroop test. British Journal of Medical Psychology 62:355–364.

Bentall RP, Rowse G, Shryane N, Kinderman P, Howard R, Blackwood N, Moor R, Corcoran R (2009) The cognitive and affective structure of paranoid delusions. Arch Gen Psychiatry 66:236–247.

Blackwood NJ, Howard RJ, Bentall RP, Murray R M (2001) Cognitive neuropsychiatric models of persecutory delusions. Am J Psychiatry 158:527–539.

Bleuler E (1911) Dementia praecox oder Gruppe der Schizophrenien. Leipzig: Deuticke.

Brune M (2005) »Theory of mind« in schizophrenia: A review of the literature. Schizophr Bull 31:21–42.

Bustillo J, Lauriello J, Horan W, Keith S (2001) The psychosocial treatment of schizophrenia: an update. Am J Psychiatry 158:163–175.

Butzlaff RL, Hooley JM (1998) Expressed Emotion and Psychiatric Relapse. A meta-analysis. Arch Gen Psychiatry 55:547–552.

Cohen AS, Nienow TM, Dinzeo TJ, Docherty NM (2009) Attribution Biases in Schizophrenia: Relationship to Clinical and Functional Impairments. Psychopathology. 42:40–46.

Deutsche Gesellschaft für Psychiatrie Psychotherapie und Nervenheilkunde (2006) Behandlungsleitlinie Schizophrenie, Redaktion: Gaebel W, Falkai P. Darmstadt: Steinkopff.

Eaton WW, Thara R, Federman B, Melton B, Liang KY (1995) Structure and course of positive and negative symptoms in schizophrenia. Arch Gen Psychiatry 52:127–134.

Falloon IRH, Boyd JL, McGill CW (1984) Family care of schizophrenia: A problem-solving approach to the treatment of mental illness. New York: Guilford.

Fear CF, Sharp H, Healy D (1996) Cognitive processes in delusional disorder. Br J Psychiatry 168:61–67.

Fine C, Gardner M, Craigie J, Gold I (2007) Hopping, skipping or jumping to conclusions? Clarifying the role of the JTC bias in delusions. Cognitive Neuropsychiatry. 12:46–77.

Fowler D, Garety P, Kuipers E (1995) Cognitive Behaviour Therapy for Psychosis. Theory and Practice. Chichester: Wiley.

Frame L, Morrison AP (2001) Causes of posttraumatic stress disorder in psychotic patients. Arch Gen Psychiatry 58:305–306.

Freeman D (2007) Suspicious minds: the psychology of persecutory delusions. Clin Psychol Rev 27:425–457.

Freeman D, Garety PA, Kuipers E, Fowler D, Bebbington PE (2002) A cognitive model of persecutory delusions. Br J Clin Psychol 41:331–347.

Gard DE, Kring AM, Gard MG, Horan WP, Green MF (2007) Anhedonia in schizophrenia: Distinctions between anticipatory and consummatory pleasure. Schizophr Res. 93:253–260.

Garety P, Freeman D (1999) Cognitive approaches to delusions: A critical review of theories and evidence. Br J Clin Psychol 38:113–154.

Garety PA, Kuipers E, Fowler D, Freeman D, Bebbington PE (2001) A cognitive model of the positive symptoms of psychosis. Psychol Med 31:189–195.

Green MF, Nuechterlein KH (1999) Should Schizophrenia be treated as a neurocognitive disorder? Schizophr Bull 25:309–318.

Häfner H, an der Heiden W (1999) The course of schizophrenia in the light of modern follow-up studies: the ABC and WHO studies. Eur Arch Psychiatry Clin Neurosci 249(Suppl 4):14–26.

Hahlweg K, Dürr H, Dose M, Müller U (2006) Familienbetreuung schizophrener Patient. Ein verhaltenstherapeutischer Ansatz zur Rückfallprophylaxe. Göttingen: Hogrefe.

Heinrichs RW, Zakzanis KK (1998) Neurocognitive deficit in schizophrenia: a quantitative review of the evidence. Neuropsychology 12:426–445.

Jones SR, Fernyhough C (2009) Rumination, reflection, intrusive thoughts, and hallucination-proneness: towards a new model. Behav Res Ther 47:54–59.

Kaney S, Bentall RP (1992) Persecutory delusions and the self-serving bias. Journal of Nervous & Mental Disease 180:773–780.

Kanfer FH, Reinecker H, Schmelzer D (1996) Selbstmanagement-Therapie. 2 Auflage. Berlin: Springer.

Kinderman P, Bentall RP (1997) Causal attributions in paranoia and depression: internal, personal, and situational attributions for negative events. J Abnorm Psychol 106:341–345.

Kinderman P, Prince S, Waller G, Peters E (2003) Self-discrepancies, attentional bias and persecutory delusions. Br J Clin Psychol 42:1–12.

King S (2000). Is expressed emotion cause or effect in the mothers of schizophrenic young adults? Schizophr Res 45:65–78.

Kingdon L, Turkington D (1994) Cognitive behavior therapy of schizophrenia. New York: Guilford Press.

Kingdon D, Turkington D 2005. Cognitive therapy of schizophrenia. New York: Guilford Press.

Kuipers E, Onwumere J, Bebbington P (2010) Cognitive model of caregiving in psychosis. Br J Psychiatry 196:259–265.

Leucht S, Tardy M, Komossa K, Heres S, Kissling W, Salanti G, Davis JM (2012) Antipsychotic drugs versus placebo for relapse prevention in schizophrenia: a systematic review and meta-analysis. Lancet 379:2063–2071.

Liberman RP (1986) Coping and competence as protective factors in the vulnerability-stress model of schizophrenia. Goldstein MJ, Hand I, Hahlweg K (Hrsg.) Treatment of schizophrenia. Family assessment and intervention. Berlin: Springer, S. 201–215.

Liberman RP, Corrigan PW (1993) Designing new psychosocial treatments for schizophrenia. Psychiatry 56:238–249.

Lincoln TM, Wilhelm K, Nestoriuc Y (2007) Effectiveness of psychoeducation for relapse, symptoms, knowledge, adherence and functioning in psychotic disorders: a meta-analysis. Schizophr Res 96:232–245.

Lincoln TM, Ziegler M, Mehl S, Rief W (2010) The jumping to conclusions bias in delusions: specificity and changeability. J Abnorm Psychol 119:40–49.

Maurer K, Häfner H (1995) Epidemiologie positiver und negativer Symptome in der Schizophrenie. Häfner H (Hrsg.) Was ist Schizophrenie? Stuttgart: Fischer, S. 77–105.

Moritz S, Veckenstedt R, Hottenrott B, Woodward TS, Randjbar S, Lincoln TM (2010) Different sides of the same coin? Intercorrelations of cognitive biases in schizophrenia. Cognitive Neuropsychiatry 15:406–421.

Moritz S and Laroi F (2008) Differences and similarities in the sensory and cognitive signatures of voice-hearing, intrusions and thoughts. Schizophr Res 102:96–107.

Morrison AP (2001) The interpretation of intrusions in psychosis: An integrative cognitive approach to hallucinations and delusions. Behavioural and Cognitive Psychotherapy 29:257–276.

National Institute for Health and Clinical Excellence 2009 Schizophrenia. Core interventions in the treatment and management of schizophrenia in primary and secondary care (update). National Clinical Practice Guideline Number 82. London: National Institute for Health and Clinical Excellence.

Nowotny B, Häfner H, Löffler W (1996) Die beginnende Schizophrenie als Einbruch in die soziale Biografie – Folgen für soziale Behinderung versus soziale Wiederanpassung. Z Klin Psychol 25:208–220.

Pharoah F, Mari J, Rathbone J, Wong W (2006) Family intervention for schizophrenia. Cochrane Database Syst Rev CD000088.

Pilling S, Bebbington P, Kuipers E, Garety P, Geddes J, Martindale B, Orbach G, Morgan C (2002) Psychological treatments in schizophrenia: II. Meta-analysis of randomized controlled trials of social skills training and cognitive remediation. Psychol Med 32:783–791.

Provencher HL, Mueser KT (1997) Positive and negative symptom behaviors and caregiver burden in the relatives of persons with schizophrenia. Schizophr Res 26:71–80.

Rector NA, Beck AT, Stolar N (2005) The negative symptoms of schizophrenia: a cognitive perspective. Can J Psychiatry 50:247–257.

Robinson D, Woerner MG, Alvir JM, Bilder R, Goldman R, Geisler S, Koreen A, Sheitman B, Chakos M, Mayerhoff D, Lieberman JA (1999). Predictors of relapse following response from a first episode of schizophrenia or schizoaffective disorder. Arch Gen Psychiatry 56:241–247.

Roder V, Müller DR, Brenner HD, Spaulding WD (2010) Integrated Psychological Therapy (IPT) for the Treatment of Neurocognition, Social Cognition, and Social Competency in Schizophrenia Patients. Göttingen: Hogrefe.

Rund BR (1998) A review of longitudinal studies of cognitive functions in schizophrenia patients. Schizophr Bull 24:425–435.

Sharfstein SS (2005) Big Pharma and American Psychiatry: The Good, the Bad, and the Ugly. Psychiatric News 40:3–4.

Süllwold L, Herrlich J 1998. Psychologische Behandlung schizophren Erkrankter. 2. Auflage. Stuttgart: Kohlhammer.

Tarrier N, Beckett R, Harwood S, Baker A, Yusupoff L, Ugarteburu I (1993) A trial of two cognitive-behavioural methods of treating drug-resistant residual psychotic symptoms in schizophrenic patients: I. Outcome. Br J Psychiatry 162:524–532.

van Hooren S, Vermissen D, Janssen I, Myin-Germeys I, a Campo J, Mengelers R, van Os J, Krabbendam L (2008) Social cognition and neurocognition as independent domains in psychosis. Schizophr Res 103:257–265.

Vauth R, Joe A, Seitz M, Dreher-Rudolph M, Olbrich H, Stieglitz RD (2001) Differentiated short- and long-term effects of a »Training of Emotional Intelligence« and of the »Integrated Psychologic Therapy Program« for schizophrenic patients? Fortschr Neurol Psychiatr 69:518–525.

Wittorf A, Wiedemann G, Buchkremer G, Klingberg S (2010) Quality and correlates of specific self-esteem at the beginning stabilization phase of schizophrenia. Psychiatry Research 179: 130–138.

Wolwer W, Frommann N, Halfmann S, Piaszek A, Streit M, Gaebel W (2005) Remediation of impairments in facial affect recognition in schizophrenia: Efficacy and specificity of a new training program. Schizophr Res 80:295–303.

Young JE (1999) Cognitive therapy for personality disorders: A schema-focused approach (revised edition). Sarasota: Professional Resource Press.

Zubin J, Spring B (1977) Vulnerability – a new view of schizophrenia. J Abnorm Psychol 86: 103–126.

7 Angststörungen

Borwin Bandelow, Sebastian Rudolf, Markus Reitt und Dirk Wedekind

1 Lernziele

Dieses Kapitel enthält eine kurze Einführung in die am häufigsten in der Angstbehandlung eingesetzten Psychotherapieverfahren. Auf die drei hauptsächlichen Angststörungen (Panikstörung, generalisierte Angststörung, soziale Phobie) abgestimmte Techniken werden dargestellt. Die Unterschiede in der Beziehungsgestaltung bei den verschiedenen Angststörungen werden beschrieben. Ein weiteres Ziel dieses Kapitels ist die Vermittlung der Evidenz für die Wirksamkeit der von Psychotherapieformen bei Angststörungen aufgrund von randomisierten kontrollierten Studien.

2 Störungsdefinition

Angststörungen zählen mit einer Lebenszeitprävalenz von 28,8 % zu den häufigsten psychischen Störungen (Kessler et al. 2005a; Kessler et al. 2005b). Unter den Erkrankungen, die psychotherapeutisch behandelt werden, stellen die Angststörungen nach den Depressionen die größte Gruppe dar (Kruse und Herzog 2012). Obwohl die Prävalenzen der spezifischen Phobie und der sozialen Angststörung in der Bevölkerung am höchsten sind, werden Patienten mit folgenden Diagnosen am häufigsten psychotherapeutisch behandelt: Angst und depressive Störung gemischt, Panikstörung und generalisierte Angststörung.

▶ Tab. 7.1 gibt einen Überblick über die einzelnen Angststörungen.

Tab. 7.1: Kurzbeschreibung der Angststörungen nach ICD-10 (WHO 1991)

Angststörung ICD-10-Klassifikation	Beschreibung
Panikstörung F41.0	Plötzlich auftretende Angstanfälle mit den körperlichen Ausdrucksformen der Angst (Herzrasen, unregelmäßiger Herzschlag, Schwitzen, Zittern, Beben, Mundtrockenheit, Atemnot, Erstickungsgefühl, Enge im Hals, Schmerzen, Druck oder Enge in der Brust, Übelkeit oder Bauchbeschwerden, Schwindel-, Ohnmachts- oder Benommenheitsgefühle, Gefühl, dass Dinge unwirklich sind (wie im Traum) oder dass man selbst »nicht richtig da« ist, Hitzewallungen oder Kälteschauer, Taubheits- oder Kribbelgefühle), Angst, die Kontrolle zu verlieren, »wahnsinnig« oder ohnmächtig zu werden sowie Angst zu sterben. Diese Panikattacken treten plötzlich auf und nehmen während ca. 10 Minuten an Stärke zu. Die Panikattacken können aus heiterem Himmel auftreten – in der Mehrzahl der Fälle ist jedoch die Panikstörung mit einer Agoraphobie verbunden.
Agoraphobie F40.0 ohne Panikstörung F40.00 mit Panikstörung F40.01	Bei der Panikstörung mit Agoraphobie (bzw. umgekehrt) tritt zu den beschriebenen Panikattacken die Angst vor Orten hinzu, an denen im Falle des Auftretens einer Panikattacke eine Flucht schwer möglich wäre oder peinliches Aufsehen erregen würde. Am häufigsten treten Angstanfälle in Menschenmengen, öffentlichen Verkehrsmitteln oder in engen Räumen (z. B. Fahrstühlen) auf. Angst vor dem Alleinsein ist ebenfalls häufig. Die Anwesenheit von Begleitpersonen reduziert die Angst.
Generalisierte Angststörung F41.1	Die Patienten leiden unter den körperlichen Ausdrucksformen der Angst (Zittern, Herzrasen, Schwindel, Übelkeit, Muskelverspannungen usw.) sowie unter Konzentrationsstörungen, Nervosität, Schlafstörungen und anderen psychischen Symptomen. Im Gegensatz zur Panikstörung treten diese Symptome allerdings nicht gleichzeitig in Form eines Anfalls, sondern in wechselnder Kombination als unterschwelliger Dauerzustand auf. Oft können die Patienten nicht angeben, wovor sie eigentlich Angst haben. Die Patienten werden aber auch durch ständige Sorgen gequält, z.B. dass ihnen oder ihren Verwandten Unfälle zustoßen oder sie erkranken könnten. Sie neigen zur Vermeidung oder Aufschiebung von als gefährlich empfundenen Tätigkeiten wie Reisen. Zudem machen sich die Patienten meistens Sorgen über ihre permanente Besorgtheit (»Meta-Sorgen«).
Soziale Phobie F40.1	Die Patienten haben vor Situationen Angst, in denen sie im Mittelpunkt der Aufmerksamkeit stehen – z.B. haben sie Angst vor dem Sprechen in der Öffentlichkeit, vor Vorgesetzten, Behördengängen, Kontakten mit dem anderen Geschlecht und anderen Situationen. Dabei befürchten sie, sich peinlich oder ungeschickt zu verhalten oder negativ bewertet zu werden.
Spezifische (isolierte) Phobie F40.2	Hierbei beschränkt sich die Phobie auf einzelne, umschriebene Situationen, die sich meistens auf Gegebenheiten der Natur beziehen (z.B. Katzenphobie, Blutphobie oder Höhenangst).
Angst und depressive Störung, gemischt F41.2	Dieses Krankheitsbild wird in der Primärversorgung häufig angetroffen. Dabei sind die Symptome der generalisierten Angststörung und depressive Symptome gleichzeitig vorhanden; allerdings darf die Störung nicht stark ausgeprägt sein, dass die Kriterien einer Angststörung oder einer Depression erfüllt werden

3 Krankheits- und Therapiekonzepte

3.1 Ätiologische Modelle

Es erscheint wahrscheinlich, dass Angsterkrankungen dann entstehen, wenn eine Vulnerabilität im Sinne einer erhöhten Angstbereitschaft besteht und Umwelteinflüsse hinzukommen. Zu den äußeren Faktoren können gehören: traumatische Kindheitserfahrungen oder problematische elterliche Erziehungsstile, aktuelle belastende Lebensereignisse, Modelllernen, Fehlkonditionierungen (im Sinne der Verhaltenstheorie) und andere Faktoren. Für die Vulnerabilität können genetische Faktoren bestimmend sein, die sich möglicherweise in neurobiologischen Veränderungen des Zentralnervensystems äußern. Aufgrund von Familien- und Zwillingsstudien konnten für die Angststörungen moderate bis hohe Erbfaktoren errechnet werden, im Einzelnen 41–54 % für die Panikstörung, 67 % für die Agoraphobie, 32 % für die generalisierte Angststörung, 51 % für die soziale Phobie und 59 % für die Blut- und Verletzungsphobie (Domschke und Deckert 2007). Zu den neurobiologischen Veränderungen, die bei Angstpatienten gefunden wurden, gehören

Veränderungen der Serotonin- oder Noradrenalinneurotransmission, aber auch andere Funktionsstörungen (Bandelow 2001).

Auf die spezifischen Störungsmodelle wird aufgrund der Unterschiede zwischen einzelnen Angststörungen in den einzelnen Kapiteln noch näher eingegangen.

3.2 Untersuchungsinstrumente

Die Bestimmung des Schweregrades der Erkrankungen sollte zu Beginn der Therapie sowie zur Kontrolle des Behandlungserfolgs im Verlauf mit diagnosespezifischen Ratingskalen erfolgen. Fremdbeurteilungsskalen haben allgemein eine höhere Reliabilität als Selbstbeurteilungsskalen. Da jedoch die Anwendung dieser Skalen in manchen Settings zu zeitaufwändig ist, kann auch die Anwendung globaler Maße wie die Clinical Global Impression Scale (CGI) (NIMH 1976) ausreichend sein. Alternativ können die weniger zeitintensiven Selbstbeurteilungsskalen verwendet werden.

Tab. 7.2: Symptomspezifische Skalen für Angststörungen

Angststörung	Fremdbeurteilungs-Skala	Selbstbeurteilungs-Skala
Panikstörung/Agoraphobie	P&A (Panik und Agoraphobie-Skala, Fremdbeurteilung) (Bandelow 1999)	P&A, Selbstbeurteilung (Bandelow 1999)
	PDSS (Panic Disorder Severity Scale) (Shear et al. 1997)	
Generalisierte Angststörung	HAMA (Hamilton-Angst-Skala) (Hamilton 1959)	BAI (Beck Anxiety Inventory) (Beck et al. 1961)
Soziale Angststörung	LSAS (Liebowitz Social Anxiety-Scale) (Liebowitz 1987)	LSAS (Liebowitz 1987)
Spezifische Phobie		FQ (Fear Questionnaire) (Marks 1987)

4 Psychotherapie: Techniken, Methoden, Verfahren

4.1 Schematischer Überblick

▶ **Abb. 7.1** auf Seite 171

Angststörungen können in der Regel ambulant behandelt werden. Eine stationäre Psychotherapie sollte nur in schweren Fällen, bei Komorbidität mit Depressionen oder Persönlichkeitsstörungen, bei bestehender Suizidalität oder nach mehreren erfolglosen ambulanten Versuchen erwägt werden.

4.2 Empirische Evaluation

In den folgenden Abschnitten wird die Evidenz für die Wirksamkeit von Psychotherapien dargestellt. Diese Analyse beruht auf der Auswertung randomisierter kontrollierter Studien, die folgende Voraussetzung erfüllten:

- Eine »reine« Form der jeweiligen Therapie wurde untersucht (keine Mischformen wie »kognitiv-analytische Therapie«)
- Es gab eine Kontrollbedingung, z. B. Warteliste, Behandlung wie üblich (»Treatment as usual«, TAU), psychologisches Placebo oder eine etablierte Behandlungsform (z. B. Verhaltenstherapie, medikamentöse Therapie)
- Patienten mit einer singulären Angststörung, definiert nach DSM, wurden untersucht (nicht Mischpopulationen wie »depressive und ängstliche Patienten« oder »neurotische Störungen«)
- Es wurden Erwachsene untersucht, ohne Einschränkung der Stichprobe (wie »nur Frauen«)

Es wurden nur Studien einbezogen, die bestimmten methodischen Anfordernissen entsprachen. Dies betrifft unter anderem die Verwendung standardisierter diagnostischer Kriterien, adäquate Stichprobengrößen, die Randomisierung, Maßnahmen zur Verblindung, die Anwendung geeigneter psychometrischer Skalen sowie die korrekte Anwendung statistischer Tests.

4.2.1 Panikstörung/Agoraphobie

4.2.1.1 Verhaltenstherapie

Zur Wirksamkeit der kognitiven Verhaltenstherapie (KVT) bei Panikstörung/Agoraphobie liegt eine Reihe von randomisierten kontrollierten Studien (RKS) vor.

Die KVT erwies sich in einer Vielzahl von RKS der Warteliste-Kontrollbedingung überlegen (z. B. Barlow et al. 1989; Clark et al. 1994; Kenardy et al. 2003; Klosko et al. 1990; Margraf et al. 1993; Öst et al. 2004; Swinson et al. 1995; Telch et al. 1993; Telch et al. 1995; Tsao et al. 2005; Williams und Falbo 1996).

Auch im Vergleich mit einer Placebobedingung stellten einige Untersuchungen eine Überlegenheit der KVT fest: vs. psychologisches Placebo (supportive Therapie zum Ausschluss von Spontanheilungs- und Therapeutenkontakteffekten) (Beck et al. 1992) oder vs. Pillen-Placebo (Barlow et al. 2000; Klosko et al. 1990; Marks et al. 1983; Marks et al. 1993; Sharp et al. 1997). Eine Reihe von Studien fanden allerdings keine Unterschiede zu den Placebo-Kontrollbedingungen: vs. Pillen-Placebo (Bakker et al. 1999; Black et al. 1993); vs. programmed practice (Mavissakalian und Michelson 1986a); vs. progressive Muskelrelaxation (Michelson et al. 1988); vs. nichtvorschreibende Therapie/reflektives Zuhören (Shear et al. 1994); vs. psychologisches Placebo (supportive Therapie)/Pillenplacebo (Marchand et al. 2008).

Zahlreiche Metaanalysen bestätigen die Wirkung von KVT bzw. Exposition (Bande-

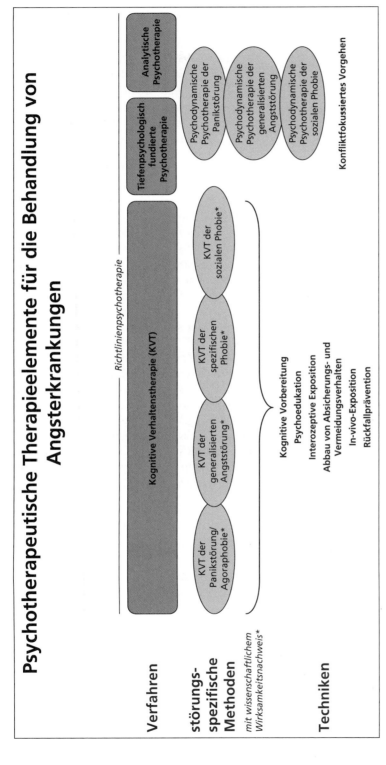

Abb. 7.1: Schematischer Überblick über die Interventionen zur Behandlung von Angsterkrankungen

low et al. 2007; Chambless und Gillis 1993; Gould et al. 1995; Haby et al. 2006; Hofmann und Smits 2008; Ruhmland und Margraf 2001b; Sanchez-Meca et al. 2010; Westen und Morrison 2001).

Zusammenfassend ist die Wirksamkeit der kognitiven Verhaltenstherapie ausreichend durch kontrollierte Studien belegt.

Langzeiteffekte der Verhaltenstherapie

Eine Analyse aller VT-Studien bei Panikstörung/Agoraphobie, die ein Follow-up-Assessment hatten, ergab die Überlegenheit einer VT gegenüber einer Kontrollgruppe in zwei Studien (Clark et al. 1994; Marks et al. 1993). Fünf Studien zeigten keine Überlegenheit einer VT gegenüber einer Kontrollgruppe im Follow-up (Barlow et al. 2000; Cohen et al. 1984; Loerch et al. 1999; Marks et al. 1983; Mavissakalian und Michelson 1986b).

In den kontrollierten Studien fanden sich sehr unterschiedliche Responseraten von 18 bis 70 % nach einer therapiefreien Zeit von variabler Länge (Clark et al. 1994; Marks et al. 1993). In der Studie von Barlow et al. (2000) konnten nach einem halben Jahr nur noch 32 % der Patienten als Responder klassifiziert werden. In der Studie von Loerch et al. (1999) waren nach einem halben Jahr von den Patienten, die KVT erhalten hatten, nur noch 18 % gebessert und benötigten keine weiteren Therapien.

Kontrollierte Studien decken nur Follow-up-Zeiträume von in der Regel 6–12 Monaten ab. In einigen naturalistischen Studien wurden Patienten, die eine KVT oder Expositionstherapie erhalten hatten, nach längeren Zeiträumen nachuntersucht. In solchen Studien können natürlich Spontanheilungseffekte nicht kontrolliert werden. In einer Studie waren nach einem Jahr 89 % der Patienten panikattackenfrei, aber 28 % hatten noch agoraphobe Symptome (Stuart et al. 2000). Zwei Jahre nach einer Studie von

Marks et al. (1983) waren noch zwei Drittel der Patienten nach einer Expositionstherapie gebessert (Cohen et al. 1984). Nach zwei Jahren waren in einer weiteren Studie nur 25 % symptomfrei (Hunt und Andrews 1998). In einer Studie hatten nach zwei Jahren 25 % noch Panikattacken; 27 % waren noch in Behandlung (Brown und Barlow 1995). In einer anderen Studie waren nach einem Jahr 30 % panikfrei, nach bis zu 5 Jahren nur noch 10 % (Cowley et al. 1996). In einer Studie waren nach 2–5 Jahren 76 % der Patienten gebessert (Bruce et al. 1999). In einem Follow-up waren 93 % nach zwei Jahren in Remission, 82 % nach fünf Jahren, 79 % nach sieben Jahren und 62 nach zehn Jahren (Fava et al. 2001). In einer Analyse von acht RKTs zur KVT bei Angststörungen (davon vier mit Panikstörung) waren nach 2–14 Jahren Follow-up noch 48 % weiter symptomatisch (Durham et al. 2005).

Die Effekte der Verhaltenstherapie verringern sich also in den Monaten nach Beendigung einer KVT; sie bleiben allerdings auf einem höheren Level als zu Beginn der Behandlung. In einigen Studien wurden »Booster-Sessions« angewendet, um die Erfolge einer KVT zu stabilisieren (Brown et al. 1997; Brown und Barlow 1995; Clark et al. 1994; Margraf et al. 1993).

Vergleiche verschiedener verhaltenstherapeutischer Techniken

Expositionstherapie vs. kognitive Therapie. Manche Metaanalysen finden höhere Effektstärken, wenn eine Exposition *in vivo* durchgeführt wird (z. B. Clum et al. 1993; Gould et al. 1995; Ruhmland und Margraf 2001b), während andere keinen Unterschied zwischen reiner Expositionstherapie und KVT sehen (Mitte 2005b). Allerdings beinhalten KVT-Programme häufig Expositionsanteile. Eine große Studie untersuchte, ob die Anwesenheit des Therapeuten während der

Exposition notwendig ist oder ob eine theoretische Instruktion des Patienten in der Therapiesitzung ausreicht. Beide untersuchten Modalitäten waren signifikant besser als eine Warteliste, und die therapeutengestützte Exposition war auf zwei der vier Haupteffizienzkriterien wirksamer als die KVT ohne Anwesenheit des Therapeuten bei der Exposition (Gloster et al. 2011).

Gruppen- vs. Einzeltherapie. KVT in Form von Gruppentherapie war in zwei Studien wirksamer als eine Wartelistenbedingung (Marchand et al. 2009; Telch et al. 1993). In der letzteren Studie war Gruppentherapie nicht schlechter wirksam als Einzeltherapie; die Power dieser Studie reichte aber für einen Non-inferiority-Vergleich nicht aus.

Wöchentliche Sitzungen vs. zeitlich konzentrierte KVT. In einer Studie wurde KVT mit 13 wöchentlichen Sitzungen mit zeitlich konzentrierter KVT (gleiche Zeitstundenanzahl auf drei Wochen konzentriert) verglichen; es ergab sich kein Unterschied (Bohni et al. 2009). Allerdings war die Fallzahl für einen Non-inferiority-Vergleich zu klein.

Atemtraining. Atemtraining hat keine zusätzliche Wirkung im Rahmen einer KVT (Craske et al. 1997; de Ruiter et al. 1989; Schmidt et al. 2000).

Behandlung via Telefon. In unterversorgten Gebieten kann eine Verhaltenstherapie über Telefon sinnvoll sein. Eine Telefontherapie war wirksamer als eine Warteliste (Swinson et al. 1995). Eine Expositionstherapie über Telefon war wirksamer als Entspannungstraining (McNamee et al. 1989). Es fehlen allerdings Vergleiche mit einer Standard-KVT.

Nicht-therapeutengestützte verhaltenstherapeutische Interventionen. Da eine KVT kostenintensiv und an vielen Orten nicht ausreichend verfügbar ist, wurden zahlreiche Studien zum Wirksamkeitsvergleich nicht-therapeutengestützter Interventionen durchgeführt (Therapie durch Selbsthilfebücher, durch Materialien für den eigenen Computer, durch Audiobänder oder im Internet). Teilweise wurden diese Therapien mit minimalem Therapeutenkontakt durchgeführt (kurze Anrufe oder E-Mails).

In einer Studie war Bibliotherapie (Selbstbehandlung mit Hilfe eines Buches) besser als eine Warteliste (Nordin et al. 2010). In zwei Studien war Bibliotherapie wirksamer als eine Warteliste und ebenso wirksam wie eine therapeutengestützte Einzel- bzw. Gruppen-KVT (Gould et al. 1993; Lidren et al. 1994). Für den Test auf Gleichwirksamkeit waren diese Studien allerdings zu klein. In der Studie von Gould et al. (1993) unterschied sich Bibliotherapie nicht von der Warteliste (siehe Lewis & Gould, 2006), während bei Lidren et al. (1994) ein Unterschied gefunden wurde. Eine umfassende Selbsthilfemaßnahme (Bibliotherapie, Video, Entspannungstonband) war nicht besser als eine Warteliste (Gould und Clum 1995; siehe Lewis et al. 2012). In einer Studie wurden drei Gruppen verglichen. Normaler Therapeutenkontakt war wirksamer als Bibliotherapie (Kontrollgruppe), während sich minimaler Therapeutenkontakt nur in wenigen Maßen von der Kontrollgruppe unterschied (Sharp et al. 2000). Insgesamt scheint eine Bibliotherapie nicht so wirksam zu sein wie eine therapeutengestützte KVT.

In einer Studie wurden eine 12-stündige und eine 6-stündige therapeutengestützte KVT sowie eine Computer-gestützte 6-stündige Behandlung mit einer Warteliste verglichen. Die 12-stündige therapeutengestützte KVT wirkte besser als die 6-stündige. Die Computer-gestützte 6-stündige Behandlung fiel in die Mitte, unterschied sich aber nicht von den beiden aktiven Behandlungen (Kenardy et al. 2003). Es gibt also insgesamt nur limitierte Evidenz, dass eine Computer-gestützte KVT ebenso gut wirkt wie eine therapeutengestützte KVT.

Internetbasierte KVT kombiniert meist Computerprogramme mit zusätzlichem »echten« Therapeutenkontakt über E-

Mails, SMS usw., wobei der zeitliche Aufwand für den Therapeuten in der Regel deutlich geringer ist als bei einer Therapie von Angesicht zu Angesicht. Mehrere Studien zeigten eine bessere Wirkung einer internetbasierten KVT (Carlbring et al. 2006) beim Vergleich mit einer Warteliste (Klein und Richards 2001; Klein et al. 2006; Richards et al. 2006; Wims et al. 2010). In einer relativ großen Studie konnte kein Unterschied zwischen einer internetbasierten und einer therapeutengestützten Gruppen-KVT gefunden werden (Bergstrom et al. 2010). Allerdings fehlen Vergleiche einer internetbasierten KVT mit einer therapeutengestützte Einzel-KVT.

In einer Studie erhielten Patienten entweder selbstangewendete KVT (mit Tonbändern und einem Selbsthilfebuch) plus Sertralin, selbstangewendete KVT plus Placebo, Sertralin allein oder Placebo allein (Koszycki et al. 2011). Es fand sich ein signifikanter Vorteil für selbstangewendete KVT plus Sertralin gegenüber den anderen drei Gruppen auf der BSQ, nicht aber auf den anderen Maßen. Die Mehrzahl der sekundären Maße ergab, dass nur selbstangewendete KVT plus Sertralin sich von Placebo unterschied. Selbstangewendete KVT plus Placebo war in keinem Vergleich signifikant besser als Placebo.

Die Evidenz für nicht-therapeutengestützte Interventionen ist nach dieser Datenlage nicht ausreichend.

4.2.1.2 Entspannungsverfahren

In einer Studie war progressive Relaxation weniger wirksam als Applied Relaxation (Ost 1988). Es wurden auch negative Effekte der Entspannung gefunden, insofern, dass durch die Relaxation Angst ausgelöst werden kann (Heide und Borkovec 1983, 1984). Patienten, die während der Relaxationstherapie Angst entwickelten, zeigten eine geringere Besserung (Borkovec et al. 1987).

Applied Relaxation (AR) zeigte inkonsistente Studienergebnisse. In drei Studien war AR gleich wirksam wie eine KVT (Arntz 2003; Ost und Westling 1995; Ost et al. 1993); die Studien hatten aber keine ausreichende Teststärke für einen Non-inferiority-Vergleich. AR war in einer Studie besser wirksam als Progressive Muskelrelaxation (Ost 1988). In einer Studie war AR besser als eine Warteliste, aber weniger wirksam als KVT (Arntz und van den Hout 1996). In einer weiteren Studie war AR weniger wirksam als KVT (Clark et al. 1994). Bei einer Studie war AR war auf der PDSS (dem Haupteffizienzmaß) weniger gut wirksam als psychodynamische Therapie, während die HAMA Gleichwirksamkeit zeigte (Milrod et al. 2007).

Eine Metaanalyse kontrollierter Studien kam zu dem Schluss, dass Entspannungstherapien weniger wirksam sind als KVT (Siev und Chambless 2007).

4.2.1.3 Psychodynamische Therapie

Es liegen nur wenige Studien zu psychodynamischen Methoden bei den Angststörungen vor. Zur Langzeitpsychoanalyse und zu tiefenpsychologischen Verfahren liegen keine kontrollierten Studien vor.

Eine kleine RKS wurde zur Behandlung der Panikstörung mit einer psychodynamischen Methode durchgeführt (Milrod et al. 2007). Es zeigte sich eine bessere Wirkung gegenüber einer Kontrollgruppe mit Applied Relaxation auf dem Haupteffizienzkriterium. Auch die Response war signifikant besser. AR ist ein Entspannungsverfahren, bei dem keine Gespräche über psychologische Probleme stattfinden. Diese Bedingung erfüllt somit nicht die Kriterien eines »psychologischen Placebos«, so dass das Ergebnis nur eingeschränkt verwertbar ist. Die Follow-up-Daten der Studie wurden nicht veröffentlicht.

In einer kleinen Studie von Wiborg et al. (1996) wurde eine medikamentöse Behandlung mit Clomipramin mit einer Kombination aus Clomipramin und psychodynamischer Therapie verglichen. Die Studie hat zahlreiche methodische Probleme wie die unvollständige Offenlegung der Ergebnisse und die fehlende Korrektur für multiple Testung. Die Autoren schließen aus ihren Daten, dass die Kombination besser wirkt als eine reine Clomipramin-Behandlung, was sich auch im Follow-up zeige; dies lässt sich aber bei korrekter statistischer Auswertung nicht nachvollziehen.

Eine noch nicht veröffentlichte kleine Studie verglich 13 Patienten, die eine KVT erhielten, mit 22, die eine psychodynamische Therapie erhielten. Hier war die KVT der psychodynamischen Therapie überlegen (Subic-Wrana, International Psychoanalytical Association 46th Congress, 2009).

In einer offenen Studie von Hoffart und Martinsen (1990) wurde unter stationären Bedingungen reine psychodynamische Therapie mit einer Kombination aus psychodynamischer Therapie und Expositionstherapie untersucht. Die Kombination mit Expositionstherapie war signifikant der reinen psychodynamischen Therapie überlegen; dies traf auch für die Follow-up-Periode zu. Diese Studie lässt keine Aussagen zur Wirksamkeit der psychodynamischen Therapie an sich zu. Aus dieser Studie kann lediglich geschlossen werden, dass eine Expositionstherapie wirksam ist, nicht aber, ob psychodynamische Therapie wirksam ist.

Die vorliegenden Daten können also nicht zweifelsfrei eine Überlegenheit von psychodynamischen Therapien gegenüber Kontrollgruppen zeigen. Es gibt Hinweise für eine Unterlegenheit gegenüber einer Verhaltenstherapie.

4.2.1.4 Klientenzentrierte Gesprächspsychotherapie

In einer Studie wurde klientenzentrierte Psychotherapie mit einer Kombination aus klientenzentrierter Psychotherapie und Expositionstherapie unter stationären Bedingung verglichen (Teusch et al. 1997). Es ergab sich hinsichtlich der Hauptwirksamkeitsparameter kein Unterschied zwischen den beiden Behandlungsgruppen. Die Anzahl der Versuchspersonen in dieser Studie war allerdings für einen Test auf Gleichwirksamkeit zu klein. Außerdem wurden die Patienten den Behandlungsbedingungen nicht randomisiert, sondern »nach klinischen Gesichtspunkten« zugewiesen, was möglicherweise die Gruppenunterschiede nivellierte.

In einer cross-over-Studie war KVT besser wirksam als klientenzentrierte Gesprächstherapie (Beck et al. 1992).

Es gibt also zusammenfassend keine ausreichende Evidenz, dass die klientenzentrierte Gesprächspsychotherapie besser wirkt als eine Kontrollgruppe; die Methode scheint der Verhaltenstherapie unterlegen zu sein.

4.2.1.5 EMDR

In einer kontrollierten Untersuchung wurde EMDR mit einer Wartelisten- und einer »Aufmerksamkeits-Placebo«-Kontrollbedingung bei Patienten mit Panikstörung und Agoraphobie verglichen. Im Vergleich zur Warteliste ergaben sich auf manchen Skalen Besserungen, auf anderen nicht, wie zum Beispiel bei der Panikattackenfrequenz. Allerdings durften die Patienten während der Studie Medikamente (z. B. Alprazolam oder Antidepressiva) einnehmen. Im Vergleich zu der Aufmerksamkeits-Placebo-Kontrollgruppe zeigte sich kein Unterschied (Goldstein et al. 2000). In einer Studie wurde EMDR mit einer Kontrollbehandlung ohne Augenbewegungen und einer Warteliste verglichen. Beide aktiven Behandlungen waren wirksamer als die Warteliste (Feske und Goldstein 1997). EMDR war auf zwei von fünf Skalen besser wirksam als die Behandlung ohne Augenbewegungen; nach drei Monaten verlor sich aber der Unterschied.

Es fehlt also der Nachweis, dass EMDR bei der Panikstörung Wirkungen hat, die über Placeboeffekte hinausgehen.

4.2.2 Generalisierte Angststörung

4.2.2.1 Verhaltenstherapie

Einige Studien zeigten eine Überlegenheit einer KVT gegenüber einer Wartelistenbedingung (Barlow et al. 1992; Butler et al. 1991; Dugas et al. 2010; Dugas et al. 2003; Ladouceur et al. 2000; Lindsay et al. 1987; Mohlman et al. 2003).

Einige Vergleiche mit Placebobedingungen zeigen, dass KVT nicht nur unspezifische Psychotherapieeffekte, sondern auch spezifische Therapiebestandteile hat. KVT war psychologischen Placebobedingungen überlegen: vs. nondirektive Therapie (Borkovec et al. 1987) und vs. Kontrakt-Kontrollgruppe (Linden et al. 2005) sowie einem Pillenplacebo (Power et al. 1990). In einer Studie ohne ausreichende Teststärke war KVT besser als eine Warteliste, aber nicht besser als ein psychologisches Placebo (»Anxiety management«) (Lindsay et al. 1987). In einer Studie war KVT auf einigen Skalen besser wirksam als ein psychologisches Placebo (nondirektive Therapie)(Borkovec und Costello 1993).

Zahlreiche Metaanalysen zeigen eine Wirkung der KVT, wobei sich diese meist auf Vergleiche mit einer Warteliste beziehen (Borkovec und Ruscio 2001; Chambless und Gillis 1993; Covin et al. 2008; Gould et al. 1997; Haby et al. 2006; Hofmann und Smits 2008; Mitte 2005a; Norton und Price

2007; Ruhmland und Margraf 2001a; Westen und Morrison 2001).

Behandlung älterer Patienten

Fünf Studien beschäftigten sich mit KVT bei älteren Menschen ($\geq$ 65 Jahre) mit GAD. Eine kleine Studie zeigte eine bessere Wirkung der KVT bei älteren Patienten als eine Kontrollgruppe mit minimalem Kontakt, also einer Art Wartelistenbedingung (Stanley et al. 2003). Eine Studie mit Wartelistenbedingung wurde von den Autoren so interpretiert, dass konventionelle KVT nicht die optimale Therapie für ältere Menschen mit KVT ist, sondern dass die Behandlung durch Lern- und Gedächtnishilfen ergänzt werden sollte (Mohlman et al. 2003). Eine Studie ohne ausreichende Teststärke zeigte keinen Unterschied zu einem psychologischen Placebo (Stanley et al. 1996). In einem Vergleich gegenüber einer »Behandlung wie üblich« zeigte sich in einer größeren Studie kein Unterschied auf dem Hauptmaß Schweregrad der GAD (Stanley et al. 2009), aber auf anderen Maßen. In einer Studie war KVT wirksamer als die Warteliste, aber nicht besser als ein psychologisches Placebo (Wetherell et al. 2003).

In der Zusammenschau dieser Befunde muss die Evidenz für die KVT bei älteren Menschen mit GAD als begrenzt angesehen werden.

Langzeiteffekte

Studien, in denen die mit KVT behandelten Patienten 3–24 Monate nach Beendigung der Behandlung nachtuntersucht wurden, zeigten eine langanhaltende Wirkung (Borkovec et al. 2002; Dugas et al. 2003; Linden et al. 2005; Salzer et al. 2011). Allerdings hatten diese Studien keine inaktive Kontrollgruppe.

Verschiedene Formen der Verhaltenstherapie

Eine Studie mit Gruppen-KVT zeigte Überlegenheit gegenüber einer Warteliste (Dugas et al. 2003). Metaanalysen fanden höhere Effektstärken bei Einzel- als bei Gruppentherapien (Covin et al. 2008; Gould et al. 1997; Ruhmland und Margraf 2001a).

In einer Studie war eine KVT wirksamer als konventionelle Verhaltenstherapie (Butler et al. 1991).

In einer Studie war eine internetbasierte Therapie mit Therapeutenunterstützung durch E-Mail wirksamer als eine Wartelistenbedingung (Titov et al. 2009). In einer Studie war eine therapeutengestützte Internet-KVT ebenso wirksam wie eine nur von einem Techniker unterstützte Internet-KVT; beide waren besser als eine Warteliste. Allerdings fehlt der Nachweis, dass Internetgestützte KVT ebenso gut wirkt wie eine therapeutergestützte KVT.

4.2.2.2 Entspannungsverfahren

In zwei Studien mit zu geringer Teststärke waren KVT und Applied Relaxation (AR) gleich wirksam (Arntz 2003; Ost und Breitholtz 2000). In einem Vergleich von KVT, AR und einem psychologischen Placebo waren alle Bedingungen gleich wirksam; allerdings war die Teststärke auch dieser der Studie möglicherweise zu gering, um Unterschiede zu entdecken (Borkovec und Costello 1993). In einer Studie war AR nur marginal wirksamer als eine Warteliste und weniger wirksam als KVT (Dugas et al. 2010). In einer Studie war AR weniger wirksam als »Metakognitive Therapie«, eine Form der KVT (Wells et al. 2010).

Zusammenfassend ist also AR als eigenständiges Verfahren bei GAD wahrscheinlich weniger wirksam als KVT und nicht sicher wirksamer als ein psychologisches Placebo.

4.2.2.3 Psychodynamische Therapie

Eine größere Studie verglich KVT, analytische Psychotherapie und »Anxiety Management« (Durham et al. 1994). Psychoanalytische Therapie war signifikant weniger wirksam als KVT. In einer Follow-up-Untersuchung der Studie von Durham et al. (1994) hatte KVT langfristigere Wirkungen als analytische Psychotherapie (Durham et al. 1999).

In einer Studie waren KVT und psychodynamische Therapie auf dem Haupteffizienzmaß gleichwirksam (Leichsenring et al. 2009). Eine Kontrollgruppe wurde nicht mitgeführt. Die Fallzahl (27 bzw. 25 Patienten) war allerdings für einen Non-inferiority-Vergleich nicht ausreichend groß, um eine Gleichwirksamkeit zu belegen. Die genaue Analyse der Daten lässt eher den Schluss zu, dass KVT in dieser Studie wirksamer war ist als psychodynamische Therapie; auf fast allen Skalen zeigten sich numerische Vorteile für die KVT; drei von sieben Maßen zeigten einen signifikanten Vorteil für die KVT. Auch die anderen Vergleiche wären möglicherweise signifikant geworden, wenn die Stichprobe ausreichend groß gewesen wäre. Diese Studie ist also nicht geeignet, die Gleichwirksamkeit der psychodynamischen Therapie mit der KVT zu belegen. In der Follow-up-Auswertung dieser Studie blieben nach zwölf Monaten bei KVT und psychodynamischer Therapie die Wirkungen im Wesentlichen erhalten; es zeigte sich im Haupteffizienzkriterium kein signifikanter Unterschied zwischen der KVT und der psychodynamischen Therapie; es fand sich auf zwei von sieben Skalen ein signifikanter Vorteil für die KVT (Salzer et al. 2011). Die Stichprobengröße und somit auch die Teststärke waren nach einem Jahr weiter zurückgegangen, so dass auch dieser Vergleich nicht verlässlich ist.

Zusammenfassend scheint die psychodynamische Therapie einer KVT unterlegen zu sein. Es fehlen weiterhin Nachweise, dass psychodynamische Psychotherapie einer Warteliste und einem psychologisches Placebo überlegen ist. Es kann nicht gesagt werden, ob die langanhaltenden Wirkungen einer psychodynamischen Therapie über Spontanheilungseffekte hinausgehen.

Über andere Formen der psychodynamischen Therapie (tiefenpsychologisch fundierte Psychotherapie; analytische Psychotherapie u. a.) kann aufgrund fehlender Daten nichts ausgesagt werden.

4.2.3 Soziale Phobie

4.2.3.1 Verhaltenstherapie

KVT, Exposition oder vergleichbare Techniken wirkten besser als eine Wartelistenbedingung: dies gilt für Exposition (Butler et al. 1984); KVT (Stangier et al. 2011), KVT, Exposition plus Relaxation und Exposition plus Applied Relaxation (Clark et al. 2006); Selbstexposition mit oder ohne KVT (Salaberria und Echeburua 1998), Gruppen-KVT (Mortberg et al. 2006; Rey et al. 2008), Gruppen-KVT und Exposition (Hofmann 2004). In einer Studie war Exposition besser als eine Warteliste, während Gruppen-KVT nur in wenigen Skalen besser war (Hope et al. 1995).

Mehrere Studien fanden eine Überlegenheit einer KVT gegenüber psychologischen Placebos: vs. supportive Therapie (Cottraux et al. 2000; Heimberg et al. 1990) oder vs. nonspezifische Therapie (Rapee et al. 2009). Auch gegenüber einem Pillenplacebo war die KVT überlegen (Clark et al. 2003; Davidson et al. 2004; Prasko et al. 2006). Intensive Einzel-KVT war wirksamer als Gruppen-KVT bzw. treatment as usual (TAU) (Mörtberg et al. 2007). Manche Studien fanden keinen Unterschied zwischen der KVT bzw. Exposition und einer Placebobedingung: vs. Relaxation durch ein audiovisuelles Gerät (Smits et al. 2006) oder vs. Pillenplacebo (Blanco et al. 2010; Oosterbaan et al. 2001;

Turner et al. 1994)[1]. Eine weitere Studie fand keine Überlegenheit einer Expositionstherapie gegenüber »allgemeiner ärztlicher Versorgung«; allerdings wurde die Expositionstherapie nicht von professionellen Verhaltenstherapeuten durchgeführt (Blomhoff et al. 2001).

Einige Metaanalysen bestätigten die Wirksamkeit der KVT gegenüber Wartelisten-, psychologischen Placebo- und Pillenplacebo-Bedingungen (Acarturk et al. 2009; Chambless und Gillis 1993; Gould et al. 1997; Powers et al. 2008; Ruhmland und Margraf 2001a). Hofmann und Smits (2008) fanden nicht bei allen Vergleichen mit psychologischem Placebo einen signifikanten Unterschied.

Insgesamt ist eine Verhaltenstherapie bei sozialer Phobie wirksam; allerdings war sie nicht in allen Vergleichen einem psychologischen Placebo überlegen.

In mehreren Studien konnte gezeigt werden, dass eine Verhaltenstherapie eine über die aktive Therapiephase anhaltende Wirkung hat (Berger et al. 2010; Clark et al. 2003; Cottraux et al. 2000; Heimberg et al. 1993; Liebowitz et al. 1999; Mörtberg et al. 2007; Prasko et al. 2006). Die Follow-up-Perioden in diesen Studien betrugen zwischen drei und 60 Monaten.

Verschiedene Verhaltenstherapietechniken

Gruppen- vs. Einzeltherapie. In einer Studie war Gruppen-KVT nur in wenigen Skalen besser als eine Warteliste (Hope et al. 1995); da keine Korrektur für multiple Vergleiche durchgeführt wurde, muss das Ergebnis als negativ angesehen werden. Gruppen-KVT war zudem in einigen Skalen weniger wirksam als eine Gruppen-Expositionstherapie ohne kognitive Elemente. In einer Studie war

---

1 Nach Bonferroni-Korrektur wegen Nicht-Nennung eines Haupteffizienzkriteriums.

Einzel- wirksamer als Gruppentherapie. Einzel-, aber nicht Gruppentherapie war wirksamer als eine Warteliste (Stangier et al. 2003). In einer Studie war individuelle KVT wirksamer als Gruppen-KVT, die sich nicht von treatment as usual (TAU) unterschied (Mörtberg et al. 2007). Gruppen-KVT war besser wirksam als ein Pillenplacebo (Davidson et al. 2004).

Insgesamt gibt es keine ausreichende Evidenz, dass Gruppen-KVT ebenso wirksam ist wie eine Einzeltherapie.

Mit Exposition vs. ohne Exposition. Verhaltenstherapien, die Expositionstechniken enthielten, hatten nach einer Metaanalyse größere Effektstärken als Therapien ohne Exposition (Gould et al. 1997).

Internetbasierte KVT. In einer Studie wurde therapeutengestützte Internettherapie mit einer Bibliotherapie und einer Warteliste verglichen; beide Therapien waren gleich wirksam und wirksamer als die Warteliste (Furmark et al. 2009). Computer-KVT mit E-Mail-Kontakt war in zwei Studien besser als eine Warteliste (Titov et al. 2008b; Titov et al. 2008c). Eine therapeutengestützte Computer-KVT war wirksamer als eine Selbsttherapie am Computer und eine Wartelistenbedingung, während die Selbsttherapie nicht wirksamer war als die Warteliste (Titov et al. 2008a). In einem ausreichend teststarken Non-inferiority-trial war internetbasierte KVT ebenso wirksam wie persönliche KVT (Hedman et al. 2011). In einer kleinen Studie ohne ausreichende Teststärke war internetbasierte KVT ebenso wirksam wie persönliche KVT (Andrews et al. 2011). Insgesamt gibt es also nur limitierte Evidenz, dass eine internet-/computerbasierte therapeutengestützte KVT ebenso gut wirkt wie eine persönliche KVT.

Nicht-therapeutengestützte KVT

In einer Studie waren Selbstexposition und Selbstexposition plus KVT wirksamer als eine Warteliste (Salaberria und Echeburua 1998). Eine Studie fand eine bessere Wirkung einer Selbsthilfe mit Büchern gegenüber einer Warteliste (Abramowitz et al. 2009). Eine Studie zeigte für internetbasierte KVT mit minimalem Therapeutenkontakt keine bessere Wirkung im Vergleich zu einer Warteliste (Berger et al. 2009; siehe Lewis et al. 2012). In einer Studie war internetbasierte Selbsthilfe ebenso wirksam wie minimaler Therapeutenkontakt per E-Mail; diese Studie sagt aber bezüglich der Wirksamkeit nichts gegenüber einer Kontrollgruppe (Berger et al. 2011). Eine Vergleich zeigte keinen Unterschied zwischen internetbasierter KVT mit persönlicher KVT; die Studie hatte aber keine ausreichende Teststärke (Andrews et al. 2011). Somit gibt es nicht ausreichend Evidenz, dass eine nicht-therapeutengestützte KVT ebenso gut wirkt wie eine therapeutengestützte.

4.2.3.2 Entspannungsverfahren

In einem Vergleich mit AR mit einer KVT waren beide Behandlungen auf manchen Skalen gleich wirksam (kein Haupteffizienzkriterium angegeben); bei der Patientenbeurteilung war KVT wirksamer. Beide Methoden waren besser als die Warteliste. Die Studie war zu klein für einen Test auf Gleichwirksamkeit (Jerremalm et al. 1986). In einem Vergleich von AR mit einem Social Skills-Training war die letztere Methode wirksamer (Öst et al. 1981). In einer Studie waren KVT und Exposition plus AR besser als eine Warteliste, und KVT war wirksamer als Exposition plus AR (Clark et al. 2006). Da aber in dieser Studie keine reine AR untersucht wurde, kann sie keine Aussage zur Wirksamkeit der AR machen. Insgesamt gibt es keine ausreichende Evidenz, dass Applied Relaxation besser wirkt als eine Warteliste oder ebenso gut wie eine etablierte Methode.

4.2.3.3 Psychodynamische Therapie

In einer großen Studie (SOPHONET; noch nicht publiziert) war nach vorläufigen Ergebnissen die KVT signifikant besser wirksam als eine psychodynamische Therapie. Beide waren signifikant wirksamer als eine Wartelistenbedingung. In der zweiten Hälfte der Studienbehandlungen waren beide Bedingungen gleich wirksam.

In einer kleinen, methodologisch schwachen Studie war eine psychodynamische Gruppentherapie auf der Liebowitz-Skala besser wirksam als ein psychologisches Placebo, nicht jedoch auf den anderen Haupteffizienzkriterien HAMA und CGI (Knijnik et al. 2004). Da keine Bonferroni-Korrektur durchgeführt wurde, zeigt die Studie formal keinen Unterschied zwischen den beiden Gruppen.

In einer kleinen Studie wurde eine Kombination aus Clonazepam und manualisierter psychodynamischer Gruppentherapie mit Clonazepam-Monotherapie verglichen (Knijnik et al 2008). Die Autoren konstatierten einen signifikanten Unterschied auf dem Haupteffizienzkriterium CGI; bei korrekter statistischer Auswertung ist der Unterschied nicht signifikant (Es wurde zwar eine signifikante hybride Interaktion, aber kein signifikanter Haupteffekt gefunden).

Zusammenfassend sprechen die vorliegenden Studien nicht für eine ausreichende Wirksamkeit der psychodynamischen Therapie. Follow-up-Daten liegen nicht vor.

Über andere Formen der psychodynamischen Therapie (tiefenpsychologisch fundierte Psychotherapie; analytische Psychotherapie u. a.) kann aufgrund fehlender Daten nichts ausgesagt werden.

4.2.3.4 Interpersonelle Therapie (IPT)

In Vergleichen waren KVT und IPT gleich wirksam; allerdings war die Studie nicht ausreichend teststark für einen Non-inferior-ity-Vergleich (Borge et al. 2008). In einem Vergleich war IPT signifikant weniger wirksam als KVT; beide Therapien waren besser als eine Warteliste (Stangier et al. 2011). Eine andere Studie konnte keinen signifikanten Unterschied zu einer Kontrollgruppe (»supportive Therapie«) finden (Lipsitz et al. 2008). Im Follow-up war KVT in der Studie von Stangier et al. (2011) signifikant besser als IPT.

Insgesamt gibt es also keine ausreichende Evidenz für die Wirksamkeit der IPT bei sozialer Phobie.

4.2.4 Spezifische Phobie

Patienten mit einer spezifischen Phobie konsultieren selten Ärzte oder Psychologen wegen einer Behandlung. Daher gibt es vergleichsweise wenige Behandlungsstudien.

4.2.4.1 Verhaltenstherapie

Die Wirkung der Expositionstherapie wurde in Metaanalysen bestätigt (Ruhmland und Margraf 2001c). Eine in-vivo-Expositionstherapie wirkt nach einer Metaanalyse von 33 Studien besser als keine Behandlung, Placebobedingungen, alternative psychotherapeutische Interventionen und alternative Expositionsmethoden (imaginale Exposition, virtuelle Realität). In Follow-up-Studien war die in-vivo-Expositionstherapie jedoch nicht den alternativen Expositionsmethoden überlegen. Multiple Sitzungen wirken nur marginal besser als Therapien mit nur einer Sitzung (Wolitzky-Taylor et al. 2008).

Zur notwendigen Therapiedauer gibt es keine ausreichenden Daten; es kann aber davon ausgegangen werden, dass in vielen Fällen wenige Sitzungen ausreichen.

Eine kleine Studie untersuchte 28 Patienten 10 – 16 Jahre nach Beendigung einer Behandlungsstudie mit Verhaltenstherapie. Allerdings hatten die Patienten nicht alle eine einfache Phobie, sondern u. a. auch Agoraphobien. Nur 25 % wurden nach diesem Zeitraum als gebessert beurteilt (Lipsitz et al. 1999).

Für den Behandlungsverlauf hat sich als günstig gezeigt, wenn die Therapiesitzungen in kurzen zeitlichen Abstand durchgeführt werden, die einzelnen Expositionen zeitlich ausgedehnt wird, Vermeidungsverhalten verhindert wird und eine in-vivo-Exposition der in-sensu-Exposition vorgezogen wird (Antony und McCabe 2003). Die gestufte Expositionsbehandlung scheint bezüglich der Compliance der Betroffenen günstiger zu sein, wobei hierzu keine klare Evidenz vorliegt.

Bei manchen spezifischen Phobien ist eine in-vivo-Exposition nicht praktikabel. Die Wirksamkeit kognitiver Verfahren wurde noch nicht ausreichend untersucht, wobei sich Hinweise ergaben, dass diese Strategien bei Zahnarztphobie wirksam sein sollen (Craske 1997). Die Wirksamkeit von Virtual-Reality-Simulationsprogrammen (VR) bei Höhen- oder Flugphobie wurde in Wartelistenvergleichen gezeigt (Rothbaum et al. 2000; Rothbaum et al. 1995). In einer Studie ohne ausreichende Teststärke war VR ebenso effektiv wie Exposition in vivo (Emmelkamp et al. 2002). In einer kleinen Studie war VR wirksamer als imaginale Exposition (Wiederhold et al. 2002).

4.3 Störungsspezifisch anwendbare Methoden und Techniken

Im Folgenden werden nur verhaltenstherapeutische Behandlungsmethoden für die verschiedenen Formen von Angsterkrankungen detailliert dargestellt, da – wie in Abschnitt 4.2 dargestellt – nur für diese ausreichende Evidenz aus kontrollierten Studien besteht.

4.3.1 Verhaltenstherapie der Panikstörung

4.3.1.1 Störungsmodell

Panikattacken. In der Verhaltenstherapie wurden mehrere Modellvorstellungen entwickelt, die sowohl psychologische, psychophysiologische und kognitive Aspekte umfassen. Dabei wird davon ausgegangen, dass Panikanfälle durch eine Rückkopplung zwischen körperlichen Symptomen, deren kognitiver Verbindung mit Gefahr und der hierauf folgenden Angstreaktion verursacht werden.

Nach einer Hypothese entstehen Panikattacken durch einen Eskalationsprozess, dem »psychophysiologischen Teufelskreis«. Ausgehend von einer physiologischen Veränderung (wie z. B. Herzrasen, Schwitzen, Schwindel) oder eines psychischen Phänomens (z. B. Gedankenrasen, Konzentrationsschwierigkeiten), kommt es aufgrund der Wahrnehmung solcher Veränderungen und ihrer Bewertung als gefährlich zu einer Angstreaktion. Diese kann zu weiteren physiologischen und psychologischen Reaktionen führen. Werden diese erneut als bedrohlich bewertet, kommt es zu einer erneuten Steigerung der Angstreaktion und somit bei fortbestehenden Rückkopplungsprozessen zu einer Zunahme der Angstintensität bis hin zur Panikattacke. Das Teufelskreis-Modell ist allerdings nicht unumstritten. Manche Forscher sehen eine Panikattacke als (situativ unangemessene) Kampf- oder Fluchtreaktion, deren Symptome in physiologisch sinnvoller Weise nicht sukzessive mit zeitlicher Verzögerung, sondern alle gleichzeitig auftreten. Viele Patienten bestätigen das gleichzeitige Auftreten der Symptome. Zudem können Panikattacken auch aus dem Schlaf heraus auftreten (Mellman und Uhde 1990). Das Auftreten im NREM-Schlaf, also in einem Zustand minimaler kognitiver Aktivität, macht eine psychogene Auslösung eher unwahrscheinlich.

Agoraphobie. Die verhaltenstherapeutischen Erklärungsmodelle für die Agoraphobie wurden maßgeblich von der sog. Zwei-Faktoren-Theorie nach Mowrer (Mowrer 1960) geprägt. Diesem zufolge werden ursprünglich neutrale Reize aufgrund eines traumatischen Ereignisses mit einem Angstzustand assoziiert (klassische Konditionierung). Die Vermeidung des nun angstassoziierten Reizes führt zu einer Reduktion der als unangenehm erlebten Angst (operante Konditionierung). Auch weil die Betroffenen häufig keine auslösende phobische Angstsituation benennen können, wird manchmal die Unterteilung in die sog. »einfache« Agoraphobie und die »komplexe« Agoraphobie vorgenommen. So können bei der einfachen Agoraphobie die Betroffenen eine auslösende phobische Situation benennen und haben auch die diesbezüglichen Ängste; bei der komplexen Agoraphobie fürchten die Patienten dahingegen die Konsequenzen der Angstreaktion, es besteht eine »Angst vor der Angst« (Goldstein 1978). Viele Betroffene antizipieren, dass in bestimmten Situationen, wie zum Beispiel einer dichtgedrängten Menschenmenge, eine Panikattacke auftreten könnte, die nach ihrer Vermutung ein medizinisches Eingreifen erforderlich macht, wobei dann das Herbeiholen ärztlicher Hilfe schwierig wäre.

4.3.1.2 Therapiekonzepte und -techniken

Um die in klinischen Studien vorgegebene Qualität in der klinischen Realität zu replizieren, empfiehlt sich die Anwendung von Therapiemanualen, wobei allerdings das Vorgehen an die individuelle Situation des Patienten angepasst werden muss. Solche praktischen Handlungsanweisungen sind für die Panikstörung und Agoraphobie verfügbar (Schneider und Margraf 1998).

In ▶ **Tab. 7.3** werden Bestandteile der kognitiv-behavioralen Therapie für die Panikstörung/Agoraphobie zusammengefasst. In ▶ **Abb. 7.2** wird ein praktisches Beispiel einer Verhaltenstherapie bei Panikstörung und Agoraphobie beschrieben.

4.3.2 Verhaltenstherapie der Generalisierten Angststörung

4.3.2.1 Störungsmodell

Im Störungsmodell der Generalisierten Angststörung werden biologische wie auch psychologische Vulnerabilitätsfaktoren angenommen. Eine zentrale Rolle in den etablierten Störungsmodellen spielen hierbei die Sorgen der Betroffenen. Diese treten manchmal, aber nicht immer im Zusammenhang mit äußeren belastenden Lebensereignissen auf, können jedoch bei vorliegender Prädisposition auch chronifizieren. Auslösende Stimuli (innere und äußere Reize, körperliche Symptome) werden dahingehend interpretiert, dass eine bedrohliche Situation für die Betroffenen vorliegt. Das Gefühl der Sorge wird dadurch intensiviert, dass die Patienten ihre Ressourcen zur Problembewältigung als gering einschätzen. Auch positive (»wenn ich mir Sorgen mache, bin ich vorbereitet«) wie negative Metakognitionen (»Wenn Sorgen auftreten, muss ich mich um sie kümmern«, »Die ständigen Sorgen belasten mich, ich werde durch sie geschädigt«) verstärken den Impuls, die auftretenden Sorgen zu kontrollieren und erhalten die Störung aufrecht (Freeston 1993; Wells 1997, 1999). Durch den Versuch, die sorgenvollen Gedanken zu unterdrücken, kommt es zu einer weiteren Intensivierung und häufigerem Auftreten dieser Gedanken (Wegner 1989, 1994a, 1994b), was wiederum zu einem Rückzugs- und Vermeidungsverhalten führen kann. Als weiterer negativer Verstärker wird angesehen, dass es den Betroffenen durch die rein kognitive Verarbeitung der Sorgen gelingt, das Auftreten aversiver Emotionen zu vermeiden (Mennin 2004, 2005).

1. Aufbau einer therapeutischen Beziehung
In der Psychotherapie steht nicht nur das Störungsbild im Fokus, sondern das gesamte familäre und soziale Umfeld des Patienten.

2. Informationen über das Störungsbild
Anhand anschaulicher Materialien werden die physiologischen Vorgänge bei einer Panikattacke erklärt.

3. Korrektur unrealistischer Befürchtungen
Die Befürchtungen des Patienten, dass die Symptome auf einer schwerwiegenden organischen Krankheit beruhen oder dass man an einer Panikattacke sterben könne, werden korrigiert.

4. Kognitive Vorbereitung der Exposition
Bevor die Expositionsübungen beginnen, wird die Rationale der Therapie erklärt.

5. Expositionsübungen
Der Therapeut begleitet den Patienten z.B. in eine Menschenmenge; dort muss er allein verbleiben, bis die Angstsymptome abgeklungen sind.

6. Interozeptive Expostion
Durch Ausdauertraining (dreimal die Woche 5km Joggen) wird die Kognition des Patienten korrigiert, dass er an einer organischen Erkrankung leide, wegen derer er sich schonen müsse.

7. Abbau von Absicherungsverhalten
Dem Patienten wird empfohlen, keine weiteren organmedizinischen Abklärungen durchführen zu lassen, wenn bisherige Untersuchungen einen Normalbefund ergeben haben.

8. Lob für erfolgreiche aktive Mitarbeit in der Therapie
Wenn der Patient Konfrontationsübungen erfolgreich absolviert hat, bekommt er dafür Anerkennung.

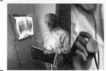

Abb. 7.2: Praktisches Beispiel einer Verhaltenstherapie bei einem Patienten mit Panikstörung und Agoraphobie

4.3.2.2 Therapiekonzepte und Therapietechniken

Es existieren Manuale zur Behandlung der generalisierten Angststörung (Becker und Hoyer 2005; Wells 2009). In ► Tab. 7.4 werden Therapiebestandteile der kognitiv-behavioralen Therapie der generalisierten Angststörung zusammengefasst.

4.3.3 Verhaltenstherapie der Sozialen Phobie

4.3.3.1 Störungsmodell

In den verhaltenstherapeutischen Störungsmodellen der sozialen Phobie stehen soziale Situationen sowie deren Antizipation als auslösende Bedingungen im Vordergrund. In sozialen Situationen treten hierbei Be-

Tab. 7.3: Therapiebestandteile der kognitiv-behavioralen Therapie der Panikstörung/Agoraphobie

Therapiebestandteil	Erklärung
Psychoedukation	• Informationsvermittlung über das Störungsbild unter Einbezug häufig auftretender Sorgen und körperlichen Ausdrucksformen der Angst, basierend auf den Grundlagen psychophysiologischer Modelle wie dem »Teufelskreismodell der Angst« oder dem »Stressmodell« zur Erläuterung der Rolle der veränderten Wahrnehmungsschwelle körperlicher Symptomatik bei der Aufrechterhaltung der Panikstörung. • Empfehlung geeigneter Selbsthilfematerialien
Panikattacken	
Interozeptive Exposition/ Verhaltensexperimente	• Zur Provokation von Körpersymptomen werden Patienten z. B. aufgefordert, zu hyperventilieren, die Luft anzuhalten, durch einen Strohhalm zu atmen, sich für 30 Sekunden auf einem Bürostuhl um die eigene Achse zu drehen oder schnell eine Treppe hinauf zu laufen • Durch Ausdauertraining (Joggen, Fahrradfahren usw.) können sich die Patienten selbst die Hypothese widerlegen, dass sie unter einer organischen Erkrankung leiden, wegen derer sie sich schonen müssen
Abbau von Absicherungsverhalten	• Patienten werden gehalten, von Absicherungsverhalten Abstand zu nehmen (z. B. Verlangen nach einer erneuten EKG-Untersuchung, obwohl bereits mehrere EKGs ohne Befund waren)
Rückfallprophylaxe	• Kognitive Vorbereitung des Patienten auf mögliche zukünftige Panikattacken
Agoraphobie	
Kognitive Vorbereitung	• Exposition sollte nur nach vorheriger kognitiver Vorbereitung durchgeführt werden, da es sonst zu Überforderung des Patienten und zu Therapieabbrüchen kommen kann • Erarbeitung eines Störungsmodells • Erarbeitung von subjektiv vom Patienten erwarteten und den gegenüber gestellten realistischen Angstverläufen bei Konfrontationen mit den angstbesetzten Situationen oder Objekten • Informationen über Wirkungsweise und Effizienz der Therapie. Hierzu gehört vor allem, dass der Patient zu verstehen lernt, dass ein Aushalten der Angst und ihrer möglichen kurzfristigen Konsequenzen in der angstbesetzten Situation in der Regel dazu führt, dass die Angst schon kurzfristig abnimmt, wenn die Exposition nicht vorzeitig abgebrochen wird (Vermeidung) • Die auf den Patienten zukommenden Anforderungen (Belastungen durch Angst bei der Exposition, Mitarbeit, Selbständigkeit bei der Durchführung) sollten vorher besprochen werden
Exposition	• In-vivo-Exposition: In der Expositionstherapie werden die Patienten direkt mit der angstauslösenden Situation konfrontiert (z. B. Bus fahren). • »Flooding« – massive Exposition mit hoch angstbesetzten Situationen oder Objekten; intensive und lang (oft mehrere Stunden) andauernde Expositionen • Systematische Desensibilisierung: Beginn mit »milden« Konfrontationen; langsame Steigerungen der Intensität • Imaginative Konfrontation: Der Patient wird gebeten, sich in der Vorstellung mit den angstbesetzten Situationen auseinanderzusetzen, wobei bei Aufkommen von Angst die Situation abgebrochen wird und der Patient sich wieder entspannen kann • Nach erfolgreicher Durchführung soll ein Patient gelobt werden, dass er in eine Angst auslösende Situation gegangen ist und nicht dafür, dass er diese angstfrei erlebt und bewältigt hat

Tab. 7.4: Bestandteile der kognitiv-behavioralen Therapie der generalisierten Angststörung

Therapiebestandteil	Erklärung
Psychoedukation	• Informationsvermittlung über das Störungsbild unter Einbezug häufig auftretender Sorgen und körperlichen Ausdrucksformen der Angst • Empfehlung geeigneter Selbsthilfematerialien
Kognitive und meta-kognitive Ansätze	• Bearbeitung von Metakognitionen (z. B. »Ich mache mir Sorgen, dass ich durch meine Sorgen ein Magengeschwür bekomme«) • Neubeurteilung unrealistischer Annahmen bezüglich des Nutzens und der Nachteile von Sorgen • Erarbeitung einer realistischen Einschätzung der Wahrscheinlichkeit, dass Probleme zu negativen Konsequenzen führen und wie viel Leiden hierdurch verursacht wird (»Die Wahrscheinlichkeit eines Flugzeugabsturzes beträgt 1:8,4 Millionen«) • Umgang mit Problemen, die durch die Intoleranz gegenüber dem Gefühl der Unsicherheit und durch Perfektionismus entstehen
Exposition	• In-sensu-Exposition gegenüber befürchteten persönlichen Katastrophen und damit verbundenen Sorgen • Lernen, angstbesetzte Erfahrungen zu tolerieren, anstatt diese zu vermeiden. • Reduktion von Vermeidungs- oder Aufschiebetendenzen
Abbau von Sicherheitsverhalten	• Patienten werden angehalten, von Sicherheitsverhalten Abstand zu nehmen (z. B. Rückversicherungsanrufe einer Mutter, ob ihre Kinder auch gesund sind)
Emotionsregulation	• Entspannungsverfahren • Strategien der Akzeptanz und Mindfullness (Achtsamkeit)
Problemlöse-techniken	• Einüben von Problemlösungsstrategien, um inadäquate Lösungsansätze (»sich Sorgen machen«) zu reduzieren • Identifikation und Reduktion von Vermeidungsverhalten • Erwerb von interpersonellen Kompetenzen • Erarbeitung von Zielen und Lebensplanung, Durchführung angenehmer Aktivitäten, Steigerung der Wahrnehmung psychischen Wohlbefindens
Rückfallprävention	• Vorbereitung für Zeitphasen, in den erneut Ängste oder Ereignisse auftreten, die mit den vorherrschenden Sorgen in Bezug stehen

fürchtungen auf, sich zu blamieren, gedemütigt zu werden oder anderen die eigenen Schwächen offen zu legen und somit diesen ausgeliefert zu sein. In der Folge kommt es zu negativen Kognitionen, körperlichen Reaktionen (u. a. Erröten, Schwitzen, Herzrasen) sowie motorischen Verhaltensweisen (Vermeidungsverhalten, Sicherheitsverhalten).

Die Bewertung einer sozialen Situation als Gefahr wird durch bestimmte kognitive Besonderheiten bei den Betroffenen hervorgerufen oder begünstigt. So weisen Menschen mit einer sozialen Phobie häufig überhöhte Standards für das eigene Auftreten in sozialen Situationen auf und zeigen spezielle (konditionale), auf die soziale Si-

tuation bezogene Überzeugungen hinsichtlich ungünstiger oder gar katastrophaler Konsequenzen ihres Verhaltens oder generelle (unkonditionale) negative abwertende Überzeugungen bezüglich der eigenen Person (Clark 2002, 1995).

Negative Interpretationen sozialer Situationen werden nach Beck und Mitarbeitern (1979, 1981) auch durch die sog. kognitiven Schemata der Betroffenen ausgelöst. So wirkt die Sicht auf die eigene Person (»ich bin ungeschickt, minderwertig, unfähig, dumm ...«) sowie auf andere (»Andere sind kritisch, demütigend, überlegen ...«) als kognitiver »Filter«, der die Interpretation der sozialen Situation ungünstig beeinflusst

185

und diese als bedrohlich erscheinen lässt. Die Aktivierung der Schemata führt auch zu einer Fokussierung der Aufmerksamkeit auf vermeintlich negative Attribute der eigenen Person, ihres Verhaltens oder körperlicher Symptome sowie auf das Auftreten vermeintlich sozial bedrohlicher Reize. Hierdurch wird auch die soziale Kompetenz und das Auftreten der Betroffenen negativ beeinflusst, da die Durchführung einer Aufgabe und die Wahrnehmung interpersoneller und situativer Aspekte erschwert ist (Chen et al. 2002; Stopa und Clark 2000). Von Bedeutung ist auch die retrospektive negative Bewertung erlebter sozialer Situationen, die wiederum zu einer Wahrnehmung als Misserfolg und damit einhergehender verstärkter negativer Antizipation zukünftiger Situationen führt (Clark 2002; Clark und McManus 2002). Gemäß dem psychophysiologischen Modell kommt es bei den Betroffenen aufgrund der negativen dysfunktionalen Kognitionen zu einer verstärkten körperlichen Er-

regung. Diese Reaktion wird aufgrund der fokussierten Aufmerksamkeit im besonders hohen Maße wahrgenommen und als Bestätigung der antizipierten Ängste interpretiert, was wiederum zu einer Verstärkung der körperlichen Reaktion führt.

Die Vulnerabilität der Betroffenen für soziale Ängste kann sowohl durch psychische Faktoren (wie eine ungünstige Lebens- und Lerngeschichte) (Bandelow et al. 2004) wie auch durch biologische und genetische Faktoren (Domschke und Deckert 2007; Stein et al. 2004) beeinflusst werden.

4.3.3.2 Therapiekonzepte und -techniken

Es existieren Therapiemanuale für die Behandlung der der sozialen Phobie (z. B. Stangier et al. 2006). In ▸ **Tab. 7.5** werden Techniken der kognitiven Verhaltenstherapie bei sozialer Phobie aufgelistet.

Tab. 7.5: Bestandteile der kognitiv-behavioralen Therapie bei sozialer Phobie

Therapiebestandteil	Erklärung
Technik	Beispiel
Psychoedukation	• Besprechung der prädisponierenden, auslösenden und aufrechterhaltenden Faktoren wie unrealistische Vorstellungen (»Ich bin unattraktiv, uninteressant, tollpatschig«)
Kognitive Umstrukturierung	• Abgleichung übertrieben negativer Selbsteinschätzungen mit der Realität.
Training sozialer Kompetenz	• Ausgleich eventuell vorhandener sozialer Kompetenzdefizite (z. B. soll der Patient in einem Rollenspiel eine Rede vor anderen Gruppenteilnehmern halten)
Exposition (Konfrontation)	• Der Patient wird aufgefordert, sich bewusst in der Öffentlichkeit einer subjektiv besonders peinlichen Situation auszusetzen und die Reaktion der Umgebung zu beobachten (z. B. auf einem belebten Platz ein Lied zu singen).

4.3.4 Verhaltenstherapie der Spezifischen Phobie

4.3.4.1 Störungsmodell

In frühen Lerntheorien wurde vereinfachend davon ausgegangen, dass spezifische Pho-

bien allein durch Lernprozesse entstehen. Phobien bilden sich aber in der Regel nicht nach negativen Erfahrungen aus – so entsteht eine Hundephobie nicht überzufällig häufig nach Hundebissen und eine Höhenphobie nicht durch einen Sturz (Menzies und Clarke 1993). In Deutschland ist es gar nicht möglich, mit Spinnen schlechte Lernerfahrungen zu machen, da die heimischen Exemplare ungefährlich sind – dennoch haben 48 % aller Deutschen eine Spinnenphobie. Daher geht man von einer »Preparedness« des Menschen aus, auf bestimmte Reize in seiner Umgebung (wie gefährliche Tiere) mit Furcht zu reagieren (Seligman 1971). Spezifische Phobien gehen fast immer auf Gegebenheiten der Natur wie Tiere, tiefes Wasser, Dunkelheit oder Gewitter zurück. Sie stellen meist eine übersteigerte Form einer angeborenen, sinnvollen Furcht dar, wie der Furcht vor Giftschlangen, die im Laufe der Entwicklungsgeschichte das Überleben der Menschen garantierte. Es wäre nicht sinnvoll, wenn eine Schlangenphobie erst nach dem ersten, potenziell tödlichen Biss entsteht. Daher werden Menschen und Tiere mit einer natürlichen Furcht vor den Reptilien geboren. Negative Lernerfahrungen – wie zum Beispiel ein Stromschlag oder eine Verbrennung nach Anfassen eines heißen Motorradauspuffs – führen dagegen zwar zu erhöhter Vorsicht und Respekt, aber nicht zu einer Phobie. Warum nun manche Menschen eine angeborene Furcht vor Spinnen leicht überwinden können und andere auf ungefährliche Achtbeiner panisch reagieren, kann zum Teil durch genetische Faktoren erklärt werden, die bei spezifischen Phobien besonders stark ausgeprägt sind.

Lernerfahrungen spielen allerdings auch bei der Aufrechterhaltung und Chronifizierung der spezifischen Phobien eine Rolle, weil durch Vermeidungs- und Sicherungsverhalten die Löschungsresistenz verstärkt wird.

4.3.4.2 Therapiekonzepte und Therapietechniken

Es existieren Therapiemanuale für die Behandlung der spezifischen Phobie (z. B. Hamm et al, 2006). Primäre Therapie der spezifischen Phobien ist die Expositionsbehandlung, die den Patienten eine schnelle Symptomreduktion bietet (Antony und McCabe 2003). Sowohl in-vivo-Expositionen wie auch Expositionen durch virtuelle Verfahren werden angewendet (Antony und Barlow 2002). Bei der Blut- und Verletzungsphobie kann es bei entsprechender Exposition zu Synkopen (Ohnmachtsanfällen) kommen. Um dies zu verhindern, wurden Verfahren der Muskelanspannung (»applied tension«) erprobt (Ost et al. 1991).

Die Therapiebestandteile werden in ► **Tab. 7.6** zusammengefasst.

Tab. 7.6: Therapiebestandteile der kognitiv-behavioralen Therapie der spezifischen Phobien

Psychoedukation	Informationen über die Störung und ihre Behandlung Erarbeitung eines Krankheitsmodells Empfehlung geeigneter Selbsthilfematerialien
Exposition	In-vivo Expositionen bei allen spezifischen Phobien Virtuelle Expositionen (Höhenphobie, Flugphobie) Computergestütze Expositionen (Spinnenphobien, Zahnarztphobie, Flugphobien) In-sensu-Expositionen, falls in-vivo Exposition nicht möglich
Kognitive Ansätze	Anzeichen für Wirksamkeit bei Zahnarztphobie
Weitere Bestandteile	Muskelanspannung (»applied tension«) bei Blut- und Verletzungsphobie

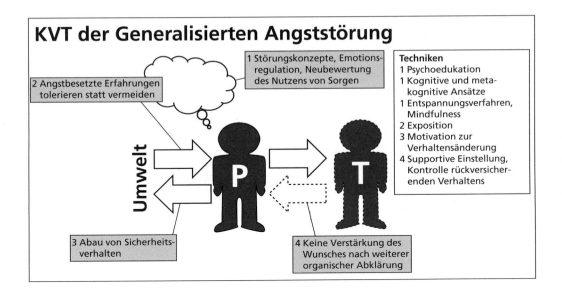

KVT der Generalisierten Angststörung

2 Angstbesetzte Erfahrungen tolerieren statt vermeiden

1 Störungskonzepte, Emotions-regulation, Neubewertung des Nutzens von Sorgen

Umwelt

P

T

Techniken
1 Psychoedukation
1 Kognitive und meta-kognitive Ansätze
1 Entspannungsverfahren, Mindfulness
2 Exposition
3 Motivation zur Verhaltensänderung
4 Supportive Einstellung, Kontrolle rückversicher-enden Verhaltens

3 Abau von Sicherheits-verhalten

4 Keine Verstärkung des Wunsches nach weiterer organischer Abklärung

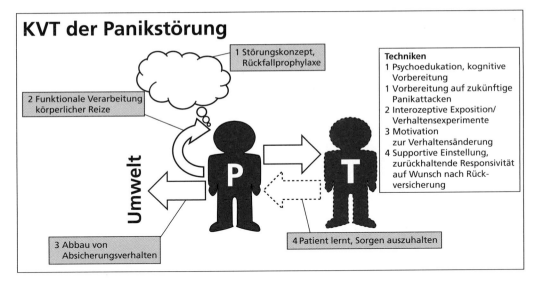

KVT der Panikstörung

2 Funktionale Verarbeitung körperlicher Reize

1 Störungskonzept, Rückfallprophylaxe

Umwelt

P

T

Techniken
1 Psychoedukation, kognitive Vorbereitung
1 Vorbereitung auf zukünftige Panikattacken
2 Interozeptive Exposition/ Verhaltensexperimente
3 Motivation zur Verhaltensänderung
4 Supportive Einstellung, zurückhaltende Responsivität auf Wunsch nach Rück-versicherung

3 Abbau von Absicherungsverhalten

4 Patient lernt, Sorgen auszuhalten

4.3.4.3 Verhaltenstherapie mithilfe von Medien

Neue Formen der Verhaltenstherapie werden unter dem Einsatz von Medien durchgeführt (in Form von Selbsthilfebüchern, Computerprogrammen oder im Internet). Teilweise wurden diese Therapien mit minimalem Therapeutenkontakt durchgeführt (kurze Anrufe oder E-Mails). Dabei geht man davon aus, dass die Behandlung durch Reduzierung des Therapeutenkontakts kostengünstiger gestaltet werden kann und auch Patienten in entlegenen Gebieten in den Vorzug einer Behandlung kommen können.

Allerdings ergeben sich medizinrechtliche Probleme bei der Durchführung von Therapien, die nicht von Angesicht zu Angesicht

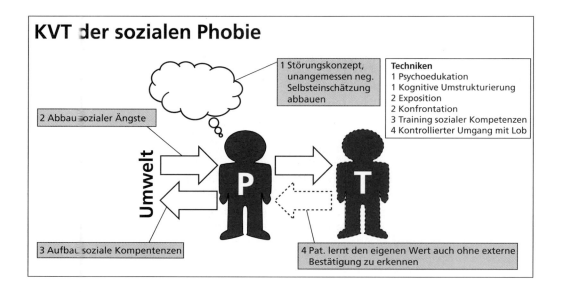

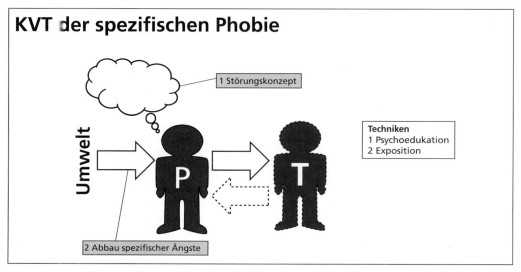

Abb. 7.3: Grundprinzipien der KVT-Methoden zur Therapie verschiedener Angsterkrankungen; Symbole: Wolke: Kognitionen; Pfeile: Interaktionen; P: Patient; T: Therapeut

durchgeführt werden. Eine Erstattung durch die Krankenkassen/-versicherungen ist derzeit nicht vorgesehen. Es kann auch keine Internettherapie bei Patienten durchgeführt werden, bei denen die Diagnose nicht vorher bei einem Arzt oder Psychologen in direktem Kontakt gestellt wurde. Weitere Probleme ergeben sich bei der Überwachung der Patienten, z. B. bezüglich einer eventuellen Suizidalität.

189

4.3.5 Entspannungsverfahren

In den meisten verhaltenstherapeutischen Behandlungsmanualen ist auch eine Entspannungskomponente enthalten. Dabei handelt es sich meistens um eine Form der progressiven Muskelrelaxation (Jacobson 1938).

Eine modifizierte Version der progressiven Muskelrelaxation ist die angewandte Entspannung (»Applied Relaxation«, AR) nach Ost (1987). Die Patienten sollen durch Übungen mit leichtem Anspannen und Entspannen von bestimmten Muskelgruppen, Atemübungen u. a. lernen, in Anspannungssituationen Entspannung willkürlich herbeizuführen. AR wurde auch als eigenständiges Behandlungsverfahren untersucht.

4.3.6 Psychodynamische Therapie

Im Folgenden werden, der Gepflogenheit in der internationalen Literatur entsprechend, psychodynamische, analytische und tiefenpsychologische Therapieverfahren unter dem Begriff »psychodynamische Therapie (PDTh)« zusammengefasst.[2]

Es existieren Behandlungsmanuale für die Panikstörung/Agoraphobie (Milrod et al. 1997), die generalisierte Angststörung (Leichsenring et al. 2005) und die soziale Phobie (Leichsenring et al. 2008).

Psychodynamische Modelle gehen davon aus, dass die Angstsymptome einen inneren Konflikt widerspiegeln, der in einer früheren relevanten Beziehung entstanden ist. Bei diesen Konflikten geht es um Themen wie Angst vor Trennung, Streben nach Unabhängigkeit, Aggressionen oder Sexualität. In der Therapie sollen diese Konflikte auf-

---

2 Der Wissenschaftliche Beirat Psychotherapie (www.wbpsychotherapie.de) sieht keine wissenschaftliche Grundlage für eine Unterscheidung zwischen tiefenpsychologisch fundierter und analytischer Psychotherapie als zwei getrennte Verfahren.

gedeckt und bearbeitet werden. Dabei werden Übertragungsphänomene ausgenutzt.

4.3.7 Klientenzentrierte Gesprächspsychotherapie

In Deutschland wird gelegentlich die klientenzentrierte Gesprächspsychotherapie nach (Rogers 1951) angewendet. Die Kosten werden nicht durch die Krankenkassen erstattet. Zu den Prinzipien dieser Therapieformen gehören Echtheit, einfühlendes Verstehen und bedingungsfreies Akzeptierung des »Klienten«. Nach Teusch und Finke (1995) liegt der Schwerpunkt bei der Behandlung bei Themen wie der »Entkatastrophisierung« funktioneller Beschwerden, der Förderung aktiver Angstbewältigung oder der Sensibilisierung für die Zusammenhänge von Angstsymptomen und seelischen Belastungen.

4.3.8 Interpersonelle Therapie

Die interpersonelle Psychotherapie wurde von Gerald Klerman (Klerman und Weissmann 1987) anfangs als Placebotherapie in der Psychotherapieforschung konzipiert, erwies sich jedoch als effektiv bei der Behandlung von Depressionen. Sie basierte ursprünglich auf psychoanalytischen Konzepten von Adolph Meyer (1866–1950) und dessen Mitarbeiter Harry Sullivan (1892–1949), integrierte aber verhaltenstherapeutische Elemente.

In der interpersonellen Therapie wird eine gestörte Kommunikation mit der Umwelt als Ursache psychischer Erkrankungen angesehen. Das Verfahren setzt direkt an den Lebensbezügen des Betroffenen an, die im unmittelbaren Zusammenhang mit der aktuellen Symptomatik stehen. Die IPT wird nicht von den Kostenträgern erstattet.

4.3.9 EMDR

Bei der »Eye Movement Desensitization and Reprocessing Therapy (EMDR)« (Shapiro 1996) verfolgt der Patient zwei Finger des Therapeuten mit den Blicken, bis sakkadische Blickfolgebewegungen (Endstellnystagmus) auftreten. Es wird auch mit doppelseitiger Beschallung gearbeitet (Fingerschnipser vor beiden Ohren). Durch diese Methode sollen emotionale oder traumatische Erinnerungen beeinflusst werden.

4.4 Beziehungsgestaltung

Neben den verfahrensspezifischen Einflüssen spielen auch unspezifische Wirkfaktoren eine entscheidende Rolle. Bestimmte therapeutische Grundhaltungen sollten Bestandteil einer jeden psychotherapeutischen Gesprächsführung sein. Dazu gehören emotionale Wärme, einfühlendes Verstehen, aktives Zuhören, Offenheit, Echtheit, Akzeptanz und positive Wertschätzung. Die Qualität des Arbeitsbündnisses und der therapeutischen Beziehung trägt entscheidend zum Erfolg der Behandlung bei. Charakteristisch für Angstpatienten ist, dass sie sich oft nicht ernst genommen fühlen. Während sie sich durch ihre Angstsymptome ernsthaft bedroht und beeinträchtigt fühlen, erfahren sie in ihrer Umgebung oft nicht die erwartete Unterstützung. Ihre unrealistischen Befürchtungen werden ignoriert oder gar ins Lächerliche gezogen; ihre Willensanstrengung wird als unzureichend bezeichnet; ihr Vermeidungsverhalten wird als Versuch gewertet, sich arbeitsmäßig zu entlasten. Hier sollte der Therapeut einspringen: Er muss die schwere seelische Not der Patienten verstehen, die durch die Bedrohlichkeit der körperlichen Ausdrucksformen der Angst entsteht. Er muss wissen, dass der Patient mit einem archaischen Angstsystem kämpft, das nicht allein durch Willenskraft überwindbar erscheint. Das heißt nicht, dass man einen Patienten mit krankhaften, übertriebenen Ängsten nicht behutsam – gegebenenfalls mit einfühlsamem Humor – auf den Boden der Realität zurückführen darf.

Was die Beziehungsgestaltung angeht, gibt es Unterschiede zwischen den drei hauptsächlichen Angststörungen. Bei der Panikstörung ist der Patient oft unsicher, ob er überhaupt beim richtigen Facharzt ist (»Muss ich nicht eigentlich zu einem Internisten?«), oder er versucht, die Therapiestunde auszunutzen, um durch dementsprechende Sachfragen sein Absicherungsverhalten ausüben zu können. Der psychotherapeutisch tätige Arzt muss darauf achten, dass er nicht dieses Krankheitskonzept dadurch positiv verstärkt, indem er unnötige organmedizinische Abklärungen veranlasst oder dem Thema »Ausschluss organischer Ursachen« im Therapiegespräch zu breiten Raum gibt.

Bei der generalisierten Angststörung stehen die Sorgen des Patienten im Vordergrund. Das Therapiegespräch sollte zwar eine supportive Funktion haben, es sollte aber nicht dazu dienen, dem Wunsch des Patienten nach Rückversicherung (»Kann da wirklich nichts passieren?«) zu häufig nachzugeben. Stattdessen soll der Patient lernen, die Sorgen »auszuhalten«.

Bei der sozialen Phobie fühlt man sich als Therapeut häufig veranlasst, den Patienten zu loben, da es ihm selbst schwer fällt, seine Leistungen, Fähigkeiten und Vorzüge anzuerkennen. Dies kann den Eindruck hinterlassen: »Er lobt mich nur, um mir einen Therapieerfolg vorzugaukeln. In Wirklichkeit bin ich gar nicht gut«. Ziel der Therapie sollte stattdessen sein, dass der Patient selbst seinen eigenen Wert erkennt und eine realistische Einschätzung seiner Person bekommt.

5 Integration in den Gesamtbehandlungsplan

5.1 Behandlungskontext

Ist ein Arzt sowohl der Psychotherapeut als auch der organmedizinische Behandler, so ergeben sich einige Besonderheiten im Behandlungskonzept. Auch wenn in der Praxis oft vorgeschlagen wird, dass Psycho- und die Pharmakotherapie durch verschiedene Personen durchgeführt werden sollten, sprechen keine objektiven Gründe dagegen, dass ein Behandler beide Therapien durchführt. Angstpatienten müssen oft überzeugt werden, dass ihre körperlichen Symptome keine organische Ursache haben, und ein Arzt, der Untersuchungen zum Ausschluss solcher Ursachen selbst durchführt, veranlasst und überwacht, kann dem Patienten recht überzeugend vermitteln, dass kein Anlass zu diesbezüglicher Sorge besteht und das weitere Untersuchungen nicht notwendig sind. Auch wenn Psycho- und die Pharmakotherapie kombiniert werden, ist es durchaus sinnvoll, wenn eine Person den Gesamtüberblick behält. Die Möglichkeiten und Grenzen der einen oder anderen Methode kann man dann am besten einschätzen, wenn man beide beherrscht.

5.2 Interaktion mit biologischen Verfahren

Neben der Psychotherapie ist auch die Pharmakotherapie der Angststörungen ein durch zahlreiche Studien belegtes Verfahren (Bandelow et al. 2008). Dabei werden, kurz gefasst, Medikamente wie selektive Serotonin-Wiederaufnahmehemmer (SSRIs), Serotonin-Noradrenalin-Wiederaufnahmehemmer (SNRIs) oder Pregabalin eingesetzt. Benzodiazepine werden wegen der Abhängigkeitsproblematik, wenn überhaupt, nur kurzfristig oder zur Überbrückung der Wirklatenz der Antidepressiva eingesetzt.

Mehrere randomisierte klinische Studien verglichen psychotherapeutische und medikamentöse Behandlungen. Insgesamt kann die Wirksamkeit beider Modalitäten als gleichwertig angesehen werden. Für die Panikstörung ergab sich aus diesen Studien, dass die Kombination beider Verfahren den jeweiligen Einzeltherapien überlegen war (Bandelow et al. 2007; Furukawa et al. 2006, 2009). Für die generalisierte Angststörung ist die Anzahl der Studien nicht ausreichend, um einen solchen Vergleich vorzunehmen. Bei der sozialen Phobie ist die Studienlage inkonsistent, mit der Tendenz, dass die Kombination eher Vorteile gegenüber den Monotherapien hat (Bandelow et al. 2007, 2008).

In der klinischen Realität erhält etwa die Hälfte der psychotherapeutisch behandelten Angstpatienten eine zusätzliche medikamentöse Behandlung.

6   Schlussfolgerungen

Das umfangreiche Studienmaterial zur Psychotherapie bei Angststörungen zeigt, dass nur die Verhaltenstherapie über ausreichende Wirknachweise verfügt. In der Regel kommen bei dieser Therapieform kognitive und Expositionselemente zur Anwendung. Einzeltherapien sind wahrscheinlich wirksamer als Gruppentherapien. Verhaltenstherapeutische Methoden, bei denen durch Einsatz von elektronischen Medien oder Büchern Therapeutenzeit eingespart werden kann, sind nach den vorliegenden Studien wahrscheinlich weniger wirksam als eine Therapie von Angesicht zu Angesicht.

Für andere Therapieformen konnte nicht konsistent gezeigt werden, dass sie ebenso gut wirken wie die Verhaltenstherapie bzw. besser wirken als Kontrollbedingungen.

Durch eine Kombination psychotherapeutischer und medikamentöser Verfahren können bei der Panikstörung höhere Effektstärken erreicht werden als durch die jeweiligen Monotherapien. Bei der generalisierten Angststörung und der sozialen Phobie fehlen noch Studien, um einen eventuellen Gewinn durch Kombinationstherapien abschätzen zu können.

Neben verfahrensspezifischen Einflüssen spielen allerdings auch unspezifische Wirkfaktoren eine entscheidende Rolle. Bestimmte therapeutische Grundhaltungen sollten Bestandteil einer jeden psychotherapeutischen Gesprächsführung sein. Die Qualität des Arbeitsbündnisses und der therapeutischen Beziehung trägt entscheidend zum Erfolg der Behandlung bei. Die Beziehungsgestaltung sollte an die spezifischen Gegebenheiten der verschiedenen Angststörungen angepasst werden.

Literatur

Abramowitz JS, Moore EL, Braddock AE, Harrington DL (2009) Self-help cognitive-behavioral therapy with minimal therapist contact for social phobia: a controlled trial. J Behav Ther Exp Psychiatry 40:98–105.

Acarturk C, Cuijpers P, van Straten A, de Graaf R (2009) Psychological treatment of social anxiety disorder: a meta-analysis. Psychol Med 39:241–254.

Andrews G, Davies M, Titov N (2011) Effectiveness randomized controlled trial of face to face versus Internet cognitive behaviour therapy for social phobia. Aust N Z J Psychiatry 45: 337–340.

Antony MM, Barlow DH (2002) Measures of specific phobias. In Antony MM, Orsillo, SM, Roemer, L (Hrsg.), Anxiety and its disorders: the nature and treatment of anxiety and panic. New York: Guilford Press.

Antony MM, McCabe RE (2003) Anxiety disorders: social and specific phobias. In Tasman A, Kay, J, Lieberman, J (Hrsg.), Psychiatry. Chichester: Wiley.

Arntz A (2003) Cognitive therapy versus applied relaxation as treatment of generalized anxiety disorder. Behav Res Ther 41:633–646.

Arntz A, van den Hout M (1996) Psychological treatments of panic disorder without agoraphobia: cognitive therapy versus applied relaxation. Behav Res Ther 34:113–121.

Bakker A, van Dyck R, Spinhoven P, van Balkom A (1999) Paroxetine, clomipramine, and cognitive therapy in the treatment of panic disorder. J Clin Psychiatry 60:831–838.

Bandelow B (1999) Panic and Agoraphobia Scale (PAS). Göttingen/Bern/Toronto/Seattle: Hogrefe & Huber Publishers.

Bandelow B (2001) Panik und Agoraphobie. Ursachen, Diagnose und Behandlung. Wien: Springer.

Bandelow B, Charimo Torrente A, Rüther E (2004) The role of environmental factors in the etiology of social anxiety disorder. In Bandelow B, Stein DJ (Hrsg.), Social Anxiety Disorder. New York, NY.: Marcel Dekker, S. 131–142.

Bandelow B, Seidler-Brandler U, Becker A, Wedekind D, Rüther E (2007) Meta-analysis of randomized controlled comparisons of psychopharmacological and psychological treatments for anxiety disorders. World J Biol Psychiatry 8:175–187.

Bandelow B, Zohar J, Hollander E, Kasper S, Moller HJ, Allgulander C, Ayuso-Gutierrez J, Baldwin DS, Buenvicius R, Cassano G, et al. (2008) World Federation of Societies of Biological Psychiatry (WFSBP) guidelines for the pharmacological treatment of anxiety, obsessive-compulsive and post-traumatic stress disorders – first revision. World J Biol Psychiatry 9:248–312.

Barlow D, Craske M, Cerny J, Klosko J (1989) Behavioral treatment of panic disorder. Behav Ther 20:261–282.

Barlow DH, Gorman JM, Shear MK, Woods SW (2000) Cognitive-behavioral therapy, imipramine, or their combination for panic disorder: A randomized controlled trial. Jama 283:2529–2536.

Barlow DH, Rapee RM, Brown TA (1992) Behavioral Treatment of Generalized Anxiety Disorder. Behavior Therapy 23:551–570.

Beck AT (1979) Wahrnehmung der Wirklichkeit und Neurose – Kognitive Psychotherapie emotionaler Störungen. München: Pfeiffer.

Beck AT, Emery, G. (1981) Kognitive Verhaltenstherapie bei Angst und Phobien. Tübingen: Deutsche Gesellschaft für Verhaltentherapie.

Beck AT, Sokol L, Clark DA, Berchick R, Wright F (1992) A crossover study of focused cognitive therapy for panic disorder. Am J Psychiatry 149:778–783.

Beck AT, Ward CH, Mendelson M, Mock J, Erbaugh J (1961) An inventory for measuring depression. Arch Gen Psychiatry 4:561–571.

Becker ES, Hoyer J (2005) Generalisierte Angststörung. Göttingen: Hogrefe.

Berger T, Caspar F, Richardson R, Kneubuhler B, Sutter D, Andersson G (2011) Internet-based treatment of social phobia: a randomized controlled trial comparing unguided with two types of guided self-help. Behav Res Ther 49:158–169.

Berger T, Hohl E, Caspar F (2009) Internet-based treatment for social phobia: a randomized controlled trial. J Clin Psychol 65:1021–1035.

Berger T, Hohl E, Caspar F (2010) Internet-based treatment for social phobia: A 6-month follow-up. Z Klin Psychol Psychother 39:217–221.

Bergstrom J, Andersson G, Ljotsson B, Ruck C, Andreewitch S, Karlsson A, Carlbring P, Andersson E, Lindefors N (2010) Internet-versus group-administered cognitive behaviour therapy for panic disorder in a psychiatric setting: a randomised trial. BMC Psychiatry 10:54.

Black DW, Wesner R, Bowers W, Gabel J (1993) A comparison of fluvoxamine, cognitive therapy, and placebo in the treatment of panic disorder. Arch Gen Psychiatry 50:44–50.

Blanco C, Heimberg RG, Schneier FR, Fresco DM, Chen H, Turk CL, Vermes D, Erwin BA, Schmidt AB, Juster HR, et al. (2010) A placebo-controlled trial of phenelzine, cognitive behavioral group therapy, and their combination for social anxiety disorder. Arch Gen Psychiatry 67:286–295.

Blomhoff S, Tangen Haug T, Hellstrom K, Holme I, Humble M, Madsbu HP, Wold JE (2001) Randomised controlled general practice trial of sertraline, exposure therapy and combined treatment in generalised social phobia. Br J Psychiatry 179:23–30.

Bohni MK, Spindler H, Arendt M, Hougaard E, Rosenberg NK (2009) A randomized study of massed three-week cognitive behavioural therapy schedule for panic disorder. Acta Psychiatr Scand 120:187–195.

Borge FM, Hoffart A, Sexton H, Clark DM, Markowitz JC, McManus F (2008) Residential cognitive therapy versus residential interpersonal therapy for social phobia: a randomized clinical trial. J Anxiety Disord 22:991–1010.

Borkovec TD, Costello E (1993) Efficacy of applied relaxation and cognitive-behavioral therapy in the treatment of generalized anxiety disorder. J Consult Clin Psychol 61:611–619.

Borkovec TD, Mathews AM, Chambers A, Ebrahimi S, Lytle R, Nelson R (1987) The effects of relaxation training with cognitive or nondirective therapy and the role of relaxation-induced anxiety in the treatment of generalized anxiety. J Consult Clin Psychol 55:883–588.

Borkovec TD, Newman MG, Pincus AL, Lytle R (2002) A component analysis of cognitive-behavioral therapy for generalized anxiety disorder and the role of interpersonal problems. J Consult Clin Psychol 70:288–298.

Borkovec TD, Ruscio AM (2001) Psychotherapy for generalized anxiety disorder. J Clin Psychiatry 62 Suppl 11:37–42; discussion 43–45.

Brown GK, Beck AT, Newman CF, Beck JS, Tran GQ (1997) A comparison of focused and standard cognitive therapy for panic disorder. J Anxiety Disord 11:329–345.

Brown TA, Barlow DH (1995) Long-term outcome in cognitive-behavioral treatment of panic disorder: clinical predictors and alternative strategies for assessment. J Consult Clin Psychol 63 754–765.

Bruce TJ, Spiegel DA, Hegel MT (1999) Cognitive-behavioral therapy helps prevent relapse and recurrence of panic disorder following alprazolam discontinuation: a long-term follow-up of the Peoria and Dartmouth studies. J Consult Clin Psychol 67:151–156.

Butler G, Cullington A, Munby M, Amies P, Gelder M (1984) Exposure and Anxiety Management in the Treatment of Social Phobia. Journal of Consulting and Clinical Psychology 52:642–650.

Butler G, Fennell M, Robson P, Gelder M (1991) Comparison of behavior therapy and cognitive behavior therapy in the treatment of generalized anxiety disorder. J Consult Clin Psychol 59:167–175.

Carlbring P, Bohman S, Brunt S, Buhrman M, Westling BE, Ekselius L, Andersson G (2006) Remote treatment of panic disorder: a randomized trial of internet-based cognitive behavior therapy supplemented with telephone calls. Am J Psychiatry 163:2119–2125.

Chambless DL, Gillis MM (1993) Cognitive therapy of anxiety disorders. J Consult Clin Psychol 61:248–260.

Chen YP, Ehlers A, Clark DM, Mansell W (2002) Patients with generalized social phobia direct their attention away from faces. Behav Res Ther 40:677–687.

Clark D, Ehlers, A. (2002) Soziale Phobie: Eine kognitive Perspektive. In Fydrich T, Stangier, U. (Hrsg.), Soziale Phobie und soziale Angststörung. Göttingen: Hogrefe, S. 157–180.

Clark DM, Ehlers A, Hackmann A, McManus F, Fennell M, Grey N, Waddington L, Wild J (2006) Cognitive therapy versus exposure and applied relaxation in social phobia: A randomized controlled trial. J Consult Clin Psychol 74:568–578.

Clark DM, Ehlers A, McManus F, Hackmann A, Fennell M, Campbell H, Flower T, Davenport C, Louis B (2003) Cognitive therapy versus fluoxetine in generalized social phobia: a randomized placebo-controlled trial. J Consult Clin Psychol 71:1058–1067.

Clark DM, McManus F (2002) Information processing in social phobia. Biol Psychiatry 51:92–100.

Clark DM, Salkovskis PM, Hackmann A, Middleton H, Anastasiades P, Gelder M (1994) A comparison of cognitive therapy, applied relaxation and imipramine in the treatment of panic disorder. Br J Psychiatry 164:759–769.

Clark DM, Wells, A. (1995) A cognitive model of social phobia. New York: Guildford.

Clum GA, Clum GA, Surls R (1993) A meta-analysis of treatments for panic disorder. J Consult Clin Psychol 61:317–326.

Cohen SD, Monteiro W, Marks IM (1984) Two-year follow-up of agoraphobics after exposure and imipramine. Br J Psychiatry 144:276–281.

Cottraux J, Note I, Albuisson E, Yao SN, Note B, Mollard E, Bonasse F, Jalenques I, Guerin J, Coudert AJ (2000) Cognitive behavior therapy versus supportive therapy in social phobia: a randomized controlled trial. Psychother Psychosom 69:137–146.

Covin R, Ouimet AJ, Seeds PM, Dozois DJ (2008) A meta-analysis of CBT for pathological worry among clients with GAD. J Anxiety Disord 22:108–116.

Cowley DS, Flick SN, Roy-Byrne PP (1996) Long-term course and outcome in panic disorder: a naturalistic follow-up study. Anxiety 2:13–21.

Craske M, Rowe, M. (1997) A compariso of behavioural and cognitive treatments for phobias. In Davey G (Hrsg.), Phobias: a handbook of theory, research and treatment. New York: Wiley.

Craske MG, Rowe M, Lewin M, Noriega-Dimitri R (1997) Interoceptive exposure versus breathing retraining within cognitive-behavioural therapy for panic disorder with agoraphobia. Br J Clin Psychol 36 (Pt 1):85–99.

Davidson JR, Foa EB, Huppert JD, Keefe FJ, Franklin ME, Compton JS, Zhao N, Connor KM, Lynch TR, Gadde KM (2004) Fluoxetine, comprehensive cognitive behavioral therapy, and placebo in generalized social phobia. Arch Gen Psychiatry 61:1005–1013.

de Ruiter C, Ryken H, Garssen B, Kraaimaat F (1989) Breathing retraining, exposure and a combination of both, in the treatment of panic disorder with agoraphobia. Behav Res Ther 27:647–655.

Domschke K, Deckert J (2007) [Genetics of anxiety disorders. Current clinical and molecular research]. Nervenarzt 78:825–833; quiz 834–835.

Dugas MJ, Brillon P, Savard P, Turcotte J, Gaudet A, Ladouceur R, Leblanc R, Gervais NJ (2010) A randomized clinical trial of cognitive-behavioral therapy and applied relaxation for adults with generalized anxiety disorder. Behav Ther 41:46–58.

Dugas MJ, Ladouceur R, Leger E, Freeston MH, Langlois F, Provencher MD, Boisvert JM (2003) Group cognitive-behavioral therapy for generalized anxiety disorder: treatment outcome and long-term follow-up. J Consult Clin Psychol 71:821–825.

Durham RC, Chambers JA, Power KG, Sharp DM, Macdonald RR, Major KA, Dow MG, Gumley AI (2005) Long-term outcome of cognitive behaviour therapy clinical trials in central Scotland. Health Technol Assess 9:1–174.

Durham RC, Fisher PL, Treliving LR, Hau CM, Richard K, Steward JB (1999) Psychotherapy and anxiety management training for generalized anxiety disorder: Symptom change, medication usage and attitudes to treatment. Behavioural and Cognitive Psychotherapy 27:19–35.

Durham RC, Murphy T, Allan T, Richard K, Treliving LR, Fenton GW (1994) Cognitive therapy, analytic psychotherapy and anxiety management training for generalised anxiety disorder. Br J Psychiatry 165:315–323.

Emmelkamp PM, Krijn M, Hulsbosch AM, de Vries S, Schuemie MJ, van der Mast CA (2002) Virtual reality treatment versus exposure in vivo: a comparative evaluation in acrophobia. Behav Res Ther 40:509–516.

Fava GA, Rafanelli C, Grandi S, Conti S, Ruini C, Mangelli L, Belluardo P (2001) Long-term outcome of panic disorder with agoraphobia treated by exposure. Psychol Med 31:891–898.

Feske U, Goldstein AJ (1997) Eye movement desensitization and reprocessing treatment for panic disorder: a controlled outcome and partial dismantling study. J Consult Clin Psychol 65:1026–1035.

Freeston MH, Ladouceur, R. (1993) Appraisal of cognitive intrusions and response style: Replication and extension. Behaviour Research and Therapy. 31:185–191.

Furmark T, Carlbring P, Hedman E, Sonnenstein A, Clevberger P, Bohman B, Eriksson A, Hallen A, Frykman M, Holmstrom A, et al. (2009) Guided and unguided self-help for social anxiety disorder: randomised controlled trial. Br J Psychiatry 195:440–447.

Furukawa TA, Watanabe N, Churchill R (2006) Psychotherapy plus antidepressant for panic disorder with or without agoraphobia: systematic review. Br J Psychiatry 188:305–312.

Furukawa TA, Watanabe N, Churchill R (2009) Combined psychotherapy plus antidepressants for panic disorder with or without agoraphobia (Review): John Wiley & Sons, Ltd.

Gloster AT, Wittchen HU, Einsle F, Lang T, Helbig-Lang S, Fydrich T, Fehm L, Hamm AO, Richter J, Alpers GW, et al. (2011) Psychological treatment for panic disorder with agoraphobia: A randomized controlled trial to examine the role of therapist-guided exposure in situ in CBT. J Consult Clin Psychol 79:406–420.

Goldstein AJ, Chambless, DL. (1978) A reanalysis of agoraphobia. Behavior Therapy 9:47–59.

Goldstein AJ, de Beurs E, Chambless DL, Wilson KA (2000) EMDR for panic disorder with agoraphobia: comparison with waiting list and credible attention-placebo control conditions. J Consult Clin Psychol 68:947–956.

Gould RA, Buckminster S, Pollack MH, Otto MW, Yap L (1997) Cognitive-behavioral and pharmacological treatment for social phobia: A meta-analysis. Clinical Psychology-Science and Practice 4:291–306.

Gould RA, Clum GA (1995) Self-Help Plus Minimal Therapist Contact in the Treatment of Panic Disorder – a Replication and Extension. Behavior Therapy 26:533–546.

Gould RA, Clum GA, Shapiro D (1993) The Use of Bibliotherapy in the Treatment of Panic – a Preliminary Investigation. Behavior Therapy 24:241–252.

Gould RA, Otto MW, Pollack MH (1995) A meta-analysis of treatment outcome for panic disorder. Clin Psychol Rev 15:819–844.

Haby MM, Donnelly M, Corry J, Vos T (2006) Cognitive behavioural therapy for depression, panic disorder and generalized anxiety disorder: a meta-regression of factors that may predict outcome. Aust N Z J Psychiatry 40: 9–19.

Hamilton M (1959) The assessment of anxiety states by rating. Br J Med Psychol 32:50–55.

Hamm A (2006) Spezifische Phobien. Göttingen: Hogrefe.

Hedman E, Andersson G, Ljotsson B, Andersson E, Ruck C, Mortberg E, Lindefors N (2011) Internet-based cognitive behavior therapy vs. cognitive behavioral group therapy for social anxiety disorder: a randomized controlled non-inferiority trial. PLoS One 6:e18 001.

Heide FJ, Borkovec TD (1983) Relaxation-Induced Anxiety – Paradoxical Anxiety Enhancement Due to Relaxation Training. J Consult Clin Psychol 51:171–182.

Heide FJ, Borkovec TD (1984) Relaxation-induced anxiety: mechanisms and theoretical implications. Behav Res Ther 22:1–12.

Heimberg RG, Dodge CS, Hope DA, Kennedy CR, Zollo LJ, Becker RE (1990) Cognitive Behavioral Group Treatment for Social Phobia – Comparison with a Credible Placebo Control. Cognitive Therapy and Research 14:1–23.

Heimberg RG, Salzman DG, Holt CS, Blendell KA (1993) Cognitive-Behavioral Group Treatment for Social Phobia – Effectiveness at 5-Year Follow-Up. Cognitive Therapy and Research 17:325–339.

Hoffart A, Martinsen EW (1990) Exposure-Based Integrated Vs Pure Psychodynamic Treatment of Agoraphobic Inpatients. Psychotherapy 27:210–213.

Hofmann SG (2004) Cognitive mediation of treatment change in social phobia. J Consult Clin Psychol 72:393–9.

Hofmann SG, Smits JA (2008) Cognitive-behavioral therapy for adult anxiety disorders: a meta-analysis of randomized placebo-controlled trials. J Clin Psychiatry 69:621–632.

Hope DA, Heimberg RG, Bruch MA (1995) Dismantling cognitive-behavioral group therapy for social phobia. Behav Res Ther 33:637–650.

Hunt C, Andrews G (1998) Long-term outcome of panic disorder and social phobia. J Anxiety Disord 12:395–406.

Jacobson E (1938) Progressive Relaxation. Chicago: University Press.

Jerremalm A, Jansson L, Ost LG (1986) Cognitive and physiological reactivity and the effects of different behavioral methods in the treatment of social phobia. Behav Res Ther 24:171–180.

Kenardy JA, Dow MG, Johnston DW, Newman MG, Thomson A, Taylor CB (2003) A comparison of delivery methods of cognitive-behavioral therapy for panic disorder: an international multicenter trial. J Consult Clin Psychol 71:1068–1075.

Kessler RC, Berglund P, Demler O, Jin R, Merikangas KR, Walters EE (2005a) Lifetime prevalence and age-of-onset distributions of DSM-IV disorders in the National Comorbidity Survey Replication. Arch Gen Psychiatry 62:593–602.

Kessler RC, Chiu WT, Demler O, Merikangas KR, Walters EE (2005b) Prevalence, severity, and comorbidity of 12-month DSM-IV disorders in the National Comorbidity Survey Replication. Arch Gen Psychiatry 62:617–627.

Klein B, Richards JC (2001) A Brief Internet-Based Treatment for Panic Disorder. Behavioural and Cognitive Psychotherapy 29:113–117.

Klein B, Richards JC, Austin DW (2006) Efficacy of internet therapy for panic disorder. Journal of Behavior Therapy and Experimental Psychiatry 37:213–238.

Klerman GL, Weissmann MM (1987) Interpersonal psychotherapy (IPT) and drugs in the treatment of depression. Pharmacopsychiatry 20:3–7.

Klosko JS, Barlow DH, Tassinari R, Cerny JA (1990) A comparison of alprazolam and behavior therapy in treatment of panic disorder. J Consult Clin Psychol 58:77–84.

Knijnik DZ, Kapczinski F, Chachamovich E, Margis R, Eizirik CL (2004) [Psychodynamic group treatment for generalized social phobia]. Rev Bras Psiquiatr 26:77–81.

Koszycki D, Taljaard M, Segal Z, Bradwejn J (2011) A randomized trial of sertraline, self-administered cognitive behavior therapy, and their combination for panic disorder. Psychol Med 41:373–383.

Kruse J, Herzog W (2012) Zur ambulanten psychosomatischen/psychotherapeutischen Versorgung in der kassenärztlichen Versorgung in Deutschland – Formen der Versorgung und ihre Effizienz: Universitätsklinikum Heidelberg/Universitätsklinikum Gießen/Marburg.

Ladouceur R, Dugas MJ, Freeston MH, Leger E, Gagnon F, Thibodeau N (2000) Efficacy of a cognitive-behavioral treatment for generalized anxiety disorder: evaluation in a controlled clinical trial. J Consult Clin Psychol 68:957–964.

Leichsenring F, Beutel ME, Leibing E (2008) Psychoanalytisch orientierte Fokaltherapie der Sozialen Phobie. Psychotherapeut 53:185–197.

Leichsenring F, Salzer S, Jaeger U, Kächele H, Kreische R, Leweke F, Rüger U, Winkelbach C, Leibing E (2009) Short-term psychodynamic psychotherapy and cognitive-behavioral therapy in generalized anxiety disorder: a randomized, controlled trial. Am J Psychiatry 166:875–881.

Leichsenring F, Winkelbach C, Leibing E (2005) Psychoanalytisch-orientierte Fokaltherapie der generalisierten Angststörung. Psychotherapeut 50:258–264.

Lewis C, Pearce J, Bisson JI (2012) Efficacy, cost-effectiveness and acceptability of self-help interventions for anxiety disorders: systematic review. Br J Psychiatry 200:15–21.

Lidren DM, Watkins PL, Gould RA, Clum GA, Asterino M, Tulloch HL (1994) A comparison of bibliotherapy and group therapy in the treatment of panic disorder. J Consult Clin Psychol 62:865–869.

Liebowitz MR (1987) Social phobia. Mod Probl Pharmacopsychiatry 22:141–173.

Liebowitz MR, Heimberg RG, Schneier FR, Hope DA, Davies S, Holt CS, Goetz D, Juster HR, Lin SH, Bruch MA, et al. (1999) Cognitive-behavioral group therapy versus phenelzine in social phobia: long-term outcome. Depress Anxiety 10:89–98.

Linden M, Zubraegel D, Baer T, Franke U, Schlattmann P (2005) Efficacy of cognitive behaviour therapy in generalized anxiety disorders. Results of a controlled clinical trial (Berlin CBT-GAD Study). Psychother Psychosom 74:36–42.

Lindsay WR, Gamsu CV, McLaughlin E, Hood EM, Espie CA (1987) A controlled trial of treatments for generalized anxiety. Br J Clin Psychol 26:3–15.

Lipsitz JD, Gur M, Vermes D, Petkova E, Cheng J, Miller N, Laino J, Liebowitz MR, Fyer AJ (2008) A randomized trial of interpersonal therapy versus supportive therapy for social anxiety disorder. Depress Anxiety 25:542–553.

Lipsitz JD, Mannuzza S, Klein DF, Ross DC, Fyer AJ (1999) Specific phobia 10–16 years after treatment. Depress Anxiety 10:105–111.

Loerch B, Graf-Morgenstern M, Hautzinger M, Schlegel S, Hain C, Sandmann J, Benkert O (1999) Randomised placebo-controlled trial of moclobemide, cognitive-behavioural therapy and their combination in panic disorder with agoraphobia. Br J Psychiatry 174:205–212.

Marchand A, Coutu MF, Dupuis G, Fleet R, Borgeat F, Todorov C, Mainguy N (2008) Treatment of panic disorder with agoraphobia: randomized placebo-controlled trial of four psychosocial treatments combined with imipramine or placebo. Cogn Behav Ther 37:146–159.

Marchand A, Roberge P, Primiano S, Germain V (2009) A randomized, controlled clinical trial of standard, group and brief cognitive-behavioral therapy for panic disorder with agoraphobia: a two-year follow-up. J Anxiety Disord 23:1139–1147.

Margraf J, Barlow DH, Clark DM, Telch MJ (1993) Psychological treatment of panic: work in progress on outcome, active ingredients, and follow-up. Behav Res Ther 31:1–8.

Marks IM (1987) Fears, phobias and rituals. New York, Oxford: Oxford University Press.

Marks IM, Gray S, Cohen D, Hill R, Mawson D, Ramm E, Stern RS (1983) Imipramine and brief therapists-aided exposure in agoraphobics having self-exposure homework. Arch Gen Psychiatry 40:153–162.

Marks IM, Swinson RP, Basoglu M, Kuch K, Noshirvani H, G OS, Lelliott PT, Kirby M, McNamee G, Sengun S et al. (1993) Alprazolam and exposure alone and combined in panic disorder with agoraphobia. A controlled study in London and Toronto. Br J Psychiatry 162:776–787.

Mavissakalian M, Michelson L (1986a) Agoraphobia: relative and combined effectiveness of therapist-assisted in vivo exposure and imipramine. J Clin Psychiatry 47:117–122.

Mavissakalian M, Michelson L (1986b) Two-year follow-up of exposure and imipramine treatment of agoraphobia. Am J Psychiatry 143:1106–1112.

Mcnamee G, Osullivan G, Lelliott P, Marks I (1989) Telephone-Guided Treatment for Housebound Agoraphobics with Panic Disorder – Exposure Vs Relaxation. Behavior Therapy 20:491–497.

Mellman TA, Uhde TW (1990) Patients with frequent sleep panic: clinical findings and response to medication treatment. J Clin Psychiatry 51:513–516.

Mennin DS (2004) Emotion regulation therapy for generalized anxiety disorder. Clinical Psychology and Psychotherapy 1:17–29.

Mennin DS (2005) Preliminary evidence for an emotion dysregulation model of generalized anxiety disorder. Behaviour Research and Therapy. 43:1281–1310.

Menzies RG, Clarke JC (1993) The etiology of fear of heights and its relationship to severity and individual response patterns. Behaviour Research and Therapy 31:355–365.

Michelson L, Mavissakalian M, Marchione K (1988) Cognitive, Behavioral, and Psychophysiological Treatments of Agoraphobia – a Comparative Outcome Investigation. Behavior Therapy 19:97–120.

Milrod B, Busch F, Cooper A, Shapiro T (1997) Manual of Panic-Focused Psychodynamic Psychotherapy. Washington, DC: American Psychiatric Press.

Milrod B, Leon AC, Busch F, Rudden M, Schwalberg M, Clarkin J, Aronson A, Singer M, Turchin W, Klass ET, et al. (2007) A randomized controlled clinical trial of psychoanalytic psychotherapy for panic disorder. Am J Psychiatry 164:265–272.

Mitte K (2005a) Meta-analysis of cognitive-behavioral treatments for generalized anxiety disorder: a comparison with pharmacotherapy. Psychol Bull 131:785–795.

Mitte K (2005b) A meta-analysis of the efficacy of psycho- and pharmacotherapy in panic disorder with and without agoraphobia. J Affect Disord 88:27–45.

Mohlman J, Gorenstein EE, Kleber M, de Jesus M, Gorman JM, Papp LA (2003) Standard and enhanced cognitive-behavior therapy for late-life generalized anxiety disorder: two pilot investigations. Am J Geriatr Psychiatry 11: 24–32.

Mörtberg E, Clark DM, Sundin O, Aberg Wistedt A (2007) Intensive group cognitive treatment and individual cognitive therapy vs. treatment as usual in social phobia: a randomized controlled trial. Acta Psychiatr Scand 115: 142–154.

Mortberg E, Karlsson A, Fyring C, Sundin O (2006) Intensive cognitive-behavioral group treatment (CBGT) of social phobia: a randomized controlled study. J Anxiety Disord 20:646–660.

Mowrer OH (1960) Learniing Theory and Behavior. New York: Wiley.

NIMH (1976) National Institute of Mental Health. 028 CGI. Clinical Global Impressions. In Guy 3 (Hrsg.), ECDEU Assessment Manual for Psychopharmacology, Revised Edition. Rockville, Maryland, S. 217–222.

Nordin S, Carlbring P, Cuijpers P, Andersson G (2010) Expanding the limits of bibliotherapy for panic disorder: randomized trial of self-help without support but with a clear deadline. Behav Ther 41:267–276.

Norton PJ, Price EC (2007) A meta-analytic review of adult cognitive-behavioral treatment outcome across the anxiety disorders. J Nerv Ment Dis 195:521–531.

Oosterbaan D, van Balkom A, Spinhoven P, van Oppen E van Dyck R (2001) Cognitive therapy versus moclobemide in social phobia: a controlled study. Clin Psychol Psychother. 8:263–273.

Ost LG (1987) Applied relaxation: description of a coping technique and review of controlled studies. Behav Res Ther 25:397–409.

Ost LG (1988) Applied relaxation vs progressive relaxation in the treatment of panic disorder. Behav Res Ther 26:13–22.

Ost LG, Breitholtz E (2000) Applied relaxation vs. cognitive therapy in the treatment of generalized anxiety disorder. Behav Res Ther 38: 777–790.

Ost LG, Fellenius J, Sterner U (1991) Applied tension, exposure in vivo, and tension-only in the treatment of blood phobia. Behav Res Ther 29:561–574.

Ost LG, Jerremalm A, Johansson J (1981) Individual response patterns and the effects of different behavioral methods in the treatment of social phobia. Behav Res Ther 19:1–16.

Ost LG, Thulin U, Ramnero J (2004) Cognitive behavior therapy vs exposure in vivo in the treatment of panic disorder with agoraphobia (corrected from agoraphobia). Behav Res Ther 42:1105–1127.

Ost LG, Westling BE (1995) Applied relaxation vs cognitive behavior therapy in the treatment of panic disorder. Behav Res Ther 33:145–158.

Ost LG, Westling BE, Hellstrom K (1993) Applied relaxation, exposure in vivo and cognitive methods in the treatment of panic disorder with agoraphobia. Behav Res Ther 31: 383–394.

Power KG, Simpson RJ, Swanson V, Wallace LA (1990) Controlled comparison of pharmacological and psychological treatment of generalized anxiety disorder in primary care. Br J Gen Pract 40:289–294.

Powers MB, Sigmarsson SR, Emmelkamp PMG (2008) A Meta-Analytic Review of Psychological Treatments for Social Anxiety Disorder. Int J Cogn Ther 1:94–113.

Prasko J, Dockery C, Horacek J, Houbova P, Kosova J, Klaschka J, Paskova B, Praskova H, Seifertova D, Zalesky R, et al. (2006) Moclobemide and cognitive behavioral therapy in the treatment of social phobia. A six-month controlled study and 24 months follow up. Neuro Endocrinol Lett 27:473–481.

Rapee RM, Gaston JE, Abbott MJ (2009) Testing the Efficacy of Theoretically Derived Improvements in the Treatment of Social Phobia. Journal of Consulting and Clinical Psychology 77:317–327.

Rey GJFD, Lacavaz JPL, Cejkinski A, Mello SL (2008) Cognitive-behavioral group treatment in social phobia: 12-week outcome. Revista De Psiquiatria Clinica 35:79–83.

Richards JC, Klein B, Austin DW (2006) Internet cognitive behavioural therapy for panic disorder: Does the inclusion of stress management information improve end-state functioning? Clinical Psychologist 10:2–15.

Rogers CR (1951) Client-centered psychotherapy. Boston: Houghton Mifflin.

Rothbaum BO, Hodges L, Smith S, Lee JH, Price L (2000) A controlled study of virtual reality exposure therapy for the fear of flying. J Consult Clin Psychol 68:1020–1026.

Rothbaum BO, Hodges LF, Kooper R, Opdyke D, Williford JS, North M (1995) Effectiveness of computer-generated (virtual reality) graded exposure in the treatment of acrophobia. Am J Psychiatry 152:626–628.

Ruhmland M, Margraf J (2001a) Efficacy of psychological treatments for generalized anxiety disorder and social phobia. Verhaltenstherapie 11:27–40.

Ruhmland M, Margraf J (2001b) Efficacy of psychological treatments for panic and agoraphobia. Verhaltenstherapie 11:41–53.

Ruhmland M, Margraf J (2001c) Efficacy of psychological treatments for specific phobia and obsessive compulsive disorder. Verhaltenstherapie 11:14–26.

Salaberria K, Echeburua E (1998) Long-term outcome of cognitive therapy's contribution to self-exposure in vivo to the treatment of generalized social phobia. Behav Modif 22:262–84.

Salzer S, Winkelbach C, Leweke F, Leibing E, Leichsenring F (2011) Long-term effects of short-term psychodynamic psychotherapy and cognitive-behavioural therapy in generalized anxiety disorder: 12-month follow-up. Can J Psychiatry 56:503–508.

Sanchez-Meca J, Rosa-Alcazar AI, Marin-Martinez F, Gomez-Conesa A (2010) Psychological treatment of panic disorder with or without agoraphobia: a meta-analysis. Clin Psychol Rev 30:37–50.

Schmidt NB, Woolaway-Bickel K, Trakowski J, Santiago H, Storey J, Koselka M, Cook J (2000) Dismantling cognitive-behavioral treatment for panic disorder: questioning the utility of breathing retraining. J Consult Clin Psychol 68:417–424.

Schneider S, Margraf J (1998) Agoraphobie und Panikstörung. Göttingen: Hogrefe.

Seligman MEP (1971) Phobias and preparedness. Behavior Therapy 2:307–320.

Shapiro F (1996) Eye movement desensitization and reprocessing (EMDR): evaluation of controlled PTSD research. J Behav Ther Exp Psychiatry 27:209–218.

Sharp DM, Power KG, Simpson RJ, Swanson V, Anstee JA (1997) Global measures of outcome in a controlled comparison of pharmacological and psychological treatment of panic disorder and agoraphobia in primary care. Br J Gen Pract 47:150–155.

Sharp DM, Power KG, Swanson V (2000) Reducing therapist contact in cognitive behaviour therapy for panic disorder and agoraphobia in primary care: global measures of outcome in a randomised controlled trial. Br J Gen Pract 50:963–968.

Shear MK, Brown TA, Barlow DH, Money R, Sholomskas DE, Woods SW, Gorman JM, Papp LA (1997) Multicenter collaborative panic disorder severity scale. Am J Psychiatry 154:1571–1575.

Shear MK, Pilkonis PA, Cloitre M, Leon AC (1994) Cognitive behavioral treatment compared with nonprescriptive treatment of panic disorder. Arch Gen Psychiatry 51:395–401.

Siev J, Chambless DL (2007) Specificity of treatment effects: cognitive therapy and relaxation for generalized anxiety and panic disorders. J Consult Clin Psychol 75:513–522.

Smits JA, Powers MB, Buxkamper R, Telch MJ (2006) The efficacy of videotape feedback for enhancing the effects of exposure-based treatment for social anxiety disorder: a controlled investigation. Behav Res Ther 44:1773–1785.

Stangier U, Clark DM, Ehlers A (2006) Soziale Phobie. Göttingen: Hogrefe.

Stangier U, Heidenreich T, Peitz M, Lauterbach W, Clark DM (2003) Cognitive therapy for social phobia: individual versus group treatment. Behav Res Ther 41:991–1007.

Stangier U, Schramm E, Heidenreich T, Berger M, Clark DM (2011) Cognitive therapy vs interpersonal psychotherapy in social anxiety disorder: a randomized controlled trial. Arch Gen Psychiatry 68:692–700.

Stanley MA, Beck JG, Glassco JD (1996) Treatment of generalized anxiety in older adults: A preliminary comparison of cognitive-behavioral and supportive approaches. Behavior Therapy 27:565–581.

Stanley MA, Beck JG, Novy DM, Averill PM, Swann AC, Diefenbach GJ, Hopko DR (2003) Cognitive-behavioral treatment of late-life generalized anxiety disorder. J Consult Clin Psychol 71:309–319.

Stanley MA, Wilson NL, Novy DM, Rhoades HM, Wagener PD, Greisinger AJ, Cully JA, Kunik ME (2009) Cognitive behavior therapy for generalized anxiety disorder among older adults in primary care: a randomized clinical trial. Jama 301:1460–1467.

Stein MB, Gelernter J, Smoller JW (2004) Genetics of Social Anxiety Disorder and related traits. In Bandelow B, Stein DJ (Hrsg.), Social Anxiety Disorder. New York, NY.: Marcel Dekker, S. 197–214.

Stopa L, Clark DM (2000) Social phobia and interpretation of social events. Behav Res Ther 38:273–283.

Stuart GL, Treat TA, Wade WA (2000) Effectiveness of an empirically based treatment for panic disorder delivered in a service clinic setting: 1-year follow-up. J Consult Clin Psychol 68: 506–512.

Swinson RP, Fergus KD, Cox BJ, Wickwire K (1995) Efficacy of telephone-administered behavioral therapy for panic disorder with agoraphobia. Behav Res Ther 33:465–469.

Telch MJ, Lucas JA, Schmidt NB, Hanna HH, LaNae Jaimez T, Lucas RA (1993) Group cognitive-behavioral treatment of panic disorder. Behav Res Ther 31:279–287.

Telch MJ, Schmidt NB, Jaimez TL, Jacquin KM, Harrington PJ (1995) Impact of cognitive-behavioral treatment on quality of life in panic disorder patients. J Consult Clin Psychol 63: 823–830.

Teusch L, Bohme H, Gastpar M (1997) The benefit of an insight-oriented and experiential approach on panic and agoraphobia symptoms. Results of a controlled comparison of client-centered therapy alone and in combination with behavioral exposure. Psychother Psychosom 66:293–301.

Teusch L, Finke J (1995) Die Grundlagen eines Manuals für die Gesprächspsychotherapeutische Behandlung bei Panik und Agoraphobie. Psychotherapeut 88–95.

Titov N, Andrews G, Choi I, Schwencke G, Mahoney A (2008a) Shyness 3: randomized controlled trial of guided versus unguided Internet-based CBT for social phobia. Aust N Z J Psychiatry 42:1030–1040.

Titov N, Andrews G, Robinson E, Schwencke G, Johnston L, Solley K, Choi I (2009) Clinician-assisted Internet-based treatment is effective for generalized anxiety disorder: randomized controlled trial. Australian and New Zealand Journal of Psychiatry 43:905–912.

Titov N, Andrews G, Schwencke G (2008b) Shyness 2: treating social phobia online: replication and extension. Aust N Z J Psychiatry 42: 595–605.

Titov N, Andrews G, Schwencke G, Drobny J, Einstein D (2008c) Shyness 1: distance treatment of social phobia over the Internet. Aust N Z J Psychiatry 42:585–594.

Tsao JC, Mystkowski JL, Zucker BG, Craske MG (2005) Impact of cognitive-behavioral therapy for panic disorder on comorbidity: a controlled investigation. Behav Res Ther 43:959–970.

Turner SM, Beidel DC, Jacob RG (1994) Social phobia: a comparison of behavior therapy and atenolol. J Consult Clin Psychol 62:350–358.

Wegner DM (1989) White bears and other unwanted thoughts. New York: Viking.

Wegner DM (1994a) Ironic processes of mental control. Psychological Review 101:34–52.

Wegner DM, Zanakos, S. (1994b) Chronic thougt suppresion. Journal of Personality and Social Psychology 62:615–640.

Wells A (1997) Cognitive Therapy of anxiety disorders A practice manual and conceptual guide. Chichester: Wiley.

Wells A (1999) A metacognitive model and therapy for generalized anxiety disorder. Clinical Psychology and Psychotherapy 6:86–95.

Wells A (2009) Metacognitive Therapy for Anxiety and Depression: Guildford

Wells A, Welford M, King P, Papageorgiou C, Wisely J, Mendel E (2010) A pilot randomized trial of metacognitive therapy vs applied relaxation in the treatment of adults with generalized anxiety disorder. Behav Res Ther 48:429–434.

Westen D, Morrison K (2001) A multidimensional meta-analysis of treatments for depression, panic, and generalized anxiety disorder: an empirical examination of the status of empirically supported therapies. J Consult Clin Psychol 69:875–899.

Wetherell JL, Gatz M, Craske MG (2003) Treatment of generalized anxiety disorder in older adults. Journal of Consulting and Clinical Psychology 71:31–40.

WHO (1991) World Health Organisation. Tenth Revision of the International Classification of Diseases, Chapter V (F) Mental and Behavioural Disorders (including disorders of psychological development). Clinical Descriptions and Diagnostic Guidelines. Geneva: World Health Organisation.

Wiborg IM, Dahl AA (1996) Does brief dynamic psychotherapy reduce the relapse rate of panic disorder? Arch Gen Psychiatry 53:689–694.

Wiederhold BK, Jang DP, Gevirtz RG, Kim SI, Kim IY, Wiederhold MD (2002) The treatment of fear of flying: a controlled study of imaginal and virtual reality graded exposure therapy. IEEE Trans Inf Technol Biomed 6:218–223.

Williams SL, Falbo J (1996) Cognitive and performance-based treatments for panic attacks in people with varying degrees of agoraphobic disability. Behav Res Ther 34:253–264.

Wims E, Titov N, Andrews G, Choi I (2010) Clinician-assisted Internet-based treatment is effective for panic: A randomized controlled trial. Aust N Z J Psychiatry 44:599–607.

Wolitzky-Taylor KB, Horowitz JD, Powers MB, Telch MJ (2008) Psychological approaches in the treatment of specific phobias: a meta-analysis. Clin Psychol Rev 28:1021–1037.

8 Posttraumatische Belastungsstörungen (PTSD)

Harald J. Freyberger und Philipp Kuwert

1 Lernziele

In diesem Kapitel wird gezeigt, dass für die posttraumatischen Belastungsstörungen (PTSD) ausgezeichnete psychotherapeutische Verfahren und Methoden zur Verfügung stehen. Grundsätzlich ist hier zu beachten, dass im Mittel etwa 30 % der traumaexponierten Personen eine PTSD entwickeln und sich die Frage stellt, welche Merkmale der Ereigniskonstellation und der Betroffenen welche Behandlungsindikationen nach sich ziehen. Zu unterscheiden sind Notfallinterventionen, Traumatherapien und die Behandlung komplexer Traumafolgestörungen. Zentrale Bedeutung nehmen dabei die therapeutische Beziehung, Techniken der Stabilisierung, der Exposition/Konfrontation und der Integration in den autobiographischen Kontext ein. Ziel des Kapitels ist es, einen Überblick über alle zur Verfügung stehenden Ansätze auf den Ebenen der Techniken, Methoden und Verfahren zu vermitteln. Konkrete Umsetzungsvorschläge sollen allerdings nur für Interventionen vermittelt werden, für die erstens ein empirischer Wirkungsnachweis vorliegt und die zweitens im strukturellen Rahmen einer psychiatrischen Klinik oder Facharztpraxis überhaupt umsetzbar sind.

2 Störungsdefinition

2.1 Epidemiologie und Risiko-, Ereignis- und Schutzfaktoren

Die heterogenen Prävalenzraten von Traumafolgestörungen beruhen auf erheblichen transkulturellen Unterschieden in der Traumatisierungshäufigkeit und auf der Erhebungsvarianz, die durch unterschiedliche diagnostische Kriterien und Instrumente verursacht wird (Wagner 2011a; Freyberger und Stieglitz 2011). Die Ausweitung des ursprünglich restriktiven Traumabegriffs im DSM-IV hat ebenfalls dazu beigetragen.

Die Schätzungen zur Lebenszeitprävalenz der PTSD schwanken zwischen 1 % und 12 %, wobei in westeuropäischen Ländern im Mittel von etwa 8 % auszugehen ist.

Die meisten Menschen werden zumindest einmal in ihrem Leben mit einem traumatischen Ereignis konfrontiert, wobei im Mittel etwa 30 % der Betroffenen eine PTSD entwickeln und etwa 50 % im Verlauf von 3–5 Jahren remittieren. Die Übergangswahrscheinlichkeit in andere psychische Störungen bzw. die sekundäre Entwicklung komorbider Störungen ist als hoch anzusehen, wobei hier depressive, Sucht-, Angst-, Somatisierungs- und die antisoziale und die Borderline-Persönlichkeitsstörung im Vordergrund stehen.

Diathese-Stress-Modelle der PTSD (Harvey und Yehouda 1999; Freyberger und Widder 2008) versuchen die Störungsentwicklung als Interaktion zwischen Risiko-, Ereignis und Schutzfaktoren zu begreifen und können einen Beitrag dazu liefern, die Relevanz von sog. low-magnitude-Stressoren zu verstehen. Als empirisch gesicherte Risikofaktoren, die zu einer erhöhten Vulnerabilität beitragen, gehört das weibliche Geschlecht mit einem 2-fach erhöhten Risiko, die Zugehörigkeit zu exponierten Berufsgruppen (z. B. Polizist, Feuerwehrmann, Lokomotivführer), vorbestehende psychische Erkrankungen und/oder Traumatisierungen bzw. eine vorbestehende emotionale Vernachlässigungsthematik. Als gesicherte Ereignisfaktoren, die das traumatische Ereignis oder den Prozess charakterisieren, gehören Dauer und Schwere des Traumas, die Plötzlichkeit und Unkontrollierbakeit des Vorganges sowie das Ausmaß der interpersonellen Komponente (sog. »man-made disasters«). Als salutogenetische Faktoren sind am besten das Kohärenzerleben, das Vorhandensein persönlicher Glaubenssysteme, traumatische Bewältigungsvorerfahrungen, soziale Unterstützung und weitere Ressourcen untersucht.

2.2 Diagnostik

Die ICD-10-Klassifikation (Dilling und Freyberger 2011) definiert die PTSD als eine Reaktion auf eine Realtraumatisierung (▶ Tab. 8.1), ohne die Form des Traumas näher zu spezifizieren.

Tab. 8.1: Diagnostische Kriterien der Posttraumatischen Belastungsstörung nach ICD-10 (F43.1)

A. Die Betroffenen sind einem kurz- oder langanhaltenden Ereignis oder Geschehen von außergewöhnlicher Bedrohung oder mit katastrophalem Ausmaß ausgesetzt, das nahezu bei jedem tiefgreifende Verzweiflung auslösen würde.

B. Anhaltende Erinnerungen oder Wiedererleben der Belastung durch aufdringliche Nachhallerinnerungen (Flash-Backs), lebendige Erinnerungen, sich wiederholende Träume oder durch innere Bedrängnis in Situationen, die der Belastung ähneln oder mit ihr in Zusammenhang stehen.

C. Umstände, die der Belastung ähneln oder mit ihr in Zusammenhang stehen, werden tatsächlich oder möglichst vermieden. Dieses Verhalten bestand nicht vor dem belastenden Ereignis.

D. Entweder 1. oder 2.

1. teilweise oder vollständige Unfähigkeit, einige wichtige Aspekte der Belastung zu erinnern

2. anhaltende Symptome einer erhöhten psychischen Sensitivität und Erregung (nicht vorhanden vor der Belastung) mit zwei der folgenden Merkmale

    a. Ein- und Durchschlafstörungen

    b. Reizbarkeit oder Wutausbrüche

    c. Konzentrationsschwierigkeiten

    d. Hypervigilanz

    e. Erhöhte Schreckhaftigkeit

E. Die Kriterien B, C und D treten innerhalb von sechs Monaten nach dem Belastungsereignis oder nach Ende einer Belastungsperiode auf (in einigen speziellen Fällen kann ein späterer Beginn berücksichtigt werden, dies sollte aber gesondert angegeben werden).

In der Traumadiagnostik (vgl. Freyberger und Stieglitz 2011) hat sich aber eine ursachen- und verlaufbezogene Unterteilung durchgesetzt. Differenziert werden menschlich verursachte Traumata (z. B. Vergewaltigung, Kriegserlebnisse) vs. zufällige Traumata (z. B. Katastrophen, berufsbedingte oder unfallbedingte Traumata) bzw. kurzdauernde Erlebnisse (sog. Typ-I-Trauma; z. B. Naturkatastrophen, Unfälle) vs. länger andauernde, wiederholte Traumata (sog. Typ-II-Trauma; z. B. Geiselhaft, Kriegsgefangenschaft). Der PTSD kann eine akute Belastungsreaktion vorausgehen. Die Latenzzeit zwischen dem Ereignis und der Ausbildung der PTSD kann bei einem Teil der Betroffenen Monate bis Jahre betragen.

Das DSM-IV unterscheidet sich in wesentlichen Aspekten vom ICD-10-Konzept (► Tab. 8.2).

Tab. 8.2: Diagnostische Kriterien der posttraumatischen Belastungsstörung nach DSM-IV

A. Die Person wurde mit einem traumatischen Ereignis konfrontiert, bei dem die beiden folgenden Kriterien vorhanden waren:

1. Die Person erlebte, beobachtete oder war mit einem oder mehreren Ereignissen konfrontiert, die tatsächlichen oder drohenden Tod oder ernsthafte Verletzung oder eine Gefahr der körperlichen Unversehrtheit der eigenen Person oder anderer Personen beinhaltet.

2. Die Reaktion der Person umfasste intensive Furcht, Hilflosigkeit oder Entsetzen. Beachte: Bei Kindern kann sich dies auch durch aufgelöstes oder agitiertes Verhalten äußern.

B. Das traumatische Ereignis wird beharrlich auf mindestens eine der folgenden Weisen wiedererlebt:

1. wiederkehrende und eindringliche belastende Erinnerungen an das Ereignis, die Bilder, Gedanken oder Wahrnehmungen umfassen können. Beachte: Bei jüngeren Kindern können Spiele auftreten, in denen wiederholt Themen der Aspekte des Traumas ausgedrückt werden.

2. wiederkehrende, belastende Träume von dem Ereignis. Beachte: Bei Kindern können stark beängstigende Träume ohne wieder erkennbaren Inhalt auftreten,

3. Handeln oder Fühlen, als ob das traumatische Ereignis wiederkehrt (beinhaltet das Gefühl, das Ereignis wieder zu erleben, Illusionen, Halluzinationen oder dissoziative Flashback-Episoden, einschließlich solcher, die beim Aufwachen oder bei Intoxikationen auftreten). Beachte: Bei jüngeren Kindern kann eine traumaspezifische Neuinszenierung auftreten,

4. intensive psychische Belastung bei der Konfrontation mit internalen oder externalen Hinweisreizen, die einen Aspekt des traumatischen Ereignisses symbolisieren oder an Aspekte desselben erinnern.

C. Anhaltende Vermeidung von Reizen, die mit dem Trauma verbunden sind, oder eine Abflachung der allgemeinen Reagibilität (vor dem Trauma nicht vorhanden). Mindestens drei der folgenden Symptome liegen vor:

1. bewusstes Vermeiden von Gedanken, Gefühlen oder Gesprächen, die mit dem Trauma in Verbindung stehen,

2. bewusstes Vermeiden von Aktivitäten, Orten oder Menschen, die Erinnerungen an das Trauma wachrufen,

3. Unfähigkeit, einen wichtigen Aspekt des Traumas zu erinnern,

4. deutlich vermindertes Interesse oder verminderte Teilnahme an wichtigen Aktivitäten,

5. Gefühl der Losgelöstheit, der Entfremdung von anderen,

6. eingeschränkte Bandbreite des Affekts (z. B. Unfähigkeit, zärtliche Gefühle zu empfinden),

7. Gefühl einer eingeschränkten Zukunft (z. B. erwartet nicht, Karriere, Ehe, Kinder oder normales Leben zu haben).

D. Anhaltende Symptome erhöhten Arousals (vor dem Trauma nicht vorhanden). Mindestens zwei der folgenden Symptome liegen vor:

1. Schwierigkeiten, ein- oder durchzuschlafen,

2. Reizbarkeit oder Wutausbrüche,

3. Konzentrationsschwierigkeiten,

4. übermäßige Wachsamkeit (Hypervigilanz),

5. übertriebene Schreckreaktion.

E. Das Störungsbild (Symptome unter Kriterium B, C und D) dauert länger als einen Monat an.

F. Das Störungsbild verursacht in klinisch bedeutsamer Weise Leiden oder Beeinträchtigungen in sozialen, beruflichen oder anderen wichtigen Funktionsbereichen.

Bestimme, ob:

- **Akut:** Wenn die Symptome weniger als drei Monate andauern.

- **Chronisch:** Wenn die Symptome mehr als drei Monate andauern.

Bestimme, ob:

- **Mit verzögertem Beginn:** Wenn der Beginn der Symptome mindestens sechs Monate nach dem Belastungsfaktor liegt.

Das Ereigniskriterium ist enger definiert und schließt z. B. die Exposition mit Kriegshandlungen weitgehend aus (Rosner und Powell 2007). Wie u. a. Schützwohl und Maercker (1999) herausgearbeitet haben, fordert DSM-IV eine Mindestanzahl von drei Vermeidungsmerkmalen (gegenüber einem in der ICD-10), was dazu führt, dass oft die Diagnose einer partiellen oder subsyndromalen PTSD gestellt wird. Im DSM-IV wird ein Zeitkriterium von einer Dauer von mehr als einem Monat spezifiziert, das sich in der ICD-10 nicht findet, das DSM-IV-Kriterium zur Beeinträchtigung sozialer Funktionen fehlt andererseits in der ICD-10. Dauer und Beeinträchtigung tragen danach in besonderem Ausmaß zu reduzierten Übereinstimmungsraten (35–50%) zwischen beiden Systemen bei (u. a. Andrews et al. 1999, 2001; Somasundaram und Sivayokan 1994; Rosner und Powell 2007).

Die andauernde Persönlichkeitsänderung nach Extrembelastung (▶ **Tab. 8.3**) ist als chronifizierte Verlaufsform der PTSD in der ICD-10 aufzufassen und findet sich im DSM-IV nicht.

Tab. 8.3: Diagnostische Kriterien der anhaltenden Persönlichkeitsänderung nach Extrembelastung nach ICD-10 (F62.0)

A. Eindeutige und anhaltende Änderung in der Wahrnehmung, in der Beziehung und im Denken der Betroffenen in Bezug auf ihre Umgebung und sich selbst, nach einer Extrembelastung.

B. Ausgeprägte Persönlichkeitsänderung mit unflexiblem und unangepasstem Verhalten mit mindestens zwei der folgenden Symptome:

1. Andauernde feindliche oder misstrauische Haltung gegenüber der Welt

2. Sozialer Rückzug (Vermeidung von Kontakten mit Menschen außer einigen wenigen Verwandten, mit denen die Betroffenen zusammenleben)

3. Andauerndes Gefühl von Leere und/oder Hoffnungslosigkeit. Dies kann mit einer gesteigerten Abhängigkeit von anderen, einer Unfähigkeit, negative oder aggressive Gefühle zu äußern und einer anhaltenden depressiven Stimmung verbunden sein.

205

4. Andauerndes Gefühl von Nervosität oder von Bedrohung ohne äußere Ursache, das sich in einer gesteigerten Wachsamkeit und Reizbarkeit zeigt. Dieser Zustand einer chronischen inneren Anspannung und einem Gefühl von Bedrohtsein kann mit der Neigung zu exzessivem Konsum psychotroper Substanzen verbunden sein.

5. Andauerndes Gefühl, verändert oder anders als die anderen zu sein (Entfremdung). Dies kann mit dem Eindruck einer emotionalen Betäubung verbunden sein.

C. Entweder eine deutliche Störung der sozialen Funktionsfähigkeit oder subjektives Leiden für die Betroffenen und negative Auswirkungen auf ihre Umgebung.

D. Die Persönlichkeitsänderung sollte nach Extrembelastung aufgetreten sein. Aus der Anamnese sind keine Persönlichkeitsstörungen oder akzentuierte Persönlichkeitseigenschaften des Erwachsenenalters und keine Persönlichkeits- oder Entwicklungsstörung des Kindes- oder Jugendalters bekannt, die die augenblicklichen Persönlichkeitseigenschaften erklären könnten.

E. Die Persönlichkeitsänderung muss seit mindestens zwei Jahren bestehen. Sie steht nicht in Beziehung zu Episoden anderer psychischer Störungen (außer mit der posttraumatischen Persönlichkeitsstörung) und kann nicht durch eine Gehirnschädigung oder Krankheit erklärt werden.

F. Diese Persönlichkeitsänderung kann den chronischen Verlauf einer posttraumatischen Persönlichkeitsstörung darstellen, wobei sich die Symptome dieser Störungen überlappen können. Eine anhaltende Persönlichkeitsänderung sollte dennoch nur angenommen werden, wenn nach einer mindestens zweijährigen posttraumatischen Belastungsstörung ein Zeitraum von mindestens zwei Jahren mit den oben genannten Kriterien besteht.

Die von Herman (1993) als »Disorder of Extreme Stress Not Otherwise Specified (DESNOS)« konzeptionalisierte Kategorie war für das DSM-IV vorgesehen, wurde aber nicht aufgenommen (► Tab. 8.4).

In diesem Kontext wird auch von einer komplexen PTSD gesprochen, die neben den charakteristischen PTSD-Symptomen Zusatzsyndrome im Sinne von Angst, Phobien, Somatisierung und affektiven Veränderungen sowie persönlichkeits-strukturelle Veränderungen einschließen kann. Angesichts des gestörten Beziehungs- und Identitätserlebens werden diese Patienten von einer Reihe von Autoren im Sinne emotional instabiler Persönlichkeitsänderungen vom Borderline-Typus aufgefasst und ihre Anfälligkeit hervorgehoben, als Opfer oder Täter immer wieder in Traumatisierungen verwickelt zu werden (Herman 1993; Lewis und Grenyer 2009). Die Kriterien der DESNOS weisen einen deutlichen, aber keinen vollständigen Überschneidungsbereich zu der Borderline-Persönlichkeitsstörung in beiden Diagnosensystemen auf und hinsichtlich der Komorbiditätsmuster, der Risikofaktoren, der neuro-

psychologischen und neurobiologischen Befunde variieren die Überschneidungsbereiche (Driessen et al. 2002).

Standardisierte und strukturierte klinische Interviews wie das Composite International Diagnostic Interview (CIDI) und seine computerisierte Version, das »Diagnostische Expertensystem für Psychische Störungen« (DIA-X; H.-U. Wittchen und Pfister 1997) bzw. das Strukturierte Klinische Interview für DSM-IV (SKID) (Wittchen et al. 1997) und das Diagnostische Interview bei psychischen Störungen (DIPS) (Schneider und Margraf 2005) enthalten PTSD-Module. Sie eignen sich zur kategorialen Diagnosenstellung (Morina und Müller 2011). Als spezielles Interviewverfahren wurde die Clinician-Administered PTSD Scale (CAPS) (Schnyder und Moergeli 2002) entwickelt, die einen Summenscore zur Schweregradmessung enthält.

Darüber hinaus liegt eine Reihe von Selbstbeurteilungsverfahren vor, die sich als Screeningsinstrumente eignen und mit denen sich die einzelnen Symptom bzw.

Tab. 8.4: Diagnostische Merkmale der »Disorders of Extreme Stress Not Otherwise Specified« (DESNOS) (nach Herman 1993)

A. Unfähigkeit zu vertrauen und Beziehungen zu Anderen aufrechtzuerhalten

B. Tendenz, erneut Opfer zu werden

C. Tendenz, Andere zum Opfer zu machen

D. Änderungen der Selbstwahrnehmung: chronische Schuldgefühle, Selbstvorwürfe, Gefühl, nichts bewirken zu können

E. Impulsive und risikoreiche Verhaltensweisen

F. Selbstdestruktion und suizidales Verhalten

G. Chronische Affektdysregulation

H. Schwierigkeit, Ärger zu modellieren

I. Verzweiflung und Hoffnungslosigkeit

J. Verlust der bisherigen Lebensüberzeugungen

K. Gefühl, fortgesetzt geschädigt zu sein

L. Amnesie

M. Dissoziation

N. Somatisierung

Subsyndrome der PTSD einschließlich Schweregradmessung gut und reliabel erfassen lassen. Zudem erlauben diese Selbstbeurteilungsskalen eine therapiebegleitende Diagnostik u. a. zur Messung der Therapieeffekte. Im Einzelnen handelt es sich um die Impact of Event Scale (IES) (Horowitz et al. 1979), die PTSD Symptom Scale – Self Report (PSS-SR) (Steil und Ehlers 1992) und deren Weiterentwicklung, die Posttraumatic Diagnostic Scale (PDS) (Ehlers et al. 1996). Die IES besteht in ihrer deutschsprachigen revidierten Form aus 22 Items zu den Clustern Intrusionen, Vermeidungsverhal-

ten und Hyperarousal (Maercker und Schützwohl 1998). Die sehr häufig verwendete PDS besteht aus 49 Items, wobei im ersten Teil verschiedene Traumata erfragt werden. Im zweiten Teil werden der Zeitpunkt des subjektiv relevantesten Ereignisses und die emotionalen Reaktionen darauf erfasst. Im dritten Teil schließlich erfolgt eine differentielle Symptomerhebung und im vierten Teil werden die Folgen in den wichtigsten Lebensbereichen abgebildet. Die Skalen lassen sich mit einem vergleichsweise geringen Zeit- und Auswertungsaufwand auch gut in der klinischen Praxis einsetzen (Morina und Müller 2011).

3 Krankheits- und Therapiekonzepte

3.1 Ätiologische Modelle

3.1.1 Psychodynamische Psychotherapie

Die psychodynamische Psychotherapie versteht die Folgen von Traumatisierungen unter objektbeziehungstheoretischen und psychoökonomischen Aspekten. Objektbeziehungs-theoretisch wird davon ausgegangen, dass eine schwere interpersonelle Traumatisierung nicht nur die innere Objektbeziehung, sondern auch die schützende und regulierende Kommunikation zwischen den Selbst- und Objektrepräsentanzen beschädigt (Bohleber 2011). Durch das Trauma wird das durch das verinnerlichte Primärobjekt repräsentierte Vertrauen auf die schützende Präsenz guter Objekte und Empathie beschädigt. Damit kommt es zu Erschütterung des Selbstverständnisses und zum Verlust des Vertrauens in die kontinuierliche Präsenz stabilisierender menschlicher Beziehungen. Strukturbildende Introjektionsvorgänge und Identifizierungen können zu verzerrten Bildern des Selbst mit einer gegen die eigene Person gerichteten inneren Normwelt führen. Die Betroffenen weisen eine verzerrte innere Repräsentanzenwelt auf, die aus der Notwenigkeit resultiert, bei interpersonellen Traumatisierungen die Bindungsbeziehungen zu den misshandelnden und missbrauchenden Personen zu schützen. Die daraus resultierenden Beziehungsaspekte sind im Sinne mehr oder weniger bewusster Beziehungsreinszenierungen unter dem Blickwinkel von Übertragung und Gegenübertragung zu verstehen. Psychoökonomisch wird durch das Trauma der Reizschutz des Individuums durchbrochen und die Überschwemmung mit Impulsen und Affekten kann nicht mehr ausreichend innerpsychisch repräsentiert werden. Die Verarbeitungskapazitäten des Ich werden überfordert und die traumatischen Ereignisse werden nicht wie andere Erfahrungen repräsentiert, sondern Gegenstand dissoziativer Abwehrvorgänge.

3.1.2 Verhaltenstherapie

Die Verhaltenstherapie erklärte in ihren frühen Modellen die posttraumatische Symptomatik als ein Ergebnis von Konditionierungsprozessen, wobei ein zunächst während der Traumatisierung evidenter neutraler Reiz mit dem Trauma als unkonditioniertem Reiz gekoppelt und auf diese Weise zum konditionierten Reiz wird. Konditionierte Reize werden daraufhin vermieden, was die aversiven Konsequenzen reduziert. Diese lerntheoretischen Annahmen können gut die Angst und körperlichen Symptome erklären, zu denen es bei der Konfrontation mit Hinweisreizen kommt, nicht aber andere zentrale Symptome wie Intrusionen und Albträume (Weidmann 2011). Ein weiteres frühes Konstrukt greift die Symptomatik als ein Ergebnis der traumatisch erschütterten Grundüberzeugungen und daraus resultierender Bewertungsprozesse auf, die zum Vermeidungsverhalten und intrusivem Wiedererleben führen. Foa und Rothbaum (1998) haben als neueres Konzept die »emotional processing theory« vorgelegt, die auf der Annahme gestörter emotionaler Verarbeitungsprozesse nach einem Trauma beruht. Sie postulieren, dass bei der PTSD eine netzwerkartige Furchtstruktur im Gedächtnis entsteht, die Informationen über den angstauslösenden Reiz, die Reaktionen und die subjektiven Bewertungsprozesse enthält. Diese Furchtstruktur ist leicht zu aktivieren und enthält unrealistische und unangemessene Verbindungen, so dass es u. a. zu einer dysfunktionalen Interpretation eigener und fremder Reaktionen nach einem

Trauma kommt. Die von Brewin et al. (1996) vorgelegte »dual representation theory« postuliert zwei voneinander partiell unabhängige Gedächtnissysteme mit verbal repräsentierten und bewusst zugänglichen Informationen einerseits und unbewussten, vorwiegenden sensorischen Informationen andererseits. Während der dem Bewusstsein zugängliche Teil Informationen über das Trauma und autobiographisch-interpretierende Komponenten enthält, ist das andere System vom biographischen Kontext abgetrennt, kann durch entsprechende Reize aktiviert werden und induziert dann u. a. intrusives Wiedererleben. Das kognitive, von Ehlers und Clark (2000) formulierte Modell postuliert, dass bestimmte Merkmale des dissoziierten Traumagedächtnisses und eine dysfunktionale Interpretation des Traumas zu einer habitualisierend wahrgenommenen Bedrohung führen und in dysfunktionale Denk- und Verhaltensweisen münden.

4 Psychotherapie: Techniken, Methoden, Verfahren

4.1 Schematischer Überblick

► **Abb. 8.1** auf Seite 210

4.2 Empirische Evaluation

Der Versuch, die Wirksamkeit und Effektivität verschiedener Therapieformen für die posttraumatische Belastungsstörung empirisch zu vergleichen, führt zu mehreren grundsätzlichen Problemen. Die psychotherapeutischen Verfahren beruhen auf unterschiedlichen Forschungs- und Behandlungstraditionen, die zu einer eingeschränkten empirischen Vergleichbarkeit führen. So ist die klassische Psychoanalyse, der in diesem Bereich allerdings ein auf schwere strukturelle Störungen begrenzter Indikationsbereich zukommt, nur schwer in kontrollierten Studiendesigns zu untersuchen. Randomisierte und kontrollierte Therapiestudien sind nach wir vor als Grundlage der Evidenzbestimmung zu fordern. Ihre Übertragbarkeit auf die klinische Versorgungspraxis ist wegen der oft restriktiven Ausschlusskriterien und damit hochselegierten Untersuchungsgruppen sowie der oft vorliegenden komplexen Traumapathologie insbesondere bei sequentiellen Traumatisierungen und der breiten sekundären Komorbidität jedoch begrenzt. Zudem existiert insbesondere in der deutschsprachigen Psychotherapieszene eine Auseinandersetzung zu der Differentialindikation stabilisierender vs. konfrontativer Behandlungstechniken (Neuner 2011), die entlang der Frage potentieller Nebenwirkungen und Risiken geführt wird. Noch kritischer wird diese Frage, wenn Techniken und Methoden der Notfallversorgung nach unmittelbarer Traumatisierung und spätere Behandlungsansätze nach manifestierter Erkrankung gegenübergestellt werden. Die Debatte über das sog. »Critical Incident Stress Debriefing« (Bering et al. 2011) hat nämlich gezeigt, dass die emotionale Rekonfrontation mit dem kritischen Ereignis im unmittelbaren Traumatisierungskontext zu einer Erhöhung des späteren Erkrankungsrisikos führen kann, zumal wenn diese durch unbekannte Therapeuten erfolgt und naturalistische Restrukturierungs- oder Abwehrprozesse der Betroffenen beschädigt. Dies unterstreicht die hohe Bedeutung der therapeutischen Beziehung

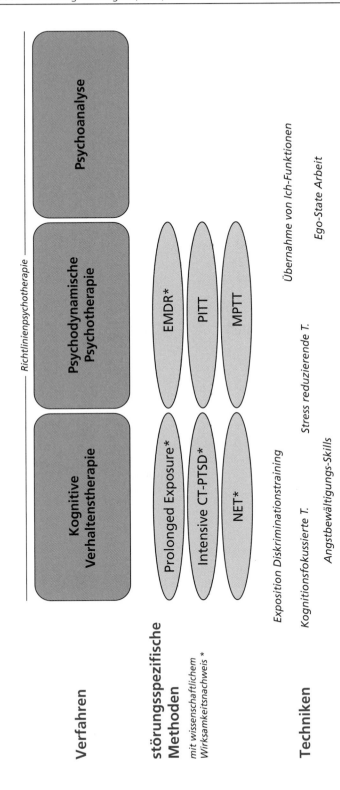

Abb. 8.1: Schematische Einordnung der Therapieelemente für die PTSD; CT-PTSD: Cognitive Therapy for PTSD; NET: Narrative Expositionstherapie; EMDR: Eye Movement Desensitization and Reprocessing; PITT: Psychodynamisch Imaginative Traumatherapie; MPTT: Mehrdimensionale Psychodynamische Traumatherapie

und der Frage, wann und wie eine Intervention durchzuführen ist.

Aus dem Bereich der *tiefenpsychologisch fundierten Psychotherapie* liegen drei in Ansätzen evaluierte manualisierte Methoden vor: die »Psychodynamisch imaginative Traumatherapie (PITT)« nach Reddemann (2011; vgl. auch Lampe et al. 2008), die »Mehrdimensionale psychodynamische Traumatherapie (MPTT)« nach Fischer (2000) und das integrative Konzept zur Behandlung traumaassoziierter Persönlichkeitsstörungen auf psychodynamischer Grundlage nach Wöller (2006; vgl. auch Kruse et al. 2009; Sachsse et al. 2006).

Die *kognitive Verhaltenstherapie* und hier insbesondere die Expositionsverfahren können als die am besten evaluierten Verfahren überhaupt gelten (vgl. Wagner 2011b). Dies gilt vor allem für die Prolonged Exposure Therapy von Foa (2007). Hieraus hat sich die Narrative Expositionstherapie (NET) entwickelt, die eine Reorganisation und Integration inkohärenter Traumatisierungserfahrungen in das autobiographische Gedächtnis beinhaltet und inzwischen als gut evaluiert aufgefasst werden kann (Robjant und Fazel 2010). Hinsichtlich kognitiver Therapien ist vor allem die von A. Ehlers entwickelte und validierte Intensive Cognitive Therapy for PTSD (Ehlers et al. 2010) zu nennen.

Das *Eye Movement Desensitization and Reprocessing* (EMDR) ist eine inzwischen gut empirisch evaluierte Psychotherapiemethode für die Behandlung der posttraumatischen Belastungsstörung (Schubbe und Gruyters 2011; Seidler und Wagner 2006). Die Methode folgt einem Standardprotokoll mit Behandlungsphasen, ohne das die differentielle Wirksamkeit der einzelnen Bausteine bisher ausreichend untersucht ist. Eine weitere, empirisch bisher nicht hinreichend beantwortete Frage, betrifft die Wirksamkeit bei komplex traumatisierten Patienten.

Gruppenpsychotherapeutische Ansätzen könnten nach Liedl und Knaevelsrud (2011) bei Traumatisierten zentrale positive Aspekte zukommen. Vereinzelte Studien liegen zu traumafokussierten kognitiv-verhaltenstherapeutischen Gruppentherapien, zu Skillstraining und Emotionsregulation, zu psychoedukativen Gruppenansätzen und zur traumafokussierten psychodynamischen Gruppentherapie vor. Diese sind wahrscheinlich als Ergänzung zu einzeltherapeutischen Behandlungsmaßnahmen zu applizieren.

Einen vergleichsweise neuen Ansatz stellen *Internet-Therapieansätze* dar (Knaevelsrud und Kuwert 2011), die für Betroffene potentiell leichter verfügbar sind und über die visuelle Anonymität es Betroffenen erleichtern können, ihre traumatischen Erfahrungen zu thematisieren. Unterscheiden lassen sich internetbasierte Edukation und Selbsthilfeprogramme und therapeutengestützte Online-Therapie. Die vergleichsweise gut evaluierten Programme basieren im Wesentlichen auf Techniken zur Exposition, kognitiven Restrukturierung und Integration in die Biographie mittel textbasierter Narrativerstellung und stellen eine äußerst ökonomische und niedrigschwellige Alternative zu konventioneller Behandlung dar.

4.3 Störungsspezifisch anwendbare Techniken

In der Traumabehandlung ist zwischen Notfallinterventionen und weiterführenden psychotherapeutischen Techniken (und Methoden) zu differenzieren, wobei sich hieraus gewisse Therapieprinzipien ableiten lassen.

4.3.1 Notfallinterventionen

Die Art und das Ausmaß einer Notfallintervention im unmittelbaren zeitlichen Zusammenhang mit einem traumatischen Ereignis hängt von verschiedenen Faktoren ab. Erkrankungsrisiken lassen sich anhand der bekannten Risiko-, Ereignis- und Schutz-faktorenmodelle einschätzen (vgl. Abschnitt 2.1.), die den späteren Verlauf prädizieren. Besondere Bedeutung kommt dabei der initialen Schockreaktion (sog. peritraumatische Dissoziation) zu, die dazu führt, dass kognitive, sensorische und emotionale Elemente des Traumas isoliert von den normalen Bewusstseinsinhalten gespeichert und nicht in ein persönliches Narrativ integriert werden können (Spitzer et al. 2011). Das Ausmaß dieser peritraumatischen Dissoziation und die Intensität der weiteren psychischen Symptomatik prädizierte in verschiedenen Studien das spätere Auftreten einer posttraumatischen Belastungsstörung. Bedeutsam für das weitere Vorgehen ist darüber hinaus die ggf. (vor-)bestehende Störung der Affektregulation (z. B. in Form mangelnder Impulskontrolle, Substanzmissbrauch, selbstverletzendem Verhalten und Suizidalität) (Flatten et al. 2011). Bering et al. (2011a) fassen wie folgt die notwendigen Interventionsbausteine zusammen:

1. In der Akut- oder Schockphase erfolgt eine Sicherung und Distanzierung vom Gefahrenbereich und psychiatrisch psychotherapeutische Notfallversorgung.
2. Nach Abklingen der Schockphase erfolgen eine psychoedukative Information, Anleitungen zur Selbsthilfe sowie eine Information über Beratungs- und Behandlungsangebote einschließlich eines prognostischen Screenings.
3. Bei Persistenz der Symptomatik erfolgen die Einleitung einer Akutbehandlung und weitere psychosoziale Hilfen.

4.3.2 Techniken bei persistierender Symptomatik

Entsprechend der kürzlich publizierten Leitlinien (Flatten et al. 2011) sollte bei persistierender Symptomatik in jedem Fall der individuelle Stabilisierungsbedarf durch ei-

nen entsprechend qualifizierten ärztlichen oder psychologischen Psychotherapeuten mit folgenden Merkmalen geklärt werden:

- Aufbau einer tragfähigen therapeutischen Beziehung
- Anbindung zur engmaschigen diagnostischen und therapeutischen Betreuung
- Abklärung von Affektregulation, Selbst- und Beziehungsmanagement, soziale Kompetenzen
- Einschätzung und Umgang mit Selbst- und Fremdgefährdungstendenzen
- Aufbau von intra- und interpersonellen Ressourcen (imaginative Selbstberuhigung, soziales Netzwerk)
- Unterstützung von Symptomkontrolle (z. B. Kontrolle intrusiver Phänomene, Distanzierungstechniken)
- adjuvante Pharmakotherapie (symptomorientiert) vorzugsweise mit Serotonin-Wiederaufnahmehemmern (SSRI) und Vermeidung von Benzodiazepinen
- Einbeziehung adjuvanter kunst- und gestaltungs-, ergo- sowie körpertherapeutischer Verfahren

Der grundsätzlich zu empfehlende Handlungsalgorithmus ist in ► **Abb. 8.2** dargestellt. Relative Kontraindikationen für traumabearbeitende Techniken (und auch Methoden) stellen entsprechend der Leitlinien in diesem Kontext mangelnde Affekttoleranz, anhaltende schwere Dissoziationsneigung, unkontrolliert autoaggressives Verhalten, mangelnde Distanzierungsfähigkeit zum traumatischen Ereignis und eine hohe akute psychosoziale und/oder körperliche Belastung dar. Als absolute Kontraindikationen gelten akutes psychotisches Erleben, akute Suizidalität und Täterkontakt mit Traumatisierungsrisiko.

Vor allem in der Kognitiven Verhaltenstherapie (vgl. Ehlers et al. 2010) kommen folgende Techniken zur Anwendung.

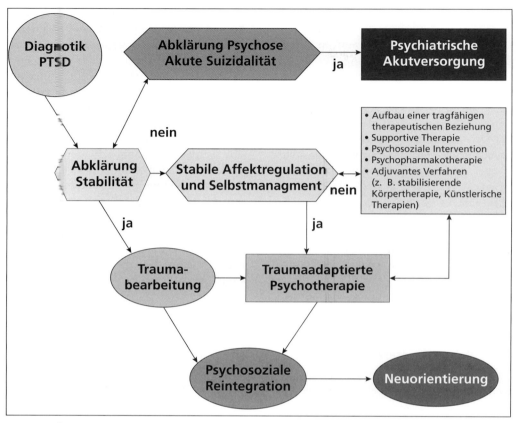

Abb. 8.2: Übersicht zu den therapeutischen Strategien bei der posttraumatischen Belastungsstörung (nach Flatten et al. 2011)

4.3.3 Exposition in sensu

Die Expositionsbehandlung fokussiert eine Konfrontation mit traumarelevanten Inhalten. Dies erfolgt zunächst in sensu, d. h. durch mehrmaliges bewusstes Wiedererleben der traumatischen Ereignisse oder traumarelevanter Reize in der Imagination. Im geschützten Rahmen der Therapie soll das Ereignis so lebhaft wie möglich auf allen relevanten Sinneskanälen vergegenwärtigt werden. Der Patient wird hierzu gebeten, die Augen zu schließen und das Ereignis laut und langsam zu schildern, einschließlich seiner Gedanken, Gefühle und körperlichen Empfindungen, die während des Ereignisses erlebt wurden. Die imaginative Konfronta-

tion wird zumeist während der Behandlung mehrmals wiederholt. Je nach Belastungsfähigkeit des Patienten, kann in der Exposition in sensu auch ein graduiertes Vorgehen gewählt werden, indem der Patient das Traumaereignis zunächst in der Vergangenheit schildert oder es so erzählt, als sei es einer anderen Person widerfahren. Eine weitere Technik ist das Schreiben über die Traumatisierung.

Ein zentraler Wirkmechanismus der in sensu-Exposition ist die Habituation. Gleichzeitig findet aber auch eine Elaboration des Traumagedächtnisses statt, d. h. das Trauma wird einschließlich seiner Raum-Zeit-Verknüpfungen rekonstruiert.

4.3.4 Exposition in vivo

Die Exposition in vivo gewinnt im Verlauf der Behandlung an Bedeutung. Bei der Exposition in vivo werden wiederholt ungefährliche aber bisher vermiedene Situationen, Orte, Objekte oder Tätigkeiten aufgesucht, die wegen deren Assoziation mit den traumatischen Erinnerungen irrationale Angst erzeugen. Die Patienten sollen hierbei so lange in der angstauslösenden Situation verharren, bis ein Habituationseffekt eintritt. Je nach Belastbarkeit des Patienten kann auch hier ein graduiertes Vorgehen gewählt werden, in dem eine Hierarchisierung entsprechender Reize erfolgt und zunächst mit weniger stark angstauslösenden Reizen begonnen wird, die selbstständig durchgeführt werden sollen.

4.3.5 Kognitionsfokussierte Behandlungselemente

Kognitionsfokussierte Behandlungselemente gehören zum Inventar der kognitiv-behavioralen Therapie und basieren auf der Annahme, dass es vorwiegend die Interpretation eines Ereignisses ist und nicht das Ereignis selbst, welches zu einer spezifischen emotionalen Reaktion führt. Traumatisierte tendieren oft zu einer verzerrten und angstbesetzten Wahrnehmung und Interpretation der Ereignisse mit entsprechendem Vermeidungsverhalten. Dysfunktionale Interpretationen des Traumas, durch die Vermeidungsverhalten getriggert wird, müssen identifiziert, hinterfragt und modifiziert werden. Die Basis der kognitiven Intervention stellen der Sokratische Dialog und das geleitete Entdecken dar. Der Therapeut lässt den Patienten zunächst prüfen, ob seine Einstellungen, Überzeugungen und Interpretationen des Traumas und seiner Folgen angemessen und hilfreich oder weniger angemessen und dysfunktional sind. Ziel ist es, den Patienten nicht zu überreden, sondern

gemeinsam mit ihm Für und Wider seiner Argumente abzuwägen, um den Patienten so zu eigenen Schlussfolgerungen kommen zu lassen. Zur Überprüfung von Argumenten werden auch Verhaltensexperimente eingesetzt. Beispielsweise neigen Traumapatienten dazu, intrusives Wiedererleben und jegliche Gedanken an das Trauma zu unterdrücken, weil diese als bedrohlich erlebt werden. So kann z. B. der paradoxe Effekt des Gedankenunterdrückens mittels eines solchen Experimentes verdeutlicht werden. Hierzu wird der Patient gebeten, die Augen zu schließen und an alles zu denken, nur nicht an einen weißen Elefanten oder an einen anderen zuvor festgelegten Reiz. Der Patient wird erleben, dass er nicht vermeiden kann, genau daran zu denken.

4.3.6 Diskriminationstraining

Das Diskriminationstraining basiert darauf, dass intrusives Wiedererleben in Form von sensorischen Eindrücken ohne Kontextinformationen im Hier und Jetzt erlebt wird. Aus diesem Grunde lösen auch mit dem Trauma assoziierte Reize Intrusionen aus. Da Patienten in der Regel das genaue Hinschauen vermeiden, weil es als bedrohlich erlebt wird, sind korrektive Erfahrungen, hier das Einbetten in einen raum-zeitlichen Kontext, kaum möglich. Das Diskriminieren von Auslösern der Traumaerinnerungen erfordert zunächst eine systematische Beobachtung der Intrusionen und ihrer Auslöser. Wenn Auslöser identifiziert wurden, lernt der Patient sich darauf zu konzentrieren, wie der Auslöser und der jetzige Kontext sich von der in der Vergangenheit liegenden traumatischen Situation unterscheiden.

4.3.7 Angstbewältigungstraining

Hier kommen sogenannte Skills zur Anwendung, um mit dem Traumaerleben assoziierte Angst und innere Unruhe besser bewältigen zu können. Patienten sollen zunächst die Dynamik von Stress und Angst verstehen lernen. Danach werden verschiedene Bewältigungstechniken mit dem Ziel eingeübt, traumarelevante Angst zu reduzieren. Diese Übungen sollen zuhause fortgeführt werden. Angstbewältigung beinhaltet eine Vielzahl von Techniken, die auf allen Ebenen greifen, auf der Angst erfahren wird: physiologisch, kognitiv und auf der Verhaltensebene. Hierzu gehören z. B. Atemtechniken, progressive Muskelrelaxation, Selbstinstruktionstechniken, Selbstsicherheitstraining, imaginative Übungen und Rollenspiele.

4.3.8 Weiterführende psychotherapeutische Techniken entsprechend der vorliegenden Leitlinien

Grundsätzlich wird in den kürzlich publizierten Leitlinien (Flatten et al. 2011) davon ausgegangen, dass der zentrale Aspekt einer weiterführenden Psychotherapie darin besteht, unter geschützten Bedingungen eine Konfrontation mit den traumatisch fixierten Erinnerungen an das auslösende Trauma und die zugehörigen sensorischen Fragmente mit dem Ziel der Integration herbeizuführen. Dazu sollen traumaadaptierte Techniken eingesetzt werden, die von speziell hierfür ausgebildeten Psychotherapeuten appliziert werden sollten. Bei der Indikationsstellung zur Traumabearbeitung sind klinische Komorbidität und Stabilität in einem Gesamtbehandlungsplan mit »partizipativer Entscheidungsfindung« zu berücksichtigen. Dies bedeutet insbesondere, das betroffene Personen mit unzureichender affektiver Regulation, Substanzmissbrauch, selbstverletzendem Verhalten und/oder Suizidalität zunächst mit dem Ziel einer hinreichenden Kontrolle über die Symptomatik individuell stabilisiert werden müssen (»individueller Stabilisierungsbedarf«). Eine psychopharmakologi-

sche Behandlung ersetzt dabei keine traumaspezifische Therapie. Eine dosierte Konfrontation mit dem auslösenden Ereignis oder Prozess mit dem Ziel der Durcharbeitung und Integration unter geschützten therapeutischen Bedingungen stellt den Kernbestandteil dar. Als Voraussetzungen seien eine ausreichende Stabilität und kein Täterkontakt mit Re-Traumatisierungsrisiko unverzichtbar. Die traumaadaptierten Techniken seien in einen Gesamtbehandlungsplan zu integrieren, in dem in Abhängigkeit von der Schwere der Störung und dem Stabilisierungsbedarf ambulante, teilstationäre und stationäre Angebote zu verzahnen seien. Als relative Kontraindikationen werden genannt: Mangelnde Affekttoleranz, anhaltende schwere Dissoziationsneigung, unkontrolliert autoaggressives Verhalten, mangelnde Distanzierungsfähigkeit zum traumatischen Ereignis und hohe akute psychosoziale und körperliche Belastung. Akute Psychosen, schwerwiegende Störungen der Verhaltenskontrolle (in den letzten vier Monaten: lebensgefährlicher Suizidversuch, schwerwiegende Selbstverletzung, Hochrisikoverhalten, schwerwiegende Probleme mit Fremdaggressivität) und akute Suizidalität seien als absolute Kontraindikation für ein traumabearbeitendes Vorgehen zu werten. Bei Vorliegen von Kontraindikationen sei eine konfrontative Traumabearbeitung erst indiziert, wenn äußere Sicherheit und eine hinreichend gute Emotionsregulierung (»ausreichende Stabilisierung«) vorhanden seien.

Als phasenbegleitende Aspekte der Neuorientierung werden eine Auseinandersetzung mit traumaspezifischen Verlusten und Einbußen, eine intrapsychische Neuorientierung, Rückfallprophylaxe (Erarbeitung von Hilfen bei erneuter schwerer Belastung) und die Entwicklung von Zukunftsperspektiven genannt.

Die therapeutische Begleitung in den Behandlungsphasen der psychosozialen Reintegration und Neuorientierung nach psychischer Traumatisierung sollte allgemeine und spezifische Aspekte und Hilfsmöglichkeiten berücksichtigen, wie z. B. soziale Unterstützung, Einbeziehung von Angehörigen und Opferhilfsorganisationen, berufliche Rehabilitation, Opferentschädigungsgesetz.

4.4 Störungsspezifische Methoden

4.4.1 EMDR (Eye Movement Desensitization and Reprocessing)

Diese für die Behandlung der PTSD von Francine Shapiro (2001; s. a. Schubbe und Gruyters 2011) entwickelte Methode beruht im Wesentlichen darauf, dass durch »bilaterale Stimulation« assoziative Verarbeitungsprozesse ausgelöst werden, in denen durch die Herstellung von Verbindungen von Erinnerungsfragmenten an das traumatische Ereignis mit Elementen aus dem biographischen Gedächtnis eine Kontextualisierung des Traumaerlebens erfolgt oder ein einfaches Verblassen der traumatischen Erinnerungen für die Betroffenen erlebbar wird. Die »bilaterale Stimulation« wird durch die vom Therapeuten gesteuerte Auslösung sakkadischer Augenfolgebewegungen realisiert. Es können aber auch andere Techniken, wie das rhythmische Berühren beider Hände oder die wechselseitige Beschallung beider Ohren, zur Anwendung kommen.

Eingebettet sind diese Techniken in ein achtphasiges Behandlungskonzept. Phase 1 beschäftigt sich mit Anamnese und Behandlungsplanung. In der Phase 2 geht es um die Stabilisierung und die Vorbereitung. Der Patient soll hier insbesondere eine Stabilisierungsübung lernen (z. B. »Sichere-Ort-Übung« oder »Tresorübung«), um seine Symptomatik unter Kontrolle halten zu können. Sodann erfolgt die Aufklärung über das Vorgehen und das Behandlungsrationale. Die Arbeit am Trauma kann grundsätzlich

erst beginnen, wenn der äußere Rahmen der Therapie dafür als sicher genug erscheint und die therapeutische Beziehung etabliert ist. Grundsätzlich erfolgt in jeder EMDR-Sitzung eine Einschätzung zu Beginn, in der ein klar definiertes Ausgangsthema bestimmt wird, das hinsichtlich seiner kognitiven, affektiven und sensorischen Komponenten zu bearbeiten ist (Phase 3). Die prozessorientierte Verarbeitung (Phase 4) ist das zentrale Element von EMDR, wobei die jeweils belastendste Vorstellung hinsichtlich ihrer verschiedenen Gedächtnisebenen bearbeitet wird, bis eine Habitualisierung bzw. Entspannung erfolgt. In Phase 5 erfolgt die Verankerung der daraus resultierenden positiven Kognition, in dem die Ausgangssituation der Sitzung mit der positiven Kognition auf Passgenauigkeit überprüft wird. Zuvor muss die Intensität der erlebten Belastung auf einen möglichst optimalen Wert zurückgegangen sein. Mit dem Körpertest (Phase 6) wird überprüft, ob die traumatische Erinnerung verarbeitet ist. Hier werden die Ausgangssituation und die positive Kognition erinnert und im Hinblick auf begleitende körperliche Empfindungen geprüft. Der Abschluss der Sitzung (Phase 7) zielt auf einen möglichst ausgeglichenen Zustand ab und kann u. a. in der erneuten Applikation einer Stabilisierungsübung bestehen. In der Folgesitzung (Phase 8) wird dann noch einmal der mit dem Ausgangsthema der vorherigen Sitzung assoziierte Belastungsgrad erfragt und ggf. weiter partizipativ bearbeitet, bevor ein erneutes Ausgangsthema definiert wird.

Die Modelle zur Wirksamkeit der EMDR-Methode stützen sich auf unterschiedliche Konzepte. Zum einen wird angenommen, dass die Behandlung durch eine wiederholte Exposition mit der belastenden Erinnerung zu einer Dekonditionierung der Auslösereize führt. Zum anderen werden dysfunktionale Kognitionen bearbeitet und eine Entspannungsinduktion herbeigeführt. Schließlich wird das Konzept vertreten, dass durch eine wiederholte parasympathische

Stimulation die Informationsverarbeitung beschleunigt wird.

4.4.2 Narrative Expositionstherapie (NET)

Die Narrative Expositionstherapie (NET) ist ein neuerer Ansatz, der ursprünglich für den Einsatz in Krisengebieten entwickelt wurde, inzwischen aber breit eingesetzt wird. Die Behandlung beinhaltet eine emotionale Exposition bezüglich der meist bruchstückhaften traumatischen Erinnerungen sowie die Reorganisation dieser Erinnerungen in eine kohärente chronologische Narrative. Hierbei wird angenommen, dass die Integration der traumatischen Erfahrungen in das autobiographische Gedächtnis sowie die Gewöhnung (Habituation) an schmerzvolle Gefühle einen heilsamen Effekt für den Klienten haben. Bei der NET konstruiert der Patient zusammen mit dem Therapeuten seine chronologische Lebensgeschichte von der Geburt bis zur Gegenwart, wobei diese vom Therapeuten schriftlich festgehalten wird. Es geht hierbei nicht um die Erfassung von reinen Fakten, vielmehr wird ein emotionaler und erlebnisnaher Bericht angestrebt, wobei der Therapeut den Patienten zu einer streng chronologischen Erzählweise anleitet, die in ihrem Ablauf verlangsamt, detailliert und verständlich ist. Da eine PTSD nur selten eine Reaktion auf nur ein traumatisches Ereignis darstellt und der Herausbildung einer solchen meist multiple Traumata zugrunde liegen (Neuner et al. 2004), wie insbesondere bei Überlebenden politischer Gewalt, ist für die Rekonstruktion des autobiographischen Gedächtnisses eine umfassende Erhebung der Lebensgeschichte hilfreich.

4.4.3 Prolonged Exposure

Die am breitesten evaluierte Expositionstherapie ist die langandauernde Exposition von Foa et al. (2007), die üblicherweise in 9–12 wöchentlich oder zweiwöchentlich stattfindenden Einzelsitzungen von 90-minütiger Dauer durchgeführt wird. Die Sitzungen 1–3 beschäftigen sich mit dem Therapierational, mit Psychoedukation und der Expositionsvorbereitung. Die in vivo-Exposition wird eingeleitet mit dem hierarchischen Zusammenstellen einer Liste von Situationen nach dem Angstlevel, die vermieden werden und mit denen der Patient im Laufe der Therapie konfrontiert werden soll. Die meisten dieser Expositionsübungen werden zu Hause geübt, begonnen wird mit dem untersten Item auf der Liste. Imaginative Exposition wird in der 3. Sitzung eingeleitet und bis zum Ende der Therapie ausgeübt. Der Aufbau der Sitzungen ist ähnlich: Jede Sitzung beginnt mit einer Besprechung der Hausaufgaben, gefolgt von 30–45 min imaginativer Exposition, gefolgt von der Diskussion des Erlebten. Die Sitzung endet jeweils mit der Besprechung von Hausaufgaben für die folgende Woche. In der letzten Therapiestunde wird das bisher Erreichte besprochen und bewertet und es werden weiterführende Pläne dahingehend gemacht, wie der Patient das Gelernte alleine weiter ausüben kann.

4.4.4 Psychodynamisch imaginative Traumatherapie (PITT)

Die von Reddemann entwickelte PITT (Reddemann 2011) verbindet die psychodynamische Beziehungsorientierung mit der Anwendung imaginativer Verfahren, die in allen Phasen der Behandlung eingesetzt werden. U. a. wird ein Konzept der Selbstbegegnung zur Verfügung gestellt, das mit dem Bild der »inneren Bühne« operiert und einer Selbstentlastung dienen soll. Ein dafür geeignetes

Instrument zur Selbstberuhigung ist die Arbeit mit verletzten Anteilen nach dem Ego-State-Modell. Bei dieser Arbeit soll nicht nur das Leiden der verletzten kindlichen Persönlichkeitsanteile erkannt werden. Vielmehr sollen die verletzten Anteile auch in der Vorstellung neu »beeltert« und versorgt werden. Als Techniken werden u. a. angewendet:

- konkrete Unterstützung statt Abstinenz
- Induktion positiver Gefühle anstatt traumabezogen negativer Affekte
- Vermittlung stressreduzierender Techniken z. B. durch gezielte Imaginationen von angenehmen Erinnerungen
- umfassende Informationen über Trauma, Traumafolgen und Traumabewältigung
- kognitiv-restrukturierendes Arbeiten mit Infragestellung von Selbstanklagen und eigenen Schuldzuschreibungen
- Bearbeitung von Persönlichkeitsanteilen, z. B. mit verinnerlichten Täterintrojekten
- Vermittlung von »Dosierungstechniken«, die es gestatten, dosiert mit traumatischen Erinnerungen umzugehen, beispielsweise durch Arbeit mit dem sog. inneren Beobachter
- Unterstützung bei der Aufnahme sozialer Beziehungen, um der Neigung zu emotionaler Erstarrung und Isolation entgegenzuwirken
- Rekonstruktion des Traumas aus einer optimalen Distanz

4.4.5 Mehrdimensionale psychodynamische Traumatherapie (MPTT)

Die MPTT basiert auf einer Standardversion, die bei der Trauma-Akuttherapie durchschnittlich zehn therapeutische Sitzungen umfasst. Der erste Teil der Therapie zielt auf eine »Gestaltbildung der traumatischen Situation« und versucht u. a. über eine kognitive Strukturierung den räumlichen und zeitlichen Kontext der traumatischen

Erfahrung wiederherzustellen, zur Reflexion und Distanzierung beizutragen und die Kontrolle über die Symptomatik wieder herzustellen. Nach Etablierung der Übertragungsbeziehung kann ein dosiertes Erinnern und Durcharbeiten der traumatischen Erfahrung eine schrittweise Integration in die Lebensgeschichte erfolgen. In einer rückfallprophylaktischen Behandlungsphase wird ein Szenario durchgespielt, das auf das Wiederauftreten von Symptomen und Ereignissen vorbereitet.

4.4.6 Traumaorientierte integrative Therapie

Die von Wöller (2006) entworfene traumaorientierte integrative Therapiekonzeption erweitert diese Ansätze auf traumaassoziierte Persönlichkeitsstörungen. Die Störungen der Emotionsregulierung, der Mentalisierung und der Ich-Integration werden als Grundlage dysfunktionaler Verhaltensmuster und Beziehungsgestaltungen in einem ressourcenorientierten Therapieansatz behandelt. In Phase I (»Sicherheit, Halt und die Stärkung der Bewältigungskompetenz«) stehen stabilisierende Maßnahme und die temporäre Übernahme von Ich-Funktionen im Sinne einer externen Emotionsregulierung im Zentrum. Insbesondere eine Verbesserung der Selbstkontrolle wird fokussiert, Aufklärung und Edukation werden integriert. Selbst-, fremd- oder therapieschädigende Verhaltensweisen werden aktiv begrenzt. In Phase II (»Emotionsregulierung und Selbstfürsorge«) sollen konkrete Techniken zur Verbesserung der autonomen Emotionsregulierung vermittelt und selbstfürsorgliche Verhaltensweisen entwickelt werden. Imaginative Distanzierungstechniken unterstützen die Differenzierung negativer Affektzustände im Hinblick auf ihre Vergangenheits- und Gegenwartsanteile. Die Förderung der Selbstfürsorge wird auch vor dem Hintergrund von aus der Introjektion

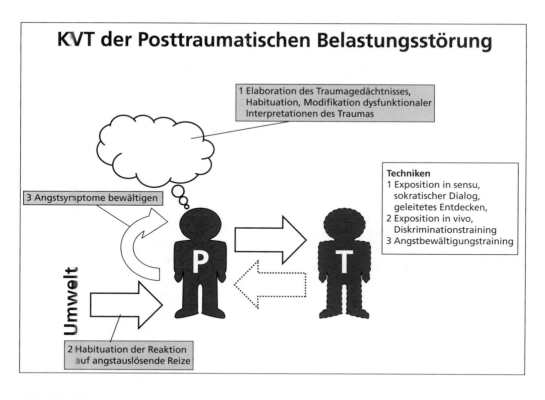

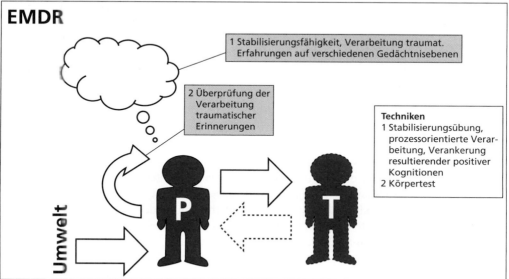

Abb. 8.3: Grundprinzipien der PTSD-Behandlung mit der KVT der PSTD und der EMDR; Symbole: Wolke: Kognitionen; Pfeile: Interaktionen; P: Patient; T: Therapeut

219

stammender traumatischer Beziehungsmuster hinterfragt.

Phase III (»Mentalisierung und die Entwicklung stabiler Repräsentanzen«) beschäftigt sich mit der Stärkung der Mentalisierungsfähigkeit. Bei Bindungs- und Beziehungstraumatisierungen durch emotionale Vernachlässigung hat sich die Arbeit mit dem sog. »inneren Kind« bewährt, bei der erwachsene Persönlichkeitsanteile dem verletzten kindlichen Selbstanteil elterliche Zuwendung und Fürsorge gewähren.

In Phase IV (»Schonende Traumabearbeitung«) kommt als traumabearbeitendes Verfahren EMDR zum Einsatz, sofern eine Verbesserung der Emotionsregulierung und der Mentalisierungsfähigkeit erreicht und hinreichende Alltagsstabilität gegeben ist.

Phase V (»Konfliktbearbeitung und Arbeit an maladaptiven Beziehungsmustern«) fokussiert bewusste und unbewusste Konflikte, die den negativen Selbstbildern und den maladaptiven interpersonellen Beziehungsmustern der Patienten zugrunde liegen.

4.5 Störungsspezifische Behandlung aus Verfahrensperspektive

4.5.1 Kognitive Verhaltenstherapie

Kernelemente der traumafokussierten kognitiven Verhaltenstherapie sind nach Wagner (2011) einerseits die Expositionsverfahren. Andererseits werden kognitive Verfahren angewendet, mit denen dysfunktionale Gedanken und Interpretationen des Traumas und seiner Folgen modifiziert werden sollen, die das Gefühl der Bedrohung aufrechterhalten. Weitere Kernelemente sind das Diskriminationslernen hinsichtlich von Auslösern von Intrusionen sowie Techniken zur Emotionsregulation (z. B. Entspannungstechniken, Übungen zur Ressourcenaktivierung wie das Fördern positiver Ge-

fühle oder Fertigkeiten zur Steigerung der inneren Achtsamkeit und verschiedene Skills) sowie die Narrative Expositionstherapie.

Zu Beginn jeder Behandlung ist es zunächst zentral, eine vertrauensvolle therapeutische Beziehung zu gestalten. Zudem stellt die Psychoedukation über das Störungsbild, seine auslösenden und aufrechterhaltende Bedingungen sowie über Behandlungsmöglichkeiten und das Behandlungsrational dar.

4.5.2 Psychodynamische Psychotherapie

Auch die psychodynamische Psychotherapie folgt einem Phasenmodell mit Ich-Stärkung (Stabilisierung) vor der Traumabearbeitung (Traumaexposition oder Traumakonfrontation), wobei die Erinnerungen unter geschützten therapeutischen Bedingungen wiederbelebt werden, um dann als erinnerte Tatsache in die Kontinuität des biographischen Zusammenhangs eingefügt werden zu können. Die dritte und letzte Phase der Reintegration soll dann ein Betrauern der vielfältigen Verluste und eine neue Sinnfindung ermöglichen.

4.5.3 Gemeinsamkeiten und Unterschiede

Gemeinsamkeiten und Unterschiede zwischen verschiedenen Therapieverfahren und -methoden werden im Folgenden vor allem unter der Perspektive von Nebenwirkungen dargestellt.

Bei nahezu allen Ansätzen wird die besondere Relevanz von Stabilisierungstechniken hervorgehoben, die der Exposition oder Konfrontation vorgeschaltet werden und die Notwendigkeit der Integration der traumatischen Erfahrungen in das biographische Narrativ. Bei genauerem Hinsehen verbirgt sich jedoch dahinter eine erhebliche Kontroverse (Freyberger und Spitzer, im Druck). Wie Neuner (2008) in einer Übersichtsarbeit herausgestellt hat, stehen sich hier zwei Fraktionen gegenüber. Das Konzept der Stabilisierung basiert auf der evidenten klinischen Annahme, das ein zu invasives, frühzeitig traumatische Inhalte thematisierendes Vorgehen ohne eine angemessene Stabilität der therapeutischen Arbeitsbeziehung zu einer zumindest partiell unkontrollierbaren Induktion intrusiver Bilder und damit assoziierter somatischer und psychischer Angstäquivalente führt. In einer gewissen Hinsicht wird diese Annahme durch Befunde gestützt, die im Rahmen von frühen Interventionen (sog. Debriefing) erhoben wurden (Ehlers und Clarke 2003) und im Wesentlichen zeigen, dass in der posttraumatischen Phase erfolgende Interventionen, die das traumatische Geschehen reaktualisieren, zu einer Risikoerhöhung bleibender Störungen bei den Betroffenen führen. Auf der anderen Seite weist Neuner (2009) darauf hin, dass die vorliegenden randomisierten kontrollierten Therapiestudien eindeutig zeigen, dass die sog. traumafokussierten Therapiemethoden und -techniken mit unmittelbarer Konfrontation und bestenfalls rudimentärer Stabilisierung am erfolgreichsten sind und von den internationalen Fachgesellschaften auch empfohlen werden. Die direkten Expositionstherapien führen demnach nicht häufiger zu Verschlechterungen, werden nicht häufiger verweigert und auch nicht häufiger abgebrochen. Während breit die Risiken konfrontativer Verfahren beschrieben werden, finden sich kaum Hinweise auf die Gefahren ausgedehnter Stabilisierungsinterventionen. Bereits in der Ankündigung einer umfänglichen Stabilisierungsphase stecke auch die direkte und indirekte Botschaft an den Patienten, dass es gefährlich sei, sich mit dem Trauma auseinanderzusetzen bzw. der Betroffene – zumindest zum gegenwärtigen Zeitpunkt – seine eigenen Erinnerungen

nicht verkraften könne. Stattdessen werde der Patient angeleitet, ausgefeilte Vermeidungstechniken zu lernen, so dass die Angst vor einer Konfrontation steigen und irrationale Befürchtungen hervorgerufen, bestätigt oder verstärkt werden. Die Erinnerung an das Trauma bleibe unaussprechlich und bedrohlich, und der Therapeut vermittle möglicherweise den Eindruck, dass er selbst das schreckliche Erlebnis nicht hören möchte. Die Belastung des Patienten in der Konfrontationstherapie sei zu seiner Belastung im Alltag in Beziehung zu setzen, in dem unkontrollierbare Intrusionen ebenfalls evident sein könnten. Das Wiedererleben in der Therapie sei somit emotional für den Patienten keineswegs eine neue Erfahrung, wobei der Unterschied in der Therapie darin bestehe, dass der Patient nicht alleine sei und vor seiner Erinnerung flüchten müsse, sondern sich dem Therapeuten mitteilen könne. Die konsequente Versprachlichung der Erfahrung führe dann zu einer Erleichterung und ermögliche die Korrektur fehlerhafter Überzeugungen.

Diese Gegenüberstellung illustriert nachdrücklich die Dialektik von Haupt- und Nebenwirkungen, die mit dem Einsatz bestimmter therapeutischer Techniken (hier Exposition und Konfrontation) assoziiert sind und die in der psychodynamischen Literatur vielleicht am breitesten im Zusammenhang mit der Ich-stabilisierenden Funktion der Abwehr beschrieben wurden.

Pitman et al. (1991) haben allerdings eine oft zitierte Untersuchung vorgelegt, in der sie fallbezogen negative Effekte bei einer reinen Expositionsbehandlung von Patienten mit posttraumatischen Belastungsstörungen dokumentieren. Sie zeigen, dass bestimmte Patientenmerkmale, wie intensiv bestehende Scham- und Schuldgefühle und vergleichsweise instabile psychiatrische Komorbidität mit Substanzmissbrauch oder Suizidalität, assoziiert mit negativen Effekten auftreten. Betrachtet man zusätzlich die Risikofaktorenstruktur postraumatischer Störungen

(Freyberger und Widder 2010), so wäre zu erwarten, das auch vorbestehende, vor allem prämorbide vorliegende komplexe Traumata und prämorbide vorliegende psychische Störungen das Auftreten von Nebenwirkungen begünstigen.

Ein anderer Aspekt betrifft die möglichst nebenwirkungsminimierende Dosierung therapeutischer Interventionen. Interessanterweise haben narrative und internetbasierte therapeutische Ansätze, die sich mit einer gestuften Exposition und Integration beschäftigen, einen erstaunlichen Erfolg insbesondere bei älteren Patientengruppen, die früher als besonders nebenwirkungsanfällig angesehen wurden (Knaevelsrud und Kuwert 2011). Derartige Ansätze überlassen oft den Betroffenen weitgehend die Kontrolle über das Ausmaß und die Intensität anzuwendender konfrontativer Techniken.

4.6 Beziehungsgestaltung

Zentrales verfahrensübergreifendes Element der Beziehungsgestaltung ist die Herstellung einer vertrauensvollen und stabilen therapeutischen Arbeitsbeziehung, die mittel- bis langfristig (zumindest 10–30 Stunden) angelegt sein sollte, um eine Thematisierung der zumeist angst- und schambesetzten Inhalte der Traumatisierung und deren Verarbeitung überhaupt möglich zu machen. Vor Beginn einer Therapie ist der Betroffene umfassend über die Ziele, Techniken und Methoden des Behandlungsvorgehens einschließlich der zu erwartenden Wirkungen und Nebenwirkungen und die zugrundeliegende Erkrankungskonstellation aufzuklären, damit in der Therapie nicht ein traumaassoziierter Kontrollverlust wiederholt wird (Freyberger 2008). Dies ist besonders wichtig, weil es im Rahmen von Traumatherapien grundsätzlich zu einer Reaktualisierung der traumabezogenen Symptomatik kommt. Entsprechend sind vor dem zentralen Baustein, der Exposition bzw. Konfrontation mit dem Traumageschehen und dessen Integration in den biographischen Kontext, zwischen den Verfahren allerdings stark variierende Stabilisierungsbausteine einzufügen, durch die der Patient zumindest eine partielle Kontrolle über seine Symptomatik erreicht.

Die Anforderungen, die an Traumatherapeuten gestellt werden, setzen angemessene Techniken und Methoden sowie eine spezielle Ausbildung und fortlaufende Supervision voraus, da sie in vielen Behandlungen mit traumatischem Material konfrontiert werden, das insbesondere bei schweren interpersonellen Traumatisierungen erhebliche Gegenübertragungsreaktionen hervorrufen kann. Einerseits werden in den Behandlungen unerfahrene Therapeuten immer wieder dazu verführt, vorschnell in die Expositionsphase einzusteigen und damit die Patienten zu überfordern. Andererseits kann ein zu vorsichtiges Vorgehen dazu führen, dass bei dem betroffenen Patienten die Unaussprechlichkeit einer subjektiven Katastrophe verstärkt und ihm so eine wirksame Technik zu lange vorenthalten wird.

5 Integration in einen Gesamtbehandlungsplan

5.1 Integration in einen Behandlungskontext

Die Auswahl der geeigneten psychotherapeutischen Interventionsformen muss mit den institutionellen und personellen Möglichkeiter einer Klinik oder Praxis kompatibel sein, so dass realistischerweise nicht zu erwarten ist, dass einzelne Therapeuten das gesamte Spektrum möglicher Traumainterventionen beherrschen. Traumatherapie ist zunächst eine Domäne ambulanter Behandlung, wobei hier zertifizierte ärztliche und psychologische Psychotherapeuten zur Verfügung stehen, die sich u. a. in der »Deutschen Gesellschaft für Psychotraumatologie (DeGPT)« und in der »Gesellschaft für Psychotraumatologie, Traumatherapie und Gewaltforschung (GPTG)« organisiert haben. Teilstationäre und vollstationäre Behandlungen sind grundsätzlich dann indiziert, wenn sich unter ambulanten Bedingungen Traumafolgestörungen als zumindest partiell therapieresistent erweisen und/oder eine komplexe Traumafolgestörung vorliegt. Zahlreiche Kliniken der psychosozialen Medizin haben sich in Deutschland inzwischen in der teilstationären oder stationären Traumatherapie durch spezielle Settings etabliert, wobei bei besonders komplexer Symptomatik grundsätzlich an einen Intervallbehandlungsansatz zu denken ist (Bernheim et al. 2011). In diesem werden in der Regel drei teilstationäre oder stationäre Behandlungsphasen von 3–10-wöchiger Dauer mit inhaltlich darauf abgestimmten ambulanten Therapiephasen kombiniert.

Für die Bewältigung von Akut- und Notfallsituationen ist es einerseits wichtig, den Betroffenen an einen sicheren Ort zu bringen, symptomstabilisierende Techniken anzuwenden und anhand der Gesamtkonstellation weiterführende Behandlungsinterventionen zu indizieren und einzuleiten. Andererseits ist es zentral, spätere Therapieansätze nicht durch inadäquates Behandlungsverhalten zu erschweren. Hierzu gehören: invasive Explorationstechniken, die Inhalte der traumatischen Erfahrung thematisieren und naturalistische Verarbeitungsprozesse erschweren bzw. mit erhöhten späteren Erkrankungsraten einhergehen (Aspekt der Retraumatisierung), sowie die vorschnelle Gabe von Benzodiazepinpräparaten, die mnestische Konsolidierungsprozesse beeinträchtigen und dazu führen können, dass in späteren Expositionsbehandlungen wesentliche Teile des Traumatisierungsgeschehens nicht oder nur sehr erschwert zugänglich sind. Beim Vorliegen komorbider Störungen insbesondere aus dem Bereich persönlichkeitsstruktureller Störungen ist davon auszugehen, dass die initiale traumatische Reaktion intensiver und prolongierter erfolgt. Insbesondere bei Personen mit einer Vorgeschichte an Traumatisierungen kann sich durchaus die Differentialindikation einer stationären psychiatrisch-psychotherapeutischen Behandlung stellen. In diesem Kontext kann der Begriff des partizipativen Vorgehens aus der EMDR-Methode handlungsleitend sein, der die individuellen Reaktionen des Patienten auf die jeweilige Intervention berücksichtigt.

5.2 Interaktion mit biologischen Therapieverfahren

Die vorliegenden Reviews favorisieren die Serotonin-Wiederaufnahmehemmer in der symptomsuppressiven Akut- und Erhaltungstherapie (Kapfhammer 2011). Die Effektstärken sind allerdings als sehr begrenzt und das Rückfallrisiko nach Absetzen als hoch einzuschätzen. Systematische Studien zur Interaktion von Psychotherapie mit biologischen Therapieverfahren liegen nicht vor. Zu beachten ist trotzdem, dass die Gabe von Benzodiazepinen auch in der Akutphase zunehmend kritisch betrachtet wird, da diese zu einer Beeinflussung von Gedächtnisprozessen führen können, die spätere Expositions-/Konfrontationsbehandlungen erschweren können. Darüber hinaus ist das Abhängigkeitsrisiko kritisch zu gewichten.

Literatur

Andrews G, Henderson S, Hall W (2001) Prevalence, comorbidity, disability and service utilization. Overview of the Australian National Mental Health Survey. Br Journal Psychiatry 178:145–153.

Andrews G, Slade T, Peters L (1999) Classification in Psychiatry: ICD-10 vs. DSM-IV. Br Journal Psychiatry 174:3–5.

Bering R, Schedlich C, Zurek G (2011a) Großschadenslagen als potentiell traumatisierende Ereignisse. In: Seidler G, Freyberger HJ, Maercker A (Hrsg.) Handbuch der Psychotraumatologie. Klett-Cotta, Stuttgart, S. 493–507.

Bering R, Schedlich C, Zurek G (2011b) Situationstypologien der psychosozialen Notfallversorgung. In: Seidler G, Freyberger HJ, Maercker A (Hrsg.) Handbuch der Psychotraumatologie. Klett-Cotta, Stuttgart, S. 644–658.

Bernheim D, Dudeck M, Limberg A, Grabe HJ, Freyberger HJ, Barnow S (2011) Veränderung persönlichkeitsbasierter Symptome der Borderline-Persönlichkeitsstörung durch Dialektisch-Behaviorale Intervalltherapie. Psychodynamische Psychotherapie 4: 211–222.

Bohleber W (2011) Die Traumatheorie in der Psychoanalyse. In: Seidler G, Freyberger HJ, Maercker A (Hrsg.) Handbuch der Psychotraumatologie. Klett-Cotta, Stuttgart, S. 107–117.

Brewin CR, Dalgleish T, Joseph S (1996) A dual representation theory of posttraumatic stress disorder. Psychological Review 103:670–686.

Dilling H, Freyberger HJ (2011) Taschenführer zur Klassifikation psychischer Störungen. Mit Glossar und diagnostischen Kriterien: DCR-10 und Referenztabellen ICD-10 vs. DSM-IV-TR. 7. Auflage. Bern: Hans Huber

Ehlers A, Steil R, Winter H, Foa E (1996) Deutsche Übersetzung der Posttraumatic Stress Symptom Scale (PDS). Oxford: University, Warneford Hospital.

Ehlers A, Clark DM (2000) A cognitive model of posttraumatic stress disorder. Behaviour Research and Therapy 38:319–345.

Ehlers A, Clark D (2003) Early psychological interventions for adult survivors of trauma: a review. Biol Psychiatry 53:817–826.

Ehlers A, Clark DM, Hackmann A, Grey N, Liness S, Wild J, Manley J, Waddington L, McManus F (2010) Intensive cognitive therapy for PTSD: a feasibility study. Behav Cogn Psychother 38 (4):383–398.

Fischer G (2000) Mehrdimensionale psychodynamische Traumatherapie. MPTT. Heidelberg: Asanger.

Flatten G, Gast U, Hofmann A, Knaevelsrud Ch, Lampe A, Liebermann P, Maercker A, Reddemann L, Wöller W (2011) S3-Leitlinie Posttraumatische Belastungsstörung. Trauma & Gewalt 3:202–210.

Foa EB, Rothbaum BO (1998) Treating the trauma of rape. New York: Guilford Press

Foa EB, Hembree EA, Rothbaum BO (2007) Prolonged exposure therapy for PTSD: Emotional processing of traumatic experiences. New York: Oxford University Press.

Freyberger HJ, Spitzer C (im Druck) Die Trennung von Haupt- und Nebenwirkungen in der Psychotherapie. In: Linden M, Strauß B (Hrsg., im Druck) Risiken und Nebenwirkungen von Psychotherapie. Berlin: Medizinisch Wissenschaftliche Verlagsgesellschaft.

Freyberger HJ, Stieglitz RD (2011) Die posttraumatische Belastungsstörung und die Anpassungsstörungen in ICD-10 und DSM-IV. In: Seidler G, Freyberger HJ, Maercker A (Hrsg.) Handbuch der Psychotraumatologie. Stuttgart: Klett-Cotta, S. 144–154.

Freyberger HJ, Widder B (2010) Begutachtung von Traumatisierungen. Psychotherapeut 55: 401–408.

Harvey PD, Yahouda R (1999) Strategies to study risk for the development of PTSD. In: Yehouda R (Hrsg.) Risk factors for posttraumatic stress disorder. Washington DC: American Psychiatric Press, S. 1–22.

Herman JL (1993) Sequelae of prolonged and repeated trauma: evidence for complex posttraumatic syndrome (DENOS). In: Davidson JR, Foa EB (Hrsg.) Posttraumatic stress disorder: DSM-IV and beyond. Washington DC: American Psychiatric Press, S. 213–228.

Horowitz M, Wilner N, Alvarez W (1979) Impact of Event Scale: a measure of subjective stress. Psychosom Med 41(3):209–218.

Kapfhammer HP (2011) Pharmakotherapie der frühen posttraumatischen Krise, der Akuten und der Posttraumatischen Belastungsstörung. In: Seidler G, Freyberger HJ, Maercker A (Hrsg.) Handbuch der Psychotraumatologie. Stuttgart: Klett-Cotta, S. 685–706.

Knaevelsrud C, Kuwert P (2011) Internet-Therapie. In: Seidler G, Freyberger HJ, Maercker A (Hrsg.) Handbuch der Psychotraumatologie. Stuttgart: Klett-Cotta, S. 144–154.

Kruse J, Joksimovic L, Cavka M, Wöller W, Schmitz N (2009) Effects on trauma-focused psychotherapy on war refugees. J Traum Stress 22:585–592.

Lampe A, Mitmansgruber H, gast U, Schüssler G, Reddemann L (2008) Therapieevaluation der Psychodynamisch Imaginativen Traumatherapie (PITT) im stationären Setting. Neuropsychiatrie 22:189–197.

Lewis KL, Grenyer BF (2009) Borderline personality or complex posttraumatic stress disorder? An update on the controversy. Harv Rev Psychiatry 17:322–328.

Liedl A, Knaevelsrud C (2011) Gruppentherapie. In: In: Seidler G, Freyberger HJ, Maercker A (Hrsg.) Handbuch der Psychotraumatologie. Stuttgart: Klett-Cotta, S. 624–633.

Maercker A, Schützwohl M (1998) Erfassung von psychischen Belastungsfolgen: Die Impact of Event Scale – revidierte Version (IES-R). Diagnostica 44:130–141.

Morina N, Müller J (2011) Diagnostik von Traumafolgestörungen und komorbiden Erkrankungen. In: Seidler G, Freyberger HJ, Maercker A (Hrsg.) Handbuch der Psychotraumatologie. Stuttgart: Klett-Cotta, S. 155–165.

Neuner F, Schauer M, Karunakara U, Klaschik C, Robert C, Elbert T (2004) Psychological trauma and evidence for enhanced vulnerability for posttraumatic stress disorder through previous trauma among West Nile refugees. BMC Psychiatry 25(4):34.

Neuner F (2008) Stabilisierung vor Konfrontation in der Traumatherapie – Grundregel oder Mythos? Verhaltenstherapie 18:109–118.

Neuner F (2011) Risiken und Nebenwirkungen der Traumatherapie. In: Seidler G, Freyberger HJ, Maercker A (Hrsg.) Handbuch der Psychotraumatologie. Stuttgart: Klett-Cotta, S. 404–412.

Peters L, Slade T, Andrews G (1999) A comparison of ICD-10 and DSM-IV criteria for Posttraumatic Stress Disorder. Journal of Traumatic Stress 12:335–343.

Reddemann L (2011) Psychodynamisch-imaginative Traumatherapie (PITT). Das Manual. 6. Aufl. Stuttgart: Klett-Cotta.

Robjant K, Fazel M (2010) The emerging evidence for Narrative Exposure Therapy: A review. Clin Psychol Rev 30:1030–1039.

Rosner R, Powell S (2007) Überschätzt die ICD-10 die PTBS-Prävalenz? Auswirkungen unterschiedlicher Diagnosenkriterien auf Diagnoseraten der posttraumatischen Belastungsstörung nach Kriegstraumatisierung. Trauma & Gewalt 1:46–57.

Sachsse U, Vogel C, Leichssenring F (2006) Results of psychodynamically oriented trauma-focused inpatient treatment for women with complex posttraumatic stress disorder (PTSD) and borderline personality disorder (BPD). Bull Menn Clin 70:125–144.

Schneider S, Margraf J (2005) DIPS – Diagnostisches Interview bei psychischen Störungen Berlin: Springer.

Schnyder U, Moergeli H (2002) German version of Clinician-Administered PTSD Scale. Journal of Traumatic Stress 15(6):487–492.

Schubbe O, Gruyters T (2011) EMDR. In: Seidler G, Freyberger HJ, Maercker A (Hrsg.) Handbuch der Psychotraumatologie. Stuttgart: Klett-Cotta, S. 569–579.

Schützwohl M, Maercker A (1999) Effects of varying diagnostic criteria for posttraumatic stress disorder are endorsing the concept of partial PTSD. Journal of Traumatic Stress 12: 155–165.

Seidler G, Wagner F (2006) Comparing the efficacy of EMDR compared to trauma-focused cognitive-behavioural therapy in the treatment of PTSD. A meta-analytic study. Psychol Med 36:1515–1522.

Shapiro F (2001) Eye-Movement Desensitization and Reprocessing. Basic principles, protocols and procedures. 2. Aufl. New York: Guilford Press.

Spitzer C, Wibisono D, Freyberger HJ (2011) Theorien zum Verständnis der Dissoziation. In: Seidler G, Freyberger HJ, Maercker A

(Hrsg.) Handbuch der Psychotraumatologie. Stuttgart: Klett-Cotta, S. 22–37.

Steil R, Ehlers A (1992) Erweiterte deutsche Übersetzung der PTSD-Symptom-Scale Self-Report. Georg-August-Universität Göttingen, Institut für Psychologie.

Sumasundaram DJ, Sivayokan S (1994) War trauma in a civilian population. Br Journal Psychiatry 165:524–527.

Wagner F (2011a) Die posttraumatische Belastungsstörung. In: Seidler G, Freyberger HJ, Maercker A (Hrsg.) Handbuch der Psychotraumatologie. Stuttgart: Klett-Cotta, S. 155–165.

Wagner F (2011b) Die kognitive Verhaltenstherapie. In: Seidler G, Freyberger HJ, Maercker A (Hrsg.) Handbuch der Psychotraumatologie. Stuttgart: Klett-Cotta, S. 563–568.

Weidmann A (2011) Posttraumatische Belastungsstörung und Verhaltenstherapie. In: Seidler G, Freyberger HJ, Maercker A (Hrsg.) Handbuch der Psychotraumatologie. Stuttgart: Klett-Cotta, S. 118–126.

Wittchen H-U, Pfister H (1997) DIA-X-Interview. Instruktionsmaterial zur Durchführung von DIA-X-Interviews. Frankfurt: Swets & Zeitlinger.

Wittchen H-U, Wunderlich U, Gruschwitz S, Zaudig M (1997) Strukturiertes Klinisches Interview für DSM-IV (SKID-I und SKID-II). Göttingen: Hogrefe.

Wöller W (2006) Trauma und Persönlichkeitsstörungen. Stuttgart: Schattauer.

9 Zwangsstörungen

Jan Terock, Deborah Janowitz, Bartosz Zurowski und Fritz Hohagen

1 Lernziele

Die kognitive Verhaltenstherapie mit Expositionen und Reaktionsmanagement gilt derzeit als Behandlung der ersten Wahl bei Zwangsstörungen. Dieses psychotherapeutische Verfahren erzielt, noch vor der pharmakologischen Behandlung, die höchsten Effektstärken. Gleichwohl bestehen insbesondere bezüglich der Durchführung von Expositionen häufig große Unsicherheit sowie die Vorstellung eines hohen Aufwands auf Seiten der Behandler. Die Anwendungshäufigkeit dieses Verfahrens und insbesondere der Expositionen in Klinik und Praxis wird daher der Bedeutung und Wirksamkeit noch nicht ausreichend gerecht.

Dieses Kapitel geht unter Berücksichtigung zugrundeliegender verhaltenstheoretischer und kognitiver Modelle sowie neuer Entwicklungen ausführlich und anwendungsorientiert auf die vorbereitenden Maßnahmen, die Durchführung und den Umgang mit typischen Schwierigkeiten im Verlauf einer störungsspezifischen kognitiven Verhaltenstherapie bei Zwangsstörungen ein. Die herausgehobene Darstellung der Expositionsbehandlung entspricht ihrem Stellenwert im Gesamtbehandlungsplan und der Absicht, zur Anwendung dieses Verfahrens zu ermutigen.

2 Störungsdefinition

2.1 Epidemiologie und Symptomatik

2.1.1 Epidemiologie

Angesichts einer Lebenszeitprävalenz von 1–3 % (Kessler et. al 2005; Rasmussen und Eisen 1992; Ruscio et al. 2010) und einer 12-Monatsprävalenz zwischen 0,4– 1,2 % (Grabe et al. 2000; Jacobi et al. 2004; Ruscio et al. 2010; Wittchen et al. 1998), womit die Zwangsstörung zu den häufigen psychiatrischen Erkrankungen zählt, über-

rascht die weiterhin nur geringe Verbreitung spezialisierter Angebote für die Behandlung Betroffener. Zusätzlich wird von einer Prävalenz von 2 % für einen subklinischen Störungstyp ausgegangen (Grabe et al. 2000, 2001).

Zwangsrituale wie das häufige Kontrollieren von Elektrogeräten sind weit verbreitet und haben in der Regel keinen Krankheitswert. Insbesondere im Kindes- und Jugendalter sind bestimmte Rituale beispielsweise vor dem Einschlafen häufig und wichtig für die Entwicklung. Hiervon muss die klinisch relevante Zwangsstörung abgegrenzt werden. Die Symptomatik zeigt sich bei diesen Patienten in Form von Zwangsgedanken und offen ausgeführten oder gedanklich ablaufenden Zwangshandlungen. Bei der Mehrzahl der Patienten wird die Erkrankung zwischen dem 20. und 25. Lebensjahr manifest (Minichiello et al. 1990). Über 60 % der Patienten erkrankt vor dem 25. Lebensjahr, weniger als 15 % nach dem 35. Lebensjahr (Rasmussen und Eisen 1992). Die Erkrankung beginnt häufig teilweise subklinisch in der Kindheit oder Adoleszenz (Nestadt et al. 2000).

Hierbei ist insbesondere eine Subgruppe der Zwangserkrankten mit frühem Erkrankungsbeginn vor dem 10. Lebensjahr relevant, bei der signifikant häufiger Komorbiditäten mit Tic-Störungen auftreten (Janowitz et al. 2009). Erstmanifestationen nach dem 40. Lebensjahr sind sehr selten und legen den Verdacht einer hirnorganischen Grunderkrankung nahe. Dies zeigten Weiss und Jenike in einer Fallserie bei Patienten mit einem Ersterkrankungsbeginn der Zwangssymptomatik nach dem 50. Lebensjahr, indem sie bei vier von fünf Patienten intrazerebrale Frontalhirnläsionen nachwiesen (Weiss und Jenike 2000).

Bei den Verlaufsformen der Erkrankung unterscheidet man zwischen drei Typen. Am häufigsten ist ein chronischer Verlauf mit wechselnder Ausprägung ohne symptomfreie Intervalle mit Verbesserungstendenzen über Jahre. Häufig ist auch ein episodisch intermittierender Verlauf, der die beste prognostische Verlaufsform darstellt. Seltener ist ein sich progredient verschlechternder Verlauf (Skoog und Skoog 1999). Spontanremissionen sind eine Seltenheit.

Männer erkranken im Durchschnitt deutlich früher (vor dem 10. Lebensjahr) als Frauen (Ruscio et al. 2010). Die Inhalte der Zwänge sind häufiger bezogen auf Symmetrie, Kontrolle, Religion und Sexualität. Bei Frauen dominieren Zwänge bezüglich des Waschens und der Kontamination (Lochner et al. 2004; Hasler et al. 2005;

Torresan et al. 2009). Häufig finden sich bei Frauen komorbide Erkrankungen wie Panikstörungen, soziale Phobien und Essstörungen. Bei Männern treten eher Tic-Störungen, Alkohol- und Substanzabhängigkeit komorbide auf (Lochner et al. 2004). Die klinische Verlaufsprognose und Prognose für die psychosoziale Entwicklung und Lebensqualität sind für Männer schlechter als für Frauen (Langner et al. 2009; Lochner et al. 2003; Torresan et al. 2009).

2.1.2 Symptomatik

Die Zwangsstörung ist eine schwere, sich durch wiederkehrende, stereotype Gedanken und Verhaltensweisen charakterisierte Erkrankung. Aus historisch-phänomenologischen, didaktischen und therapeutischen Gründen wird eine Einteilung in Zwangsgedanken und Zwangshandlungen vorgenommen.

Als *Zwangsgedanken* werden sich aufdrängende Ideen, Vorstellungen oder Impulse bezeichnet, die vom Patienten als unsinnig, belastend und quälend, aber dennoch als eigene Gedanken erlebt werden. Der Versuch, Widerstand zu leisten, führt zur Erhöhung der Anspannung und der Angst. Häufige Inhalte dieser aufdringlichen Gedanken sind Vorstellungen fremd- oder autoaggressiver Handlungen, sexueller Handlungen oder Gedanken an Verschmutzung und »Kontamination«. Grundsätzlich gilt dabei: Je tabuisierter ein Inhalt gesellschaftlich ist, umso belastender wird er vom Patienten empfunden und umso wahrscheinlicher ist seine Prävalenz. Ursprünglich sinnvolle, zweckgerichtete Verhaltensweisen, die in deutlich übertriebener Form stereotyp wiederholt werden, werden als *Zwangshandlungen* bezeichnet. Diese können als offene oder rein gedankliche Handlungen ausgeführt werden. Häufige Zwangshandlungen sind das Waschen (z. B. des Körpers, der

Kleidung etc.), das Kontrollieren (von Elektrogeräten, Fenstern, Türen) oder das (symmetrische oder einer speziellen, eigenen Gesetzmäßigkeit entsprechende) Anordnen von Gegenständen. Häufig ist auch ein primärer Wiederholungszwang, d.h. die Wiederholung selbst ist zum Mittelpunkt des Zwangsverhaltens geworden und kann bei ein und demselben Patienten völlig unterschiedliche Handlungen zum Inhalt haben. Auch die Zwangshandlungen werden als überwiegend sinnlos erlebt und es wird zunächst versucht, Widerstand dagegen aufzubringen. Bei länger andauernder Erkrankung kann dieser Widerstand jedoch deutlich nachlassen.

Den Zwangshandlungen geht meist ein aufdringlicher (Zwangs-)Gedanke voraus. Ein gemischtes Bild von Zwangsgedanken und Zwangshandlungen kann daher als die Regel bezeichnet werden. Dies gilt erst recht, wenn sinnvollerweise auch kognitive Zwangshandlungen als solche berücksichtigt werden, also willkürliche gedankliche Rituale, die auf die »Neutralisierung« des aversiv erlebten aufdringlichen Zwangsgedankens abzielen (s. auch Abschnitt 4.3).

Der frühe Krankheitsbeginn mit eingeschränkten Möglichkeiten des Aufbaus eines sozialen Netzes und der beruflichen Entwicklung sowie schamhaftes Verheimlichen führen zu einem stark reduzierten psychosozialen Funktionsniveau mit einer hohen Rate unverheirateter bzw. alleinlebender sowie arbeitsunfähiger Patienten (Rasmussen und Eisen 1992).

Besonders das sehr häufige Auftreten einer depressiven Symptomatik führt zu einer starken Minderung der Lebensqualität der Betroffenen (Hauschildt et al. 2010; Huppert et al. 2009; Stengler-Wenzke et al. 2007).

2.1.3 Diagnostik

In der ICD-10 werden als wesentliches Merkmal der Zwangsstörung die »wiederkehrenden Zwangsgedanken und -handlungen« beschrieben. Dabei »versucht der Patient erfolglos, Widerstand zu leisten.« Kennzeichnend und wichtiges differenzialdiagnostisches Merkmal dabei ist, dass der Patient auf der einen Seite die Gedanken als zur eigenen Person gehörig erlebt, gleichzeitig aber als unwillkürlich und abstoßend. Bei der Einordnung von Zwangshandlungen ist zu differenzieren, dass diese weder als angenehm empfunden, noch dazu dienen dürfen, eine an sich nützliche Aufgabe zu erfüllen. Zu dem erheblichen Leidensdruck für den Betroffenen kommt es u. a. dadurch, dass das Verhalten im Allgemeinen als sinnlos und ineffektiv erlebt wird und immer wieder versucht wird, dagegen anzugehen. Dem Betroffenen gelingt dies aber immer seltener, gleichzeitig vergrößert sich die Angst, während der Betroffene gegen die Zwänge ankämpft.

An Kriterien nennt die ICD-10:

- Die Zwangsgedanken oder zwanghaften Impulse müssen vom Patienten als seine eigenen erkannt werden.
- Mindestens gegen einen Zwangsgedanken oder eine Zwangshandlung muss der Patient noch Widerstand leisten.
- Der Zwangsgedanke oder die Zwangshandlung darf nicht an sich angenehm sein.
- Die Zwangssymptome müssen sich in zutiefst unangenehmer Weise wiederholen.
- Die Symptomatik muss über zumindest 14 Tage an den meisten Tagen bestehen.

229

3 Krankheits- und Therapiekonzepte

3.1 Ätiologische Modelle

3.1.1 Kognitiv-behaviorales Modell

Die kognitiv-behaviorale Grundlage für ein Erklärungsmodell zur Entstehung und Aufrechterhaltung von Zwangsgedanken und -handlungen stellt das Zwei-Faktoren-Modell dar, welches ursprünglich von Mowrer (1947) für Angststörungen allgemein beschrieben wurde. Dieses wurde durch Dollard und Miller (1950) für die Zwangsstörung angepasst. Darin wird der Übergang der ursprünglich sinnvollen und zweckgerichteten Handlungen zu Zwangshandlungen als zweistufiger Lernprozess beschrieben.

1. Schritt – Klassische Konditionierung

Zur klassischen Konditionierung kommt es, indem ein ursprünglich neutraler Stimulus, z. B. Schmutz oder eingeschaltete Elektrogeräte, gleichzeitig mit einer als aversiv erlebten Situation, z. B. einem Partnerschaftskonflikt, auftreten. Die unkonditionierte Reaktion, i.d.R. Angst und Anspannung, werden so mit dem ursprünglich neutralen Stimulus gekoppelt. Der Anblick dieses nun konditionierten Stimulus führt sodann bei erneuter Präsentation zur gleichen emotionalen, nun konditionierten Reaktion. Diese Kopplung wird im weiteren Verlauf auf andere, ebenfalls ursprünglich neutrale Situationen übertragen (Reizgeneralisierung).

2. Schritt – Operante Konditionierung

Durch die klassische Konditionierung hat der Patient gelernt, dass bestimmte Stimuli wie geöffnete Fenster zu Anspannung und Angst führen. Er hat außerdem gelernt, dass

bestimmtes Verhalten, nämlich das Kontrollieren, diese unangenehmen Gefühle reduzieren können. Diese negative Verstärkung führt nach den Prinzipien des operanten Konditionierens zur zunehmenden Generalisierung des zwanghaften Verhaltens. Muss zunächst der Stimulus noch notwendigerweise physisch vorhanden und sichtbar sein, genügt im Verlauf schon der Gedanke an den Stimulus. Der Patient lernt zunehmend, dass sich Angst und Anspannung auch in anderen aversiven Situationen oder Gedanken durch das Zwangsverhalten kurzfristig reduzieren oder vermeiden lassen.

Die Besonderheit im für die Zwangsstörung angepassten Modell liegt darin, dass ein alleiniges passives Vermeidungsverhalten (wie das Vermeiden des Berührens von Türklinken) wie bei anderen Angststörungen nicht als ausreichend für eine Entstehung bewertet wird. Vielmehr sind aktive Vermeidungshandlungen wie ritualisiertes Händewaschen notwendig, um negative Gefühle und Anspannung hinreichend zu reduzieren und eine für die Generalisierung ausreichende negative Verstärkung zu erreichen.

Der Wert des Zwei-Faktoren-Modells liegt heute darin, eine theoretische Grundlage für Expositionsübungen und das Reaktionsmanagement geschaffen zu haben. Insbesondere die Bedeutung der klassischen Konditionierung wird jedoch heute deutlich geringer eingeschätzt. Viele Patienten können kein Ereignis erinnern, dass dem Modell entsprechen würde. Außerdem bestehen erhebliche Schwierigkeiten darin, das Modell auf die Entstehung von Zwangsgedanken zu übertragen (Rachman et al. 1973).

Dies gelingt verschiedenen kognitiven Modellen besser. Diese erklären die Ätiologie von Zwangssymptomen durch Besonderheiten in der Informationsverarbeitung bei den Betroffenen. Dabei lassen sich die Erklärungsmodelle grob in zwei Gruppen einteilen (Taylor et al. 2005). Dies sind einerseits Modelle mit neurobiologischem und neuropsychologischen Schwerpunkt (vgl. Zurowski et al. 2009), aus denen sich, wie im Falle von Jeffrey Schwartz' «Vier-Schritte-Methode», erste neurobehaviorale bzw. neuropsychotherapeutische Therapieansätze überhaupt entwickelt haben. Hierbei werden Erkenntnisse der Neurowissenschaften in den therapeutischen Prozess integriert und fördern u.a. die Distanzierung von den Zwangsinhalten (»It's not me, it's my OCD«). Andererseits kognitive Modelle, die – weitgehend ohne Rückgriff auf neurowissenschaftliche Erkenntnisse – kognitive Verarbeitungs- und Bewertungsstile in den Mittelpunkt stellen. Eine besondere Beachtung hat hierbei das Modell von Salkovskis (Salkovskis 1996) erfahren. Dieser betont

empirische Beobachtungen, denen zufolge sich unwillkürlich aufdrängende Gedanken (i) in der gesunden Bevölkerung verbreitet und (ii) für die meisten Menschen nicht problematisch sind. Schwer fällt es hingegen, wenn diese Gedanken mit einer starken Überzeugung von deren Gefährlichkeit oder moralischer Verwerflichkeit belegt sind. Gleichzeitig ist bei Patienten mit Zwangsstörung nach Salkovskis ein übergroßes Gefühl der Verantwortlichkeit (»inflated responsibility«) für die Abwendung der Bedrohung typisch. Dies führt zu einer starken affektiven Besetzung dieser Gedanken. Je mehr ein Gedanke als beängstigend oder moralisch verwerflich bewertet wird, desto schwieriger wird es, diesen unbeachtet zu lassen (▶ **Abb. 9.1**).

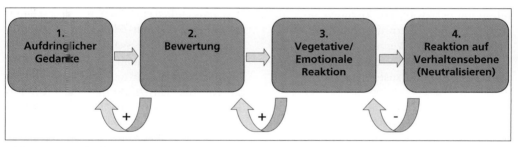

Abb. 9.1: Individuelles Störungsmodell der Zwangsstörung (modifiziert nach Salkovskis)

Gedanken werden durch die affektiv betonte Bewertung selektiert und erhalten immer mehr Salienz und Aufmerksamkeit. Das Risiko, z. B. einen aggressiven Impuls in die Tat umzusetzen, wird deutlich überbewertet. Der Zwangspatient reagiert mit einer neutralisierenden Zwangshandlung, z. B. durch das Kontrollieren von Fenstern und Türen oder Händewaschen. Dies führt zu einer Reduktion von Anspannung und Angst, was wiederum die Annahme stärkt, tatsächlich einer realen Gefahr ausgesetzt gewesen zu sein. Es folgte der oben beschriebene Prozess der operanten Konditionierung: Der Patient erlebt eine kurzfristige negative

Verstärkung durch Reduktion der unangenehmen Gefühle, die als aufrechterhaltender Faktor den langfristigen negativen Konsequenzen wie der zunehmende zeitliche Aufwand für Zwangshandlungen oder Dermatitis entgegenwirken. Als Folge kommt es im Verlauf (1.) zu einer stärkeren emotionalen Reaktion auf einen gleichen Stimulus, (2.) zu einer erhöhten Auftretenswahrscheinlichkeit für einen solchen Stimulus und (3.) der Ausweitung dieser inadäquaten affektiven Bewertungen auf weitere Stimuli oder Worte, die z. B. mit dem ursprünglich enggefassten Zwangsinhalt mehr oder weniger semantisch assoziiert sind.

231

Eine wichtige Gemeinsamkeit des Zwei-Faktoren-Modells und des Salkovskis-Modells ist die große Bedeutung der (kurzfristigen) negativen Verstärkung als aufrechterhaltender und die Generalisierung fördernder Faktor. Je nach Zwangsinhalt und Situation erscheint diese in Form einer Rückversicherung (Sicherheits- und Kontrollverhalten, das noch eher zweckgerichtet inhaltlichen Bezug zu der speziellen Situation hat), Neutralisierung (Ritual, das z. B. in Form »guter« Gegengedanken schambesetzte »schlechte« Gedanken ausgleicht, ohne direkten inhaltlichen Bezug zur Situation) oder Vermeidungsverhalten (den angstauslösenden Stimuli wird ausgewichen, wobei für die Aufrechterhaltung des Vermeidungsverhaltens die Annahme bedeutsam ist, dass diese geeignet war, ein sonst zu erwartendes Unglück zu verhindern). Die fehlende Konfrontation mit der zwangsauslösenden Situation verhindert eine Überprüfung der ursprünglichen Annahme (»Wenn ich mit einem Messer in der Küche hantiere, kann ich die Kontrolle verlieren und zustechen«).

Während Salkovskis die Bedeutung der Überverantwortlichkeit (»inflated responsibility«) in den Mittelpunkt stellt, betonen darauf aufbauende Modelle (Frost und Steketee 2002) die Relevanz weiterer dysfunktionaler Grundannahmen:

- Die Überschätzung der Bedeutung von Gedanken
- Die Überschätzung von Gefahr und deren Wahrscheinlichkeit
- Das Streben nach Perfektion
- Die Intoleranz gegenüber Ungewissheit
- Der Glaube an die Möglichkeit und Notwendigkeit der Kontrolle über die Gedanken (Freeston et al. 1996; Taylor et al. 2005).

Zweifelsohne spielt Überverantwortlichkeit i. S. von Salkovskis bei einer Untergruppe von Patienten eine zentrale Rolle, insbesondere bei komorbider generalisierter Angststörung. Bei einer großen Gruppe von Patienten ist sie jedoch schlicht nicht vorhanden. Demgegenüber sind die o. g. Annahmen übergreifender. Ihre Identifizierung bildet die Grundlage für kognitive Techniken in der Psychotherapie von Zwangsstörungen wie kognitive Umstrukturierung (s. u.).

Darauf aufbauend stellt ein weiteres Modell Metakognitionen in den Mittelpunkt der Betrachtung (▶ Abb. 9.2). Mit Metakognitionen sind dabei Haltungen und Gedanken zu eigenen gedanklichen Prozessen gemeint (Wells 2009). Bezogen auf die Zwangssymptome sind dies einerseits Grundannahmen über die Bedeutung und Konsequenzen von intrusiven Gedanken, wobei hier sog. Fusionsüberzeugungen, etwa hinsichtlich eines Gedankens und damit suggerierter (Gewalt-)Handlung (»thoughtaction-fusion«) therapeutisch im Fokus stehen, ebenso wie Annahmen über Kontrolle/ Unkontrollierbarkeit und über die Notwendigkeit zur Durchführung von Ritualen und Maßnahmen zur »Gefahrenabwehr« (Wells 2009). Bewusst verzichtet wird einerseits auf eine kognitive Umstrukturierung mittels Wahrscheinlichkeitsabwägungen und Gegenevidenzen hinsichtlich konkreter (!) Gefahren, andererseits auf die habituationsfokussierte (!) Exposition. Verhaltensexperimente und Expositionen werden unmittelbar an den Metakognitionen orientiert, und der Erfolg an deren quantitativer und qualitativer Veränderung und nicht am Ausmaß der Habituation evaluiert. Das für die MCT der Zwangsstörung spezifische Element der Exposition mit »Reaktionsverschreibung« (exposure and response commission) ermöglicht z. B. bei Patienten, die (noch) nicht auf Neutralisierungshandlungen verzichten können, eine sukzessive Hinterfragung und Entwertung derselben. Hierbei soll der ursprünglich zu neutralisierende angstbesetzte Gedanke – der intrapsychischen Funktion der Neutralisierung entgegen – während der Handlungsausführung bewusst aufrechterhalten werden.

3.1.2 Psychodynamisches Erklärungsmodell

Die verschiedenen psychodynamischen Modelle bauen auf dem von Freud beschriebenen Konzept der Abwehrneurosen (Freud 1907, 1909) auf. Dabei dienen Zwänge der Angstregulation und ergeben sich aus der Spannung von angstauslösenden Regungen und der gegen sie gerichteten Abwehr. Als angstauslösende Regungen nehmen dabei die für Zwangserkrankte typischen Schuldgefühle eine zentrale Rolle ein, vor allem bzgl. sexueller und aggressiver Impulse. Der Gegensatz zwischen den triebhaften Impulsen (»Es«) einerseits und einer überstrengen Gewissensinstanz (»Über-Ich«) andererseits gilt hierbei besonders wichtig.

Dieser klassische psychoanalytische Ansatz mit Betonung des Trieb-/Abwehrkonfliktes wurde im weiteren Verlauf um entwicklungspsychologische Aspekte wie Konflikte in frühen Stadien der Ich-Bildung erweitert. Es folgten Arbeiten, die die Bedeutung von Zwangsphänomenen bei ichstrukturellen Störungen (Quint 1984) sowie die Rolle von Zwängen im Rahmen komplexer Persönlichkeitsorganisationen (Steiner 1993) betonten. Hierdurch wurden zunehmend die Komplexität und Multifunktionalität der Zwänge sowie die aufrechterhaltenden Bedingungen für die Symptomatik berücksichtigt. Auch interpersonelle Probleme wurden hierdurch erklärlich, etwa die Funktion der Zwänge zur Beziehungsvermeidung zu inneren und äußeren Objekten. Dies wiederum rückt die therapeutische Beziehung als wichtigen Wirkfaktor in der Behandlung in den Mittelpunkt. Daneben ist allen psychodynamischen Modellen die Bedeutung der innerpsychischen Konflikte als Erklärung und Therapieansatz gemeinsam.

Der Wirksamkeitsnachweis für die aus diesem ätiologischen Konzept abgeleiteten Behandlungsansätze ist unzureichend, wobei die einzige existierende kontrollierte Studie keinen signifikanten Effekt einer tiefenpsychologisch orientierten Kurzzeittherapie finden konnte. Daher wird im Weiteren nicht systematisch auf psychodynamische Konzepte eingegangen.

3.2 Untersuchungsinstrumente

Für die Diagnosestellung und Abgrenzung von anderen Erkrankungen sind halbstrukturierte oder strukturierte Interviews und Checklisten nach ICD-10 bzw. DSM-IV geeignet, z. B. Strukturiertes Interview für DSM-IV-Achse-I-Störungen (Wittchen et al. 1997) oder Internationale Diagnose-Checklisten für ICD-10 (Hiller et al. 1995)

Den »Goldstandard« für die Schweregradeinschätzung stellt bei Zwangsstörungen die Yale-Brown Obsessive-Compulsive Scale (Goodman et al. 1989) dar. Sie erfasst in zwei Subskalen getrennt Zwangshandlungen und -gedanken. Sie beinhaltet eine Liste mit verschiedenen Zwangssymptomen, die dem Probanden angeboten werden. Durch eine quantitative Erfassung der Symptomschwere unabhängig von der Art der Symptome eignet sie sich auch zur Beurteilung des Verlaufes während der Behandlung.

Hinweise auf eine Zwangsstörung nach DSM-IV können im SKID I-Interview erbracht werden. Zur Einschätzung der individuellen Ausprägung und der Krankheitsschwere eignet sich dieses Instrument nur sehr bedingt.

Mit dem Obsessive-Compulsive Inventory-Revised (OCI-R) ist seit 2002 eine revidierte Fassung des v. a. im englischen Sprachraum verbreiteten Selbstbeurteilungsinstrumentes OCI erschienen. In diesem wird die ursprünglich 42 Items in sieben Subskalen umfassende Version auf eine schneller durchzuführende Kurzversion mit 18 Items in sechs Subskalen kondensiert. Die Subskalen beziehen sich auf die Inhalte »Kontrollieren«, »Horten«, »Mentales Neutralisieren« und »Zwangsgedanken«. Das Instrument liegt inzwischen auch in einer deutschen Version vor (Gönner et al. 2009).

Im deutschen Sprachraum verbreitet ist das Hamburger Zwangsinventar. Es handelt sich um ein auch in einer Kurzversion vorliegendes Selbstbeurteilungsinstrument. Die Fragen sind nur auf der Verhaltensebene operationalisiert und damit unabhängiger von möglichen Grunderkrankungen im affektiven Bereich oder auf der Persönlichkeitsebene.

4 Psychotherapie: Techniken, Methoden, Verfahren

4.1 Schematischer Überblick

Die Psychotherapieansätze der Verhaltenstherapie (VT, einschließlich Exposition mit Reaktionsverhinderung), Kognitiven Therapie (KT) und Kognitiven Verhaltenstherapie (KVT) liefern die am besten untersuchten Methoden bei Zwangsstörungen (▶ Abb. 9.2).

4.2 Empirische Evaluation

In der NICE-Leitlinie (NICE 2006) wurden vier Studien bezüglich der Wirksamkeit und Symptomreduktion bei Zwangsstörungen untersucht. Sowohl in der Einschätzung durch die Patienten als auch in der Einschätzung der Behandler war die (K)VT den Kontrollbedingungen überlegen (Greist et al. 2002; Lindsay et al. 1997; Freeston et al. 1997; Cordioli et al. 2003). Auch in der späteren Metaanalyse zur Wirksamkeit zwischen sieben kontrollierten und randomisierten Studien im Cochrane-Review (Gava et al. 2007) zeigte sich zwischen den Interventionsformen der kognitiven Therapie und Verhaltenstherapie eine deutliche Überlegenheit gegenüber Kontrollbedingungen. Kontrollbedingungen erfolgten durch den Vergleich mit Wartelisten, Entspannungsverfahren, Angst- oder Stressmanagement, »treatment as usual« sowie Medikamentenplacebo. Die Überlegenheit zeigte sich in der Reduktion der Zwangssymptomatik, Verbesserung der Lebensqualität sowie Reduktion von Depressionssymptomen (Gava et al. 2007).

In einer Metaanalyse zeigte sich, dass sowohl Expositionsbehandlungen, kognitive Therapie (ohne Expositionen) als auch die – meistverbreitete – Kombination aus beiden Therapieverfahren zu einer signifikanten Reduktion von Zwangssymptomen führen. Therapien mit Expositionen, die vom Therapeuten begleitet wurden, wiesen wesentlich höhere Effekte auf als Expositionsübungen, die vom Patienten allein durchgeführt wurden (Rosa-Alcázar et al. 2008). Jonsson und Hougaard (Jonsson und Hougaard 2009) verglichen in einer Übersichtsarbeit über 13 Studien kognitiv-behaviorale Gruppentherapie mit Kontrollbedingungen (Entspannungsverfahren, Warteliste und medikamentöse Behandlung). Die Zwangssymptomatik wurde signifikant verbessert in den Gruppentherapien gegenüber den Kontrollbedingungen. Es wurden im Mittel Effektstärken von 1.12 (CI 0.78 – 1.46) erreicht. In einer Metaanalyse von placebokontrollierten randomisierten Studien, die die Wirksamkeit von KVT bei verschiedenen Angststörungen inkl. Panikstörung und sozialer Phobie verglich, zeigten sich die höchsten Effektstärken für die Behandlung von

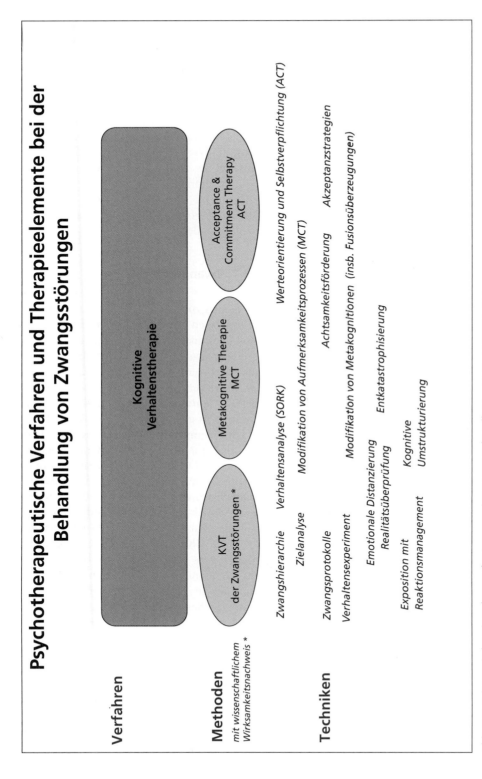

Abb. 9.2: Schematische Einordnung der Interventionen zur Behandlung von Zwangsstörungen

Zwangsstörungen (Hofmann und Smits 2008). Die Behandlungserfolge sind auch nach einem Zeitraum von 6–8 Jahren noch relativ stabil (Rufer et al. 2005).

Noch sehr wenige Daten liegen bezüglich der Wirksamkeit von Akzeptanz- und Commitment-Therapie (ACT) sowie zur Metakognitiven Therapie (MCT) vor, wobei erste Studien hohe Effektstärken zeigen konnten (Twohig et al. 2010).

Andere psychotherapeutische Ansätze fokussieren auf die Bearbeitung von belastenden Erfahrungen und maladaptiver Bewältigungsstrategien aus ungünstigen lebensgeschichtlichen Prägungen, die zu Verhaltensmustern führten. Jedoch werden diese Therapieverfahren, wie beispielsweise die Schematherapie, für das Störungsbild der Zwangserkrankung gerade erst evaluiert. Zwangssymptome stellen häufig eine Regulationsstrategie für aversive Emotionen dar (Külz et al. 2010a), so dass emotionsmodifizierende Ansätze für Zwangsstörungen eine wichtige Bereicherung in der Behandlung sein können.

Psychodynamische und klientenzentrierte Verfahren konnten nicht in Metaanalysen einbezogen werden, da bisher keine kontrollierten Studien zu diesen Therapien vorliegen.

4.3 Störungsspezifisch anwendbare Techniken

Im Folgenden werden die wichtigsten Techniken in der Behandlung der Zwangsstörungen vorgestellt (▶ Abb. 9.2 und ▶ Abb. 9.3). Bei einigen handelt es sich dabei um Basiselemente der kognitiven Verhaltenstherapie, wie sie auch zur Behandlung anderer Störungsbilder, insbesondere von Angsterkrankungen, angewendet werden. Diese werden in ihrer spezifischen Ausführung für die Zwangsstörung dargestellt und mit entsprechenden Beispielen versehen. Da neben der Behandlung auf der Symptomebene eine

Berücksichtigung der individuellen psychosozialen Voraussetzungen ebenso von Bedeutung ist wie verstehendes Annehmen der Behandlung, ist bei der kognitiven Verhaltenstherapie eine ausführliche Vorbereitungs- und Diagnostikphase vorgesehen. Dies drückt sich bereits in den verschiedenen vorgeschalteten Analysen (Bedingungsanalyse, Funktionsanalyse, Verhaltensanalyse und Zielanalyse) aus. Auf Grundtechniken, wie sie im ▶ Kap. 2 »Allgemeine Grundlagen und Basiskompetenzen« vorgestellt werden, soll hier verzichtet werden.

4.3.1 Zwangsprotokolle

Sie dienen zur Vorbereitung auf die Verhaltensanalysen (s. u.). Zu Beginn der Behandlung kann hierdurch die systematische Auseinandersetzung mit der Erkrankung gefördert werden. Auch kann es dem Patienten hierdurch bereits gelingen, eine distanziertere, rationale Perspektive auf seine Zwänge zu gewinnen.

Die Zwangsprotokolle beinhalten bereits wichtige Elemente der Verhaltensanalyse nach dem SORK-Schema. Der Schwerpunkt bei der Auswertung sollte auf der Sammlung möglichst vieler auslösender Stimuli/Situationen sowie aufdringlicher Gedanken und – in Abgrenzung hiervon – den Reaktionen des Patienten (Kontrollieren, Rückversichern, Analysieren etc.) liegen. Hierdurch wird ein Verständnis des eigenen Verhaltens und dessen Konsequenzen früh etabliert und gefördert. Auch sollte dem Patienten durch Anfertigen der Protokolle veranschaulicht werden, welchen Zeit- und Arbeitsaufwand die Zwänge inzwischen für ihn bedeuten, da viele Patienten Zwänge teilweise unbemerkt in ihrem Alltag integriert haben. Für die Einschätzung der Schwere der emotionalen und körperlichen Reaktionen empfiehlt es sich, Angaben auf einer 10-stufigen Skala oder in Prozent einzuordnen.

Anwendung des Zwangsprotokolls

Situation: Der Patient soll möglichst genau eine mit Zwangssymptomatik verbundene Situation schildern: Er beginnt mit den Rahmenbedingungen (Montagmorgen, fahre mit dem Auto zur Arbeit) und geht über zur konkreten Auslösesituation (Sehe an der Ampel eine Mutter mit Kinder warten, fahre vorüber).

(Aufdringlicher) Gedanke: Das Kind könnte im letzten Moment auf die Straße gelaufen sein, ich könnte es überfahren haben, ohne es zu bemerken.

Bewertung des Gedankens: Ein Kind zu überfahren, ist das Schlimmste, was ein Mensch machen kann. Ich muss ein drohendes Unglück um jeden Preis verhindern. Ich bin dafür verantwortlich.

Verhalten: Ich habe bei der nächstbesten Gelegenheit den Wagen gewendet und zurück zur Ampel gefahren. Die Mutter und das Kind waren nicht mehr da, es gab auch sonst keine Hinweise auf einen Unfall. Um ganz sicher zu gehen, bin ich ausgestiegen und habe die Stelle genau nach Unfallspuren abgesucht. Danach habe ich Passanten gefragt, ob sie etwas von einem Unfall an dieser Ampel mitbekommen hätten.

Reaktionen:
Emotional: Angst (9), Schuld (8), Scham (7)
Körperlich: Anspannung (9), Herzklopfen (6), Schwitzen (5)
Wie hoch war in der Situation die Überzeugung, dass etwas passiert ist? (8)
(Wie hoch schätzen Sie jetzt die Wahrscheinlichkeit ein, dass wirklich etwas passiert ist?): (5)

Konsequenzen:
Kurzfristig: Fühle mich erleichtert, Anspannung und Angst lassen nach, auch Schuldgefühle (habe getan, was ich konnte, um Schaden abzuwenden.)
Langfristig: Kam erneut zu spät zur Arbeit, fällt den Kollegen inzwischen auf. Ärgere mich, dass ich immer öfter den Zwängen nachgebe. Empfinde Hoffnungslosigkeit und Verzweiflung.

4.3.2 Verhaltensanalyse

Patient und Therapeut sollen die individuellen Stimuli für Zwangsverhalten identifizieren und als Risikosituationen einordnen. Die bisherigen, für den Patienten scheinbar automatisch ablaufenden Reaktionen werden transparent gemacht, kurz- und langfristige Konsequenzen gegenüber gestellt. Dem Patienten sollte dabei auch deutlich werden, dass seine bisherige Verhaltensreaktionen nicht unwillkürlich abgelaufen sind, er sich vielmehr dafür entschieden haben muss (und unter bestimmten Umständen dagegen entschieden hätte).

Die häufige Annahme, keine Kontrolle über das Zwangsverhalten zu haben, ist hierbei von zentraler Bedeutung (vgl. Metakognitive Therapie).

In der Verhaltensanalyse soll vor allem die Frage geklärt werden: »Wo liegt die negative Verstärkung?« Als Grundlage für die Verhaltensanalyse empfiehlt es sich, die Zwangsprotokolle heranzuziehen.

Die Verhaltensanalyse auf Symptomebene folgt dabei dem klassischen SORK-Schema.

S: Das »S« für Stimulusbedingung umfasst typische Situationen, die beim Patienten Zwangsverhalten auslösen. Dies können direkte Konfrontationen mit dem Stimulus sein, z. B. bei Patienten mit aggressiven Zwangsgedanken Kontakt mit einem Messer, aber auch Belastungs- und Anspannungssituationen, die keine direkten inhaltlichen Zusammenhang zeigen. So kann ein Beziehungskonflikt oder eine Kränkungssituation zu einem verstärkten Zwangsimpuls, sich zu waschen, führen. Auch kognitive Stimuli wie Gedanken an starke Emotionen, z. B. Wut, Trauer, Enttäuschung, können mit der Auslösung von Zwangsverhalten einhergehen.

O: Die Organismusvariable fasst die im engeren Sinne organischen Voraussetzungen wie Erkrankungen des zentralen Nervensystems oder psychische Erkrankungen, z. B. Komorbidität wie eine gleichzeitig vorliegende Schizophrenie. Diese können direkt die Handlungsmöglichkeiten des Patienten (Konzentration, Aufmerksamkeit, Antrieb) einschränken. Im weiteren Sinne schließt die Organismusvariable andauernde familiäre Konflikte, Traumatisierungen in der Kindheit und Grundüberzeugungen des Patienten, die zum Bedingungsgefüge von Zwangsverhalten gehören können, mit ein. Dies kann z. B. ein übertriebenes Verantwortungsgefühl oder die Überzeugung von der Bedeutung ›steriler‹ Sauberkeit oder Neigung zum Perfektionismus sein.

R: Ein Stimulus führt auf Grundlage der Organismusvoraussetzungen des Patienten zu seiner individuellen Reaktion. Diese stellen das eigentliche Kernelement der Erkrankung dar. Die Reaktionen werden dabei auf vier Ebenen getrennt betrachtet. Auf einer physiologischen Ebene löst der Stimulus wie z. B. der Anblick eines Messers eine vegetative Reaktion mit »Herzrasen«, Schwitzen, muskulärer Anspannung oder Zittern aus. Die kognitive Reaktion beschreibt den gedanklichen Prozess nach der Stimulusexposition: »Wenn ich das Messer erreiche, werde ich unkontrolliert auf jemanden einstechen«. Dies wird emotional begleitet von Gefühlen wie Angst, Scham, Schuld oder Verzweiflung und Hoffnungslosigkeit. Schließlich ergibt sich als Reaktion auf der Verhaltensebene das offene oder verdeckt gedanklich ablaufende Zwangsverhalten, in diesem Fall ein räumliches Ausweichen vor dem Messer, evtl. noch ein gedankliches Ritual wie zehnmal den Gedanken, »ich will niemanden erstechen« zu denken.

K: Bei der Aufführung der Konsequenzen sollten die langfristigen und kurzfristigen Konsequenzen klar einander gegenübergestellt werden. Dies ist wichtig, da die meist positiven kurzfristigen Konsequenzen wie Reduktion unangenehmer Gefühle wie Angst und Scham oder vegetativer Phänomene wie Anspannung und Tachykardie aber auch das Vermeiden sozialer Konflikte handlungsbestimmend sind. Die in der Regel negativen, langfristigen Konsequenzen wie die Verwendung von immer mehr Zeit für Zwangsverhalten, körperliche Folgen wie Hautschäden durch exzessives Waschen, aber auch soziale Isolierung werden vom Patienten zunächst oft nur am Rande wahrgenommen. Durch die Gegenüberstellung sollte ihre Bedeutung hervorgehoben werden.

An dieser Stelle bietet es sich auch an, die langfristige Aufrechterhaltung oder Verschlechterung der Zwangssymptomatik mit jeder ausgeführten Zwangshandlung zu betonen. Dadurch, dass inadäquate Überzeugungen nicht überprüft werden können, ergibt sich zwangsläufig eine indirekte Bestätigung der Befürchtung (▶ **Abb. 9.1**). Eine Verhaltensanalyse ist eine unverzichtbare Voraussetzung für die darauf folgende Expositionsbehandlung.

4.3.3 Zielanalyse

In der Zielanalyse soll der Patient auf den verschiedenen Problemebenen möglichst konkrete Ziele bestimmen. Auf der Symptomebene bedeutet dies, dass er z. B. angeben soll, wie häufig er sich nach der Behandlung die Hände waschen möchte, wie häufig Elektrogeräte kontrolliert werden sollen etc. Auf der psychosozialen Ebene kann er z. B. ausführen, welche angenehmen Aktivitäten er wieder aufnehmen und wie viel Zeit er dafür aufwenden möchte.

Bei der Zielanalyse ist es einerseits wichtig, dass der Patient die Möglichkeit erhält, sich über normale Standards zu informieren und sie in seine Zielbestimmung aufzunehmen. So wissen chronisch betroffene Zwangspatienten z. B. häufig nicht mehr, wie regelmäßig man sich üblicherweise die Hände wäscht. Hierfür bietet sich eine Umfrage unter Mitpatienten oder Personal auf einer Station an. Auch die Normen des Therapeuten können als Modell diesen. Dies bedarf aber einer ausgewogenen therapeutischen Beziehung.

Andererseits sollte der Therapeut darauf achten, dass der Patient sich realistische Ziele setzt, die ihn nicht überfordern und zu Frustrationserlebnissen führen würden.

4.3.4 Motivationsanalyse

Eine genaue Betrachtung der Therapiemotivation ganz zu Beginn der Behandlung ist von großer Bedeutung. Dies trifft insbesondere auf die Beurteilung einer möglichen Fremdmotivation durch (belastete) Angehörige versus einer inneren Bereitschaft zur Veränderung zu. Häufig besteht eine Gemengelage verschiedener, für den Patienten offensichtlicher und weniger offensichtlicher Motivationsfaktoren. Diese unübersichtliche Lage kann dazu führen, dass der Patient in Situationen starker Anspannung und Unsicherheit wichtige Faktoren übergeht, da sie ihm in diesem Moment nicht ausreichend

präsent sind. Eine Motivationsanalyse kann dabei dazu dienen, die einzelnen Wirkmomente hervorzuheben und damit zu stärken. Hierzu sollte der Therapeut zunächst mit offenen Fragen arbeiten, z. B.:

Was versprechen Sie sich von dieser Therapie?

Welche positiven/negativen Vorerfahrungen gibt es?

Warum suchen Sie gerade jetzt therapeutische Hilfe?

Durch das eindringliche Nachfragen im Rahmen der Motivationsanalyse besteht grundsätzlich die Gefahr, dass der Patient die von ihm genannten Gründe in Frage gestellt sieht und verunsichert wird. Um dies zu umgehen, sollte die empathische Grundhaltung des Therapeuten besonders herausgestellt werden sowie Respekt vor jedem einzelnen Punkt, der die schwierige Entscheidung gegen die Zwänge ermöglicht hat, betont werden.

4.3.5 Erstellung eines individuellen Störungsmodells

Ziel: Der Patient soll verstehen, unter welchen Voraussetzungen den sich unwillkürlich aufdrängenden Gedanken Zwangshandlungen folgen und wie diese wiederum auf die Häufigkeit und Intensität der aufdringlichen Gedanken wirken. Hierbei ist eine Einführung in die Natur und Verbreitung aufdringlicher Gedanken (Intrusionen) in der gesunden Bevölkerung von Bedeutung. Hiernach bietet sich die Frage »Wodurch unterscheiden sich Menschen mit Zwängen von gesunden Personen?« an, auf deren Grundlage die ausschlaggebende Rolle der Nichtbeachtung versus Bedeutungszuweisung/Bewertung von Intrusionen erarbeitet wird (▶ **Abb. 9.1**). Dem Patienten kann durch Verdeutlichung dieser Zusammenhänge verständlich gemacht werden, wie er über Veränderung seiner Reaktion auf intrusive Gedanken indirekt auch deren Valenz, Intensität und

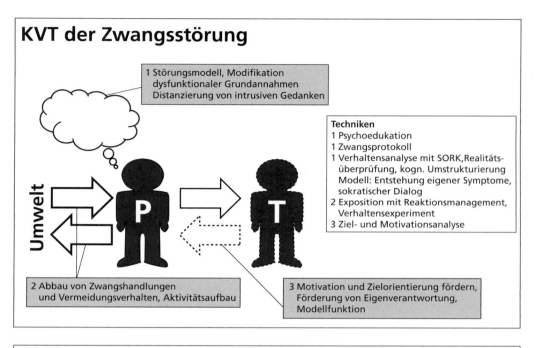

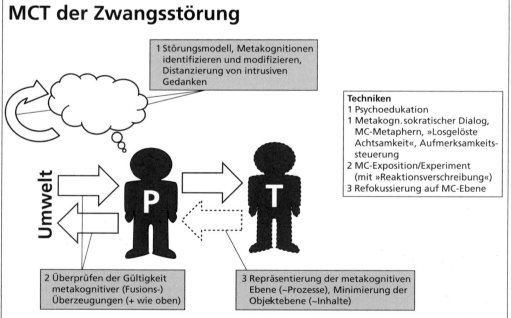

Abb. 9.3: Grundprinzipien der KVT und der MCT bei der Behandlung von Zwangsstörungen; Symbole: Wolke: Kognitionen; Pfeile: Interaktionen; P: Patient; T: Therapeut

Häufigkeit beeinflussen kann. Anderseits kann auch die langfristige Aufrechterhaltung oder Verschlechterung der Symptomatik durch Fortsetzen der Zwangshandlungen verdeutlicht werden.

Theorie: Verschiedene Elemente des SORK-Modells werden in eine Kette aufeinander folgender Schritte aufgereiht. Diese hängen in zwei Richtungen zusammenn. Der Patient lernt dadurch, dass eine Reaktion, die er ausführt, zwangsläufig zum nächsten Schritt führt. Hierdurch kann das Problembewusstsein und die Änderungsmotivation gestärkt werden.

Anwendung

Als erster Schritt, sowohl bei größerer Ausprägung von Zwangshandlungen als auch von Zwangsgedanken, werden exemplarisch aufdringliche Gedanken identifiziert. Im zweiten Schritt wird die Bewertung dieser Gedanken erfragt und formuliert. Im dritten Schritt werden die dadurch ausgelösten Gefühle genannt und im vierten Schritt die individuellen Reaktionen des Patienten auf der Verhaltensebene (▶ **Abb. 9.1**).

1. Aufdringlicher Gedanke: Ich könnte mich mit HIV infiziert haben (beim Berühren der Türklinke).
2. Bedeutung/Bewertung: Gefahr
3. Gefühle: Unbehagen, Angst, Anspannung, Ekel
4. Neutralisierung: Mehrfaches Desinfizieren der Hände, zum Hausarzt gehen, einen HIV-Test machen lassen.

Der Unterschied zur Verhaltensanalyse ist (neben dem Fehlen der Organismusvariablen und der langfristigen Konsequenzen) das Einfügen der Rückkopplungsschleifen. Hier sieht der Patient, wie er durch sein Verhalten (Schritt 4) zur Reduktion von Anspannung kommt (Schritt 3), damit aber automatisch die Bedeutung (Schritt 2), die den Gefühlen zu Grunde liegt, verstärkt. Auch, dass Gedanken (Schritt 1), die offensichtlich eine große Bedeutung haben, häufiger ins Bewusstsein drängen, wird dem Patienten so verständlich.

Zum Schluss empfiehlt es sich, dem Patienten die Dichotomie seiner Handlungsmöglichkeiten zu verdeutlichen: »Führen Sie den Zwang aus, wird das Gefühl kurzfristig besser, aber langfristig wird der Zwang verstärkt (s. Störungsmodell). Gehen Sie den zunächst schwereren Weg und führen den Zwang nicht aus, bleibt eine unmittelbare Entlastung zunächst aus, langfristig können Sie aber nur so eine Reduktion der Zwangssymptomatik erreichen«.

Durch die Rückkopplungsschleifen wird dem Patienten der Weg zur Besserung bei einer Verhaltensänderung verständlicher. Dies stärkt häufig das Gefühl von Selbstwirksamkeit und erhöht die Motivation.

4.3.6 Hierarchie der Zwänge

Vor dem Übergang in die Phase der Konfrontation sollte der Patient die in den Zwangsprotokollen identifizierten zwangsbesetzten Situationen in eine Hierarchie einordnen. Die Standardfrage lautet hierbei: »Wie hoch wäre die Anspannung, wenn Sie in der Situation X keinerlei Y durchführen würden?« Hierbei sind unter Y sämtliche Neutralisierungshandlungen und -gedanken, Vermeidungs- und Ablenkungsstrategien gemeint. Die zehnstufige Einordnung der Zwänge sollte nun auf einer Seite zusammengefasst werden, die dem Patienten einen Überblick ermöglicht.

Hierarchie der Zwänge

Berühren einer Türklinke: 40 % Anspannung
Berühren der Duschwanne: 50 % Anspannung
Berühren einer Fußmatte vor der Haustür: 60 % Anspannung
Berühren einer Schuhsohle, mit der der Patient zuvor einen Spaziergang gemacht hat: 90 %
Berühren des Wasserhahns einer öffentlichen Toilette: 100 % Anspannung
    Die Zwangshierarchie wird für die gemeinsame Festlegung des Einstiegs und der gestuften Abfolge geplanter Expositionsübungen herangezogen und im Verlauf ggf. ergänzt.

4.3.7 Realitätsüberprüfung und Entkatastrophisierung

Durch Ansätze wie das Entkatastrophisieren können die Patienten im Gespräch eine zusätzliche Distanz zu ihren Zwangsbefürchtungen aufbauen. Hierbei sollten die Patienten zunächst zu einer bestimmten Zwangssituation spontan die Wahrscheinlichkeit ihres Eintretens einschätzen, z. B. der Befürchtung, mit einem eingeschalteten Elektrogerät einen Brand zu verursachen. Wenn dies wirklich spontan geschieht, antwortet der Patient zunächst noch sehr vom Zwang beeinflusst und gibt eine hohe Wahrscheinlichkeit an. Im weiteren Gesprächsverlauf kann dann mittels sokratischem Dialog eine zunehmende Distanz zu dieser Befürchtung aufgebaut werden. Mitunter überwiegt jedoch die Konsequenz: »Eine Gefährdung ist eben doch da, auch wenn sie noch so klein ist«, weshalb im MCT-Ansatz vollständig auf Realitätsüberprüfungen verzichtet wird. Dabei kann auch häufig eine dysfunktionale Grundhaltung, nämlich ein Bedürfnis nach umfassender Sicherheit, identifiziert werden. Auch diese Haltung kann durch sokratischen Dialog in Frage gestellt werden. Dabei soll vor allem die Frage aufkommen, ob eine 100 %ige Sicherheit im Leben erreichbar ist und welchen Preis an Lebensqualität der Patient bisher für sein hohes Sicherheitsbedürfnis gezahlt hat.

4.3.8 Kognitive und emotionale Distanzierung

Auch eine gezielte Psychoedukation kann genutzt werden, um dem Patienten zu helfen, sich emotional von seinen Zwängen zu distanzieren. So kann die Aufklärung zu neurobiologischen Mechanismen dazu dienen, etwa die Intrusionen als durch neurobiologische Informationsverarbeitungs- und Filterungsprozesse erklärbares »Störfeuer«, ähnlich einem Tinnitus, aufzufassen. Durch die erlernten Techniken ist der Patient jedoch nicht schicksalhaft der »Biologie« der Erkrankung ausgeliefert, sondern kann sich mittels Akzeptanz, Unterlassen von Unterdrückungsversuchen oder Neutralisierungsstrategien, gleichsam an den intrusiven Gedanken vorbei seinen eigentlichen Zielen widmen. Dieser Aspekt wird im Rahmen der ACT und der MCT mit Hilfe speziell entwickelter Techniken hervorgehoben. Die Orientierung des Handelns an individuellen Werten des Patienten und der Aspekt der verbindlichen Selbstverpflichtung (Commitment) sind darüber hinaus dem ACT-Ansatz eigen.

4.3.9 Exposition mit Reaktionsmanagement

Ziel: In Expositionsübungen mit Reaktionsverhinderung sollen Patienten primär einen neuen Umgang mit Anspannung und negativen Emotionen lernen. Demgegenüber steht die Verifikation vs. Falsifikation bzw. Realitätsprüfung hinsichtlich der *konkreten* Gefahrerwartung nicht im Vordergrund. Dem Patienten soll also nicht vorgeführt werden, wie unrealistisch seine Annahme war, vielmehr soll der Patient die Erfahrung machen, dass Anspannung und negative Emotionen auf physiologischer Ebene auch ohne jegliches Neutralisierungsverhalten vorübergehen, dass sie nicht gefährlich sind, dass sie nicht zu einem Kollaps oder Kontrollverlust führen. Mittlerweile geht man nicht mehr davon aus, dass die Habituation der allen voran entscheidende Prozess der Symptomänderung ist. Offensichtlich ist nicht zuletzt der vorangehende bewusste Prozess der Entscheidung *zu* einer Exposition von großer Bedeutung, auch weil er eine Hinterfragung der zentralen die Symptomatik aufrechterhaltenden Annahmen (vgl. Abschnitt 3.1 und speziell MCT) voraussetzt.

Prinzip: Während der Exposition konfrontiert sich der Patient mit die Zwangssymptomatik auslösenden Stimuli. Die typischen gedanklichen, emotionalen und physiologischen Reaktionen werden hervorgerufen. Die ansonsten folgenden Neutralisierungs-, (kognitive) Vermeidungs- und Ablenkungsstrategien sollen dabei aber unterbleiben. Dadurch, dass die befürchteten Konsequenzen nicht eintreten, kann er Annahmen und Überzeugungen korrigieren. Vor allem macht der Patient die für ihn neue Erfahrung, dass die emotionalen und physiologischen Reaktionen auch ohne neutralisierende Zwangshandlung nach einiger Zeit nachlassen, da es sich um physiologisch selbstlimitierende Zustände handelt. Bereits eine einmalige derartige Erfahrung kann einen »Durchbruch« für die Therapie bedeuten.

Weitere wichtige Effekte, die durch die Expositionen erreicht werden sollen, sind nach Hand (Hand et al. 1992) die Motivation des Patienten dadurch, dass er eine Symptomreduktion erfährt, die Korrektur verzerrter Wahrnehmung und in Folge dessen eine realistischere Einschätzung der auslösenden Stimuli.

Anwendung

Zur Vorbereitung auf die Expositionsübungen wird mit dem Patienten eine Hierarchie seiner Stimuli, angeordnet nach Schwierigkeitsgrad, erarbeitet (s o.). Für die erste Expositionsübung sollte ausreichend Zeit und Puffer eingeplant werden. Idealerweise nehmen sich Therapeut und Patient für den weiteren Arbeitstag nichts vor, so dass die Übung notfalls auch verlängert werden kann. Darüber hinaus soll nach der Exposition eine Ablenkung von expositionsassoziierten negativen Erwartungen und Befürchtungen unterbleiben.

Es wird ein Expositionsprotokoll vom Patienten (mit Therapeutenunterstützung) angefertigt, das »drehbuchartig« den Ablauf der Exposition und damit verbundene Erwartungen und Probleme erfasst.

In der Übung selbst lernt der Patient z. B., sich Messern oder einem Hammer zu nähern und diese in die Hand zu nehmen, Türklinken zu berühren oder in einem Zimmer Elektrogeräte einzuschalten und sie wieder auszuschalten, ohne danach ihren ausgeschalteten Zustand zu kontrollieren. Auch wenn die Schwierigkeit im mittleren

Bereich gewählt ist, kommt es bei der ersten Übung in der Regel zu sehr starker Anspannung. Diese nimmt häufig zu Beginn der Übung noch einen gewissen Anstieg und erreicht dann ein Plateau, das für eine längere Zeit anhält. Nach einer Weile kommt es zu einem leichten Abfall der Anspannung, worauf hin der Patient erneut das Messer in die Hand nimmt u. ä. Nach mehreren Durchgängen kommt es zu keinem nennenswerten Anstieg der Anspannung mehr. Ein Zurückkehren zur Grundanspannung, wie sie vor der Übung bestand, dauert nach den ersten Übungen häufig mehrere Stunden bis Tage, so dass die Übung schon bei einem merklichen, aber nicht vollständigen Abfallen der Anspannung beendet werden sollte.

Bei Überwiegen von Zwangsgedanken kann ähnlich vorgegangen werden. Die Exposition mit dem Stimulus kann z. B. durch Aufnahme auf ein Audiogerät und dem nachfolgenden Abspielen in Endlosschleife (»loop-tape«) erfolgen. Dabei ist zu beachten, dass allein das laute Aussprechen der Zwangsgedanken, zumal vor fremden Personen wie dem Therapeuten, für viele Patienten bereits eine schwierige Expositionsübung ist. Außerdem ist die Gefahr der kognitiven Vermeidung bei derartigem Vorgehen gegenüber Expositionen mit Zwangshandlungen deutlich größer.

Eine weitere Schwierigkeit in der Behandlung der Zwangsgedanken besteht darin, aufdringliche Zwangsgedanken von kognitiven Zwangshandlungen, also Reaktionen auf den initialen aufdringlichen Gedanken zu unterscheiden. Stimulusbezogene, sich unwillkürlich aufdringliche Zwangsgedanken können z. B. fremdaggressive Inhalte haben: »Ich werde den nächsten Passanten vor ein fahrendes Auto stoßen«. Diese sich aufdrängenden Gedanken werden als so beängstigend empfunden, dass der Patient entweder versucht, den Gedanken zu vermeiden (durch Unterdrücken, Abbruch, Ablenkung) oder durch einen »guten« Gegengedanken (willkürliche Reaktion auf die

Intrusion) zu neutralisieren. Dies kann z. B. ein Ritual wie zehn Mal den Gedanken »Ich möchte auf dieser Welt Gutes tun« denken. Kognitive Zwangshandlungen können auch bei Vorwiegen von Zwangshandlungen als Neutralisierung vorkommen. Bei Überwiegen von Zwangsgedanken kommen häufig beide Typen kombiniert vor. Insgesamt ist es von großer Bedeutung, dem Patienten diesen Unterschied deutlich zu machen: Eine Neutralisierung durch kognitive Zwangshandlungen hat den gleichen negativen Effekt wie offene Zwangshandlungen.

4.3.10 Typische Gefahren und »Fallen«

Vor der ersten Exposition ist eine tragfähige therapeutische Beziehung essenziell. Der Patient stellt sich seinen größten Befürchtungen und zeigt häufig während der Übungen starke emotionale Beteiligung durch starkes Zittern, Weinen oder Schimpfen. In solchen Situationen kommen auch häufig Zweifel an dem eingeschlagenen therapeutischen Prozess oder am Therapeuten selber auf. Die gewählten Ziele erscheinen plötzlich unrealistisch oder zu mühsam zu erreichen. Hier kann der Therapeut an die in der Zielanalyse besprochenen Ziele erinnern. Es hilft dem Patienten, sich erneut klarzumachen, was alles an die Stelle des Zwangs treten kann. Gleichzeitig muss der Therapeut darauf achten, dass er nicht unwillkürlich Verantwortung für das Handeln des Patienten übernimmt. Eine klassische Falle kann z. B. sein, dass ein Patient mit Waschzwang sein bisheriges Verhalten dadurch kognitiv vermeidet, dass er sich immer wieder sagt: »Es ist ja ein Therapeut dabei, da wird mir schon nichts passieren«. Auch ein Patient mit Kontrollzwang könnte sich innerlich mit dem Gedanken beruhigen: »Dies ist eine begleitete Übung, es ist ein Fachmann dabei, also trage ich keine Verantwortung, wenn doch etwas passiert«.

Diese Fallen können vor der Übung offen mit dem Patienten besprochen werden, in jedem Fall müssen sie vom Therapeuten zu jeder Zeit bedacht werden. Das Entgegenwirken einer Verantwortungsübertragung beginnt mit der Übungsvorbereitung, in der dem Patienten durch geleitetes Entdecken so viel Gestaltungsspielraum wie möglich eingeräumt werden sollte. Anders gesagt, es ist darauf zu achten, dass eine Exposition nicht vorgefertigt vom Therapeuten verschrieben und vom Patienten ausgeführt wird. Außerdem kann der Therapeut während der Übung immer wieder betonen, dass der Patient sich frei für die Übung entschieden hat, sie (idealerweise) mit entworfen hat und auch jetzt die Möglichkeit hätte, sie nicht zu machen. Er kann ggf. ausdrücklich sagen, dass er die Gefährdung in der gegebenen Situation genauso gut oder genauso schlecht beurteilen kann wie der Patient. Bei einem Patienten mit Kontrollzwang (und der häufigen Überzeugung, seiner Wahrnehmung nicht ganz trauen zu können) könnte der Therapeut vor dem Zimmer/der Wohnung des Patienten warten, so dass er für den Patienten sichtbar keine Möglichkeit hat, selbst zu kontrollieren und bei »Gefahr« einzugreifen.

Nach der Übung und einer angemessenen Pause sollte der Patient auch diese Situation gedanklich noch einmal durchgehen und schriftlich protokollieren, um den tatsächlichen Ablauf mit dem geplanten/erwarteten Ablauf direkt zu vergleichen. Ergänzend hat es sich bewährt, den Patienten in einem Anspannungs-/Zeit-Diagramm den Verlauf der Exposition samt Markierung wichtiger Momente dokumentieren zu lassen. Dies kann dem Patienten »seinen« Erfolg nochmals verdeutlichen. Die graphische und schriftliche Selbstdokumentation des Ablaufs ermöglicht den Abgleich mit dem zuvor im Expositionsprotokoll festgelegten Ablauf und erwarteten Schwierigkeiten.

Die ersten Expositionen sollten in therapeutischer Begleitung durchgeführt werden.

Aus den o. g. Gründen sollte der Patient aber so früh wie möglich in die Selbstmanagementphase wechseln, d. h. Expositionen mit dem Therapeuten planen, sie aber selbstständig durchführen. Im Übergang kann auch die Begleitung durch speziell geschulte Co-Therapeuten (Mitarbeiter der Pflege, Sozialpädagogen) durchgeführt werden. Die Selbstmanagementphase soll dabei nicht nur die bereits durchgeführten Übungen replizieren. Vielmehr soll der Patient initiativ und kreativ die gewonnenen Erfahrungen auf weitere Zwangsbereiche ausweiten.

Als nächster Schritt sollten so früh wie möglich Übungen im häuslichen Umfeld des Patienten durchgeführt werden. Diese sollten nach Möglichkeit ebenfalls zunächst therapeutenbegleitet stattfinden, alternativ ist auch eine Begleitung über Telefon, Internet oder Videodokumentation durch den Patienten denkbar. Auch diese Übungen sollten vom Patienten im Anschluss im Rahmen von Belastungserprobungen im Selbstmanagement durchgeführt werden.

4.4 Störungsspezifische Methoden

Die störungsspezifische kognitive Verhaltenstherapie besitzt als einzige einen überzeugenden Wirksamkeitsnachweis (Evidenzgrad 1a). Daher werden neue vielversprechende Entwicklungen (ACT, MCT) in der folgenden praxisorientierten Darstellung ausgeklammert, zumal eine Vermischung der Techniken aus objektiver Sicht nicht evaluiert ist, aus der Perspektive der neuen Verfahren ist sie mindestens problematisch.

Die oben vorgestellten einzelnen Elemente lassen sich recht frei miteinander kombinieren. Eine bewährte Abfolge soll unten vorgestellt werden. In dieser werden die einzelnen Techniken zwei Phasen, einer vorbereitenden und einer Phase der therapeutischen Interventionen, zugeordnet. Das Manual ist für eine Therapiedauer von 10–12

Therapiesitzungen in stationärer Therapie ausgelegt, ist aber grundsätzlich auch in einem ambulanten Setting anwendbar. Die insgesamt anzustrebende Anzahl von Sitzungen wird Studien zufolge mit 20–30 und darüber hinaus angegeben. Danach würde der Patient die erworbenen Fertigkeiten weitgehend selbstständig zu Hause durchführen. In einer Übergangsphase von der stationären in die ambulante Therapie sind abschließend 1–2 poststationäre Sitzungen sinnvoll. Diese sollte nach Möglichkeit durch eine ambulante psychotherapeutische Begleitung des Patienten abgelöst werden.

Die Bausteine können zuvor gemeinsam mit dem Patienten in einem Behandlungsplan vorbesprochen werden.

Diagnostische Phase (4–5 Sitzungen)

Nach dem Erheben einer ausführlichen Anamnese, die neben der Erfassung von Informationen zur persönlichen Entwicklung und Krankheitsgeschichte auch dem Beziehungsaufbau dient, sollte der Patient auf eine zunächst vor allem deskriptive Protokollierung seiner Zwänge vorbereitet werden (vgl. Abschnitt 4.3). Eine weitere Sitzung kann bei Bedarf noch darauf verwendet werden, mit Hilfe der oben beschriebenen Instrumente die Diagnostik zu intensivieren. In der darauf folgenden Sitzung wird eine Auswertung dieser Protokolle durchgeführt. Außerdem sollte an einer oder mehreren exemplarischen Zwangssituationen eine Verhaltensanalyse nach dem SORK-Schema durchgeführt werden.

Hieraus kann in der nächsten Sitzung direkt ein individuelles Störungsmodell entwickelt werden.

Das Erstellen einer Ziel- und Motivationsanalyse ist wichtig, insbesondere dann, wenn der Patient der Behandlung noch sehr ambivalent gegenübersteht.

Als letzter Schritt vor dem Übergang in die Interventionsphase sollte eine Hierarchisierung der Zwänge bzw. zwangsbehafteter Situationen durchgeführt werden. Diese schließt mit der Auswahl einer geeigneten Situation für eine erste Expositionsübung. Normalerweise wird dazu eine Übung aus dem mittleren Anspannungsbereich gewählt. Die Bandbreite möglicher Übungen ist jedoch groß und die Entscheidung, in welchem Anspannungsbereich begonnen werden soll, sollte weitgehend dem Patienten überlassen sein. Teilweise wünschen sich Patienten, zunächst mit sehr leichten Übungen zu beginnen, teilweise jedoch auch, gleich im hohen und höchsten Anspannungsbereich zu beginnen (»Flooding«). All dies sollte dem Patienten prinzipiell ermöglicht werden, wobei ein wichtiges Ziel sein sollte, einen Abbruch einer Übung oder ein Vermeiden während der Übung zu verhindern.

Phase der therapeutischen Intervention (5–8 Sitzung)

Hiermit ist die Expositionsphase gemeint, die i.d.R. ein graduiertes Vorgehen mit zunächst begleiteten Übungen und einer daran anschließenden Phase des Selbstmanagements beinhaltet (s.o.). Einzelne Elemente aus der vorbereitenden diagnostischen Phase können während der Interventionen immer wieder eingebracht werden. So können in Situationen von aufkommender Ambivalenz die erarbeiteten Ziele erinnert werden. Auch können nochmals die verschiedenen Motivationsfaktoren betont oder kognitive Techniken wie die Entkatastrophisierung oder emotionale Distanzierung genutzt werden, um schwierige Situationen während der Expositionsphase zu entschärfen.

Die ersten drei Expositionen sollten in der Regel durch den Bezugstherapeuten begleitet werden, da eine stabile therapeutische Beziehung für das Gelingen elementar wichtig ist. In den therapeutisch begleiteten Übungen sollten zunehmend schwierigere Übungen aus der Zwangshierarchie gewählt werden. Erst danach kann die Übung durch erfahrene Ko-Therapeuten, z. B. das Pflegeteam, begleitet werden. Spätestens nach der 4. Exposition sollte dies möglich sein, um einer unwillkürlichen Übertragung der Verantwortung an den Therapeuten vorzubeugen und den Schwierigkeitsgrad zu erhöhen. Auch bei der Intensität der Begleitungen kann eine stetige Zunahme der Schwierigkeit erzielt werden, indem der Begleiter sich während der Übungen zunehmend zurückzieht. So kann er z. B. vor der Tür des Expositionsraumes warten. Noch in der Phase der therapeutischen Begleitung sollten Übungen beim Patienten zu Hause oder in seiner alltäglichen Umgebung durchgeführt werden, insbesondere, wenn das Auftreten der Zwänge stark an die häusliche Umgebung gebunden ist, wie im Extremfall beim zwanghaften Sammeln und Horten. Nach der 6. begleiteten Übung sollte der Patient in die Phase des Selbstmanagements übergehen. Die Therapiestunden dienen der Nachbesprechung der bereits durchgeführten Übungen und der Planung der nächsten. Schwierigkeiten können besprochen werden, die Motivation durch die o. g. Techniken gestärkt werden. Auch sollte die Frequenz der Übungen im Verlauf der Behandlung erhöht werden. In der Endphase sollten tägliche Expositionen im Selbstmanagement durchgeführt werden. Auch Dauerexpositionen bieten sich an, z. B. bei Patienten mit aggressiven Zwangsgedanken, die nicht nur kurz, sondern dauerhaft ein Taschenmesser bei sich führen. Dies ist insbesondere dann wichtig, wenn der Patient annimmt, zwar nicht in der »künstlichen« Expositionssituation, jedoch unter bestimmten Umständen (Wut, Ärger, Enttäuschung, Konzentrationsmangel) die Impulskontrolle verlieren zu können. Es ist wichtig, dem Patienten zu vermitteln, dass mit der Entlassung von Station nicht die Notwendigkeit zur gezielten Konfrontation endet. Vielmehr sollte es ein Ziel der Therapie sein, die

angeleiteten Übungen als ein Training für die selbstständige und regelmäßige Fortsetzung der Übungen zu Hause einzuordnen.

Die poststationären Sitzungen sollten ebenfalls der Besprechung von Schwierigkeiten und der Vorbereitung neuer Übungen dienen.

4.5 Störungsspezifische Behandlung aus der Verfahrensperspektive

Wie bereits eingangs erwähnt ist derzeit die Psychotherapie, vor allem seit der Entwicklung kognitiv-verhaltenstherapeutischer Methoden, die Behandlung mit den größten Effektstärken. Die Entstehung der Zwangsstörung wird, wie in Abschnitt 3.1 erklärt, vor allem als Lernprozess verstanden, der auf der Grundlage verschiedener individueller Voraussetzungen wie Besonderheiten in der Informationsverarbeitung oder dysfunktionaler Grundannahmen vor allem durch negative Verstärkungsprozesse aufrechterhalten und erweitert wird. Primäres Behandlungsziel ist es daher, die relevanten negativen Verstärker zu identifizieren und dem Patienten die langfristigen negativen Folgen dieses Lernprozesses deutlich zu machen. Dies kann dem Patienten im Idealfall die Behandlung als Umkehr des bisher dysfunktionalen Lernprozesses verständlich machen.

In rein kognitiven Methoden werden die verschiedenen Basiselemente der kognitiven Verhaltenstherapie, die der Vorbereitungsphase zugeordnet sind, ebenfalls angewendet. Dies sind vor allem Situations-, Ziel- und Motivationsanalysen, aber auch die Erstellung eines individuellen Störungsmodells. Daneben liegt die Betonung in dieser Methode in einer emotionalen Distanzierung vom Zwang und einer Stärkung einer rationalen Haltung zu Zwangsimpulsen. Es wird an einer dichotomen Sicht auf die Situation – einerseits der Zwang, andererseits die persönliche Haltung – gearbeitet, die in Fragen wie » Was will der Zwang, was will ich selbst?« ausgedrückt werden kann.

Dabei sollte die hohe Rate an komorbid auftretenden psychischen Erkrankungen beachtet werden. Insbesondere die häufige depressive Symptomatik stellt eine große Herausforderung in der Therapie dar und ist gleichzeitig von großer Bedeutung für die Lebensqualität des Patienten (Hauschildt et al. 2010; Huppert et al. 2009, Stengler-Wenzke et al. 2007). Lebensqualitätsziele sollten bereits in die Motivationsarbeit sowie in die Expositionsarbeit integriert werden (Diefenbach et al. 2007).

Dabei kann dennoch zunächst die Behandlung der Zwänge im Vordergrund stehen, da mit einer Besserung der Zwangssymptomatik häufig die depressive Symptomatik parallel reduziert werden kann. Alternativ kann vor der Behandlung der Zwangsstörung eine auf die Depression fokussierte Psychotherapie durchgeführt werden, um die Behandlungsprognose zu verbessern (Rector et al. 2009).

Wie bereits oben erwähnt besteht bzgl. psychoanalytischer bzw. tiefenpsychologischer Verfahren trotz ihrer langen Tradition in der Anwendung und ihres Status als Richtlinientherapieverfahren im deutschen Gesundheitssystem kein Wirksamkeitsnachweis. Dokumentiert sind im Wesentlichen Fallberichte und -serien mit methodischen Mängeln.

4.6 Beziehungsgestaltung

Häufig besteht bei Psychotherapeuten die fälschliche Vorstellung, dass Patienten mit einer Zwangsstörung schlecht zu behandeln

seien und das Störungsbild behandlungsresistent sei (Ambühl 2005). Wichtig dabei – wie auch bei anderen psychiatrischen Störungen in der Psychotherapie – ist die Motivation des Patienten für eine Behandlung. Viele haben bereits mehrere frustrane, darunter leider selten störungsspezifisch und leitliniengerecht durchgeführte Behandlungsversuche hinter sich (Reinecker 2009). Wichtig ist der Einbezug des Patienten in den Therapieprozess mit dem Erfahren von Selbstwirksamkeit und der Übernahme von Verantwortung. Motivationsanalysen können u. a. durch Integration von Zielen der Lebensqualität verbesserte Ergebnisse erzielen.

Angst vor Stigmatisierung verzögert oft den Therapiebeginn, und die Behandlung wird nicht selten erst aufgrund einer komorbiden Erkrankung (beispielsweise einer Depression) begonnen (Rasmussen und Eisen 1990), wobei weiterhin auch vor Spezialisten die Zwangssymptomatik verschwiegen oder in vermindertem Umfang dargestellt wird.

Erschwert wird die Interaktion durch Regulationsstörungen von Nähe und Distanz sowie Dominanz und Unterwerfung (Lakatos 1994). Wichtig ist eine stabile therapeutische Beziehung mit Ruhe, Geduld und Frustrationstoleranz des Therapeuten und Wertschätzung des Patienten, wodurch selbstverantwortliches Verhalten des Patienten ermöglicht wird.

Verantwortung darf nicht an den Therapeuten abgeben werden, auch wenn dies gerade bei Persönlichkeitsakzentuierungen aus dem Cluster-C-Bereich eine Herausforderung für den Patienten und Therapeuten darstellt.

5 Integration in den Gesamtbehandlungsplan

5.1 Behandlungskontext

In der Regel sollten im Rahmen einer störungsspezifischen kognitiven Verhaltenstherapie Techniken der kognitiven Arbeit (Normalisierung, geleitetes Entdecken, Realitätsüberprüfung) und der klassischen Verhaltenstherapie mit Exposition und Reaktionsmanagement angewendet werden. Diese Therapien werden sowohl im ambulanten als auch im (teil-)stationären Setting angewendet und sowohl von ärztlichen als auch von psychologischen Psychotherapeuten angeboten. Die Versorgungsrealität liegt aber noch weit hinter dieser evidenzbasierten Therapieempfehlung (Wahl et al. 2010). Die Häufigkeit und Schwere der Erkrankung wird oft unterschätzt. Die Patienten nehmen oft erst nach Jahren professionelle Hilfe an. Durchschnittlich vergehen zehn Jahre, bis ein Patient einen professionellen Therapeuten aufsucht (Lakatos 1994; Stengler-Wenzke und Angermeyer 2005). Wartelisten für adäquate Psychotherapien sind lang und Patienten wenden sich auch deswegen an Therapeuten, die andere Therapieverfahren anbieten, oder erhalten ausschließlich eine medikamentöse Therapie. Eine wichtige Beobachtung machte dazu das British National Survey of Psychiatric Morbidity (Torres et al. 2007). Insgesamt wurden 40 % der Patienten mit einer Zwangsstörung behandelt: 20 % medikamentös, 15 % mit einer Kombination aus medikamentöser und psychotherapeutischer Behandlung und 5 % erhielten eine Psychotherapie. Evidenzbasierte Behandlungen erfolgten nur in einigen Fällen, denn SSRIs wurden nur in 2 % der Fälle verschrieben und eine KVT erfolgte nur in 5 % der Fälle.

In einer Studie von Roth (Roth et al. 2004) setzen circa 55 % der ambulanten Verhaltenstherapeuten Expositionen mit Reaktionsmanagement bei der Behandlung von Zwangspatienten an. Expositionen außerhalb des Therapieraumes wurden von 27 % der Verhaltenstherapeuten durchgeführt, allerdings handelte es sich um eine Fragebogenstudie mit einer Rücklaufquote von 42 %, so dass von einem deutlich geringeren realen Wert ausgegangen werden sollte. In einer Studie von Külz (Külz et al. 2010b) gaben circa 44 % der ambulanten Psychotherapeuten an, Expositionen durchzuführen. Bei dieser Studie bestand eine Rücklaufquote von 45 %. Mangelnde Erfahrung mit Expositionen und mangelnde Ausbildung wurden als Gründe für das Nicht-Einsetzen genannt, aber auch die Annahme, dass Expositionen für die Patienten zu belastend seien. Dabei können auch unerfahrene Therapeuten durch angemessenes Training mit teilweise manualisierter Therapie und unter Supervision ebenso erfolgreiche Expositionen durchführen wie langjährige Therapeuten (van Oppen et al. 2010).

5.1.1 Vollstationäre und teilstationäre Behandlung

Die Therapien für Zwangserkrankungen für (teil-) stationäre Behandlungen werden von Kliniken für Psychiatrie und Psychotherapie und psychosomatischen Kliniken durchgeführt. Meist wird eine Kombination von Gruppentherapie und Einzeltherapie, basierend auf KVT, angewendet.

Ein Herzstück der störungsspezifischen Therapie ist (ko-)therapeutenbegleitete Exposition, die in der Regel von den jeweiligen Bezugstherapeuten oder von ko-therapeutisch ausgebildeten Pflegekräften angeleitet wird. Wenige Kliniken bieten bisher spezialisierte Stationen für Zwangsstörungen an, womit die Versorgung der Patienten derzeit noch nicht ausreichend ist.

Teilstationäre Behandlungen bieten die Möglichkeit, den direkten Bezug zum häuslichen Umfeld weiter bestehen zu lassen, erlerntes Verhalten direkt anzuwenden und Probleme sofort in den Therapieprozess bei der Umsetzung einzubringen. Stigmatisierungsängste, die bei Patienten mit Zwangsstörungen bestehen (Stengler-Wenzke et al. 2004), können zudem von einem stationären Klinikaufenthalt abhalten. Der Weg in eine teilstationäre Behandlung für den Patienten bezüglich der Stigmatisierung psychiatrischer Einrichtungen kann leichter als bei einer stationären Behandlung sein. Eine intensive Behandlung ist in beiden Einrichtungen möglich und da viele Patienten keinen zumutbaren Anfahrtsweg zur Therapieeinrichtung haben, sind stationäre Behandlungen teilweise unausweichlich. Nicht selten ist es jedoch auch therapeutisch sinnvoll, vorübergehend das häusliche Umfeld zu verlassen. Die Aufenthalte betragen durchschnittlich 8–12 Wochen, in Einzelfällen länger.

Aktuelle (teil-)stationäre Therapiekonzepte sind multimodal angelegt und beinhalten Elemente wie soziales Kompetenztraining, Genussförderung, Sporttherapie, kognitives Training, Aktivitätsaufbau, Ergotherapie u. v. m. Wichtig ist dabei eine individuelle Verhaltensanalyse, Einbezug relevanter Bezugspersonen, die durch ihr Verhalten ggf. die Symptomatik verstärken oder aufrechterhalten und eine Bearbeitung diagnosespezifischer symptomfördernder Charakteristika. Ausschließlich expositionszentriertes Vorgehen kann manchen Patienten zu aversiv erscheinen und dazu führen, dass die Therapie von vornherein abgelehnt oder sehr früh abgebrochen wird.

5.1.2 Aufnahme und Behandlungsplanung

Bezüglich der (teil-)stationären Aufnahme wie auch des ambulanten Behandlungsbeginns empfiehlt sich ein ambulantes Vorgespräch. Dieses Vorgespräch sollte im Optimalfall mit dem zukünftigen Bezugs-

therapeuten erfolgen, so dass bestimmte Aspekte der Therapie bereits besprochen werden können. Behandlungsabbrüche werden damit deutlich reduziert und wesentliche Aspekte der Eigen- vs. Fremdmotivation und Zielvorstellungen können identifiziert und besprochen werden. Der erste Beziehungsaufbau kann beginnen und Missverständnisse können über die Therapieplanung vermindert werden. Es erfolgen Psychoedukation und eine Erarbeitung eines Erklärungsmodells sowie einer Angsthierarchie. Dies kann auch im Gruppen- oder Einzelgespräch erfolgen.

Die therapeutische Begleitung von Expositionsübungen sollte immer am Anfang und auch immer dann angeboten werden, wenn der Schwierigkeitsgrad der Übungen deutlich zunimmt (graduiertes Vorgehen).

Positives Verstärken der neu erworbenen Verhaltensänderungen ist ein Dreh- und Angelpunkt der Behandlung. Auch dies kann sowohl im Einzel- als auch im Gruppensetting erfolgen. Ressourcenaktivierung kann durch das Hervorheben von gesunden Anteilen am Anfang und am Ende einer Therapiesitzung zu erhöhtem Kompetenzerleben der Patienten erfolgen und das Anspannungslevel der Patienten reduzieren.

Das Einbeziehen der Bezugspersonen ist wichtig, da häufig Angehörige in Zwangsrituale einbezogen werden und Verhaltensweisen des Patienten durch ihr Verhalten aufrechterhalten. Es ist wichtig, den Angehörigen Psychoedukation anzubieten, ihnen die Durchführung von Expositionen zu erklären und sie idealerweise im häuslichen Umfeld anzuleiten. Angehörige nehmen dieses Angebot häufig dankbar an, da durch das Zusammenleben mit einem Patienten, der unter einer Zwangsstörung leidet, auch für sie die Lebensqualität vermindert ist und die Hilflosigkeit bezüglich des »richtigen Umgangs« mit Zwangserkrankten als große Belastung empfunden wird.

Zusätzlich werden manche Anteile der Erkrankung erst durch die Bezugspersonen gegenüber dem Therapeuten verbalisiert, die die Patienten aus Scham verheimlichen oder das zwangsdurchsetzte Verhalten nicht als einschränkend bemerken. Auch diese Anteile gilt es mit dem Patienten zu bearbeiten und die Motivation für Verhaltensänderungen zu eruieren, ohne den Patienten zu »entlarven«, sondern behutsam auf »blinde Flecke« für zwanghaftes Verhalten hinzuweisen. Wünscht der Patient keinen Einbezug der Bezugspersonen, ist dem Folge zu leisten (s. o.). Manchmal entwickelt sich erst im Verlauf der Therapie die Möglichkeit, die Optionen für einen Einbezug der Angehörigen noch einmal zu überdenken.

Nicht zu unterschätzen ist die Besprechung der Rückfallprophylaxe und eine Vorbereitung der Entlassung. Erfahrungsgemäß stellt es die größte Hürde im Therapieprozess dar, neu etablierte Denk- und Handlungsweisen weiter in den Alltag zu implementieren. Folgende Fragen sollten hierbei Berücksichtigung finden: Gibt es weiterhin therapeutische Kontakte, wie oft, in welcher Form? Was kann ich tun, um das Erreichte zu halten und weiter auszubauen, und nicht in »alte Muster« zurückzufallen? Wie kann man mit Rückfällen umgehen?

Zur Verlaufsevaluation kann wieder eine Skalenerhebung der Symptomatik (Y-BOCS; OCI-R) erfolgen. Dies ist sowohl für die Behandler als auch den Patienten ein hilfreiches Maß zur Erfassung eines Therapieverlaufs.

5.1.3 Ärztliche Kontakte im Stationsalltag: Visite und intermittierende Kontakte

In der Visite gilt es durch die Kürze der Zeit, punktuell auf den Therapieverlauf einzugehen, aktuelle Fragen zu klären oder die Behandlungsoptionen zu besprechen (Komplementärtherapien, Belastungserprobungen, Gespräche mit Angehörigen etc.). Große Strukturmöglichkeiten sind durch die

Protokolle der Zwänge und Expositionen gegeben sowie durch die Erfragung von Fortschritten bezüglich von Expositionen, die ggf. in Begleitung von Kotherapeuten oder im Selbstmanagement durchgeführt wurden. Empfohlen wird keine zu schematische Fokussierung auf diese Elemente.

Hinweise auf Motivationspunkte für die Expositionsübungen können hilfreich sein, sowie das Einbringen von Erkenntnissen aus den Einzelgesprächen, die z. B. dysfunktionale Überzeugungen bezüglich Verantwortungsanteilen überprüfen.

5.1.4 Einzelgespräche und Gruppentherapie

Das erste Einzelgespräch nach dem Vorgespräch sollte für die weitere anamnestische, diagnostische und biografische Exploration genutzt werden sowie für psychoedukative Vermittlung des Krankheitsbildes. Eine weitere Motivationsanalyse sollte erfolgen, um im weiteren Therapieverlauf mit der Erstellung der Situationsanalyse und der Expositionsvorbereitungen zu beginnen.

Inhaltlich empfiehlt es sich, kognitive Techniken anzuwenden, beispielsweise bezüglich überhöhten Verantwortungserlebens, die Überprüfung von dysfunktionalen Erwartungen durch Verhaltensexperimente und die Bearbeitung von möglichen Funktionalitäten des Zwanges.

Gemäß der NICE-Leitlinie (NICE 2006) erzielen Therapien, die mehr als 30 Stunden beinhalten, grundsätzlich bessere Ergebnisse als kürzere Therapien, auch wenn Therapien mit weniger als 10 Stunden durchaus Erfolge erbringen können.

Zu der Frage, wie diese 30 Stunden verteilt werden sollten, gibt es bisher wenige Untersuchungen. Eine Studie von Abramowitz et al. (2003) zeigte bei unterschiedlichen Therapiedesigns in Form von täglichen therapeutischen Sitzungen über drei Wochen oder Sitzungen zweimal pro Woche über acht Wochen keine signifikanten Unterschiede bezüglich Zwangs- und Depressionssymptomatik im Therapieverlauf und in einem Follow-up nach drei Monaten.

In einer RCT-Studie wurde direkt Gruppen- und Einzeltherapie miteinander verglichen (Anderson und Rees 2007). Es zeigten sich keine signifikant erhöhten Effektstärken zugunsten der Einzeltherapien.

Im klinischen Alltag wird stationär ein Konzept mit Einzel- und Gruppentherapie verfolgt, so dass Expositionen und Reaktionsmanagment im Einzelkontakt mit einem Therapeuten sinnvoll durch KVT und Bearbeitung von Zwangsprotokollen und Motivationsanalysen im Gruppenprozess erfolgen können.

Im Kontakt mit Selbsthilfegruppen wird deutlich, wie hilfreich Kohäsionsprozesse für Patienten mit Zwangsstörungen sind, die oft viele Jahre heimlich ihre Zwänge ausgeführt haben und erkennen, damit nicht allein zu sein. Oft findet ein kritischer Prozess untereinander statt, Unterstützung bezüglich Expositionen und Motivation kann untereinander entwickelt werden. Auch ambulante Gruppen können hilfreich sein zur Rückfallprophylaxe und werden leider ebenfalls zu selten angeboten, obwohl neben dem günstigen therapeutischen Effekt auch eine gemeinsame Therapiestunde von z. B. acht Patienten stattfinden kann, so dass Behandlungsstunden vermindert und Wartelisten verringert werden können.

5.1.5 Verfahren zur Förderung kommunikativer Kompetenz

Verfahren zur Erprobung neuer Verhaltens- und Kommunikationsweisen u. a. zur Einschätzung eigener und fremder Kontaktverhaltensweisen können im Therapieverlauf der Patienten mit einer Zwangsstörung hilfreich sein. Darunter können soziales Kompetenztraining in Form von Rollenspielen in Gruppenbehandlung, Interaktionen in der Bewegungstherapie und Arbeit in z. T. non-verbalen Therapieformen wie der Ergotherapie neue Aspekte aufzeigen.

Im Austausch eines multiprofessionellen Teams (z. B. im Rahmen einer Oberarztvisite oder Teambesprechungen und -supervisionen) sollte neben der Beobachtung von den neuen Kompetenzen eines Patienten, die er erlangt und den Defiziten, die er vermutlich durch Vermeidungsverhalten zu umgehen versucht, auch betrachtet werden, in welchen Fällen der Patient bereits an seine Grenzen kommt. Erhöhtes Vermeidungsverhalten kann bereits Hinweise bieten, dass der Patient eine erneute Motivationsanalyse oder eine erhöhte positive Verstärkung durch die Therapeuten benötigt. Probleme mit Bezugspersonen können ebenfalls Hemmnisse im Therapieprozess darstellen. Dies gilt es therapeutisch zu bearbeiten, bevor eine Therapieresistenz angenommen wird.

5.1.6 Ambulante Therapien

Überwiegend finden ambulante KVT-Behandlungen in Praxen niedergelassener Psychotherapeuten statt oder in spezialisierten Institutsambulanzen. Wie auch beim stationären Setting, so besteht auch hier ein deutlicher Mangel an störungsorientierten Behandlungsplätzen. Zu erwähnen ist, dass im angloamerikanischen Raum das ambulante Setting in der Therapiepraxis und -forschung bei der Zwangsstörung weit überwiegt.

5.2 Interaktion mit biologischen Therapieverfahren

5.2.1 Pharmakotherapie

Eine Monotherapie mit Medikamenten ist zu empfehlen, wenn eine kognitive Verhaltenstherapie von dem Patienten abgelehnt wird beziehungsweise wenn durch die medikamentöse Therapie und damit verbundene Symptomreduktion die Bereitschaft zur kognitiven Verhaltenstherapie erhöht werden soll. Sie stellt außerdem eine Option dar, wenn sehr lange Wartezeiten für eine kognitive Verhaltenstherapie oder keine Psychotherapiemöglichkeiten bestehen.

In erster Linie sollten selektive Serotonin-Wiederaufnahmehemmer (SSRIs) eingesetzt werden (Escitalopram, Fluoxetin, Fluvoxamin, Paroxetin). Citalopram und Sertralin sind ähnlich wirksam, jedoch in Deutschland zur Behandlung von Zwangsstörungen nicht zugelassen. In einigen Studien zeigte sich eine Evidenz dafür, dass höhere Dosierungen von Citalopram, Escitalopram, Fluoxetin, Paroxetin und Sertralin wirksamer sind als niedrigere Dosierungen und zu relativ weniger Therapieabbrüchen führen, gegebenenfalls könnte dies an einer größeren Responserate liegen. Diese SSRIs sollten, Verträglichkeit vorausgesetzt, möglichst bis zur maximal zugelassenen therapeutischen Dosierung eingesetzt werden.

Clomipramin als trizyklisches Antidepressivum, das sich durch seine ausgeprägte Wiederaufnahmehemmung von Serotonin hervorhebt, ist vergleichbar wirksam wie SSRIs, soll jedoch aufgrund der trizyklikatypischen Nebenwirkungen und toxischen Wirkungen bei Überdosierung zur Behandlung von Patienten mit Zwangsstörungen nicht als erste Wahl zum Einsatz kommen (s. a. Kordon et al. 2011).

Bezüglich weiterer biologischer Verfahren steht die bilaterale tiefe Hirnstimulation im Bereich der Capsula interna/Nucleus accumbens trotz ihres noch experimentellen Status als ultima ratio bei schwerstbetroffenen therapierefraktären Patienten zur Verfügung, während die Elektrokonvulsionstherapie oder transkranielle Magnetstimulation sich nicht als hinreichend wirksam erwiesen haben.

Ein signifikanter Mehrwert einer psychotherapeutisch-pharmakologischen Kombinationsbehandlung ist für die Zwangsstörung nicht hinreichend belegt. Die Entscheidung für eine Kombinationsbehandlung muss somit individuell für den jeweiligen Patienten unter Berücksichtigung der Ausprägung, komorbider Störungen, somatischer, psychologischer und psychosozialer Faktoren getroffen werden (Kordon et al. 2011; Zurowski und Hohagen 2009).

Die Kombination von Pharmakotherapie und Verhaltenstherapie ist mehr als die simultane Anwendung zweier Behandlungsverfahren. Pharmako- und Psychotherapeut müssen eine Vielzahl wechselseitiger Interaktionen im therapeutischen Prozess berücksichtigen. Neben der Kenntnis dieser Wechselwirkungen sollte der Psychotherapeut über Grundkenntnisse in Pharmakotherapie, der mitbehandelnde Arzt über Grundkenntnisse in der angewandten Psychotherapiemethode verfügen. Weiterhin ist ein Konsens über die Kombinationsbehandlung anzustreben und Veränderungen in der jeweiligen Therapie sollten zwischen den Therapeuten abgestimmt werden. Der Patient sollte sowohl über die Psycho- als auch über die Pharmakotherapie gut informiert sein. Vielschichtige positive aber auch negative Effekte von Psychopharmaka auf die Verhaltenstherapie sind zu berücksichtigen. Hierzu gehören einerseits ein möglicher erleichterter Einstieg in eine expositionsorientierte KVT, andererseits eine mögliche passive Änderungserwartung auf Seiten von Patient und Therapeut sowie Fehlattribuierung von Therapieeffekten und Nebenwirkungen.

Literatur

Abramowitz JS, Schwartz SA, Moore KM et al. (2003) Obsessive-compulsive symptoms in pregnancy and the puerperium: a review of the literature. Journal of Anxiety Disorders 17:461–478.

Ambühl H (2005) Psychotherapie der Zwangsstörungen: Krankheitsmodelle und Therapiepraxis – störungsspezifisch und schulenübergreifend. Stuttgart: Thieme.

Anderson RA, Rees CS (2007) Group versus individual cognitive-behavioural treatment for obsessive-compulsive disorder: a controlled trial. Behav Res Ther 45:123–137.

Cordioli AV, Heldt E, Bochi DB, Margis R, de Sousa MB, Tonello JF, Manfro GG, Kapczinski F (2003) Cognitive-behavioral group therapy in obsessive-compulsive disorder: a randomized clinical trial. Psychotherapy and Psychosomatics 72:211–216.

Diefenbach GJ, Abramowitz JS, Norberg MM, Tolin DF (2007) Changes in quality of life following cognitive-behavioral therapy for obsessive-compulsive disorder. Behav Res Ther 45:3060–3068.

Dollard J, Miller NE (1950) Personality and Psychotherapy and Analysis in Terms of Learning and Thinking and Culture. New York: McGraw-Hill Book Company.

Freeston MH, Rhéaume J, Ladouceur R (1996) Correcting faulty appraisals of obsessional thoughts. Behaviour Research and Therapy 34:433–446.

Freeston MH, Ladouceur R, Gagnon F, Thibodeau N, Rhéaume J, Letarte H, Bujold A (1997) Cognitive-behavioral treatment of obsessive thoughts: a controlled study. J Consult Clin Psychol 65:405–413.

Freud S (1907) Zwangshandlungen und Religionsausübungen. GW, Bd. VII.

Freud S (1909) Bemerkungen über einen Fall von Zwangsneurose (Rattenmann). GW, Bd. VII.

Frost RO, Steketee G (2002) Cognitive Approachs to Obsessions and Compulsions: Theory, Assessment and Treatment. Amsterdam: Elsevier.

Gava I, Barbui C, Aguglia E, et al. (2007) Psychological treatments versus treatment as usual for obsessive compulsive disorder (OCD). Cochrane Database Syst Rev Issue 2.

Gönner S, Leonhart R, Ecker W (2008) The Obsessive-Compulsive Inventory-Revised (OCI-R): Validation of the german Version in a sample of patients with OCD, anxiety disorders, and depressive disorders. J Anxiety Disord 22(4):734–749.

Goodman WK, Price LH, Rasmussen SH, et al. (1989) The Yale-Brown Obsessive-Compulsive Inventory Scale. I. Development, use, and reliability. Arch Gen Psychiatry 46:1006–1011.

Grabe HJ, Meyer C, Hapke U, Rumpf HJ, Freyberger HJ, Dilling H, John U (2000) Prevalence, quality of life and psychosocial function in obsessive-compulsive disorder and subclinical obsessive-compulsive disorder in northern germany. Eur Arch Psychiatry Clin Neurosci 250:262–268.

Grabe HJ, Meyer C, Hapke U, et al. (2001) Lifetime-comorbidity of obsessive-compulsive disorder and subclinical obsessive-compulsive disorder in northern Germany. Eur Arch Psychiatry Clin Neurosci 251:130–136.

Greenberg BD, Murphy DL (2005) Obsessive-compulsive disorder symptom dimensions show specific relationships to psychiatric comorbidity. Psychiatry Res 135:121–132.

Greist JH, Marks IM, Bier L, Kobak KA, Wenzel KW, Hirsch MJ, Mantle JM, Clary CM (2002) Behavior therapy for obsessive-compulsive disorder guided by a computer or by a clinian compared with relaxation as a control. J Clin Psychiatry 63:128–145.

Hand I (1992) Verhaltenstherapie der Zwangsstörungen: Therapieverfahren und Ergebnisse. In: Hand I, Goddman W, Evers U (Hrsg.) Zwangsstörungen. Neue Forschungsergebnisse. Duphar Med Communications. Vol. 5. Berlin Heidelberg: Springer.

Hasler G, LaSalle-Ricci VH, Ronquillo JG, Crawley SA, Cochran LW, Kazuba D,

Hauschildt M, Jelinek L, Randjbar S, Hottenrott B, Moritz S (2010) Generic and illness-specific quality of life in obsessive-compulsive disorder. Behav Cogn Psychother 38:417–436.

Hiller W, Zaudig M, Mombour W (1995) IDCL – Internationale Diagnosen Checklisten für Persönlichkeitsstörungen nach ICD-10. Bern: Huber.

Hofmann SG, Smits JA (2008) Cognitive-behavioral therapy for adult anxiety disorders: a meta-analysis of randomized placebo-controlled trials. J Clin Psychiatry 69:621–632.

Huppert JD, Simpson HB, Nissenson KJ, Liebowitz MR, Foa EB (2009) Quality of life and functional impairment in obsessive-compulsive disorder: a comparison of patients with and without comorbidity, patients in remission, and healthy controls. Depress Anxiety 26: 39–45.

Jacobi F, Wittchen HU, Hölting C, et al. (2004) Prevalence, comorbidity and correlates of mental disorders in the general population: Results from the German Health Interview and Examination Survey (GHS). Psychol Med J Res Psychiatry Allied Sci 34:597–611.

Janowitz D, Grabe HJ, Ruhrmann S, Ettelt S, Buhtz F, Hochrein A, Schulze-Rauschenbach S, Meyer K, Kraft S, Ferber C, Pukrop R, Freyberger HJ, Klosterkotter J, Falkai P, John U, Maier W, Wagner M (2009) Early onset of obsessive-compulsive disorder and associated comorbidity.Depress Anxiety 26:1012–1017.

Jonsson H, Hougaard E (2009) Group cognitive behavioural therapy for obsessive-compulsive disorder: a systematic review and meta-analysis. Acta Psychiatr Scand 119:98–106.

Kessler RC, Chiu WT, Demler O, Merikangas KR, Walters EE (2005) Prevalence, severity, and comorbidity of 12-month DSM-IV disorders in the National Comorbidity Survey Replication. Arch Gen Psychiatry 62:617–627.

Kordon A, Zurowski B, Wahl K, Hohagen F (2011) Evidence-based psychopharmacology and other somatic treatment approaches for obsessive-compulsive disorder: state of the art. Nervenarzt 82(3):319–324.

Külz AK, Lumpp A, Herbst N (2010a) Welche Funktionen erfüllen Zwangsstörungen? Ergebnisse einer deskriptiven Erhebung an stationären Patienten. Verhaltenstherapie 20:101–108.

Külz AK, Hassenpflug K, Riemann D, Linster HW, Dornberg M, Voderholzer U (2010b) Ambulante psychotherapeutische Versorgung. Psychother Psych Med 60:194–201.

Lakatos A (1994) Kognitiv-behaviorale Therapie von Zwangsstörungen. Prax Klin Verhaltensmed Rehabil 7:99–106.

Langner J, Laws M, Roper G, Zaudig M, Hauke W, Piesbergen C (2009) Predicting therapy outcome in patients with early and late obsessive-compulsive disorder (EOCD and LOCD). Behav Cogn Psychother 37:485–496.

Lindsay M, Crino R, Andrews G (1997) Controlled trial of exposure and response prevention in obsessive-compulsive disorder. Br J Psychiatry 171:135–139.

Lochner C, Mogotsi M, du Toit PL, Kaminer D, Niehaus DJ, Stein DJ (2003) Quality of life in anxiety disorders: a comparison of obsessive-compulsive disorder, social anxiety disorder, and panic disorder. Psychopathology 36:255–262.

Lochner C, Hemmings SM, Kinnear CJ, Moolman-Smook JC, Corfield VA, Knowles JA, Niehaus DJ, Stein DJ (2004) Gender in obsessive-compulsive disorder: clinical and genetic findings. Eur Neuropsychopharmacol 14:105–113.

Minichiello WE, Baer L, Jenike MA, Holland A (1990) Age of onset of major subtypes of obsessive-compulsive disorder. J Anxiety Disord 4:147–150.

Mowrer OH (1947) On the dual nature of learning: A reinterpretation of »conditioning« and »problem solving«. Harvard Educ Rev 17: 102–148.

National Collaborating Centre for Mental Health (NICE) (2006) Obsessive-compulsive disorder: Core interventions in the treatment of obsessive-compulsive disorder and body dysmorphic disorder. National Clinical Practice Guideline Number 31. Leicester: British Psychological Society und The Royal College of Psychiatrists.

Nestadt G, Samuels J, Riddle M, et al. (2000) A family study of obsessive-compulsive disorder. Arch Gen Psychiatry 57:358–363.

Oppen van PA, van Balkom J, Smit JH, Schuurmans J, van Dyck R, Emmelkamp PM (2010) Does the therapy manual or the therapist matter most in treatment of obsessive-compulsive disorder? A randomized controlled trial of exposure with response or ritual prevention in 118 patients. J Clin Psychiatry 71:1158–1167.

Quint H (1984) Der Zwang im Dienste der Selbsterhaltung. Psyche 8/84.

Rachman S, Marks I, Hodgson R (1973) The treatment of obsessive-compulsive neurotics by modeling and flooding in vivo. Behav Res Ther 11:463–471.

Rasmussen SA, Eisen JL (1990) Epidemiology of obsessive compulsive disorder. J Clin Psychiatry 51(Suppl):10–13.

Rasmussen SA, Eisen JL (1992) The epidemiology and clinical features of obsessive compulsive disorder. Psychiatr Clin North Am 15: 743–758.

Rector NA, Cassin SE, Richter MA (2009) Psychological treatment of obsessive-compulsive disorder in patients with major depression: A pilot randomized controlled trial. Can J Psychiatry 54:846–851.

Reinecker H (2009) Zwangshandlungen und Zwangsgedanken. Göttingen: Hogrefe.

Rosa-Alcázar AI, Sánchez-Meca J, Gómez-Conesa A, Marín-Martíne F (2008) Psychological treatment of obsessive – compulsive disorder: a meta-analysis. Clin Psychol Rev 28 (8):1310–1325.

Roth C, Siegl J, Aufdermauer N, Reinecker H (2004) Therapie von Angst- und Zwangspatienten in der verhaltenstherapeutischen Praxis. Verhaltentherapie 14:16–21.

Rufer M, Hand I, Alsleben H, et al. (2005) Long-term course and outcome of obsessive-compulsive patients after cognitive behavioral therapy in combination with either fluvoxamine or placebo: a 7-year follow-up of a randomized double-blind trial. Eur Arch Psychiatry Clin Neurosci 255(2):121–128.

Ruscio AM, Stein DJ, Chiu WT, Kessler RC (2010) The Epidemiology of Obsessive-Compulsive Disorder in the National Comorbidity Survey Replication Mol Psychiatry; 15(1):53–63.

Salkovskis PM, Westbrook D, Davis, J, Jeavons A, Gledhill A (1997) Effect of neutralizing on intrusive thoughts: An experiment investigating the etiology of obsessive-compulsive disorder. Behav Res Ther 35(3):211–219.

Skoog G, Skoog I (1999) A 40-year follow-up of patients with obsessive-compulsive disorder. Arch Gen Psychiatry 56:121–127.

Steiner J (1993) Orte des seelischen Rückzugs. Stuttgart.

Stengler-Wenzke K, Beck M, Holzinger A, Angermeyer MC (2004) Stigmatisierungserfahrungen von Patienten mit Zwangserkrankungen. Fortschritte in der Neurologie und Psychiatrie 72:7–13.

Stengler-Wenzke K, Angermeyer MC (2005) Inanspruchnahme professioneller Hilfe durch Patienten mit Zwangserkrankungen. Psychiatrische Praxis 32:195–201.

Stengler-Wenzke K, Kroll M, Riedel-Heller S, Matschinger H, Angermeyer MC (2007) Quality of life in obsessive-compulsive disorder: the different impact of obsessions and compulsions. Psychopathology 40:282–289.

Taylor S, Abramowitz JS, McKay D (2005) Are there interactions among dysfunctional beliefs in obsessive compulsive disorder? Cognitive Behaviour Therapy 34:89–98.

Twohig MP, Hayes SC, Plumb JC, et al. (2010) A randomized clinical trial of acceptance and commitment therapy versus progressive relaxation training for obsessive-compulsive disorder. J Consult Clin Psychol 78:705–716.

Torresan RC, Ramos-Cerqueira AT, de Mathis MA, Diniz JB, Ferrao YA, Miguel EC, Torres AR (2009) Sex differences in the phenotypic expression of obsessive-compulsive disorder: an exploratory study from Brazil. Compr Psychiatry 50:63–69.

Torres AR, Prince MJ, Bebbington PE, Bhugra DK, Brugha TS, Farrell M, Jenkins R, Lewis G, Meltzer H, Singleton N (2007) Treatment seeking by individuals with obsessive-compulsive disorder from the british psychiatric morbidity survey of 2000. Psychiatr Serv 58:977–982.

Wahl K, Kordon A, Külz AK et al. (2010) Obsessive-compulsive disorder is still an unrecognised disorder: A study on the recognition of OCD in psychiatric outpatients. Eur Psychiatry 25:374–377.

Weiss AP, Jenike MA (2000) Late-onset obsessive-compulsive disorder: a case series J Neuropsychiatry Clin Neurosci 12(2):265–268.

Wells A (2009) Metacognitive Therapy for Anxiety and Depression. New York: Guilford.

Wittchen H-U, Zaudig M, Fydrich T (1997) Strukturiertes Klinisches Interview für DSM-IV. Göttingen: Hogrefe.

Wittchen H-U, Nelson CB, Lachner G (1998) Prevalence of mental disorders and psychosocial impairments in adolescents and young adults. Psychol Med J Res Psychiatry Allied Sci 28:109–126.

Zurowski B, Hohagen F (2009) Verhaltenstherapie und Psychopharmaka. In: Margraf J, Schneider S (Hrsg.) Lehrbuch der Verhaltenstherapie. Bd. 1. Heidelberg: Springer.

Zurowski B, Hohagen F, Kordon A (2009) Neurobiologie der Zwangsstörung. Teil 1: Pathophysiologische und genetische Konzepte. Nervenheilkunde 28:625–630.

10 Borderline-Persönlichkeitsstörung

Sabine C. Herpertz und Burkhard Matzke

1 Lernziele

In diesem Kapitel werden die störungsspezifischen Behandlungsmethoden der Borderline-Persönlichkeitsstörung (BPS) vorgestellt, deren Wirksamkeit durch randomisiert kontrollierte Studien nachgewiesen wurde. Aktuell liegt eine solche Evidenzbasierung für die Übertragungsfokussierte Psychotherapie (TFP), die Mentalisierungs-basierte Therapie (MBT), die Schemafokussierte Therapie (SFT) und die Dialektisch Behaviorale Therapie (DBT) vor. Das Kapitel will einen Einblick in das Störungsbild der BPS und die verschiedenen ätiologischen Modelle sowie den daraus abgeleiteten Interventionstechniken vermitteln.

2 Störungsdefinition

2.1 Epidemiologie und Symptomatik

Adolph Stern verwendete den Begriff »Borderline« erstmals 1938 zur Beschreibung einer Gruppe von Patienten, die sich mit der psychoanalytischen Methode nicht ausreichend behandeln ließen und seiner Ansicht nach an der Grenze der Neurosen zu den Psychosen stand (Kind 2010). Herpertz und Saß (2010) beschreiben vier wesentliche Entwicklungsstränge der Borderline-Konzeptionen bis zur aktuellen Konzeptualisierung in den beiden gültigen Klassifikationssystemen: Die »Borderlinestörung« als subschizophrene Störung, als subaffektive Störung, als Impulskontrollstörung bzw. als Posttraumatische Belastungsstörung. In dem aktuellen Klassifikationssystem DSM-IV-TR (Saß 2003) ist die Borderline-Persönlichkeitsstörung (BPS) auf der Merkmalsebene durch die vier Bereiche affektive Instabilität, Impulsivität, Identitätsstörung und dissoziative Symptome charakterisiert.

Die *Merkmale der affektiven Instabilität* zeigen sich in einer hohen Sensibilität gegenüber niederschwelligen Reizen, einer hohen Affektintensität, schnellen Affektwechseln und einem langsamen Abklingen des affektiven Erregungsniveaus (Kriterium 6). Dabei steht die affektive Instabilität häufig im interpersonellen Kontext (Kriterium 2) mit einer erfahrenen bzw. angenommenen Zurückweisung und einem befürchteten Verlassenwerden (Kriterium 1) (Herpertz und Saß 2010).

Die *Merkmale der Impulsivität* zeigen bei der BPS über die Lebenszeit variierende Formen, die überwiegend einen selbstschädigenden aber auch fremdschädigenden Ausdruck annehmen können. Häufig vorkommende impulsive Verhaltensmuster sind Selbstverletzungen, Suiziddrohungen (Kriterium 5), bulimisches Essverhalten, Drogen und Alkoholexzesse, Wutausbrüche mit Gerichtetheit gegen Gegenstände aber auch gegen andere Personen (Kriterium 4). Menschen mit einer BPS versuchen dabei, die Impulse zu unterdrücken, ohne jedoch über die notwendigen Fertigkeiten der Selbstregulation zu verfügen, was zu abrupten und für das Umfeld kaum nachvollziehbaren bzw. abschätzbaren affektgeladenen Verhaltensdurchbrüchen führt (Kriterium 8) (Herpertz und Saß 2010). Bedeutsam ist, dass es durch die abrupte Affektabfuhr etwa bei Ärger oder aber des Anspannungsabbaus vor allem bei selbstverletzendem Verhalten zu einer Habituierung des Verhaltensmusters im Sinne eines operanten Lernens kommt.

Die *Merkmale der Identitätsstörung* der BPS greifen das Konzept der »Borderline-Persönlichkeitsorganisation« von Kernberg mit seinen Merkmalen der Identitätsdiffusion und Ich-Strukturschwäche (Kernberg 2006) auf. Es bestehen eine Instabilität des Selbstbildes und der Selbstwahrnehmung, eine Unsicherheit über eigene Präferenzen einschließlich sexueller Präferenzen, welche ihren Ausdruck u. a. in einer unsicheren Zukunftsorientierung und Lebensplanung mit Ausbildungsabbrüchen, häufig wechselnden Partnerschaften, häufigen Anstellungswechseln etc. finden kann (Kriterium 3 und 7).

Die *Merkmale der pseudopsychotischen Phänomene und dissoziativer Symptome* sind häufig in einem affektiv hoch aufgeladenen Kontext eingebunden, gehen mit subjektiv hohem Anspannungserleben einher und weisen inhaltliche Bezüge zu nahestehenden Personen bzw. konflikthaften Beziehungen auf. Zudem werden halluzinatorische Erlebensweisen von den Betroffenen zumeist als abnorm erkannt und sind von kurzer Dauer (Kriterium 9).

Im Unterschied zur DSM-IV stellt die ICD-10 die Impulsivität als Kern der diagnostischen Kriterien heraus. Paranoide und dissoziative Phänomene werden nicht als Kriterien aufgeführt. Auch die DSM-IV-Kriterien des chronischen Gefühls innerer Leere und die im klinischen Alltag charakteristischen Verlassenheitsängste finden sich in der ICD-10 nicht.

Die *Prävalenzraten* der BPS variieren je nach Stichprobe zwischen beispielsweise 0,7 % für die norwegische, 1,8 % für die US-amerikanische Bevölkerung (Lieb et al. 2004) und in der Greifswalder Familienstudie für die deutsche Gruppe der Elternstichprobe 0,7 % (Barnow et al. 2010). Grant und Kollegen geben in ihrer Längsschnittuntersuchung an einer US-amerikanischen Stichprobe eine Lebenszeitprävalenz von 6 % an (Grant et al. 2008). Die BPS zeigt keine eindeutigen Geschlechtsunterschiede in der Allgemeinpopulation, wohl aber in klinischen Stichproben zugunsten des weiblichen Geschlechts.

Die BPS weist eine hohe *klinische Prävalenzrate* im Vergleich zur epidemiologischen Prävalenzrate auf. Danach machen BPS-Patienten 20 % der stationären und 10 % der ambulanten Patienten aus. Sie gehören zu der Gruppe von Patienten, die in besonderem Maße die Notfallversorgung in Anspruch nehmen (O'Donohue et al. 2007). Die *Suizidraten* liegen z. B. für den US-amerikanischen Raum zwischen 3 – 9 % der BPS-Erkrankten (O'Donohue et al. 2007). Zanarini und Kollegen fanden in ihrer prospektiven Langzeituntersuchung (»McLean Study of Adult Development«, MSAD) im 10-Jahres-»Follow up« eine Suizidrate von 3,8 % (Zanarini und Hörz 2010a).

Im *Langzeitverlauf* ergaben sich in der »McLean Study of Adult Development« Remissionsraten von 35 % nach zwei Jahren, 50 % nach vier Jahren und 69 % nach sechs Jahren (O'Donohue et al. 2007; Zanarini und Hörz 2010a). Gunderson und

Kollegen (2011) fanden über den Zeitraum von zehn Jahren eine zu den Voruntersuchungen vergleichbar hohe Remissionsrate von 35 % und eine niedrige Rückfallrate von 12 %. BPS-Patienten zeigten zwar über die Zeit eine Verbesserung des psychosozialen Funktionsniveaus, hoben sich mit einem insgesamt niedrigeren psychosozialen Funktionsniveau jedoch deutlich von den klinischen Vergleichsgruppen einer Cluster C-Persönlichkeitsstörung und einer Major Depression ab. Bezieht man das psychosoziale Funktionsniveau neben der Symptomremission über einen Zeitraum von zwei Jahren als Kriterium der Gesundung mit ein, so ergibt sich ein nüchternes Bild. Zanarini und Kollegen berichteten in ihrer Untersuchung bei Anwendung der genannten Kriterien, dass 50 % der BPS-Patienten eine Gesundung im Verlauf von zehn Jahren erreichen, von denen 34 % im Weiteren wieder eine Zunahme der BPS-Symptomatik erfahren (Zanarini et al. 2010b).

Menschen mit einer BPS weisen hohe *Komorbiditätsraten* über die Lebenszeit auf. So finden sich bei gewissen Unterschieden zwischen den Studien komorbid bei 75 % und mehr eine affektive Erkrankung, bei ca. 66 % eine Störung durch Substanzkonsum, bei 75 – 90 % eine Angsterkrankung (v. a. soziale Phobie), bei 40 – 50 % eine PTBS, bei 10 % eine somatoforme Störung sowie bei 50 % eine Essstörung (Zanarini et al. 1998a; Grant et al. 2008). Die Komorbiditätsrate zeigte dabei einen Zusammenhang mit dem Remissionsgrad der BPS-Symptomatik. Zanarini und Kollegen (1998a) konnten aufzeigen, dass nicht allein affektive Störungen und PTBS den Verlauf der BPS beeinflussen, sondern Störungen durch Substanzkonsum die Remission der BPS am stärksten negativ prädizierten.

Neben den Achse-I-Störungen finden sich bei Menschen mit BPS auch häufig komorbide Achse-II-Störungen. Je nach Stichproben waren die häufigsten komorbiden Persönlichkeitsstörungen eine Abhängige, Selbstunsicherere und Paranoide (Zanarini et al. 1998b), eine Narzisstische, Selbstunsichere und Paranoide (Grant et al. 2008) bzw. eine Selbstunsichere, Paranoide und Abhängige Persönlichkeitsstörung (Barnow et al. 2007).

2.2 Diagnostik

Beim klinischen Verdacht auf eine BPS wird die Durchführung eines halbstrukturierten klinischen Interviews wie das International Personality Disorder Examination (IPDE) oder das Strukturierte Klinische Interview zur Diagnostik von Persönlichkeitsstörungen (SKID-II) empfohlen. Dimensionale Persönlichkeitsfaktoren, die ergänzend zur kategorialen Diagnostik zu erheben sind, können auf der Grundlage von Selbstbeurteilungsinstrumenten reliabel und valide beschrieben werden.

Die BPS wird nach Empfehlung der S2-Leitlinien Persönlichkeitsstörung (Herpertz et al. 2008) ab dem 14. Lebensjahr mit ausreichender Sicherheit gestellt. Bei der adoleszenten Altersgruppe ist in besonderer Weise darauf zu achten, dass dysfunktionale Persönlichkeitszüge stabil seit der Kindheit oder frühen Jugend situationsübergreifend aufgetreten sind.

Zur Schweregradbeurteilung steht eine DSM-basierte Fremdrating-Skala (ZAN-SCALE) (Zanarini et al. 2003) zur Verfügung, die den internationalen Standard darstellt. Arntz und Mitarbeiter entwickelten den »Borderline Personality Disorder Severity Index« (BPDSI; Arntz et al. 2003) und Bohus und Mitarbeiter die Borderline-Symptom-Liste (BSL; Bohus et al. 2001) als 90-Item-Selbstrating-Instrument und als 25-Item-Kurzversion. Diese Skalen eignen sich auch für Veränderungsmessungen.

3 Störungs- und Therapiekonzepte

3.1 Ätiologische Modelle

3.1.1 Übertragungsfokussierte Psychotherapie (TFP)

Die Übertragungsfokussierte Psychotherapie (TFP, Transference-focused Psychotherapy) geht in ihrem ätiologischen Modell davon aus, dass es aufgrund von Erfahrungen des Missbrauchs und der Vernachlässigung in der Kindheit bzw. aufgrund unsicheren Bindungsverhaltens der Bezugspersonen verbunden mit individuellen prädisponierenden Faktoren in Form des Temperaments zur Entwicklungsstörung der Selbst-Objekt-Kohährenz und der Mentalisierungsfähigkeit kommt. Dies mündet in dem Merkmal der Identitätsdiffusion bei Menschen mit einer BPS. Das Selbst wird als fragmentiert, diffus und widersprüchlich erlebt. Es gibt ein eingeschränktes Kontinuitätsempfinden im Selbst-/Fremderleben, was sich u. a. etwa in dem Erleben des anderen als idealisierten Retter oder aber Verfolger zeigt. Menschen mit einer BPS sind nur eingeschränkt in der Lage, innere Zustände bei sich selbst und bei anderen kohärent zu erfassen. Aufgrund des inkohärenten Selbstgefühls kommt es zu Wahrnehmungsverzerrungen und Fehlinterpretationen, die von intensiven Affekten begleitet werden und interpersonell zu problematischen Ausdrucksformen führen. Dabei stellen die interpersonellen Ausdrucksformen den Versuch des Patienten dar, die intensiven Affekte und inkohärenten Repräsentanzen durch primitive Abwehrmechanismen des Ausagierens und der Projektion zu bewältigen (Clarkin et al. 2008).

3.1.2 Mentalisierungsbasierte Therapie der Borderline-Persönlichkeitsstörung (MBT)

Die Mentalisierungsbasierte Therapie der Borderline-Persönlichkeitsstörung (MBT) geht davon aus, dass die Störung der Mentalisierungsfähigkeit eine grundlegende Bedingung für die Entwicklung und Aufrechterhaltung der Psychopathologie bei Menschen mit einer BPS darstellt. Die BPS wird als eine Störung des Selbst aufgrund einer gestörten Entwicklung im Rahmen früher Beziehungserfahrungen verstanden. Die Psychopathologie der BPS ist als Folge einer Mentalisierungshemmung verstehbar, die sich besonders in Beziehungskontexten zeigt. Die gestörte Mentalisierungsfähigkeit behindert die kohärente Verbindung von mentalen Repräsentanzen und ihren zugehörigen Gefühlen, was zu einer »Verwirrung« einhergehend mit intensiven Gefühlsdurchbrüchen führt. Implizites bzw. automatisches Mentalisieren basiert in starkem Maße auf lerngeschichtlichen Prägungen und Erfahrungen und erlaubt eine schnelle Bildung mentaler Repräsentanzen. Demgegenüber stellt das explizite bzw. kontrollierte Mentalisieren einen bewussten Prozess dar, der Aufmerksamkeit, Anstrengung und Zeit erfordert, was zentraler Gegenstand der MBT ist (Bateman und Fonagy 2008).

3.1.3 Schemafokussierte Therapie (SFT)

Die Schemafokussierte Therapie (SFT), oft auch kurz Schematherapie genannt, geht davon aus, dass bei Menschen mit einer Persönlichkeitsstörung handlungs- und erlebensbestimmende Schemata in der Gegenwart keine adaptiven Funktionen zur Befriedigung von Kernbedürfnissen mehr ermöglichen, sondern maladaptiv sind

(Young et al. 2005). Die Ausbildung maladaptiver Schemata geht auf traumatisierende und invalidierende Entwicklungsbedingungen in der kindlichen Entwicklung zurück, die eine konstante Befriedigung zentraler kindlicher Bedürfnisse verhinderten. Dabei werden neben traumatisierenden Erfahrungen und emotionaler Vernachlässigung auch ein übermäßiges Verwöhnen als die kindliche Entwicklung beeinträchtigende Bedingungen verstanden. Die lernbiographische Entwicklung von Menschen mit einer BPS ist durch eine unsichere, emotional vernachlässigende, hart strafende und missbrauchende Umwelt geprägt worden. Dies behinderte die Entwicklung eines gesunden und integrierten Selbst. Stattdessen zeigen Menschen mit einer BPS eine Fragmentierung bzw. Desintegration verschiedener Selbstanteile, die sich in dem Modus des verlassenen bzw. missbrauchten Kindes, dem Modus des ärgerlichen bzw. impulsiven Kindes, dem Modus des strafenden Elternteils und dem Modus des distanzierten Beschützers zeigen (Roediger 2009; Arntz et al. 2010).

3.1.4 Dialektisch Behaviorale Therapie (DBT)

Die Dialektisch Behaviorale Therapie der BPS (DBT) basiert auf einer multifaktoriellen neurobehavioralen Theorie der BPS, die davon ausgeht, dass sich diese infolge prädisponierender biologischer Faktoren – die ihren Ausdruck in einer emotionalen Vulnerabilität finden – und traumatisierenden Umweltfaktoren während der Entwicklung in Form von Missbrauch, Gewalterfahrungen, Invalidierung und Vernachlässigung entwickelt (Linehan 1996). Vor diesem Hintergrund entstehen schädliche Verhaltensautomatismen, z. B. Selbstverletzungen. Die Aufgabe des Therapeuten ist es, eine Balance zwischen Strategien des Verstehens und Wertschätzens eines Problems und dessen Veränderung zu

finden. Diese dialektische Strategie bildet die Grundlage für die Bezeichnung Dialektisch-Behaviorale Therapie.

3.2 Untersuchungsinstrumente zur Erfassung psychopathologischer Merkmale und methodenspezifischer Konstrukte

Neben den o. g. Fragebögen zur Erfassung der Schweregradausprägung der BPS, ist ggf. der Einsatz von Instrumenten zur Erfassung markanter psychopathologischer Merkmale wie etwa Depressivität, Ärger, Impulsivität und Dissoziation sinnvoll. Zur Erfassung der *Depressivität* eignet sich der Einsatz des »Beck-Depressions-Inventar« (BDI) (Beck et al. 1995). Das Merkmal *Impulsivität* lässt sich durch die »Barratt Impulsiveness Scale« Version 11 (BIS-11) in der deutschen Übersetzung und Validierung von Preuss und Mitarbeitern (Preuss et al. 2008) einsetzen. Das »State-Trait-Ärgerausdrucks-Inventar« (STAXI) erlaubt eine differenzierte Beschreibung von Teilaspekten der Prozessierung der Emotion *Ärger* (Schwenkmezger et al. 1992). Eine besondere Bedeutung nehmen *dissoziative Phänomene* ein, die mit dem »Fragebogen für dissoziative Symptome« (FDS-44) erfasst werden können (Spitzer et al. 1998). Darüber hinaus eignet er sich auch zur Veränderungsmessung. Zur Erfassung der *Persönlichkeitsstruktur* wird in den psychodynamisch ausgerichteten Methoden die »Operationalisierte Psychodynamische Diagnostik« (OPD) eingesetzt. Die OPD gliedert sich in die fünf Achsen Krankheitserleben und Behandlungsvoraussetzungen, Beziehung, Konflikt, Struktur, Psychische und Psychosomatische Störungen (Arbeitskreis OPD 2006). Zur Erfassung der Strukturachse wurde jüngst der OPD-Strukturfragebogen von Grande und Kollegen entwickelt und evaluiert (Ehrenthal et al.

2012; Doering 2010). Da die BPS häufig mit traumatisierenden Erfahrungen in der Entwicklung einhergeht und diese Einfluss auf den Behandlungsplanung nehmen, stellt die Erfassung von *Traumata bzw. Traumafolgestörungen* eine wichtige diagnostische Ergänzung dar. Hier steht die validierte deutsche Version des »Childhood Trauma Questionnaire« (Wingenfeld et al. 2011, 2010) zur Verfügung. Zur Abbildung der *schwerwiegenden Störungen der Verhaltenskontrolle* eignet sich das »Suicide Attempt Self Injury Interview« (Linehan et al. 2006a), das in einer deutschen Übersetzung als »Interview zu schwerwiegenden Störungen der

Verhaltenskontrolle« (Bohus und Borgmann 2009) vorliegt und online verfügbar ist. Zur Bestimmung der *dominanten Schemata* wird in der SFT das »Schema Mode Inventory« (Young et al. 2009) eingesetzt, welches in der deutschen Version validiert vorliegt (Harris 2010). Für die Erfassung der *Mentalisierungsfähigkeit* im Sinne des »Reflective Functioning« entwickelten Fonagy und Kollegen die »Reflective Functioning Scale«, die auf dem »Attachement Adult Interview« basiert (Fonagy und Target 1997; Fonagy et al. 1998) und in einer deutschen und validierten Übersetzung vorliegt (Koch 2010).

4 Psychotherapie: Techniken, Methoden und Verfahren

4.1 Schematischer Überblick

▶ **Abb. 10.1** auf Seite 263

4.2 Empirische Evaluation der Methoden

Für die TFP liegen zwei randomisiert kontrollierte Studien vor, die die Wirksamkeit in der ambulanten Behandlung einer BPS nachgewiesen haben (Clarkin et al. 2007; Döring et al. 2010). In diesen Untersuchungen wurden die BPS-Patienten der Vergleichsgruppen mit einer konventionellen Psychotherapie durch erfahrene Therapeuten (Döring et al. 2010) bzw. mit der DBT und der supportiven Therapie nach Rockland (Clarkin et al. 2007) behandelt. Die Autoren berichteten über höhere Effekte der TFP gegenüber der DBT auf Ärger, Aggressivität und Gereiztheit. Die MBT konnte in einer randomisiert kontrollierten Studie im teilstationären Setting im Vergleich mit einer »treatment as usual«-Kontrollgruppe (Bateman und Fo-

nagy 1999) sowie einer weiteren randomisiert kontrollierten Studie im ambulanten Setting mit einer Kontrollgruppe, die ein intensiviertes klinisches Management erhielt (Bateman und Fonagy 2009), ihre Wirksamkeit belegen. Die SFT der BPS wurde in zwei randomisiert kontrollierten Studien im ambulanten Behandlungssetting untersucht. Dabei handelte es sich in der ersten Untersuchung um eine dreijährige Einzeltherapie (Giesen-Bloo et al. 2006), die mit der TFP Behandlungsgruppe verglichen wurde. Im Vergleich zur TFP-Gruppe zeigten Patientinnen[1] der SFT-Gruppe u. a. weniger Therapieabbrüche, weniger parasuizidales Verhalten, eine höhere Lebensqualität und eine höhere

---

1 Aus Gründen der besseren Lesbarkeit wird in diesem Kapitel, wenn grundsätzlich beide Geschlechter gemeint sind, auf die Verwendung weiblicher und männlicher Sprachformen verzichtet und ausschließlich die weibliche Form aufgrund des Überwiegens des weiblichen Geschlechts in klinischen Populationen gewählt. Sämtliche Personenbezeichnungen gelten gleichwohl für beiderlei Geschlecht.

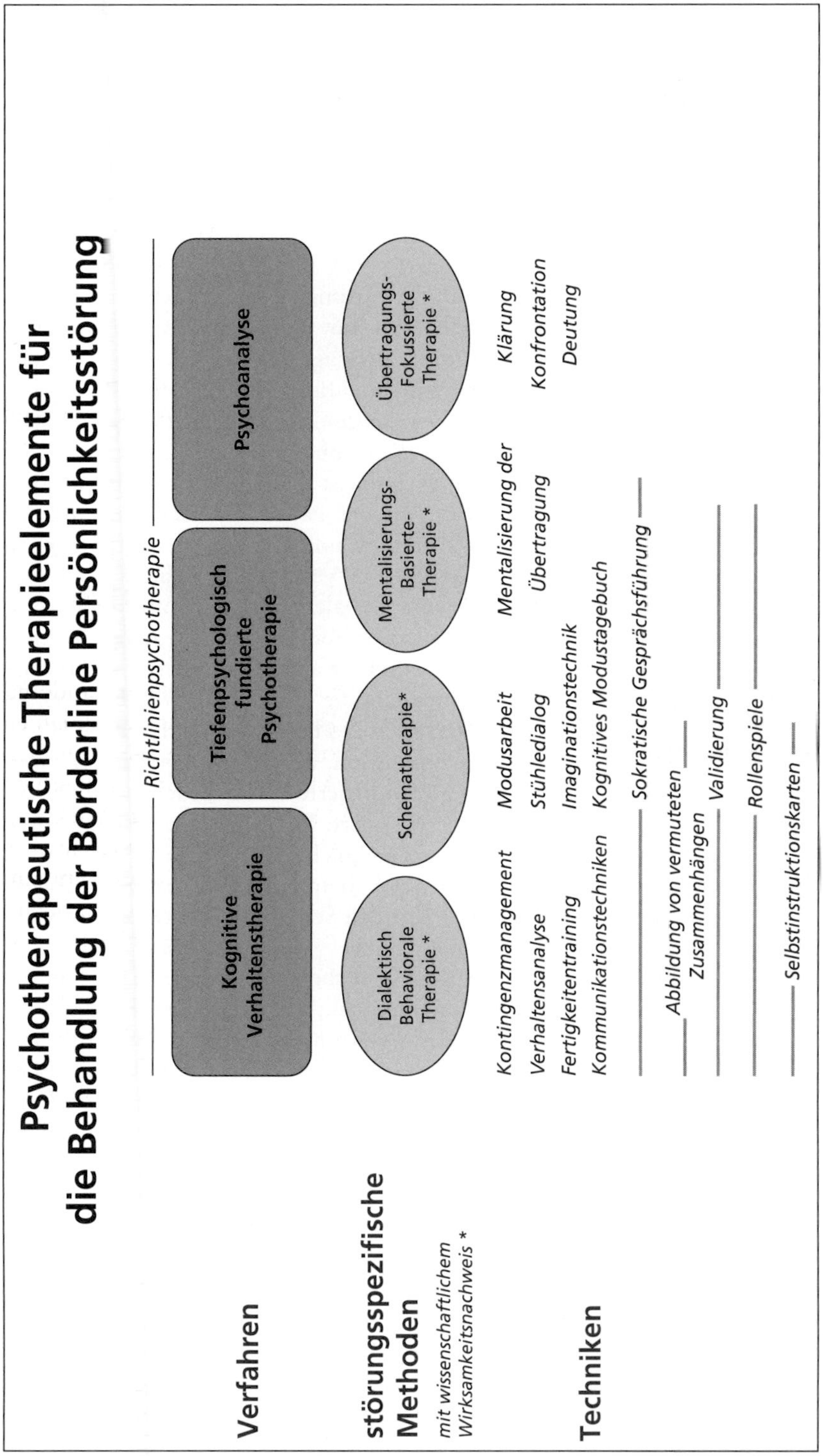

Psychotherapeutische Therapieelemente für die Behandlung der Borderline Persönlichkeitsstörung

Verfahren

Richtlinienpsychotherapie

| Kognitive Verhaltenstherapie | Tiefenpsychologisch fundierte Psychotherapie | Psychoanalyse |

störungsspezifische Methoden
*mit wissenschaftlichem Wirksamkeitsnachweis **

Dialektisch Behaviorale Therapie *

Schematherapie*

Mentalisierungs-Basierte-Therapie *

Übertragungs-Fokussierte Therapie *

Techniken

Kontingenzmanagement
Verhaltensanalyse
Fertigkeitentraining
Kommunikationstechniken

Modusarbeit
Stühledialog
Imaginationstechnik
Kognitives Modustagebuch

Mentalisierung der
Übertragung

Klärung
Konfrontation
Deutung

──── Sokratische Gesprächsführung ────

──── Abbildung von vermuteten
Zusammenhängen ──── Validierung ────

──── Rollenspiele ────

──── Selbstinstruktionskarten ────

Abb. 10.1: Schematische Einordnung der Therapieelemente für die Borderline Persönlichkeitsstörung

263

Kosteneffektivität (Giesen-Bloo et al. 2006; van Asselt et al. 2008). Für die DBT liegen mittlerweile die meisten randomisiert kontrollierten Untersuchungen vor. Diese Untersuchungen wurden überwiegend im ambulanten Setting mit einer »treatment as usual«-Vergleichsgruppe durchgeführt und zeigten für die DBT-Gruppe u. a. hinsichtlich selbstverletzendem Verhalten, Suizidalität, Impulsivität und sozialem Funktionsniveau eine stärker ausgeprägte Veränderung als in der Kontrollgruppe (Linehan et al. 1991; Koons et al. 2001; van den Bosch et al. 2005). Weiterhin zeigte sich bei der BPS-Behandlung mit Hilfe der DBT eine deutliche Reduktion der stationären Behandlungstage (Linehan et al. 1991; Turner 2000; Koons et al. 2000; Linehan et al. 2006b).

In Abschnitt 5.1 finden sich weitere Daten aus Wirksamkeitsstudien, differenziert nach den jeweiligen Behandlungssettings.

4.3 Störungsspezifisch anwendbare Techniken

4.3.1 Deutungsprozess

Die TFP nutzt die therapeutische Beziehung unter Wahrung der therapeutischen Neutralität, um relevante Objektbeziehungsdyaden mittels des Deutungsprozesses zu bearbeiten (Clarkin et al. 2008). Dabei ist es das Ziel, den Patienten zunehmend zu befähigen, affektive Reaktionen dahingehend näher zu bestimmen, ob sie einen unmittelbaren Bezug zur Realität aufweisen oder aber auf dominante Objektrepräsentanzen wie etwa Verfolger, Opfer etc. beruhen. Dies bedeutet, dass es zunächst zu einer Reaktivierung der abgespaltenen bzw. projezierten Objektbeziehungen kommt, welche mit intensiven Affekten einhergehen. Anhand der reaktivierten Objektbeziehungen bzw. Selbst-Objektdyaden, kann mittels des Deutungsprozesses die Integration in ein differenziertes Identitäts- bzw. Selbstempfinden angestoßen

werden. Von zentraler Bedeutung ist in dem Deutungsprozess die Neutralität des Therapeuten, damit dieser nicht in die interaktionellen Muster des Patienten verstrickt wird. Vielmehr besteht die Aufgabe des Therapeuten in der Einnahme einer Beobachterposition, die eine Begleitung des Deutungsprozesses erst möglich macht. D. h. der Therapeut reagiert nicht unmittelbar auf die Affekte und Erwartungen des Patienten, sondern reflektiert mit dem Patienten über diese. Damit untersagt sich der Therapeut jegliche Parteinahme für oder gegen den Patienten.

Der *Deutungsprozess* gliedert sich in Klärung, Konfrontation und Deutung. »*Klärung*« umfasst die kognitive Reflexion dessen, was der Patient bei sich und anderen wahrnimmt und wie dies zu seinen eigenen Gefühlen in Verbindung steht. Hierzu werden mit verbalem Diskurs, nonverbale Kommunikation und Gegenübertragungsreaktionen drei Kanäle genutzt. »Klärung« ermöglicht die Entwicklung der kohärenten Narration des bei sich augenblicklich Wahrgenommenen. In der »*Konfrontation*« werden identifizierte Widersprüche vom Patienten reflektiert. Der Therapeut benennt bzw. befragt mögliche Widersprüche des Verhaltens des Patienten. Die »*Deutung*« schließlich legt den Schwerpunkt auf die Entwicklung eines Verständnisses für den augenblicklichen Affekt und stellt den Bezug zu dem Objekt her. Bedeutsam ist, dass sich dieser Bezug nicht auf Ereignisse der Vergangenheit, sondern auf intrapsychische Strukturen des Patienten bezieht. Die Deutung vollzieht sich immer im Hier und Jetzt an den augenblicklichen Gefühlen und dem aktuellen Verhalten des Patienten, welches in Bezug zu den identifizierten dominanten Selbst- Objektrepräsentanzen gesetzt wird. In der »Deutung« werden zudem mögliche intrapsychische Konflikte zu anderen Affekten bzw. Repräsentanzen aufgedeckt.

Der Deutungsprozess ermöglicht es dem Patienten, die Motive zu identifizieren und zu klären, welche hinter den Gefühlen bzw.

den Verhaltensweisen liegen. Durch die Entwicklung bzw. Integration der kognitiven Repräsentanzen werden Gefühle »verstehbar« und für den Patienten zunehmend weniger leidvoll, da widersprüchlich erscheinende Selbst- und Objektwahrnehmungen integriert werden können.

4.3.2 Mentalisieren der Übertragung

Die MBT nutzt wie die TFP Übertragungsphänomene der unmittelbaren Patient-Therapeut-Beziehung zur Beförderung des Mentalisierungsprozesses (Bateman und Fonagy 2008). Anders als bei der TFP stellt sich der Therapeut jedoch als Modell und unmittelbarer Interaktionspartner im Rahmen der therapeutischen Beziehung zur Verfügung und lässt sich auch in Frage stellen. Der Therapeut achtet dabei darauf, eigene Mentalisierungen dem Patienten nicht als Erkenntnis oder Ratschlag zur Verfügung zu

stellen, sondern eben als ein mögliches Modell. Andernfalls würde dies den Mentalisierungsprozess des Patienten hemmen und eine Scheinkompetenz oder aber eine Abhängigkeit bei dem Patienten bewirken. Die Bereitstellung von Mentalisierungen des Therapeuten als Modell für den Patienten ist daher an bestimmte Techniken gebunden, um der o. g. Gefahr entgegenzuwirken: sokratischer Dialog, alternative Möglichkeiten laut vor sich hin Sprechend, Entwerfen bzw. lautes Abwägen, Benennung eigener Gefühle etc. Dies bedeutet, dass der Therapeut im Besonderen Maße authentisch in der therapeutischen Beziehung sein muss. Andererseits hat er die Verantwortung, darauf zu achten, dass die ausgewählten Interventionen zur Förderung des Mentalisierungsprozesses beim Patienten nicht zu einer Überforderung führen. D. h. die Komplexität der Intervention sollte sich reziprok zum Maß des emotionalen Arousals des Patienten verhalten.

Vertiefung

Es ist zu beachten, dass der Therapeut für die Anregung des Mentalisierens von aktuellen Übertragungsphänomenen beim Patienten sich zunächst zu diesen positioniert bzw. diese validiert, bevor er gemeinsam mit dem Patienten in die Exploration geht.

Beispiel:
P: Sie sind ärgerlich auf mich.
T: Ich nehme tatsächlich gerade Ärger bei mir wahr, weil ich mit meinen Gedanken gerade abgeschweift bin und an den Stau von heute Morgen gedacht habe. ... Das zeigt mir, wie gut es Ihnen gelingt, Ärger bei anderen wahrzunehmen. Was hat Sie an meinem Verhalten veranlasst zu vermuten, dass ich ärgerlich bin?

Erst durch die authentische Selbstoffenbarung des Therapeuten und Validierung des Patienten kann der Fokus auf die nähere Exploration der Übertragung gelegt werden.
   Das Mentalisieren von Übertragungen vollzieht sich in folgenden Schritten:

1. Validierung des Übertragungsgefühls
2. Exploration des Gefühls, der Gedanken, der Handlungsimpulse, des auslösenden Ereignisses etc. Dabei nimmt der Therapeut eine naive, nicht wissende sowie interessiert und fragende Grundhaltung ein. Agierendes Verhalten des Patienten wird als im Augenblick unverständliche, zu untersuchende Willenshandlung des Patienten ange-

sehen, die in einer Handlungsunfähigkeit mündet und nicht primär als eine bei dem Patienten liegende »Verzerrung«.

3. Der Therapeut hinterfragt sich und teilt mit, inwieweit sein Verhalten eine Entsprechung in der Übertragung zulässt. Damit ist der Therapeut Modell für den Patienten u. a. dafür, dass man auch für unwillentliches Verhalten Verantwortung übernehmen kann.

4. Gemeinsam mit dem Patienten werden alternative Perspektiven erarbeitet. Auch hier ist zu beachten, die möglichen Alternativen nicht vorzugeben, sondern diese mit dem Patienten gemeinsam in einem geleiteten Entdecken zu entwickeln.

5. Ggf. präsentiert der Therapeut mögliche Perspektiven und macht diese zum Gegenstand eines gemeinsamen Diskurses mit dem Patienten.

Während dieses Prozesses liegt es in der Verantwortung des Therapeuten, die Reaktionen des Patienten sowie die eigenen Reaktionen zu beobachten und ggf. in den Diskurs einzuführen.

4.3.3 Technik der Modusarbeit

Ausgehend von dem Modusmodell der SFT ergibt sich bei Menschen mit einer BPS die Möglichkeit einer differenzierten Vorgehensweise, die auf den jeweilig dominanten Modus ausgerichtet ist und dessen Integration in den Modus des gesunden Erwachsenen zum Ziel hat. Bei der Behandlung ist von zentraler Bedeutung, jene Schemata und Modi zu identifizieren, die durch ihre Dominanz die Befriedigung der Kernbedürfnisse behindern. So führt die Dominanz des »impulsiven Kindes« mit dem Ausdruck Ärger gegen andere dazu, dass die Bedürfnisse des »missbrauchten Kindes« (Anerkennung, Sicherheit, Versorgung etc.) weiterhin frustriert werden.

Der »Modus des verlassenen und missbrauchten Kindes« ist durch die vorherrschenden Gefühle von Selbstunsicherheit, Angst, Traurigkeit, Einsamkeit und Hilflosigkeit geprägt. Es besteht ein starkes Bedürfnis nach Schutz, Versorgung, Sicherheit und Kontakt. Die therapeutischen Interventionen im Umgang mit diesem Modus sind allgemein geprägt durch die fürsorgliche

Beziehungsgestaltung mit einer stellvertretenden begrenzten Nachbeelterung. Es wird davon ausgegangen, dass Menschen mit einer BPS erst im Rahmen einer begrenzten Nachbeelterung in der therapeutischen Beziehung in die Lage versetzt werden, im Weiteren diese Aufgabe im Modus des gesunden Erwachsenen selbst für sich wahrzunehmen. Der »Modus des ärgerlichen und impulsiven Kindes« repräsentiert den Anteil des Patienten, der ärgerlich bzw. zornig darüber ist, dass die Kernbedürfnisse nicht erfüllt werden. Die vorherrschenden Gefühle sind Ärger nach außen, Wut und Zorn. Aktiviert wird dieser Modus häufig durch tatsächliche oder vorgestellte Zurückweisungen. Dabei geht der Aktivierung des ärgerlichen Kindmodus die Nichterfüllung der Kernbedürfnisse des verlassenen Kindmodus voraus. Die Aktivierung des ärgerlichen/impulsiven Kindmodus stellt sich insoweit als dysfunktional bzw. maladaptiv dar, als sie sekundär zu einer weiteren Frustration der Kernbedürfnisse und häufig zur Aktivierung des Modus des strafenden Elternteils führt. Im »Modus des strafenden Elternteils« treten die internalisierten Anteile emotionaler Bezugspersonen hervor, mit denen invalidierende Erfahrungen gemacht wurden. Die vorherrschenden Gefühle und Verhaltensweisen sind durch Selbsthass sowie selbstschädigende und parasuizidale Verhaltensweisen geprägt. Die therapeutischen Interventionen zielen darauf ab, diesen

Modus infrage zu stellen und die frustrierten Kernbedürfnisse des verlassenen bzw. missbrauchten Kindes in ihrer Berechtigung zu bestärken. Der »Modus des distanzierten Beschützers« ist Ausdruck des Bewältigungsversuches von Menschen mit einer BPS, dem bewussten Erleben der Gefühle auszuweichen. Das Erleben und Verhalten in diesem Modus ist durch ein Gefühl der Leere, einer inneren Taubheit, Zynismus und Sarkasmus, »Coolness« und Substanzmissbrauch geprägt. Andererseits kann sich der »distanzierte Beschützer« auch in einem scheinbar kompetenten Auftreten zeigen und somit leicht übersehen werden. In diesem Fall sagt und tut der Patient, was der Therapeut gerne hören will, um in Ruhe gelassen zu werden. Im »Modus des gesunden Erwachsenen« sind Menschen in der Lage, ihre Gefühle und Bedürfnisse angemessen auszudrücken und zu regulieren bzw. für diese zu sorgen. Er kann als Ausdruck des integrierten Selbstkonzeptes verstanden werden. Mit ihren Interventionen verfolgt die SFT das Ziel, den Anteil sowie die Selbstwirksamkeit des »gesunden Erwachsenen«

bei Menschen mit einer BPS in der Entwicklung zu befördern.

4.3.4 Erlebnisorientierte und emotionsfokussierte Techniken

Imagination, Stuhldialoge und Rollenspiele sind zentrale Techniken, die in der Modusarbeit der SFT eingesetzt werden. Ein zentrales Ziel bei dem Einsatz der erlebnisorientierten Techniken ist es, dem Patienten zu vermitteln, »dass die Situation, in der er aufwuchs ›falsch‹ war und nicht er selbst« (Arntz und van Genderen 2010, S. 45).

Bei der *Imaginationstechnik* wird ein gegenwärtiges Problem des Patienten aufgegriffen und in der Betrachtung auf die begleitenden Gefühle fokussiert, die den Zugang zu früheren traumatisierenden und invalidierenden Erfahrungen ermöglichen. Im Rahmen der Imagination werden diese Erfahrungen bearbeitet bzw. umgeschrieben, was als »imagery rescripting« bezeichnet wird.

Vertiefung

Dieser Prozess vollzieht sich in drei grundlegenden Schritten. Im ersten Schritt erinnert der Patient die Erfahrungen aus der Perspektive des Kindes und der Therapeut stellt Fragen zu dem, was der Patient in der Situation um sich herum und bei sich wahrnimmt. Dabei wird die Exposition gegenüber schwer traumatisierenden Momenten so gering wie möglich gehalten. Im zweiten Schritt wird die Situation erneut imaginiert. Der Therapeut wendet sich mit seinen begleitenden Fragen nun aber auch den Interpretationen, Wünschen, Bedürfnissen und Handlungsimpulsen des Patienten zu und leitet ihn an, die Situation in der Imagination zu verändern. Im dritten Schritt sind die begleitenden Fragen des Therapeuten auf die Aktivierung des gesunden Erwachsenenanteils des Patienten ausgerichtet. Der Therapeut als Hilfsperson tritt hierbei in der Imagination zurück und der Patient übernimmt die Aufgaben für die aktive Bedürfnisarbeit.

Die Imagination erfordert von dem Therapeuten ein hohes Maß an Sicherheit in der Technik, da er insbesondere in den ersten beiden Schritten, in denen der Patient sich in

dem emotionalen Erleben als schutzloses Kind befindet, Sorge dafür tragen muss, dass es zu keiner Retraumatisierung kommt. Der Therapeut kann diese Sicherheit für den

Patienten u. a. dadurch erreichen, dass er zuvor einen sicheren Ort in der Imagination mit ihm eingeübt hat, er mit seinen Fragen den Wahrnehmungsfokus in der Imagination verschiebt, dem Patienten Verhaltensinstruktionen zur Herstellung von Sicherheit gibt oder aber selbst in der imaginierten Szenerie auftritt, um »das Kind« zu schützen. Imaginationsübungen bedürfen in besonderer Weise einer tragfähigen und sicheren therapeutischen Beziehung.

Bei dem *Schemadialog mit Hilfe von Stühlen* werden die in der Situation relevanten Modi verschiedenen Stühlen zugeordnet. Dies ist insbesondere dann hilfreich, wenn der Patient sich in einem inneren Widerstreit etwa zwischen dem strafenden Elternteil und dem gesunden Erwachsenen befindet oder aber ein Modus so dominant ist, dass der Patient nicht in der Lage ist, adaptive Verhaltensweisen zu entwickeln.

Vertiefung

Der Therapeut unterstützt zunächst den Patienten bei der Wahrnehmung und Benennung des aktuell dominanten Modus. Dieser Modus wird dann auf einen separaten Stuhl »gesetzt« (Patient nimmt auf diesem Stuhl Platz). Der nun leere Stuhl symbolisiert den Anteil des verlassenen Kindes, zu dem der Patient aufgrund des dominanten Modus des strafenden Elternteils, des trotzigen Kindes oder des distanzierten Beschützers keinen Zugang hat. Der Patient äußert nun alle Gedanken, die er in dem dominanten Modus hat. Der Therapeut gibt hierzu eine unmittelbare Rückmeldung an den Patienten oder bittet diesen, auf einem leeren Stuhl Platz zu nehmen und zuzuhören, was er dem aktiven dominanten Modus als Erwiderung mitteilt. Der Therapeut stellt sich stellvertretend für den Patienten im »Modus des gesunden Erwachsenen« schützend und fürsorglich zu dem »verlassenen Kind« und begrenzt den aktuell dominanten Modus. Dabei vergewissert sich der Therapeut immer wieder bei dem Patienten, welcher Modus gerade aktiv ist.

Beispiel:
Frau Erika J., 54 Jahre, kommt 20 Minuten zu spät zur Therapiesitzung, setzt sich, sucht in der Tasche nach ihrem Handy, tippt einige Tasten und äußert dabei emotionslos:
Frau J: Entschuldigung für die Verspätung, ich habe den Bus verpasst. Es geht mir aber gut und die Woche war auch ganz in Ordnung. Wenn Sie wollen, können wir die Stunde ja heute ausfallen lassen, Sie haben ja auch immer so viel zu tun.
Therapeut: Es ist schön, dass Sie gekommen sind, obwohl Sie den Bus verpasst haben. Die Stunde habe ich für sie reserviert und sie gehört Ihnen. ...
Frau J: ... Aber mir geht es wirklich gut und ich habe keine Lust, wieder in altem Zeug rumzuwühlen.
Therapeut: Merken Sie, in welchem Modus Sie sich gerade befinden?
Frau J (genervt): Jetzt fangen Sie doch wieder damit an.
Therapeut: Ich glaube, dass Sie sich gerade im Modus des distanzierten Beschützers befinden und ich bin mir sicher, dass Sie dafür gute Gründe haben. Sind sie bereit, den distanzierten Beschützer auf einen anderen Stuhl zu setzen?
Frau J: Nicht schon wieder.
Therapeut: In Ordnung, bleiben Sie sitzen. Ich werde etwas zu dem distanzierten Beschützer auf dem leeren Stuhl sagen.
Frau J (genervt): Wenn es sein muss.

Therapeut (zu dem leeren Stuhl gewandt): Ich glaube, dass Du aus gutem Grund hier bist und versuchst, die kleine Erika zu schützen.

Frau J (ironisch): Na, dann ist ja alles klar.

Therapeut (zum leeren Stuhl gewandt): Ich kann mich gut daran erinnern, wie schlecht es Erika in der letzten Therapiestunde ging und dass sie dringend Hilfe braucht. Ich kann ihr aber nur helfen, wenn Du mich zu ihr lässt.

Frau J greift zur Tasche und holt das Handy erneut heraus.

Therapeut: Ich mache mir Sorgen um die kleine Erika, sie ist jetzt allein und niemand ist bei ihr, der sich um sie kümmert. (Pause) Ich möchte nicht, dass die kleine Erika immer wieder die Erfahrung macht, allein zu sein. (Pause) Ich sehe, dass Du versuchst, sie vor der Verzweiflung zu schützen und doch ist die kleine Erika im Moment verzweifelt, sonst wärst Du ja nicht da.

Frau J hält die Tasche fest und blickt regungslos vor sich hin.

Therapeut (zu Frau J gewandt): Ich habe gerade den Eindruck, dass sich etwas bei Ihnen verändert hat. Können Sie mir etwas dazu sagen?

Frau J ...

Rollenspiele ermöglichen es dem Patienten, die Wirkung eigener Interaktionsmuster in der Rolle des Anderen zu erfahren (Rollentausch) bzw. sich Motiven anderer anzunähern (Perspektivenwechsel). Dadurch wird es u. a. möglich, Fehlinterpretationen zu vergangenen Situationen bzw. die Wirkung des eigenen Interaktionsverhaltens in aktuellen Situationen zu identifizieren und zu relativieren. Die Bearbeitung vergangener Situationen erfolgt dabei ähnlich wie die Imagination in drei Schritten. Zunächst wird die ursprüngliche Situation gespielt, in der die Patientin die Rolle des Kindes und der Therapeut die Rolle der anderen Person einnimmt. Hieraus ergibt sich eine grundlegende Einschränkung für die Anwendung des Rollenspieles. Situationen in denen es zu einem Missbrauch kam, sollten mittels Imaginationstechnik bearbeitet werden, da der Therapeut nicht die Rolle der missbrauchenden Person einnehmen darf. Im zweiten Schritt erfolgt ein Rollentausch, d. h. die Patientin nimmt die Rolle der anderen Person und der Therapeut nimmt die Rolle des Kindes ein. Im anschließenden Diskurs werden die von der Patientin in der Rolle der anderen Person wahrgenommenen Gedanken und Gefühle exploriert und mögliche Motive entworfen. Der Therapeut achtet in diesem Diskurs darauf, dass der Patientin eine Änderung der eigenen Sichtweise auf die Motive für das Verhalten der anderen Person möglich wird. Im dritten Schritt nimmt die Patientin wieder die Rolle des Kindes ein, nutzt dabei aber in der Gestaltung der Situation ihr im zweiten Schritt gewonnenes Wissen über die andere Person und passt ihr Verhalten an. Der Therapeut nimmt erneut die Rolle der anderen Person ein und passt seine Reaktionen dem Verhalten der Patientin an.

4.3.5 Kognitive Techniken

Das Denken von Menschen mit einer BPS ist u. a. durch Übergeneralisierungen, emotionale Beweisführungen, Personalisierung und Schwarz-Weiß-Denken geprägt. Kognitive Techniken nehmen daher in der DBT und der SFT eine bedeutende Rolle bei der Behandlung der BPS ein. Sie zielen darauf ab, die Entwicklung eines differenzierten, lösungs- und möglichkeitsorientierten sowie fairen Denkstils zu befördern. Der Einsatz von kognitiven Techniken muss dabei berücksichtigen, ob der Patient bereits in der Lage ist, die mit den dysfunktionalen Kognitionen aufkommenden Gefühle zu bewältigen (Arntz und van Genderen 2010). Nachfolgend werden die geläufigsten kognitiven Techniken genannt und kurz erläutert.

Der *sokratische Dialog* stellt eine zentrale Technik dar, um zu untersuchen, inwieweit Verhaltensweisen gerechtfertigt sind oder nicht (siehe Abschnitt 2). Im sokratischen Dialog werden die Fragen durch den Therapeuten so gestellt, dass die Patientin in ein geleitetes Entdecken eigener kognitiver Verzerrungen bzw. Fehlbewertungen begleitet wird. Anhand des *Kognitiven-Modus-Tagebuches* kann die Patientin Ereignisse und deren Umgang für sich systematisch einer Überprüfung hinsichtlich maladaptiver Muster unterziehen. Dabei verbindet das Kognitive-Modus-Tagebuch Elemente der Verhaltensanalyse, des ABC-Schemas und der Modusarbeit mit dem Ziel, dysfunktionale Muster durch Identifikation sowie die Entwicklung und Umsetzung alternativer Denk- und Verhaltensstrategien abzuschwä-

chen. Mit Hilfe von *visuellen Analogskalen* kann bei Patientinnen mit einem ausgeprägten Schwarz-Weiß-Denken die Entwicklung hin zu einem differenziertem Bewertungsstil angestoßen werden. Dabei können Einschätzungen über andere Personen als relationale Punkte mit eingefügt werden. Weiterhin besteht die Möglichkeit, visuelle Analogskalen bezüglich verschiedener Merkmale miteinander zu verbinden (»Mehrdimensionale Bewertungen«) und der Patientin somit zu ermöglichen, das Entweder-oder- zugunsten eines Sowohl-als-auch-Denkens abzuschwächen. Solche Merkmale und Dimensionen können grundsätzlich alle Bereiche eines Menschen umfassen. Bei der Auswahl der Dimensionen muss der Therapeut jedoch auf Ausgewogenheit achten. Menschen mit einer BPS bringen in ihrem Denken häufig Faktoren im Sinne eines Wenn-Dann in Verbindung, was u. a. ein lösungs- und möglichkeitsorientiertes Denken behindert. Mit Hilfe der *zweidimensionalen Abbildung von vermuteten Zusammenhängen* ist es der Patientin möglich, solche vermuteten Zusammenhänge zu überprüfen und zu relativieren.

Vertiefung

Beispiel: »Wenn ich mehr Geld hätte, dann wäre ich glücklich«.

Auf der horizontalen Achse wird die Dimension »wenig Geld/viel Geld«, auf der vertikalen Achse »glücklich/unglücklich« abgebildet. Diagonal dazu wird eine Gerade entsprechend des vermuteten Zusammenhangs eingetragen. Nun werden in einem gemeinsamen Diskurs Personenbeispiele gesucht und entsprechend ihrer dimensionalen Ausprägung abgebildet. So wird die Patientin vielleicht Beispiele von Personen finden, für die der vermutete Zusammenhang, das Geld und Glück zusammenhängen, zutrifft, genauso gut werden sich aber gegenteilige Beispiele finden lassen. Menschen mit einer BPS zeigen eine Neigung, sich für misslungene Situationen die Verantwortung alleinig zuzusprechen (Personalisierung).

Mit Hilfe des *Kreisdiagramms* werden alternative Einflussfaktoren auf die Situation zusammengetragen und im Diskurs prozentual gewichtet. Der Diskurs erfolgt dabei mit Hilfe des sokratischen Dialogs, um ein geleitetes Entdecken zu ermöglichen. Eine weitere Technik, um die Personalisierung zu relativieren, ist die Anwendung der *Gerichts-Übung*. Diese erfolgt in Form wiederholter Rollenspiele, in denen die Patientin und der Therapeut wechselnd die Rollen des Staatsanwaltes, des Verteidigers und des Richters annehmen, und die Patientin somit durch den Perspektivenwechsel alternative Erklärungen entdecken kann. Eine hilfreiche Übungs- und Krisenstrategie stellen *Selbstinstruktionskarten* dar. Diese dienen als Unterstützung für alternative Selbstvalidierungen bei aktivierten maladaptiven Modi. Auf der einen Kartenseite wird die Bewertung des dominanten Modus, auf der anderen Seite eine differenzierte, alternative Sichtweise abgebildet. Mit dem *Tagebuch positiver Ereignisse* wird die bestehende negativ-selektive Wahrnehmung von Menschen mit einer BPS abgeschwächt. Dabei benötigen sie insbesondere am Anfang intensivere Unterstützung durch den Therapeuten, da positive Ereignisse zumeist im Widerspruch zu den dysfunktionalen Schemata stehen und auf einen inneren Widerstand treffen. Grundsätzlich finden noch weitere kognitive und behaviorale Techniken in der SFT sowie der Dialektisch Behavioralen Therapie ihre Anwendung – u.a. die Pro/Contra-Liste, Schatzkiste, Verhaltensexperimente etc. Die Auswahl der jeweiligen Techniken sollte dabei immer den Fragen folgen, welche Entwicklung befördert werden soll und worin mögliche Überforderungen liegen könnten.

4.3.6 Verhaltensanalyse

Die Verhaltensanalyse stellt in der DBT eine zentrale Technik dar, mit deren Hilfe Patientinnen in die Lage versetzt werden, sich mit ihren problematischen Verhaltensweisen in einer lösungs- und veränderungsorientierten Weise auseinanderzusetzen (Linehan 1996) (vergleiche auch Abschnitt 2). Die Verhaltensanalyse wird anfangs unter Anleitung des Therapeuten und nachfolgend selbständig durch die Patientin erstellt. Zu Beginn der Behandlung ist durch Patientin und Therapeuten zu definieren, bei welchen Verhaltensweisen Verhaltensanalysen erfolgen sollen.

Vertiefung

Die Verhaltensanalyse setzt sich aus sieben aufeinander aufbauenden Schritten zusammen. Als erster Schritt wird das Problemverhalten detailgenau beschrieben. Im zweiten Schritt werden die vorausgehenden Bedingungen bis zum Beginn des Problemverhaltens beschrieben. Sowohl beim ersten als auch beim zweiten Schritt kommt es darauf an, dass die Patientin sich nicht erneut in die Situation hinein imaginiert, sondern mit einer inneren Distanz (Kameraperspektive) beschreibt. Als dritter Schritt werden jene Faktoren benannt, die die Patientin für das Problemverhalten anfällig gemacht haben wie etwa gestörter Schlaf, Alkoholkonsum, belastende Ereignisse etc. Im Weiteren wird die Patientin aufgefordert, über die Konsequenzen des Problemverhaltens zu berichten. Hierzu kann u.a. in kurz-/langfristig positiv/negativ bzw. Wirkung auf sich selbst/andere unterschieden werden. Der fünfte Schritt wendet sich der Lösungsanalyse zu, in der die Patientin zu bestimmen versucht, an welcher Stelle sie durch ein alternatives Verhalten das Problemverhalten hätte verhindern können bzw. was sie daran gehindert hat, diese alternativen Verhaltensweisen einzusetzen und welche Art von Konsequenzen helfen würden, um das Problemverhalten nicht einzusetzen. Als sechster Schritt folgt nun die Erarbeitung von Präventionsstrategien, die sich auf den Abbau der Anfälligkeitsfaktoren richten. In dem siebten Schritt wird die Patientin aufgefordert, sowohl gegenüber sich selbst – etwa Hautpflege nach Selbstverletzung – als auch gegenüber anderen, durch das Problemverhalten der Patientin betroffenen Personen, eine Wiedergutmachung zu leisten. Die Wiedergutmachung erlaubt die aktive Bewältigung der häufig mit dem Problemverhalten auftretenden Schuld- und Versagensgefühlen bei dem Patienten.

4.3.7 Fertigkeitentraining

Das Fertigkeitentraining wurde im Rahmen der DBT für Menschen mit einer BPS entwickelt und hat zum Ziel, interpersonelle Fertigkeiten, Fertigkeiten zur Emotionsregulation, Fähigkeiten zum Aushalten von Belastungen und grundlegende Bewusstheitsfertigkeiten auszubilden (Linehan 1996; Bohus und Wolf-Arehult 2011). Hierzu werden einerseits bereits vorhandene Fertigkeiten expliziert, um sie der Anwendung in Krisensituationen zugänglich zu machen und andererseits neue Fertigkeiten trainiert. Das Fertigkeiten- bzw. Skillstraining gliedert sich in die fünf Module Achtsamkeit, Stresstoleranz, Umgang mit Gefühlen, zwischenmenschliche Fertigkeiten und Selbstwert. Das *Achtsamkeitsmodul* basiert auf dem Zen Buddhismus und ermöglicht der Patientin die Herstellung bzw. Beibehaltung einer metakognitiven Ebene auch in schwierigen Situationen, welche die Beobachtung eigener emotionaler Reaktionen erlaubt, ohne in diesen gefangen zu sein. Zentrale Elemente dieses Moduls sind die sog. »Was- und Wie-Fertigkeiten« der Achtsamkeit mit ihren entsprechenden Übungen. In dem Modul der *Stresstoleranz* ist der Erwerb von Fertigkeiten zur Bewältigung und Vorbeugung von Hochanspannungsphasen zentrales Ziel. Hierzu gehören neben anspannungsreduzierenden Fertigkeiten auch Fertigkeiten des Selbstmonitorings und der Veränderung der eigenen Haltung. Das Modul *Umgang mit Gefühlen* vermittelt Kenntnisse und Fertigkeiten zur differenzierten Wahrnehmung

und Regulierung eigener Gefühle. Dabei werden u. a. die Bedeutung und Notwendigkeit von Gefühlen als Hinweise auf Bedürfnisse wie auch deren entwicklungsgeschichtliche und individuell lernbiografische Verbindungen zum aktuellen Gefühlserleben thematisiert. Im Modul *zwischenmenschliche Fertigkeiten* steht die Vermittlung von Strategien im Vordergrund, die sich auf unmittelbare interpersonelle Kontexte beziehen. Hier erwerben Patientinnen Fertigkeiten wie das »Nein Sagen«, »Um-etwas-Bitten« oder aber zwischen den Ebenen Ziel, Beziehung und Selbstachtung zu unterscheiden. Weiterhin trainieren die Teilnehmerinnen alternative Kommunikationstechniken, wie etwa Validierungsstrategien. Das Modul *Selbstwert* vermittelt Fertigkeiten im fairen und realistischen Umgang mit sich selbst unter Einsatz von vorwiegend kognitiv-verhaltenstherapeutischen Techniken. Diese zielen darauf ab, die Selbstwahrnehmung der verschiedenen Ebenen (Körper, Verhalten, Bedürfnisse etc.), welche zum Teil in den vorangegangenen Modulen bereits Gegenstand waren, mit Verhaltensweisen der Selbstfürsorge zu verbinden.

Wenngleich die Module in ihrer Durchführung voneinander getrennt sind, so bilden sie doch erst in ihrer Gesamtheit die Gestalt des Fertigkeitentrainings ab. Für jedes Modul werden ca. 6−8 Sitzungen à 2×45 Min. veranschlagt. Der Durchlauf aller fünf Module nimmt somit ca. sechs Monate in Anspruch. Die Gruppen werden gewöhnlich als halboffene Gruppen ambulant durchgeführt, d. h., dass zu Beginn jedes

Moduls neue Teilnehmer in das Fertigkeiten-training einsteigen können.

4.3.8 Validierungstechniken

Validierung stellt in der DBT, der SFT und der MBT eine zentrale Technik der akzeptanzorientierten bzw. annehmenden Behandlungsstrategien dar. Unter Validierung wird dabei jedes Verhalten des Therapeuten verstanden, das »darauf hinzielt, der Patien-tin zu vermitteln, dass ihre Verhaltens- und Erlebnisweisen aus ihrer subjektiven Sicht stimmig sind, jedoch manchmal nicht die einzig möglichen und oft nicht die sinnvolls-ten Reaktionsmuster darstellen« (Bohus 2010, S. 629). Dabei nimmt der Therapeut »die Patientin aktiv an und lässt die Patientin dieses Annehmen spüren« (Linehan 1996, S. 164).

Es werden in der DBT sechs Validierungs-formen unterschieden (V1 – V6).

Vertiefung

Die »V1« ist durch die teilnehmende Beobachtung und Aufmerksamkeit des Therapeuten geprägt. Der Therapeut zeigt sich interessiert und ungeteilt aufmerksam, erinnert an zuvor Gesagtes, stellt Verständnisfragen und wertet nicht. Die »V2« vermittelt, dass das Gesagte gehört und verstanden wurde. Der Therapeut vergewissert sich dabei explizit bei der Patientin Bsp.: Ich habe verstanden, dass Sie gestern sehr enttäuscht von sich waren, stimmt das?« Die therapeutische Haltung ist hier von einer nicht beurteilenden Reflektion bestimmt. In der »V3« spricht der Therapeut Emotionen, Gedanken oder Verhaltensmuster an, die von der Patientin mutmaßlich erlebt oder aber ersichtlich sind. Die »V4« folgt der Annahme, dass jedes Verhalten aus dem individuellen Kontext und Erleben heraus nach-vollziehbar ist und stellt daher die Nachvollziehbarkeit der Verhaltens- und Erlebensweisen vor dem Hintergrund der biografischen Prägungen heraus. Die »V5« wendet sich der Validierung der aktuellen Umstände zu. Der Therapeut versucht dabei den gegenwärtigen Stimulus (etwa aktivierte Grundannahmen) zu identifizieren und zeigt auf, dass das Verhalten bzw. Erleben der Patientin aufgrund dieses Stimulus nachvollziehbar ist. Bsp.: P: »Ich bin total enttäuscht von Ihnen.« T: »Nun, wenn Sie davon ausgehen, dass ich krank geworden bin, um einen Grund zu haben, die Stunde abzusagen, dann kann ich Ihre Enttäuschung nachvollziehen.« Die »V5« stellt die »dialektischste« der Validierungs-strategien dar, da sie einerseits das Erleben der Patientin für nachvollziehbar hält und also darin einen annehmenden Aspekt aufweist, andererseits aber relativierend auf die dem Erleben zugrunde liegende Bedingung auf Seiten der Patientin verweist. Die »V6« lässt sich auch mit »radikaler Echtheit« übersetzen. Die Patientin wird als »valide« behandelt und ihr Verhalten an der gesellschaftlichen Norm gemessen.

4.3.9 Veränderungsorientierte Kommunikationstechniken

Aus der Verhaltens- sowie Hypnotherapie stammen eine Reihe von Kommunikations-techniken, die vor allem in der DBT Anwendung finden und dazu geeignet sind, bei Patienten eine Veränderung der Sichtweise bzw. des Verhaltens zu befördern, und von denen nachfolgend einige kurz skizziert werden. Das *Cheerleading* ist eine Motivations-technik, in der durch den Therapeuten dessen Zuversicht auf die Kompetenz und die Ressourcen des Patienten im Mittelpunkt steht. Diese Technik ist geeignet, die Unsicherheit des Patients etwa bei Anwendung neuer Verhaltensstrategien oder aber bei Expositionen zu mindern. Voraussetzung ist, dass der Therapeut diese Zuversicht auch bei sich wahrnimmt, dass diese also echt ist. Um starre Denk- und Verhaltens-

muster »aufzulockern«, eigenen sich in besonderer Weise sogenannte *Paradoxe Interventionen* wie das Extending und der Advocatus Diaboli. Beim *Extending* nimmt der Therapeut den Patienten sprichwörtlich »beim Wort«.

Vertiefung

Äußert ein Patient etwa: »Wenn ich diesmal keine Zusage für die Stelle bekomme, kann ich mich gleich umbringen«, so kann der Therapeut dies wörtlich nehmen und darauf eingehen: »Wenn Sie sich so labil fühlen, dass Sie erwägen, sich umzubringen, dann müssen wir jetzt unbedingt etwas unternehmen und können nicht über irgendwelche anderen Möglichkeiten der Arbeitssuche reden – schließlich ist ihr Leben bedroht! …«. Beim Extending greift der Therapeut die Bewegung des Patienten auf und vollzieht sie mit, um ihn so zu einer Gegenbewegung »zu verleiten« und die Übertreibung zu benennen.

Bei der *Advocatus Diaboli*-Technik wird eine schwache Zustimmung des Patienten genutzt und durch den Therapeuten eine Gegenposition hierzu eingenommen. Dies befördert zum einen Argumente der Zustimmung durch den Patienten und verstärkt bei ihm das Gefühl der Wahlmöglichkeit und damit, die Kontrolle zu behalten. Diese Technik erlaubt auch eine wirksame Auseinandersetzung mit irrationalen Überzeugungen des Patienten. Hierbei greift der Therapeut die irrationale Überzeugung auf und argumentiert diese in den Konsequenzen weiter, bis dem Patienten der selbstschädigende Aspekt der Überzeugung bzw. die Absurdität der Konsequenzen deutlich wird.

Vertiefung

Beispiel: P: »Ich habe kein Recht, Nein zu sagen«. Der Therapeut greift dies auf und verdeutlicht die Konsequenzen dieser Überzeugung in unterschiedlichen Beziehungskontexten, etwa gegenüber Fremden oder aber auch dem Therapeuten selbst: »Das ist für Menschen, die mit Ihnen zu tun haben, aber sehr praktisch. So jemanden wie Sie wünscht man sich als Freund oder aber Mitarbeiter. Wie wäre es, wenn Sie nach der Stunde noch mein Auto putzen würden?«

Bei der »*Fuß in der Tür*«-Technik wird eine einfache Anforderung von einer schwierigeren Anforderung gefolgt. Konträr hierzu wird bei der »*Tür im Gesicht*«Technik zunächst mehr verlangt, als der Patient erwartet, um dann etwas Leichteres zu vereinbaren. Das *Betonen der freien Wahl-* *möglichkeit* geht von der Erfahrung aus, dass Zustimmung und Zusammenarbeit verstärkt werden, wenn Menschen den Eindruck haben, eine Entscheidung aus freien Stücken getroffen zu haben. Es sollten hierbei die realistischen Konsequenzen ohne die Übertreibungen von paradoxen Interventionen aufgezeigt werden. Das Betonen der freien Wahlmöglichkeit lässt sich mit der *Pro und Contra*-Technik verbinden, die nach den Argumenten für oder gegen eine Zustimmung fragt und diese der diskursiven Bearbeitung zugänglich macht.

4.3.10 Kontingenzmanagement

Mit Hilfe des Kontingenzmanagements können problematische Verhaltensweisen von Menschen mit einer BPS wie Zuspätkommen, Übungsaufgaben nicht erledigen, entwertende Interaktionen oder aggressives Verhalten abgebaut und gewünschte Verhaltensweisen aufgebaut werden. Zu beachten ist dabei, dass bei dem Kontingenzmanagement der Fokus immer auf das Verhalten und nicht auf die Person gerichtet ist. Unter *Shaping* versteht man den Aufbau von zielorientiertem Verhalten durch positive Verstärkung von zufällig aufgetretenem Verhalten. Andere Formen der positiven Verstärkung können in der Therapie mit Hilfe individueller *Verstärkerpläne* erreicht werden. Verstärkerpläne gehen dabei der Frage nach, unter welchen Bedingungen der Patient bereit ist, auch als unangenehm empfundene neue Verhaltensweisen zu erproben und wie er dafür sorgen kann, dass diese Bedingungen eintreffen. Verstärkerpläne können auch mit negativen Konsequenzen arbeiten, etwa der Frage »Welche negative Konsequenz infolge Ihres Verhaltens würde Sie dazu bewegen, Ihr Verhalten zu verändern?«. Mit Hilfe von Verstärkerplänen können zudem auch individuelle Unterschiede der Patienten beachtet werden, was z. B. als positiver Verstärker angesehen wird und was nicht. So kann eine lobende Rückmeldung durch den Therapeuten auch als aversiv bzw. bedrohlich erlebt werden und somit eher als negative Konsequenz und nicht als positiver Verstärker fungieren.

4.4 Störungsspezifische Methoden

4.4.1 Übertragungsfokussierte Psychotherapie

Die *Übertragungsfokussierte Psychotherapie* (TFP, Transference-focused Psychotherapy) von Clarkin, Yeomas und Kernberg (Clarkin et al. 2008) steht in der psychoanalytischen Tradition und basiert wesentlich auf dem Konzept der strukturellen Organisation der Persönlichkeit sowie auf Kernbergs Objektbeziehungstheorie. Das Verständnis der Borderline-Persönlichkeitsstörung beruht dabei auf der Annahme, dass die typischen psychopathologischen Merkmale bei Menschen mit einer Borderlinestörung durch eine Störung der inneren Objektbeziehungen bedingt sind. Diese Störung manifestiert sich in sog. Selbst-Objekt-Dyaden, welche zentraler Gegenstand der Therapie sind und die durch die Übertragungs- und Gegenübertragungsphänomene in der therapeutischen Beziehung zugänglich werden.

Interpersonelle Konflikte werden als Ausdruck eines intrapsychischen Geschehens verstanden und nicht etwa als Ausdruck einer Störung der Patient-Therapeut-Beziehung. Im Rahmen der TFP geht es zunächst darum, die im Rahmen der therapeutischen Beziehung hervortretenden dominanten bzw. das Selbsterleben und Verhalten des Patienten bestimmenden Objektbeziehungen zu identifizieren.

Die Bearbeitung dieser Dyaden erfolgt dann mittels des Deutungsprozesses anhand der Techniken Klärung, Konfrontation und Deutung. Ziel ist es, dem Patienten die Entwicklung kognitiver Repräsentanzen für das affektive Erleben zu ermöglichen. Insoweit trainiert der Reflexionsprozess des Übertragungsgeschehens die Mentalisierungsfähigkeit des Patienten. Damit soll es dem Patienten ermöglicht werden, abgespaltene bzw.

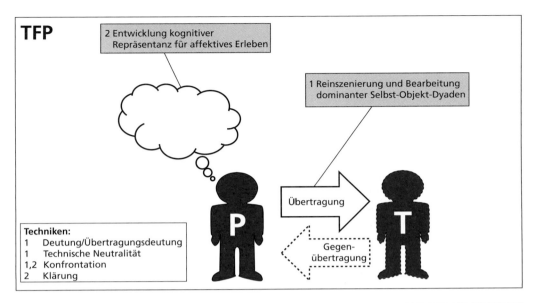

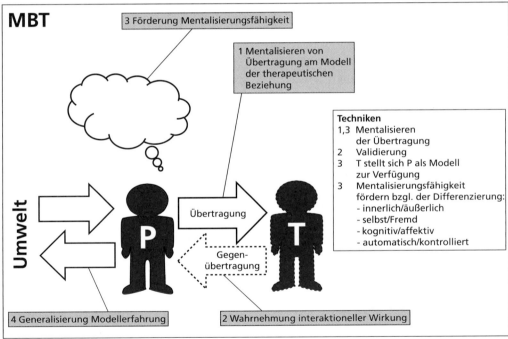

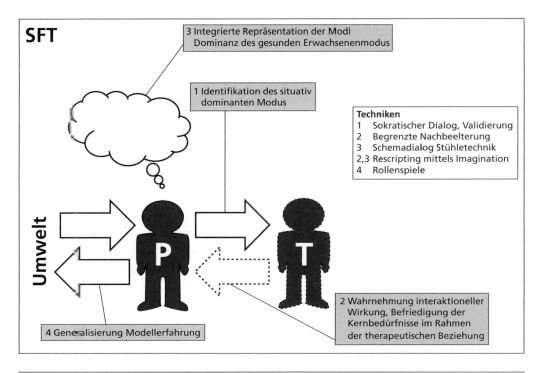

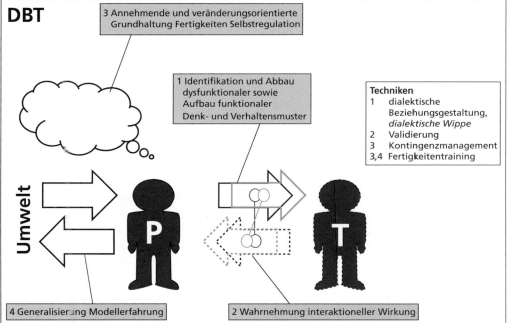

Abb. 10.2: Grundprinzipien der Übertragungsfokussierten Psychotherapie (TFP), der Mentalisierungs-basierten Therapie (MBT), der Schemafokussierten Therapie (SFT) und der Dialektisch Behavioralen Therapie der BPS (DBT)

Tab. 10.1: Beispiele typischer Selbst-Objekt-Dyaden in Rollenpaaren (nach Clarkin et al. 2008, S. 39)

Patient	Therapeut
destruktives, böses Kind	strafender, sadistischer Elternteil
kontrolliertes, wütendes Kind	kontrollierender Elternteil
ungewolltes Kind	liebloser, egozentrischer Elternteil
unvollkommenes, wertloses Kind	verachtender Elternteil
missbrauchtes Opfer	sadistischer Angreifer/Verfolger
vernachlässigtes Kind	selbstsüchtiger Elternteil
außer Kontrolle geratenes, wütendes Kind	ohnmächtiger Elternteil
attackierendes Kind	ängstlicher, unterwürfiger Elternteil
sexuell erregtes Kind	kastrierender Elternteil
sexuell erregtes Kind	verführerischer Elternteil
abhängiges, gefälliges Kind	ideal versorgender Elternteil
liebeshungriges Kind	versagender Elternteil
kontrollierendes, omnipotentes Selbst	abgöttisch bewundernder Elternteil
freundliches, unterwürfiges Selbst	bestrafender, rachsüchtiger Elternteil

fragmentierte Anteile bzw. Erfahrungen zu integrieren und zu modulieren.

4.4.2 Mentalisierungsbasierte Therapie

Die *Mentalisierungsbasierte Therapie der Borderline-Persönlichkeitsstörung* (MBT) von Bateman und Fonagy (2008) steht in der Tradition entwicklungspsychologischer Konzeptualisierungen der Psychoanalyse sowie der Bindungsforschung. Unter Mentalisierung verstehen ihre Begründer die Fähigkeit, mentale Zustände im Sinne von Gedanken, Motiven, Absichten, Wünschen, Gefühle etc. bei sich und anderen zu verstehen. Dabei werden vier verschiedene Dimensionen der Mentalisierung unterschieden: automatisch-kontrolliert, innerlich-äußerlich, selbstorientiert-fremdorientiert und kognitiv-affektiv.

Innerliches versus äußerliches Mentalisieren beschreibt den Fokus der Mentalisierung. Innerliches Mentalisieren ist dabei auf Gedanken, Absichten, Gefühle etc. gerichtet, während äußerliches Mentalisieren auf Verhalten, Mimik etc. gerichtet ist. Dies ist u. a. für die Abbildung der Mentalisierungsmerkmale bei Menschen mit einer BPS interessant, da diese sich etwa durch eine stärkere Fokussierung in der Augenbewegung beim Betrachten eines Gesichtes deutlich von gesunden Kontrollprobanden unterscheiden. Schwierigkeiten beim innerlichen Mentalisieren und Fokussierung auf das äußerliche Mentalisieren können aber zu deutlichen interpersonellen Dynamiken führen, in der es zu einer projektiven Identifizierung kommt, d. h. das Gegenüber zeigt sich im Verhalten zunehmend so, wie der Patient es initial fehlinterpretiert hat. Einschränkungen in der Selbst-/Fremdorientierung beim Mentalisieren im Sinne exzessiver bzw. ausschließlicher Fokussierungen führen u. a. zu Schwierigkeiten der sozialen Interaktion. Dies ist therapeutisch etwa relevant, wenn der Patient »alles« vom Therapeuten assimiliert. Mentalisieren lässt sich zudem durch die Unterscheidung kognitiv/affektiv näher beschreiben. Bei einem gesunden Menschen zeigen sich die kognitiven und affektiven Mentalisierungsprozesse weitgehend kongruent bzw. gut integriert in ein differenziertes und stabiles Selbstkonzept. Menschen mit einer BPS haben dagegen deutliche Schwierigkeiten, für die affektiven Zustände kognitive Repräsentanzen zu bilden bzw. affektive Zustände kognitiv zu verorten.

Die MBT stellt daher den Mentalisierungsprozess ins Zentrum des therapeutischen Prozesses. Das Ziel der Therapie liegt in der Stimulierung bzw. Initiierung von Mentalisierungsprozessen. Bateman und Fonagy sehen dabei alle Interventionen als zulässig an, die ein Mentalisieren des Patienten anregen und schließen alle Interventionen aus, die ein Mentalisieren verhindern. Insoweit bietet die MBT keine neuen Techniken, sondern nutzt vorhandene Techniken unter dem Aspekt der Mentalisierungsförderung.

Die MBT wurde für die Behandlung von Menschen mit einer BPS am intensivsten untersucht. Gegenwärtig werden Adaptationen vorgenommen, um die MBT auch in der Behandlung von Menschen mit einer antisozialen und paranoiden Persönlichkeitsstörung einzusetzen.

Bateman und Fonagy betonen, dass die MBT nicht zum Ziel hat, »große Strukturänderungen« etc. zu bewirken, sondern die Entwicklung der Mentalisierungsfähigkeit im Fokus hat, was ggf. sekundär Veränderungen der Gefühlsregulation, Problemlösekompetenz etc. ermöglicht. Hierzu nutzt die MBT die Übertragungsphänomene in der aktuellen Beziehung, um diese mit dem Patienten zu reflektieren. Die MBT verzichtet dabei jedoch auf die Deutung und auch auf die Verknüpfung Gegenwart-Vergangenheit. Mentalisieren der Übertragung stellt für die MBT das Nachdenken über die aktuelle Beziehung dar.

4.4.3 Schemafokussierte Therapie bei der Borderline Persönlichkeitsstörung

Die *Schemafokussierte Therapie* (SFT) von Young (Young et al. 2005) stellt einen integrativen Ansatz dar, der Theorieelemente und Techniken der Kognitiven Verhaltenstherapie, der humanistischen Therapie, der Gestalttherapie und der Psychodynamik in der Behandlung von Menschen mit Persönlichkeiten vereint. Die SFT enthält damit sowohl emotionsaktivierende Techniken als auch metakognitive Techniken. Young entwickelte die SFT primär nicht als eine störungsspezifische Methode. Erst in weiteren Entwicklungen wurde der schematherapeutische Ansatz für einzelne Persönlichkeitsstörungen wie etwa der Borderline-Persönlichkeitsstörung (Arntz und van Genderen 2010) und der Narzisstischen Persönlichkeitsstörung (Dieckmann 2011) adaptiert und evaluiert. Unter Schemata werden psychische Ordnungssysteme verstanden, die sich vor dem Hintergrund prägender lernbiografischer Themen herausbilden und durch typische Kognitionen, Erinnerungen, Wahrnehmungen und Emotionen näher beschrieben werden können. Schemata lassen sich bei allen Menschen vorfinden und können somit zur näheren konstitutionellen Beschreibung herangezogen werden. Sie zeigen bei Menschen eine ähnliche Stabilität wir Eigenschaftsmerkmale. Young identifizierte zunächst 18 Schemata, die er fünf Domänen zuordnete (► **Tab. 10.2**).

Diese Domänen korrespondieren mit menschlichen Kernbedürfnissen. Maladaptive Schemata, die den Domänen zugeordnet sind, verweisen somit auf frustrierte Bedürfniserfahrungen in der Entwicklung von Menschen mit Persönlichkeitsstörungen. Menschen unterscheiden sich in den Strategien, die sie einsetzen, um die mit den Schemata aktivierten Prozesse zu bewältigen. In der SFT werden drei zentrale Coping-

Tab. 10.2: Domänen und ihre korrespondierenden Schemata (aus Dieckmann 2011)

Domäne	Korrespondierende Schemata
Abgetrenntheit/Ablehnung	Verlassenheit/Instabilität
	Misstrauen/Missbrauch
	Emotionale Entbehrung
	Unzulänglichkeit/Scham
	Soziale Isolation/Entfremdung
Eingeschränkte Autonomie und Leistungsfähigkeit	Abhängigkeit/Inkompetenz
	Anfälligkeit für Schädigung oder Krankheiten
	Verstrickung/unterentwickeltes Selbst
	Versagen
Ohne Grenzen sein	Ansprüchlichkeit/Grandiosität
	Ungenügende Selbstbeherrschung/Selbstdisziplin
Fremdbezogenheit	Unterordnung
	Selbstaufopferung
	Streben nach Anerkennung und Beachtung
Wachsamkeit und Gehemmtsein	Negativität/Pessimismus
	Emotionale Gehemmtheit
	Unerbittliche Standards/allzu große Strenge
	Strafneigung

stile unterschieden: Erduldung, Vermeidung und Überkompensation. In der Erduldung ist das Verhalten durch eine fehlende Grenzsetzung und abhängige Beziehungsmuster, in der Vermeidung u. a. durch Distanzierung, Rückzug, Substanzmissbrauch, Stimulierung und in der Überkompensation durch Aggressionen, manipulatives Verhalten, Dominanz und Aufmerksamkeitssuche geprägt. Auf diesem Copingmodell basiert das Modusmodell der SFT. Schemamodi werden als funktionelle und dysfunktionelle Schemaoperationen verstanden, die situativ vorhersehbar sind und das Denken, Fühlen und Verhalten des Menschen dominieren. Sind Schemata eher mit Eigenschaftsmerkmalen zu vergleichen, so entsprechen Schemamodi eher dem aktuellen Zustand im Sinne eines »State«. Mithilfe des Moduskonzeptes ist es in der SFT möglich, abrupte Stimmungs-/Verhaltenswechsel zu identifizieren, zuzuordnen und der unmittelbaren Intervention

zugänglich zu machen. Young beschrieb initial zehn verschiedene Modi, die mittlerweile auf 22 erweitert wurden, die sich folgenden vier Kernkategorien zuordnen lassen: kindlicher Modus, maladaptiver Bewältigungsmodus, dysfunktionaler Elternmodus und Modus des gesunden Erwachsenen.

Anhand des Schema- und Modusmodells wird das Erleben und Verhalten von Menschen mit einer BPS dem therapeutischen Prozess zugänglich gemacht und der Patient im Rahmen der therapeutischen Beziehung zunehmend befähigt, die bislang frustrierten Kernbedürfnisse im Modus des gesunden Erwachsenen adaptiv zu prozessieren. Dies schließt auch die Integration traumatisierender Erfahrungen mit ein. Die therapeutische Beziehung nimmt in der SFT durch die stellvertretende begrenzte elterliche Fürsorge im Sinne eines »limited reparenting« eine zentrale Rolle ein.

4.4.4 Dialektisch Behaviorale Therapie der Borderline-Persönlichkeitsstörung

Die *Dialektisch Behaviorale Therapie der BPS* (DBT) wurde von Marsha M. Linehan in den 1980er-Jahren zunächst für Menschen mit chronischer Suizidalität entwickelt (Linehan 1996). Die DBT vereint in sich Elemente der Lerntheorie, der Kognitiven Verhaltenstherapie, der Gestalttherapie, der Hypnotherapie und der Meditation. Als konstitutives Element der DBT gilt dabei die dialektische Denkweise, welche das Verständnis der Patientinnen, die Beziehungsgestaltung, die therapeutischen Interventionen sowie das therapeutische Selbstverständnis bestimmt. Linehan beschreibt die BPS aus der dialektischen Perspektive als »dialektisches Dilemmata« bzw. ein »Scheitern der Dialektik« zwischen emotionaler Vulnerabilität versus Selbstinvalidierung, andauernden Krisenzuständen versus unterdrückter Trauer und aktiver Passivität versus scheinbarer Kompetenz. Der Begriff »dialektisch« verweist auf die Bedeutung wechselseitiger Beziehungen und der Ganzheit, dem Prinzip der Polarität in Form von These und Antithese sowie deren Integration in Neues (Synthese) und damit dem Prinzip des kontinuierlichen Wandels.

Die DBT setzt sich aus vier verschiedenen Behandlungselementen zusammen: Einzeltherapie, Telefoncoaching, Skillstraining in der Gruppe sowie Supervisionsteam. Der Behandlungsablauf folgt einer strengen hierarchischen Themenordnung, welche für Therapeut und Patient bindend sind: Suizidalität, therapieschädigendes Verhalten, selbstverletzendes Verhalten und Störungen der Verhaltenskontrolle, Störungen des emotionalen Erlebens sowie Probleme der Lebensbewältigung. Hieraus ergeben sich in der DBT vier Behandlungsstufen mit jeweiligen Schwerpunkten. In der Vorbereitungsstufe (Stage 0) geht es um Diagnostik, Psychoedukation zum Störungsmodell sowie zur DBT-Methodik, Identifikation von Problemverhalten, Durchführung von Verhaltensanalysen zum letzten Suizidversuch, zur letzten Selbstverletzung und zum letzten Therapieabbruch, der Formulierung und Hierarchisierung der Therapieziele sowie der Festlegung der Rahmenbedingungen in einem gemeinsamen Therapievertrag. Die erste Therapiestufe (Stage I) wendet sich schweren Problemen auf der unmittelbaren Verhaltensebene in Form von Suizidalität, selbstschädigendem Verhalten, Hochrisikoverhalten, therapieschädigendem Verhalten und Krisen generierendem Verhalten mit dem Ziel zu, eine Verbesserung der Überlebensstrategien, der Therapiecompliance und der Lebensqualität zu befördern. Die zweite Therapiestufe (Stage II) wendet sich Problemen des emotionalen Erlebens mit dem Ziel zu, automatisierte dysfunktionale Reaktionsmuster zu modifizieren. Die dritte Therapiestufe (Stage III) fokussiert darauf, dass der Patient die vollzogenen Entwicklungen zunehmend selbstständig einsetzt, um Probleme der Lebensführung zu lösen.

In den letzten Jahren sind eine Reihe von Adaptationen der DBT entwickelt worden, die den spezifischen Anforderungen bei komorbiden Achse-I-Störungen (Essstörungen, Posttraumatische Belastungsstörung und Suchterkrankungen), den Besonderheiten des Behandlungssettings (Forensik, stationäre Behandlung) bzw. dem Entwicklungsstand (Adoleszente, Menschen mit Lernbehinderungen) Rechnung tragen.

4.5 Behandlung aus Verfahrensperspektive

Wie in ▶ Abb. 10.1 dargestellt, handelt es sich bei der TFP um eine Methode, die eine störungsspezifische Modifikation einer psychoanalytischen Psychotherapie darstellt, bei der MBT um eine Methode, die sich der tiefenpsychologisch orientierten Psychotherapie subsumieren lässt, allerdings mit ihren metakognitiven Techniken auch Anleihen aus der kognitiven Therapie nimmt, während die DBT die größte Nähe zur kognitiven Verhaltenstherapie zeigt. Die SFT ist von den vier dargestellten störungsspezifischen Methoden die am stärksten »schulenübergreifend« konzeptionalisierte Methode bei der BPS. Im Vergleich zu diesen störungsspezifischen Methoden haben sich unmodifizierte, allein auf den Verfahren basierende Psychotherapien bei der Borderline-Persönlichkeitsstörung nicht bewährt (S2-Leitlinien Persönlichkeitsstörungen, Herpertz et al. 2007). So findet die klassische Psychoanalyse heute bei der Borderline-Persönlichkeitsstörung selten Anwendung und wurde nicht in randomisiert-kontrollierten Studien auf Wirksamkeit geprüft. Daneben gibt es in Deutschland weitere, aber nicht hinreichend empirisch validierte Entwicklungen in der psychodynamischen Psychotherapie, die auch auf die besonderen Bedürfnisse von Menschen mit einer BPS bzw. ichstrukturell gestörten Patienten hin entwickelt wurden. Hier ist an erster Stelle die Strukturbezogene Psychotherapie von Rudolf (2004) zu nennen. Die kognitiv-verhaltenstherapeutische Therapie von Sachse (2004) ist auch gegenüber dem Standardverfahren deutlich modifiziert und ist derzeit Gegenstand einer Wirksamkeitsstudie und zwar im Vergleich zur Schematherapie.

4.6 Gemeinsamkeiten und Unterschiede der Methoden

Gleichwohl sich die dargestellten Methoden in ihren Ätiologiemodellen und deren Grundlagen sowie den daraus abgeleiteten Interventionen unterscheiden, so lassen sich doch auch Übereinstimmungen und Ähnlichkeiten finden. Alle Methoden basieren auf einem spezifischen ätiopathogenetischen Modell, auf dessen Grundlage sich die therapeutischen Interventionen ableiten. Für alle Ansätze stehen standardisierte Fortbil-

dungscurricula zur Verfügung. Ebenso liegen alle vier Methoden in manualisierter Form vor. Alle vier Ansätze weisen einen klaren Behandlungsrahmen hinsichtlich Zeit, Behandlungsablauf und Krisenmanagement auf und verlaufen gemäß einer thematischen Hierarchie (Sollberger und Walter 2010). Der Behandlungsfokus liegt dabei auf dem Geschehen im Hier und Jetzt der therapeutischen Beziehung. Weiterhin ist den Therapiemethoden gemeinsam, dass sie sich paradigmatisch nicht ausschließlich zeigen. So wird in der TFP die technische Neutralität des Therapeuten bei selbst- und therapiegefährdendem Verhalten ggf. temporär zugunsten einer unmittelbaren und ggf. auch wertenden Positionierung gegenüber dem Patienten verlassen. Auf der anderen Seite werden Aspekte der lernbiografischen Entwicklung und des emotionalen Erlebens durch die Verhaltenstherapie in zunehmend stärkerem Maße in die Interventionen integriert. Übereinstimmung findet sich auch in dem Verständnis der BPS als Störung metakognitiver bzw. reflexiver Fähigkeiten, die sich in den Modellen der Identitätsdiffusion nach Kernberg, als Mentalisierungsstörung nach Bateman und Fonagy, als desintegrierte dysfunktionale Schemata nach Young bzw. als Defizit der Achtsamkeit nach Linehan wiederfinden. Alle vier Methoden zielen mit ihren jeweiligen Interventionen auf die Entwicklung eines integrierten Selbst und einer intrapsychischen Kohärenz und bei allen vier Methoden führen die gewählten Techniken zu einer Verbesserung der Affektregulation (Weinberg 2011; Herpertz et al. 2007).

Grundlegende Unterschiede finden sich dagegen in den ätiologischen Modellen. Psychoanalytisch bzw. psychodynamisch wird die BPS als Ausdruck einer desintegrierten Strukturorganisation der Persönlichkeit verstanden, die durch eine Identitätsdiffusion und sog. primitive Abwehrmechanismen der Spaltung und projektiven Identifikation gekennzeichnet ist. Das verhaltenstherapeutische Verständnis der BPS gründet sich dagegen in einem psychobiologischen Modell der BPS als eine Emotionsregulationsstörung. Die wechselseitige Bezugnahme der biologischen Vulnerabilität mit invalidierenden psychosozialen Entwicklungsbedingungen befördert die Entwicklung dysfunktionaler und maladaptiver kognitiv-emotionaler Schemata. Diese finden ihren Ausdruck in der Phänomenologie des Störungsbildes in den Bereichen Emotionsregulation, Identität, Beziehungsgestaltung sowie Verhaltenskontrolle. Ein weiterer Unterschied lässt sich in der Art der Beziehungsgestaltung finden. Während in der Übertragungsfokussierten Therapie die technische Neutralität des Therapeuten ein persönliches Involviertsein im Rahmen der therapeutischen Beziehung verhindert, stellt sich der Therapeut in der Mentalisierungsbasierten Therapie, der SFT und der Dialektisch Behavioralen Therapie als authentisches Modell zur Verfügung.

4.7 Beziehungsgestaltung

Die therapeutische Beziehungsgestaltung der im Abschnitt 4.4 vorgestellten störungsspezifischen Behandlungsmethoden der BPS unterscheidet sich zu allererst in dem Ausmaß, mit dem sich der Therapeut in der therapeutischen Beziehung mit seinen individuellen Eigenschaften zu erkennen gibt und sich in der direkten Interaktion zur Verfügung stellt. In der Übertragungsfokussierten Therapie ist die therapeutische Haltung in der Beziehungsgestaltung von einer Neutralität geprägt. Diese soll gewährleisten, dass der Therapeut die für den Deutungsprozess notwendige Beobachterrolle einnimmt und sich nicht in die Interaktionsmuster des Patienten »verstrickt« lässt. Der Therapeut verzichtet dabei auf jegliche Parteinahme und supportive Interventionen. Der Therapeut reagiert also nicht unmittelbar auf das gezeigte Verhalten des Patienten, sondern reflektiert

mit ihm über das Geschehen. Damit ist der Therapeut im Verständnis von Clarkin und Kollegen nicht passiv und unbeteiligt, sondern aktiv, aber eben in der distanziert anmutenden Beobachterrolle. Dabei ist es in besonderen Situationen möglich, etwa wenn es zu schweren Verhaltensstörungen mit gesundheits- oder therapiegefährdenden Aspekten kommt, die Haltung der Neutralität temporär zu verlassen.

Die Mentalisierungsbasierte Therapie weist dem Therapeuten eine über die Beobachtung des Patientenverhaltens hinausgehende Rolle zu. Der Therapeut nimmt eine fördernde und zugewandte Haltung gegenüber dem Patienten ein und stellt sich mit seinen Gedanken (Mentalisierungen) dem Patienten zur Verfügung. Dabei vermeidet er jedes direktive bzw. Erkenntnis präsentierende Verhalten, da dies im Verständnis von Bateman und Fonagy den Mentalisierungsprozess des Patienten hemmen würde. Stattdessen dient der Therapeut als Modell für den Mentalisierungsprozess und nutzt etwa den sokratischen Dialog und die Selbstoffenbarung, um die Mentalisierungsfähigkeit des Patienten zu fördern. Hierbei ist eine authentische Haltung des Therapeuten in der Begegnung mit dem Patienten notwendig.

Die Beziehungsgestaltung in der Dialektisch Behavioralen Therapie (DBT) folgt einer dialektischen Grundhaltung. Engagiert sich der Patient in der Therapie, so erhöht der Therapeut die Aufmerksamkeit. Verhaltensweisen des Patienten werden nicht als projektive Übertragungen und emotionale Reaktionen des Therapeuten nicht als Gegenübertragungen interpretiert, sondern als unmittelbar zum Patienten bzw. Therapeuten gehörendes Verhalten. Der Therapeut zeigt sich in der Beziehung zum Patienten als authentisches und verlässliches Gegenüber und nutzt die therapeutische Beziehung als Mittel zur Veränderung dysfunktionaler Verhaltensmuster des Patienten. Der Patient wird dabei als valides Gegenüber angenommen: Menschen mit einer BPS »brauchen ganz normale Menschen, die kommunizieren wie normale Menschen.« (Bohus 2010). Linehan veranschaulicht die dialektische Grundhaltung in der Beziehungsgestaltung mit folgendem Bild: »Die Patientin und ich stehen auf einer Wippe einander gegenüber; die Fläche der Wippe verbindet uns miteinander. Die Therapie ist wie das Auf und Ab der Wippe, bei dem die Patientin und ich ständig vor und zurück rutschen und versuchen, die Balance zu halten, um gemeinsam zur Mitte zu gelangen und sozusagen auf eine höhere Ebene klettern zu können. Dort beginnt derselbe Ablauf von vorne: … Meine Aufgabe als Therapeutin besteht also nicht nur darin, die Balance irgendwie zu halten, sondern so, dass wir uns beide auf die Mitte zubewegen anstatt auf das Ende zuzugehen.« (Linehan 1996, S. 23). Die therapeutische Haltung ist also durch die dialektische Denkweise bestimmt und lässt sich durch die Ausrichtung auf Veränderung versus Ausrichtung auf Annehmen, wohlwollendes Fordern versus stützend und unbeirrbare Zentriertheit versus mitfühlende Flexibilität dialektisch beschreiben.

Ausgehend von ihrem ätiologischen Modell der BPS zielt die SFT in der Beziehungsgestaltung darauf ab, eine »begrenzte Nachbeelterung« (limited reparenting) im Rahmen des therapeutischen Prozesses zu ermöglichen(Young et al. 2005). Die »begrenzte Nachbeelterung« wird seitens des Therapeuten gegenüber dem Patienten durch ein fürsorgliches Verhalten, anleitende und beratende Begleitung sowie empathische Konfrontation und Grenzensetzen vollzogen (Arntz et al. 2010; Roediger 2009). Der Therapeut bringt sich dabei als Person mit seinem emotionalen Erleben in reflektierter Weise ein, d. h. er muss jederzeit bei sich prüfen, inwieweit seine Reaktionen auf das Verhalten des Patienten Folge eigener dysfunktionaler Schemata sind (Arntz et al. 2010). Nimmt der Therapeut am Anfang der Behandlung eine sehr aktive Rolle in der »Nachbeelterung« ein, so überlässt er diese Rolle im Behandlungsverlauf zunehmend dem Patienten in dem Maße, wie der Patient dazu befähigt wird, sich eigenständig um seine Kernbedürfnisse zu kümmern. Damit ist in dem Konzept der »begrenzten Nachbeelterung« auch das Moment der Ablösung inbegriffen.

5 Integration in den Gesamtbehandlungsplan

5.1 Behandlungskontexte

Alle vier dargestellten manualisierten störungsspezifischen Therapiemethoden können sowohl in der stationären bzw. teilstationären als auch in der ambulanten Behandlung von Patienten mit Borderline-Persönlichkeitsstörung Anwendung finden. Vorraussetzung ist eine umfassende Ausbildung in der Methode. Dabei erleichtert das Vorliegen eines Manuals die Ausbildung; auf dessen Grundlage werden praktische Übungen z. B. im Rollenspiel und intensive Supervision anhand von Videoaufzeichnungen durchgeführt. Notwendige Grundlage des therapeutischen Handelns ist auch das theoretische Wissen um die zugrunde liegenden Ätiologiemodelle. Wenn auch grundsätzlich kaum Daten zur Wirksamkeit einzelner Therapieinterventionen bei der Borderline-Persönlichkeitsstörung vorliegen, so konnte zumindest für das Skillstraining als zentraler Bestandteil der dialektisch-behavioralen Therapie eine Wirksamkeit auch ohne Integration in ein Gesamt-DBT-Therapiekonzept gezeigt werden (Stepp et al. 2008; Soler et al. 2009). Entsprechend erscheint das in der Praxis häufig betriebene Vorgehen der Durchführung eines Skillstrainigs in Ergänzung zu anderen störungsspezifischen Programmen nicht abwegig, wenn auch mögliche positive und negative Interaktionen mit anderen Therapiemethoden bisher nicht untersucht wurden.

5.1.1 Therapiesetting

Die genannten vier störungsspezifischen Methoden wurden in einem unterschiedlichen Behandlungskontext evaluiert. So ist die übertragungsfokussierte Psychotherapie ausschließlich im ambulanten Setting untersucht und als wirksam getestet worden. Gleiches gilt für die Schemafokussierte Therapie. Die dialektisch-behaviorale Therapie wurde in der großen Mehrzahl der Studien in Form des ambulanten Behandlungssettings evaluiert, allerdings wurde eine Studie (Bohus et al. 2004) als stationäres Behandlungsprogramm im Vergleich zu einer Wartegruppe durchgeführt und stellte sich in dieser Studie auch in der stationären Behandlung als wirksam heraus. Die mentalisierungsbasierte Therapie wurde zunächst als tagesklinisches Behandlungsprogramm untersucht und als wirksam getestet (Bateman und Fonagy 1999, 2001, 2008), später auch als ambulantes Therapieangebot positiv evaluiert.

Die dialektisch-behaviorale Therapie als auch mentalisierungsbasierte Therapie wird gewöhnlich im Einzel- und Gruppensetting durchgeführt, während die übertragungsfokussierte Psychotherapie im Einzelsetting angeboten wird. Die Schemafokussierte Therapie wurde primär als Einzeltherapie konzipiert und evaluiert. Allerdings wurde auch eine Variante als Gruppentherapie entwickelt und in einem randomisierten kontrollierten Studiendesign als wirksam getes-

tet (Farrell et al. 2009). Während die Gruppenbehandlung mit Schemafokussierter Therapie inhaltlich analog zur Einzelbehandlung konzeptionalisiert ist, verteilen sich bei der dialektisch-behavioralen Therapie sowie bei der mentalisierungsbasierten Therapie die Behandlungsinhalte unterschiedlich auf Einzel- und Gruppenbehandlung. Während interaktionelles Geschehen in der DBT-Gruppentherapie kein Behandlungsfokus wird, dient die Gruppentherapie in der MBT dazu, dass die individuellen Bindungsmuster in der Interaktion mit den Gruppenmitgliedern manifest werden und bearbeitet werden können (Fonagy und Bateman 2006).

In der stationären Behandlung finden sich gewöhnlich neben der einzel- und gruppenpsychotherapeutischen Behandlung Fachtherapien. Sie können als Gestaltungstherapie angeboten werden, die die Eigen- und Fremdwahrnehmung fördert, die Auseinandersetzung mit dem eigenen Selbstbild und Selbstwert anregt und soziale Kompetenz schult. In der Ergotherapie als handlungsorientierte Therapieform, die mit handwerklichen und kreativen Techniken arbeitet, kann der Borderline-Patient lernen, sich planerisch gesetzten Zielen zu nähern, die Wahrnehmung gegenüber seiner Umwelt im Sinne der Achtsamkeitsförderung anzuregen und die Grundleistungsfunktionen wie Belastbarkeit, Ausdauer, Frustrationstoleranz und Motivation zu schulen. In der körperorientierten Therapie können spannungsreduzierende Techniken nach ihrem individuellen Nutzen erlernt und trainiert werden, durch eine verbesserte Körperhaltung die emotionale Verwundbarkeit abgebaut und Selbstbewusstsein gestärkt werden und schließlich soziale Fähigkeiten verbessert werden. Bei Patienten mit Borderline-Persönlichkeitsstörung haben sich zudem tänzerische Ausdrucksformen, v. a. im Flamenco-Tanz, als hilfreich erwiesen. Auch die Musiktherapie kann eingesetzt werden, um inneres Erleben abzubilden und zu modifizieren und damit zur Verbesserung der Affektregulation beizutragen.

5.1.2 Ambulante Therapie

In der Richtlinien-Psychotherapie ist die Dauer und Frequenz der Therapiesitzung pro Patient festgelegt und begrenzt. Hier müssen störungsspezifische Methoden einer der anerkannten Richtlinienverfahren zugeordnet werden, was für die dialektisch-behaviorale Therapie einerseits und die übertragungsfokussierte sowie mentalisierungsbasierte Therapie anderseits leichter möglich erscheint als für die stark schulenintegrativ konzeptionalisierte Schema-Therapie.

Insbesondere für die Therapiemethoden, die vom Konzept her Einzel- und Gruppenbehandlung umfassen, wäre eine Zusammenarbeit von niedergelassenen Praxen mit Institutsambulanzen günstig, wobei letztere strukturell leichter ein Gruppenangebot etablieren können. Eine solche Zusammenarbeit wird allerdings derzeit (noch) nicht durch das bestehende Finanzierungssystem unterstützt.

Während die stationäre Behandlung sich gewöhnlich auf bis zu zwölf Wochen erstreckt und hierfür, zumindest in der DBT, Wirksamkeit empirisch gezeigt werden konnte, unterliegt die notwendige Dauer der ambulanten Behandlung überwiegend individuellen Bedürfnissen und Notwendigkeiten und kann sich bei Patienten mit schwerer Ausprägung der Borderline-Persönlichkeitsstörung auf mehrere Jahre erstrecken.

5.2 Interaktion mit biologischen Therapieverfahren

5.2.1 Pharmakotherapie

Angesichts der mageren Datenlage aus klinischen Studien bei der Borderline-Persönlichkeitsstörung erfolgt die Anwendung von Psychopharmaka durchweg off-label. Die relativ besten Hinweise auf Wirksamkeit finden sich für die Stimmungsstabilisatoren (vor allem Lamotrigin und Topiramat) und zwar bei den Zielsymptomen Impulsivität und Ärger sowie auch mit positiven Effekten für das allgemeine Funktionsniveau (Ingenhoven et al. 2010). Antipsychotika, wie vor allem Olanzapin und Aripiprazol, haben einen signifikanten Effekt auf Ärger als auch auf kognitiv-perzeptuelle Symptome, Aripiprazol auch auf die Impulsivität. Antidepressiva zeigten in den Studien keine eindeutige Wirksamkeit bei der Borderline-Persönlichkeitsstörung, aber könnten möglicherweise Effekte bei komorbiden Angst- und depressiven Störungen haben (Cochrane Review, Lieb et al. 2010). Ingesamt können Medikamente bei der Borderline-Persönlichkeitsstörung nur zur Beeinflussung spezifischer Symptome, nicht aber der gesamten Symptomatik zum Einsatz kommen (Herpertz et al. 2007). Für viele Symptome wie Angst vor Verlassenwerden und Alleinsein, Leere- und Langeweilegefühle sowie die Identitätsstörung sind keine medikamentösen Interventionen bekannt. Bei der Dissoziation ergaben sich in offenen Studien Hinweise auf positive Effekte von Opiatantagonisten, die aber in kontrollierten Studien nicht eindeutig gesichert werden konnten (Schmahl et al. 2012). Trotz der in der Praxis betriebenen hohen Polypharmazie ergibt sich kein Hinweis auf deren Wirksamkeit, weshalb hiervon Abstand genommen werden sollte. Auch wäre der Gabe von Benzodiazepinen, z. B. zur Verhinderung von Selbstverletzungen, mit größter Vorsicht zu begegnen. Dies nicht nur wegen der erheblichen Suchtgefährdung bei dieser Patientengruppe, sondern auch wegen Berichten zu schweren suizidalen Handlungen nach plötzlicher Anxiolyse im Zusammenhang mit Benzodiazepingabe.

Bei Patienten mit Borderline-Persönlichkeitsstörung kann es in besonderer Weise zu einer Interaktion zwischen Psychotherapie und Psychopharmakotherapie kommen. Auch wenn Psychopharmaka bei schweren begleitenden Achse-I-Störungen erst eine Psychotherapie möglich machen können, so können Psychopharmaka doch psychotherapeutische Effekte beeinträchtigen. Hier ist vor allem an die Förderung einer externalen gegenüber einer internalen Kontrollüberzeugung zu denken. Die grundsätzliche Möglichkeit einer begleitenden pharmakologischen Behandlung sollte deshalb bereits zu Behandlungsbeginn und vor allem nicht in psychotherapeutischen Krisen erfolgen,

weil sie in diesem Fall das Arzt-Patient-Verhältnis erschweren könnte. Auch sollte der Stellenwert der Medikation im Gesamtbehandlungsplan mit Formulierung aller medikamentösen Zielsymptome erfolgen. Um die Psychotherapie nicht zu beeinträchtigen, sollte die Gabe von sedierenden und auch potentiell suchterzeugenden Substanzen mit größter Zurückhaltung erfolgen. Schließlich wären mögliche Auswirkungen auf die Einschätzung der Selbstwirksamkeit als auch auf die Güte der therapeutischen Beziehung zu reflektieren.

Literatur

Arbeitskreis OPD (2006) Operationalisierte Psychodynamische Diagnostik OPD-2. Das Manual für Diagnostik und Therapieplanung. Bern: Hans Huber.

Arntz A, van den Hoorn M, Cornelis J, Verheul R, van den Bosch, Wies MC, Bie AJHT de (2003) Reliability and validity of the borderline personality disorder severity index. J Pers Disord 17(1):45–59.

Arntz A, van Genderen H, Schweiger U (2010) Schematherapie bei Borderline-Persönlichkeitsstörung. Weinheim: Beltz.

Barnow S, Stopsack M, Ulrich I, Falz S, Dudeck M, Spitzer C, Grabe H-J, Freyberger HJ (2010) Prävalenz und Familiarität von Persönlichkeitsstörungen in Deutschland: Ergebnisse der Greifswalder Familienstudie. Psychother Psychosom Med Psychol 60:334–341.

Barnow S, Herpertz SC, Spitzer C, Stopsack M, Preuss UW, Grabe HJ, Kessler C, Freyberger HJ (2007) Temperament and character in patients with borderline personality disorder taking gender and comorbidity into account. Psychopathology 40:369–378.

Bateman AW, Fonagy P (1999) Effectiveness of partial hospitalization in the treatment of borderline personality disorder: a randomized controlled trial. Am J Psychiatry 156(10): 1563–1569.

Bateman AW, Fonagy P (2001) Treatment of borderline personality disorder with psycho-

analytically oriented partial hospitalization: an 18-month follow-up. Am J of Psychiatry, 158:36–42.

Bateman AW, Fonagy P (2008) Psychotherapie der Borderline-Persönlichkeitsstörung. Ein mentalisierungsgestütztes Behandlungskonzept. Gießen: Psychosozial Verlag.

Bateman A, Fonagy P (2009) Randomized controlled trial of outpatient mentalization-based treatment versus structured clinical management for borderline personality disorder. Am J Psychiatry 166(12):1355–1364.

Beck AT, Steer RA, Hautzinger M (1995) Beck-Depressions-Inventar. (BDI). 2. Auflage. Bern: Huber.

Bohus M, Limberger MF, Frank U, Sender IGT, Stieglitz RD (2001) Entwicklung der Borderline-Symptom-Liste. Psychother Psychosom Med Psychol 2001(51):201–211.

Bohus M, Haaf B, Simms T, Limberger MF, Schmahl C, Unckel C et al. (2004) Effectiveness of inpatient dialectical behavioral therapy for borderline personality disorder: A controlled trial. Behavior Research and Therapy 42: 487–499.

Bohus M, Borgmann E (2009) Interview zu schwerwiegenden Störungen der Verhaltenskontrolle. Online verfügbar unter: http://www.zi-mannheim.de/sbdi.html (08.07.2012)

Bohus M (2010) Dialektisch-Behaviorale Therapie für Borderline-Störungen. In: Dulz B, Herpertz SC, Kernberg OF, Sachsse U (Hrsg.) Handbuch der Borderline-Störungen. Schattauer, S. 619–639.

Bohus M, Wolf-Arehult M (2011) Interaktives SkillsTraining für Borderline-Patienten. Manual zur CD-ROM für die therapeutische Arbeit; inklusive CD-ROM. Stuttgart: Schattauer.

Clarkin JF, Levy KN, Lenzenweger MF, Kernberg OF (2007) Evaluating three treatments for borderline personality disorder: a multiwave study. Am J Psychiatry164(6):922–928.

Clarkin JF, Yeomans FE, Kernberg OF (2008) Psychotherapie der Borderline-Persönlichkeit. Manual zur psychodynamischen Therapie. 2. Aufl. Stuttgart: Schattauer.

Dieckmann E (2011) Die narzisstische Persönlichkeitsstörung mit Schematherapie behandeln. Klett-Cotta. Online verfügbar unter http://katalog.ub.uni-heidelberg.de/cgi-bin/titel.cgi?katkey=67105341.

Doering S (2010): Klassifikation und Testdiagnostik. In: Dulz B, Herpertz SC, Kernberg OF, Sachsse U (Hrsg.) Handbuch der Borderline-Störungen. Schattauer, S. 303–327.

Doering S, Hörz S, Rentrop M, Fischer-Kern M, Schuster P, Benecke C et al. (2010) Transference-focused psychotherapy v. treatment by community psychotherapists for borderline personality disorder: randomised controlled trial. In: Br J Psychiatry196(5):389–395.

Ehrenthal JC, Dinger U, Horsch L, Komo-Lang M, Klinkerfuss M, Grande T, Schauenburg H (2012) Der OPD-Strukturfragebogen (OPD-SF). Erste Ergebnisse zu Reliabilität und Validität. Psychother Psychosom Med Psychol 62 (1):25–32.

Farrell JM, Shaw IA, Webber MA (2009) A schema-focused approach to group psychotherapy for outpatients with borderline personality disorder: a randomized controlled trial. J Behav Ther Exp Psychiatry 40(2):317–328.

Fonagy P, Target M (1997) Attachment and reflective function: their role in self-organization. Dev Psychopathol 9(4):679–700.

Fonagy P, Target M, Steele H, Steele M (1998) Reflective-Functioning Manual, version 5.0, for Application to Adult Attachment Interviews. London: University College London.

Fonagy P, Bateman AW (2006) Mechanisms of change in mentalization-based treatment of BPD. Journal of Clinical Psychology, 62: 411–430.

Giesen-Bloo J, van Dyck R, Spinhoven P, van Tilburg W, Dirksen C, van Asselt T et al. (2006) Outpatient psychotherapy for borderline personality disorder: randomized trial of schema-focused therapy vs transference-focused psy-chotherapy. Arch Gen Psychiatry 63(6): 649–658.

Grant BF, Chou SP, Goldstein RB, Huang B, Stinson FS, Saha TD, Smith SM, Dawson DA, Pulay AJ, Pickering RP et al. (2008) Prevalence, correlates, disability, and comorbidity of DSM-IV borderline personality disorder: results from the Wave 2 National Epidemiologic Survey on Alcohol and Related Conditions. J Clin Psychiatry 69:533–545.

Gunderson JG, Stout RL, McGlashan TH, Shea MT, Morey LC, Grilo CM, Zanarini MC, Yen S, Markowitz JC, Sanislow C et al. (2011) Ten-Year Course of Borderline Personality Disorder: Psychopathology and Function From the Collaborative Longitudinal Personality Disorders Study. Arch Gen Psychiatry 68:827–837.

Harris DA (2010) Inhaltliche Validierung der deutschen Übersetzung des »Schema Mode Inventory – revised« (SMI-r) und Korrelation der Modus-Skalen des SMI-r mit etablierten psychologischen und psychopathologischen Konstrukten. Inaugural-Dissertation. Albert-Ludwigs-Universität, Freiburg im Breisgau. Medizinische Fakultät. Online verfügbar unter http://www.freidok.uni-freiburg.de/volltexte/7895/pdf/DissHarrisDawn.pdf (08.07.2012).

Herpertz SC, Caspar F, Mundt C (2007) Störungsorientierte Psychotherapie. München: Urban & Schwarzenberg.

Herpertz SC (Federführung), Bohus M, Buchheim P, Doering S, Kapfhammer HP, Linden M, Müller-Isberner R, Renneberg B, Saß H, Schmitz B, Schweiger U, Resch F, Tress W, Eucker S, Habermeyer V, Rotter M (2008) S2-Praxisleitlinien Persönlichkeitsstörungen. Heidelberg: Steinkopff.

Herpertz SC, Saß H (2010) Die Borderline-Persönlichkeitsstörung in der historischen und aktuellen psychiatrischen Klassifikation. In: Dulz B, Herpertz SC, Kernberg OF, Sachsse U (Hrsg.) Handbuch der Borderline-Störungen. Stuttgart: Schattauer, S. 35–43.

Herpertz SC, Zanarini M, Schulz CS, Siever L, Lieb K, Moller HJ (2007) World Federation of Societies of Biological Psychiatry (WFSBP) Guidelines for Biological Treatment of Personality Disorders. World J Biol Psychiatry 8:212–244.

Ingenhoven T, Lafay P, Rinne T, Passchier J, Duivenvoorden H (2010) Effectiveness of pharmacotherapy for severe personality disorders: meta-analyses of randomized controlled trials. J Clin Psychiatry 71:14–25.

Kernberg OF (2006) Narzißmus, Aggression und Selbstzerstörung. Fortschritte in der Diagnose und Behandlung schwerer Persönlichkeitsstörungen. Stuttgart: Klett-Cotta.

Kind J (2010) Zur Entwicklung psychoanalytischer Borderline-Konzepte seit Freud. In: Dulz B, Herpertz SC, Kernberg OF, Sachsse U (Hrsg.) Handbuch der Borderline-Störungen. Stuttgart: Schattauer, 20–34.

Koch S (2010) Mentalisierungsfähigkeit der Mutter und kindliche Bindung. Inaugural-Dissertation. Heinrich-Heine-Universität, Düsseldorf. Philosophische Fakultät. Online verfügbar unter http://docserv.uni-duesseldorf.de/servlets/DerivateServlet/Derivate-19 487/Dissertation_Sarah_Koch.pdf. (02. 06. 2012)

Koons CR, Robins CJ, Tweed JL, Lynch TR, Gonzales AM, Morse JQ, Bishop GK, Butterfield ML, Bastian LA (2001) Efficacy of dialectical behavior therapy in women veterans with borderline personality disorder. Behav Ther 32:371–390.

Lieb K, Zanarini MC, Schmahl C, Linehan MM, Bohus M (2004) Borderline personality disorder. The Lancet 364:453–461.

Lieb K, Völm B, Rücker G, Timmer A, Stoffers JM (2010) Pharmacotherapy for borderline personality disorder: Cochrane systematic review of randomised trials. Br J Psychiatry 196(1): 4–12.

Linehan MM, Armstrong HE, Suarez A, Allmon D, Heard HL (1991) Cognitive-behavioral treatment of chronically parasuicidal borderline patients. Arch Gen Psychiatry 48(12): 1060–1064.

Linehan MM, Tutek DA, Heard HL, Armstrong HE (1994) Interpersonal outcome of cognitive behavioral treatment for chronically suicidal borderline patients. Am J Psychiatry 151 (12):1771–1776.

Linehan MM (1996) Dialektisch-behaviorale Therapie der Borderline-Persönlichkeitsstörung. München CIP-Medien.

Linehan MM, Comtois KA, Brown MZ, Heard HL, Wagner A (2006a) Suicide Attempt Self-Injury Interview (SASII): development, reliability, and validity of a scale to assess suicide attempts and intentional self-injury. Psychol Assess 18(3):303–312.

Linehan MM, Comtois KA, Murray AM, Brown MZ, Gallop RJ, Heard HL et al. (2006b) Two-year randomized controlled trial and follow-up of dialectical behavior therapy vs therapy by experts for suicidal behaviors and borderline personality disorder. Arch Gen Psychiatry 63 (7):757–766.

O'Donohue WT, Fowler KA, Lilienfeld SO (2007) Personality disorders. Toward the DSM-V. Los Angeles: SAGE Publications.

Preuss UW, Rujescu D, Giegling I, Watzke S, Koller G, Zetzsche T et al. (2008) Psychometrische Evaluation der deutschsprachigen Version der Barratt-Impulsiveness-Skala. Nervenarzt 79 (3):305–319.

Roediger E (2009) Praxis der Schematherapie. Grundlagen, Anwendung, Perspektiven. Stuttgart: Schattauer.

Rudolf G (2004) Strukturbezogene Psychotherapie. Stuttgart: Schattauer.

Sachse R (2004) Persönlichkeitsstörungen – Leitfaden für die Psychologische Psychotherapie. Göttingen: Hogrefe.

Saß H (2003) Diagnostisches und statistisches Manual psychischer Störungen. Textrevision – DSM-IV-TR; übersetzt nach der Textrevision der 4. Aufl. Göttingen: Hogrefe.

Schmahl C, Kleindienst N, Limberger M, Ludäscher P, Mauchnik J, Deibler P, Brünen S, Hiemke C, Lieb K, Herpertz S, Reicherzer M, Berger M, Bohus M (2012) Evaluation of naltrexone for dissociative symptoms in borderline personality disorder. Int Clin Psychopharmacol 27:61–68.

Schwenkmezger P, Hodapp V, Spielberger C (1992) Das State-Trait-Ärgerausdrucks-Inventar (STAXI). Handbuch. Bern: Huber.

Soler J, Pascual J, Tiana, T, Cebria A, Barrachina J, Campins M et al. (2009) Dialectical behaviour therapy skills training compared to standard grouptherapy in borderline personality disorder: a 3-month randomised controlled clinical trial. Behaviour Research and Therapy 47:353–358.

Sollberger D, Walter M (2010) Psychotherapie der Borderline-Persönlichkeitsstörung: Gemeinsamkeiten und Differenzen evidenzbasierter störungsspezifischer Behandlungen. Fortschr Neurol Psychiatr 78(12):698–708.

Spitzer C, Freyberger HJ, Stieglitz RD, Carlson EB, Kuhn G, Magdeburg N, Kessler C (1998) Adaptation and psychometric properties of the German version of the Dissociative Experience Scale. J Trauma Stress 11(4):799–809.

Stepp SD, Epler AJ, Jahng S, Trull TJ (2008) The effect of dialectical behavior therapy skills use on borderline personality disorder features. J Pers Disord 22:549–563.

Turner RM (2000) Naturalistic evaluation of dialectical behavior therapy-oriented treatment for borderline personality disorder. Cognitive and Behavioral Practice 7(4):413–419.

van Asselt AD, Dirksen CD, Arntz A, Giesen-Bloo JH, van Dyck R, Spinhoven P, van Tilburg W, Kremers IP, Nadort M, Severens JL (2008) Outpatient psychotherapy for borderline personality disorder: cost-effectiveness of schema-focused therapy vs. transference-focused psychotherapy. Brit J Psychiatry 192(6):450–457.

van den Bosch LMC, Koeter MWJ, Stijnen T, Verheul R, van den Brink W (2005) Sustained efficacy of dialectical behaviour therapy for borderline personality disorder. Behav Res Ther 43(9):1231–1241.

Weinberg I, Ronningstam E, Goldblatt MJ, Schechter M, Maltsberger JT (2011) Common factors in empirically supported treatments of borderline personality disorder. Curr Psychiatry Rep 13(1):60–68.

Wingenfeld K, Schäfer I, Terfehr K, Grabski H, Driessen M, Grabe H et al. (2011) Reliable, valide und ökonomische Erfassung früher Traumatisierung: Erste psychometrische Charakterisierung der deutschen Version des Adverse Childhood Experiences Questionnaire (ACE). Psychother Psychosom Med Psychol 61(1):10–14.

Wingenfeld K, Spitzer C, Mensebach C, Grabe HJ, Hill A, Gast U et al. (2010) Die deutsche Version des Childhood Trauma Questionnaire (CTQ): Erste Befunde zu den psychometrischen Kennwerten. Psychother Psychosom Med Psychol 60(11):442–450.

Young JE, Klosko JS, Weishaar ME (2005) Schematherapie. Ein praxisorientiertes Handbuch. Paderborn: Junfermann.

Young JE, Arntz A, Atkinson T, Lobbestael J, Weishaar ME, van Vreeswijk M, Klokman J (2009) The Schema Mode Inventory. New York: Schema Therapy Institut. Online: http://www.schematherapy.com/id49.htm (08. 07. 2012).

Zanarini MC, Hörz S (2010a) Epidemiologie und Langzeitverlauf der Borderline-Persönlichkeitsstörung. In: Dulz B, Herpertz SC, Kernberg OF, Sachsse U (Hrsg.) Handbuch der Borderline-Störungen. Stuttgart: Schattauer, S. 44–56.

Zanarini MC, Frankenburg FR, Reich DB, Fitzmaurice G (2010b) Time to attainment of recovery from borderline personality disorder and stability of recovery: A 10-year prospective follow-up study. Am J Psychiatry 167:663–667.

Zanarini MC, Frankenburg FR, Dubo ED, Sickel AE, Trikha A, Levin A, Reynolds V (1998a) Axis I Comorbidity of Borderline Personality Disorder. Am J Psychiatry 155:1733–1739.

Zanarini MC, Frankenburg FR, Dubo ED, Sickel AE, Trikha A, Levin A, Reynolds V (1998b) Axis II comorbidity of borderline personality disorder. Comprehensive psychiatry 39:296–302.

Zanarini MC, Vujanovic AA, Parachini EA, Boulanger JL, Frankenburg FR, Hennen J (2003) Zanarini Rating Scale for Borderline Personality Disorder (ZAN-BPD): A continuous measure of DSM-IV borderline psychopathology. J Pers Disord 17:233–242.

11 Essstörungen

Ulrich Schweiger und Valerija Sipos

1 Lernziele

Dieses Kapitel vermittelt einen Überblick über Diagnostik, Psychoedukation und Therapie von Essstörungen in einem ambulanten oder stationären Setting. Spezifische Interventionen, die in der Essstörungsbehandlung eine besondere Bedeutung haben, werden auf der Technikebene vermittelt. Die Umsetzung des Kapitels setzt die Kenntnis allgemeiner psychotherapeutischer Techniken (z. B. Validierung) voraus.

2 Störungsdefinition

2.1 Epidemiologie und Symptomatik

Essstörungen gehören zu den fünf häufigsten Ursachen für verlorene Lebensjahre bei Frauen im Alter zwischen 15 und 35 Jahren (Vos et al. 2001). Die Inzidenz einer neuen Essstörung pro Tausend Personen betrug in einer australischen Kohortenstudie etwa 22 pro Jahr bei adoleszenten Frauen und etwa 6 pro Jahr bei adoleszenten Männern (Patton et al. 1999). Die Lebenszeitprävalenz von Essstörungen in der populationsbasierten amerikanischen NCS-A-Studie betrug bei adoleszenten Frauen 0,3 % für Anorexia nervosa, 1,3 % für Bulimia nervosa und 2,3 % für die Binge-Eating-Störung. Die entsprechenden Zahlen für adoleszente Männer waren: 0,3 %, 0,5 % und 0,8 %. Die Häufigkeit einer Komorbidität mit einer affektiven Störung betrug 11 % bei Anorexia nervosa, 50 % bei Bulimia nervosa und 45 % bei der Binge-Eating-Störung. Die Häufigkeit einer Komorbidität mit einer Angststörung betrug 24 % bei Anorexia nervosa, 66 % bei Bulimia nervosa und 65 % bei der Binge-Eating-Störung (Swanson et al. 2011). Die Lebenszeitprävalenz der Anorexia nervosa bei erwachsenen Frauen wird zwischen 0,5 % und 1,0 %, die der Bulimia nervosa zwischen 0,5 % und 3,0 % geschätzt. Die Mortalität ist bei allen Formen von Essstörungen erhöht. Eine Metaanalyse schätzt eine standardisierte Mortalitätsrate von 5,1 für die Anorexia nervosa und 1,7 für die Bulimia nervosa (Arcelus et al. 2011).

Um allgemein von einer Essstörung sprechen zu können, müssen zwei Kriterien erfüllt sein:

1) Das Essverhalten ist verändert (z. B. intensives Fasten, Essanfälle, Erbrechen von Mahlzeiten) und
2) das veränderte Essverhalten führt zu körperlicher Gefährdung (z. B. Untergewicht, Störung im Mineralstoffwechsel) oder psychischer Funktionsbeeinträchtigung

(z. B. gesamte Aufmerksamkeit wird durch Gedanken an Essen aufgesogen, Depression). Im Fall von Komorbidität mit anderen psychischen Störungen muss die Essstörung einen eigenständigen Beitrag zur Funktionsbeeinträchtigung beisteuern.

Folgende Krankheitszeichen und Symptome sollten mit der Patientin durchgegangen werden.

Besteht Untergewicht oder Übergewicht?

Zur Messung sollten möglichst eine geeichte Waage und ein geeichtes Längenmessgerät verwendet werden. Das Wiegen erfolgt am besten morgens vor dem Frühstück in leichter Bekleidung. Die Messung der Körperlänge muss ohne Schuhe erfolgen. Aus den Daten lässt sich nach der Formel BMI = Gewicht (kg)/Größe^2 (m^2) der Body Mass Index errechnen. Im Internet finden sich verschiedene BMI-Rechner (z. B. www.bmi -rechner.net).

Der BMI ist bei jungen Frauen zu niedrig, wenn er unter 18 kg/m^2 liegt und zu hoch über 26 kg/m^2. Gesundheitsgefährdendes Übergewicht beginnt bei einem BMI von etwa 30 kg/m^2. Für Männer gilt der gleiche Zusammenhang zwischen BMI und Gesundheit wie für Frauen, auch wenn teilweise in Tabellen höhere Grenzwerte für Männer angegeben werden. Für Frauen und Männer, die Kraftsport betreiben, gelten höhere BMI-Obergrenzen. Im Laufe des gesunden Alterungsprozesses nimmt der BMI leicht zu, d. h., ein etwas höherer BMI ist mit einer maximalen Lebenserwartung verbunden.

Für Adoleszente gibt es keine einfache »Daumenregel« zum Normalbereich des Gewichts. Es ist deshalb notwendig, spezielle Tabellen im Internet oder in Lehrbüchern der Kinderheilkunde zu konsultieren, um herauszufinden, ob der BMI im Referenzbereich ist. Diese Tabellen arbeiten mit Perzentilen. Von Untergewicht bzw. Übergewicht wird ausgegangen, wenn das Gewicht unterhalb der dritten oder fünften bzw. oberhalb der 95sten oder 97sten Perzentile liegt.

Die Messung des Bauchumfangs ist eine Technik, die Körperfettverteilung zu schätzen. Dies ist insbesondere bei Übergewicht hilfreich. Wenn bei einer Frau der Taillenumfang 88 cm und bei einem Mann 102 cm überschreitet, wird angenommen, dass das Volumen des viszeralen Fettgewebes zu hoch ist. Wichtig ist es, die Messung mit einem Maßband im Stehen, waagerecht, auf halber Strecke zwischen unterem Rippenbogen und oberem Beckenrand, ausgeatmet mit entspannter Bauchdecke vorzunehmen.

Intensive mentale Beschäftigung mit Nahrung und nahrungsbezogenen Themen

Patientinnen[1] mit Essstörung denken fast ständig über Nahrungsmittel und nahrungsbezogene Themen nach. Typische Angaben zum Zeitanteil bewegen sich im Bereich 80–100 %. Dies schränkt erheblich die Konzentrationsfähigkeit und die Lebensqualität ein. Ein Rückgang dieses Anteils ist ein wertvoller Indikator für Verbesserungen im Essverhalten. Als Hilfe für die Differenzialdiagnose ist zu beachten, dass bei Gewichtsverlust im Rahmen von depressiven Störungen dieses Symptom nicht zu beobachten ist.

---

1 Im Folgenden sprechen wir aus Gründen der sprachlichen Einfachheit von Patientinnen (generisches Femininum) und Therapeuten (generisches Maskulinum), wohl wissend, dass sowohl Männer als auch Frauen Patientinnen und Patienten bzw. Therapeutinnen und Therapeuten sein können.

Restriktives Essverhalten

Die folgenden Verhaltensweisen weisen auf restriktives Essverhalten hin:

- Vermeidung von hochkalorischen, fetthaltigen oder kohlenhydrathaltigen Nahrungsmitteln
- Auslassen von Mahlzeitbestandteilen wie Nachtisch oder ganzer Mahlzeiten
- Kauen und Ausspucken von Nahrungsmitteln
- Genaue Bestimmung des Kaloriengehalts von Mahlzeiten z. B. durch Abwiegen und Benutzung von Kalorientabellen
- Vermeidung von Nahrungsmitteln, deren Kaloriengehalt nicht eindeutig bestimmbar ist, z. B. wenn eine andere Person Suppe gekocht hat
- Verwendung von Süßstoffen, Fettersatzstoffen und Light-Produkten
- Verwendung von Appetitzüglern oder Nikotin zur Appetitkontrolle
- Beschränkung auf eine oder zwei Mahlzeit pro Tag
- Beschränkung auf eine große Zahl sehr kleiner Mahlzeiten
- Zufuhr von großen Flüssigkeitsmengen vor den Mahlzeiten, um die Nahrungsaufnahme durch Völlegefühl zu begrenzen
- Beschränkung der Flüssigkeitszufuhr, um durch Durst oder trockene Schleimhäute Nahrungsaufnahme zu erschweren
- Einkaufen von unattraktiven Nahrungsmitteln, um das eigene Essverhalten zu kontrollieren
- Horten von Nahrungsmitteln, die betrachtet, aber nicht gegessen werden
- Benutzung von Salz, Pfeffer und anderen Gewürzen, um Nahrungsmittel schwer essbar zu machen
- Einsatz von bestimmten Vorstellungen, um den Konsum von Nahrungsmitteln unattraktiv zu machen, z. B. die Vorstellung, dass Schokolade durch Mäusekot verunreinigt ist, dass der Koch in die Suppe gespuckt hat, dass alles Gemüse durch Luftverschmutzung verunreinigt ist oder dass Fleisch immer von Tieren stammt, die nicht artgerecht gehalten wurden
- Vermeidung von Essen in Gemeinschaft, um Ablenkung beim Essen zu vermeiden
- Vermeidung von Essen in Gemeinschaft, aus Scham über das eigene Essverhalten oder, um Kommentare anderer über das eigene Essverhalten zu vermeiden
- Nutzung von einengenden Bauchgürteln, beengender Kleidung oder Muskelanspannung, um beim Essen ein frühzeitiges Völlegefühl zu erzeugen
- Nutzung von Zungenpiercings oder Selbstverletzungen im Mundraum, um die Nahrungsaufnahme zu erschweren

Gegensteuernde Verhaltensweisen

Hier sind alle Verhaltensweisen gemeint, die dazu dienen, aufgenommene Energie oder Flüssigkeiten rasch wieder aus dem Organismus zu entfernen:

- Erbrechen entweder automatisch, nach Reizung des Rachenraums oder unterstützt durch chemische Substanzen, wie Radix Ipecacuanha, Salzlösungen oder auch unterstützt durch Ekelvorstellungen
- Missbrauch von pflanzlichen oder chemischen Laxanzien
- Missbrauch von pflanzlichen oder chemischen Diuretika
- Missbrauch von Schilddrüsenhormonen, um den Grundumsatz zu erhöhen
- Exzessiver Sport, inklusive exzessiver isometrischer Übungen
- Exzessive Exposition gegenüber Kälte und Hitze, um Kalorien zu verbrauchen oder Flüssigkeit zu verlieren
- Weglassen von Insulin bei Typ-1-Diabetes, um eine Glukosurie zu erzeugen

Problematische zeitliche Struktur des Essverhaltens

- Fehlender zeitlicher Rhythmus
- »Night Eating«: Konsum des überwiegenden Anteils der Nahrung nachts, nach 20:00 und vor 06:00 morgens

Essanfälle

Der Begriff Essanfall beschreibt eine Episode von Nahrungszufuhr, bei der die übliche Kontrolle verloren geht, oder erst gar nicht ausgeübt wird. Bei objektiven Essanfällen werden Nahrungsmengen zugeführt, die von ihrer Kalorienzahl den Rahmen einer normalen Mahlzeit sprengen. Eine genaue Kaloriengrenze ist nicht definiert, häufig werden aber 1000 Kcal als Grenze angenommen. (Eine Ausnahme von dieser Regel stellen Mahlzeiten dar, die an Tagen mit intensiver körperlicher Arbeit oder sportlicher Betätigung erfolgen.) Episoden von Nahrungsmittelkonsum, die ungeplant oder unerwünscht sind, aber objektiv keine aus dem Rahmen fallenden Mengen darstellen, können subjektiv ebenfalls als Essanfälle wahrgenommen werden, sind aber für die diagnostische Eingruppierung nicht relevant. Typischerweise werden bei Essanfällen Nahrungsmittel gegessen, die ansonsten »verboten« sind oder gemieden werden. Bei einer langzeitig bestehenden Essstörung werden Essanfälle häufig genau geplant, d. h., es werden für einen Essanfall geeignete Nahrungsmittel eingekauft und dafür gesorgt, dass niemand den Essanfall stört.

Essstörungstypische Aufmerksamkeitslenkung und Kontrollverhalten

- Mehrfach tägliches Wiegen, um Veränderungen des Körpergewichts engmaschig zu kontrollieren. Gewichtsanstieg beeinflusst unmittelbar das Essverhalten bei der folgenden Mahlzeit
- Selbstbetrachtung im Spiegel, um die eigene Figur zu überprüfen oder sich zu weiterem Diätverhalten anzuspornen
- Abmessen von Körperumfängen mit einem Maßband (Bauch, Oberschenkel, Arme). Gelegentlich werden dazu Markierungen auf die Haut aufgebracht, um immer an derselben Stelle zu messen
- Abschätzung der Dicke von Hautfalten (typischerweise mit zwei Fingern)
- Abtasten der Körperoberfläche (beispielsweise, ob der Beckenkamm oder Rippen tastbar sind)
- Dysfunktionale Vergleichsprozesse (z. B. Vergleich des eigenen Körpers mit dem der attraktivsten jungen Frau im Raum)

Erworbene Furchtlosigkeit

- Fehlendes Erleben von Angst bezüglich des eigenen Überlebens oder der eigenen körperlichen Unversehrtheit trotz schwerwiegender objektiver Gefährdung
- Bagatellisierung der Gefährdung

Symptome der medizinischen Gefährdung

- Störungen des Elektrolytstoffwechsels (Hypokaliämie, Hypophosphatämie)
- Störungen des Herzrhythmus, auffällige EKG-Befunde
- Veränderungen des Blutdrucks
- Niedrige Körpertemperatur, schlechte Toleranz gegenüber Kälte und Hitze
- Störungen der Nierenfunktion
- Störungen der Sexualhormone, Amenorrhoe, Oligomenorrhoe
- Osteoporose, pathologische Frakturen

Häufige Symptome komorbider psychischer Störungen

- Schlechte Stimmung
- Interesselosigkeit
- Schlafstörung
- Fehlender Antrieb
- Fehlendes Interesse an Sexualität
- Zirkuläre kognitive Prozesse: Grübeln, Sorgen
- Suizidgedanken
- Panikattacken
- Zwangsgedanken und Zwangshandlungen
- Intrusive Gedanken
- Missbrauch von Alkohol, Nikotin, Cannabis, Amphetaminen, Methamphetamin, Opiaten, Kokain
- Gefährliches impulsives Verhalten
- Rasche Stimmungsschwankungen
- Rascher Wechsel in zwischenmenschlichen Beziehungen
- Schwierigkeiten, allein zu sein
- Selbstverletzungen (z. B. durch Schneiden oder Brennen)
- Dissoziative Zustände
- Vermeidung von Situationen, in denen man beurteilt werden könnte
- Zwanghaftigkeit (Ordnung, Symmetrie, Recht haben)
- Eingeschränkte Flexibilität
- Perfektionismus (Überzeugung, dass alles fehlerlos gemacht werden muss, Dinge lieber gar nicht als fehlerhaft gemacht werden sollten)

2.2 Diagnostik

Die Diagnostik der Essstörung folgt aktuell den Algorithmen aus dem ICD-10 und DSM-IV (Saß et al. 2003; Weltgesundheitsorganisation et al. 1991).

Für DSM-5 sind folgende Kriterien vorgeschlagen:

Anorexia nervosa

A) Restriktion der Energiezufuhr mit der Folge eines relevant niedrigen Körpergewichts (unter Berücksichtigung von Alter, Geschlecht und Entwicklungsstand)

B) Intensive Angst vor Gewichtszunahme oder dick zu sein oder Verhalten, das Gewichtszunahme verhindert, obwohl Untergewicht besteht

C) Störung der Wahrnehmung des eigenen Körpers oder der Figur. Unangemessener Einfluss von Figur und Gewicht auf die Selbstbewertung oder fehlende Anerkennung der Ernsthaftigkeit des Untergewichts

Subtypen der Anorexia nervosa: Restriktiver Typus, Bulimischer Typus

Bulimia nervosa

A) Wiederkehrende Essanfälle, gekennzeichnet durch 1) Zufuhr innerhalb eines umgrenzten Zeitraums (z. B. zwei Stunden) einer Nahrungsmenge, die das, was andere Menschen unter ähnlichen Umständen in einem ähnlichen Zeitraum essen würden, klar übersteigt, 2) Subjektiver Verlust der Steuerungsfähigkeit über das Essverhalten

B) Wiederkehrendes gegensteuerndes Verhalten, um Gewichtszunahme zu verhindern (Erbrechen, Laxanzien, Diuretika oder andere Medikation, Fasten oder exzessiver Sport)

C) Die Essanfälle und das gegensteuernde Verhalten treten im Mittel einmal pro Woche über mindestens drei Monate auf

D) Unangemessener Einfluss von Figur und Gewicht auf die Selbstbewertung

E) Die Störung tritt nicht ausschließlich während einer Anorexia nervosa auf

Binge-Eating-Disorder

A) Wiederkehrende Essanfälle, gekennzeichnet durch 1) Zufuhr innerhalb eines umgrenzten Zeitraums (z. B. zwei Stunden) einer Nahrungsmenge, die das, was andere Menschen unter ähnlichen Umständen in einem ähnlichen Zeitraum essen würden, klar übersteigt, 2) Subjektiver Verlust der Steuerungsfähigkeit über das Essverhalten

B) Die Essanfälle haben mindestens drei der folgenden Merkmale 1) es wird schneller als normal gegessen, 2) Essen, bis man sich unangenehm voll fühlt, 3) Konsum großer Mengen, obwohl man keinen Hunger hat, 4) alleine Essen aus Scham 5) Ekel, Depression oder Schuldgefühle nach dem Essanfall

C) Erhebliches subjektives Leiden infolge der Essanfälle

D) Die Essanfälle treten im Mittel einmal pro Woche über mindestens drei Monate auf

E) Kein regelmäßiges gegensteuerndes Verhalten. Die Störung tritt nicht ausschließlich in Zusammenhang mit einer Bulimia nervosa oder Anorexia nervosa auf

Die Veränderungen von DSM-IV zu DSM-5 vermindern das Problem der großen Zahl der Patienten mit einer Nicht näher bezeichneten Essstörung (Essstörung NNB), heben das Problem aber nicht auf (Fairburn und Cooper 2011). Für die Praxis ist wichtig, dass 25–50 % der Patientinnen mit einer klinisch relevanten Essstörung nicht problemlos den operationalisierten Kategorien von Anorexia nervosa, Bulimia nervosa oder Binge-Eating-Störung zugeordnet werden können.

3 Krankheits- und Therapiekonzepte

3.1 Ätiologische Modelle

3.1.1 Hypothesen zu grundlegenden psychologischen Mechanismen

Zur Ätiologie von Essstörungen gibt es eine Vielzahl von biologischen und psychologischen Theorien, deren Diskussion den Rahmen dieses Kapitels sprengen würde. Es gibt Hinweise auf eine erhebliche Heritabilität, allerdings steht eine konkrete Identifikation genetischer oder epigenetischer Mechanismen aus. Somit bleibt unklar, welcher Anteil der Varianz ätiologischer Faktoren tatsächlich durch Heritabilität bzw. durch kontextuelle Faktoren oder individuelle Lernprozesse erklärt werden kann. In der Kommunikation mit den Patientinnen ist es deshalb sinnvoll, auf Risikofaktoren und auf aufrechterhaltende psychologische und psychobiologische Mechanismen zu fokussieren.

Bei den Risikofaktoren kann zwischen allgemeine Faktoren unterschieden werden, die auch ein Risiko für andere psychische Störungen darstellen, und Faktoren, die relativ spezifisch für Essstörungen sind. Die große Mehrzahl der Risikofaktoren bei Essstörung sind allgemeine Risikofaktoren. Sie liegen in den Bereichen negativer Charakteristika in der Kindheit (z. B. fehlende Freundschaften, häufiges Fehlen in der Schule aufgrund von Angst, Verhaltensprobleme in der Kindheit), schwere psychische oder körperliche Erkrankungen der Eltern, auffälliges Erziehungsverhalten der Eltern, Mobbingerfahrungen in der Schule, Erfahrungen von körperlicher und sexueller Gewalt, auffäl-

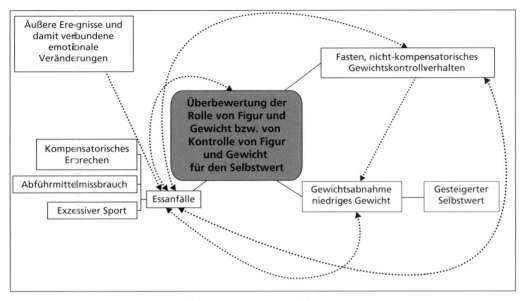

Abb. 11.1: Das von Fairburn vorgeschlagene Störungsmodell

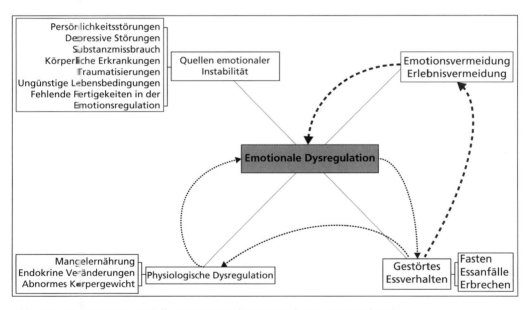

Abb. 11.2: Das Störungsmodell mit emotionaler Dysregulation im Mittelpunkt

liges Essverhalten der Familie, Übergewicht der Eltern, Übergewicht der Patientin in der Kindheit. Relativ spezifisch für Essstörungen sind ausgeprägte negative Selbstbewertung in der Kindheit sowie ausgeprägter Perfektionismus in der Kindheit bei Anorexia nervosa. Ausgeprägter als bei anderen psychischen Störungen sind bei Bulimia nervosa elterliches Problemverhalten und auffälliges Essverhalten der Familie (Fairburn et al. 1999, 1998, 1997). Erhöhtes prämorbides Diätverhalten war in der oben beschriebenen australischen Prospektivstudie ein wesentlicher Risikofaktor (Patton et al. 1999). Pränatale und perinatale geburtshilfliche Komplikationen sind mit einem substanziell erhöhten Risiko der Entwicklung einer Anorexia nervosa oder Bulimia nervosa assoziiert (Favaro et al. 2006). Dies ist eine Gemeinsamkeit mit anderen psychischen Störungen.

Die zwei wesentlichen Störungsmodelle, die in aktuellen Psychotherapiemanualen (Fairburn 2012; Sipos und Schweiger 2012) verwendet werden, sind in ▶ **Abb. 11.1** und ▶ **Abb. 11.2** dargestellt.

Folgende psychologischen und psychobiologischen Mechanismen bedürfen besonderer Beachtung und sollten mit den Patientinnen diskutiert werden:

- Restriktives Essverhalten dient der Stabilisierung des Selbstwertgefühls
- Erfolgreiches Fasten erzeugt ein Gefühl von Selbstkontrolle und steigert das Selbstwertgefühl
- Restriktives Essverhalten dient der Emotionsvermeidung und der Erlebnisvermeidung
- Emotionsvermeidung und Erlebnisvermeidung reduzieren kurzfristig die emotionale Dysregulation
- Restriktives Essverhalten und niedriges Gewicht erhöhen über psychologische und psychobiologische Mechanismen das Risiko von Essanfällen

- Erbrechen, Laxanzien und exzessiver Sport reduzieren kurzfristig die mit Essanfällen verbundenen aversiven emotionalen und körperlichen Folgen
- Aversive Ereignisse und die damit verbundenen Emotionen erhöhen das Risiko eines Essanfalles
- Die mit gestörtem Essverhalten verbundene physiologische Dysregulation erhöht langfristig über psychobiologische Mechanismen die emotionale Dysregulation
- Weitere Quellen emotionaler Instabilität liegen in Fertigkeitendefiziten, komorbiden körperlichen oder seelischen Störungen, Folgen von Traumatisierung und ungünstigen gegenwärtigen oder vergangenen Lebensbedingungen

3.2 Untersuchungsinstrumente

Zur Sicherung der Diagnose der Essstörung und der Komorbidität mit psychischen Störungen sollten diagnostische Interviews oder Checklisten eingesetzt werden (z. B. SKID I und II, DIPS, IDCL).

Folgende Interviews dienen der vertieften Diagnostik zur Therapieplanung:

Das *Eating Disorder Examination* (EDE; deutschsprachige Fassung: Hilbert und Tuschen-Caffier 2006) erfasst detailliert folgende spezifische Psychopathologie: Einschränkungen der Nahrungsaufnahme, die sich in Fasten, Schlankheitsdiäten oder in einem gezügelten Essverhalten (restrained eating) äußern. Parameter eines gezügelten Essverhaltens, zum Beispiel der Versuch, über lange Zeitperioden Nahrungsaufnahme zu vermeiden oder Diätregeln zu befolgen (Restraint Scale – Gezügeltes Essen), werden erfasst. Weitere Auffälligkeiten im Bereich des Essens sind eine Konzentrationsbeeinträchtigung aufgrund des Nachdenkens über das Essen oder Schuldgefühle beim Essen (Eating Concern Scale – Essensbezogene Sorgen). Ein weiteres zentrales Merkmal sind Störungen in der Bewertung von Figur und Gewicht (Weight Concern, Shape Concern). Dies äußert sich in einer erhöhten Bedeutung von Figur oder Gewicht für das Selbstwertgefühl, in Konzentrationsbeeinträchtigungen aufgrund des Nachdenkens über Figur und Gewicht.

Das *Strukturierte Inventar für Anorektische und Bulimische Essstörungen* (SIAB-EX) (Fichter und Quadflieg 1999) ermöglicht sowohl die Erfassung essstörungsspezifischer Symptome wie auch die Erfassung von Symptomen, beispielsweise Ängste und Beeinträchtigungen in der sozialen Kompetenz, die häufig mit Essstörungen einhergehen. Das SIAB-EX ist somit im Vergleich zum EDE nicht ausschließlich auf die Psychopathologie der Essstörungen, sondern zusätzlich auf assoziierte Symptome von Essstörungen ausgerichtet. Das Inventar umfasst 87 Items, von denen 65 den sechs Subskalen zugeordnet sind. Weitere 22 Items ohne Subskalenzuordnung erheben differenzialdiagnostisch relevante Informationen. Das SIAB-EX ist für die Essstörungsdiagnostik Erwachsener und Jugendlicher in der klinisch-psychologischen Praxis und Forschung geeignet. Das SIAB-EX erfasst die Zeiträume früher (Lifetime) sowie den jetzigen Zustand anhand folgender Subskalen:

- Körperschema und Schlankheitsideal
- Allgemeine Psychopathologie
- Sexualität, (und nach Integration) soziale Integration
- Bulimische Symptome
- Gegensteuernde Maßnahmen, Fasten, Substanzmissbrauch
- Atypische Essanfälle

Folgende Selbstbewertungsbogen dienen der Quantifizierung der Symptomatik einer Essstörung:

Das *EDE-Q* ist die Selbstbewertungsfragebogenversion des strukturierten Experteninterviews Eating Disorder Examination (EDE) (Hilbert et al. 2007). Das *EDI-2* (Paul und Thiel 2004) zielt darauf ab, Symptome zu erfassen, die häufig mit Essstörungen assoziiert sind. Die aktuelle Version umfasst 91 Items auf 11 Skalen (1) Schlankheitsstreben, 2) Bulimie, 3) Körperunzufriedenheit, 4) Minderwertigkeitsgefühle, 5) Perfektionismus, 6) Zwischenmenschliches Misstrauen, 7) Interozeption, 8) Angst vor dem Erwachsenwerden, 9) Askese, 10) Impulsregulierung sowie 11) Soziale Unsicherheit).

Es ist zu beachten, dass sich diese Selbstbewertungsfragebögen nicht zur Diagnostik eignen, sondern zur Beschreibung des Verlaufs einer diagnostizierten Essstörung gedacht sind.

4 Psychotherapie: Techniken, Methoden, Verfahren

4.1 Schematischer Überblick

▶ **Abb. 11.3** auf Seite 301

4.2 Empirische Evaluation

Ein systematisches Review von Wirksamkeitsstudien zu Bulimia nervosa und Binge Eating Störung kommt zu der Schlussfolgerung, dass gute Evidenzen für die Wirksamkeit von kognitiv-behavioralen Therapiemethoden vorliegen (Hay et al. 2009). Eine aktuelle Studie untersucht spezifisch die Wirksamkeit des transdiagnostisch angelegten CBT-E bei 154 nicht-untergewichtigen ambulanten Patientinnen mit Essstörung und beschreibt eine Remissionsrate von 53 % in der mit »Enhanced Cognitive Behavior Therapy« (CBT-E) behandelten Gruppe (Fairburn et al. 2009). Eine offene Studie weist darauf hin, dass sich CBT-E auch erfolgreich bei untergewichtigen Patientinnen mit Essstörung anwenden lässt (Byrne et al. 2011). Eine randomisierte Studie verglich bei 101 Patientinnen mit Binge-Eating-Störung die Dialektisch-Behaviorale Therapie (DBT) (Ansatz Emotionsregulation) mit einer supportiven Therapie (Safer et al. 2010). Bei Therapieende wurde in der DBT-Gruppe mit einer Abstinenzrate von 64 % (in der Vergleichsgruppe 36 %) ein substanziell besseres Ergebnis erzielt. Im weiteren Verlauf näherten sich die Abstinenzraten wieder an. Methoden, die zur psychodynamischen Psychotherapie gehören, sowie die Interpersonelle Psychotherapie können ähnliche Therapieergebnisse vorweisen wie die kognitiv-behavioralen Methoden (Agras et al. 2000; Fairburn et al. 1986; Garner et al. 1993). Die Zahl der Studien in diesen Bereichen ist jedoch erheblich niedriger.

4.3 Störungsspezifisch anwendbare Techniken

4.3.1 Psychoedukation

Informationen über Bedingungen und Folgen von gestörtem Essverhalten

Die Patientin soll detaillierte Informationen zu folgenden Punkten erhalten:

- Welche Kriterien haben zur Diagnose einer Essstörung und gegebenenfalls zu Diagnosen weiterer komorbider Störungen geführt?
- Welche körperlichen und seelischen Auswirkungen haben restriktive Ernährung, Erbrechen oder exzessiver Sport, welche Anteile der gegenwärtigen Symptome lassen sich hieraus erklären?
- Welches Ausmaß der Gefährdung ist vorhanden?
- Welche Dringlichkeit der Behandlung ergibt sich?
- Welche Behandlungsmethoden und Behandlungstechniken sind verfügbar?
- Welche spezialisierten Behandlungseinrichtungen sind verfügbar?

Vermittlung eines plausiblen Störungsmodells

Die oben aufgeführten Störungsmechanismen sollten mit der Patientin diskutiert werden und zusammen mit der Patientin aus den generischen Störungsmodellen ein individuelles Störungsmodell konstruiert werden. Dieses individuelle Störungsmodell sollte in eine grafische Form gebracht werden, eine Kopie der Patientin mitgegeben und eine Kopie zu den Krankenunterlagen genommen werden. Das Störungsmodell sollte bei allen Therapiesitzungen auf dem Tisch

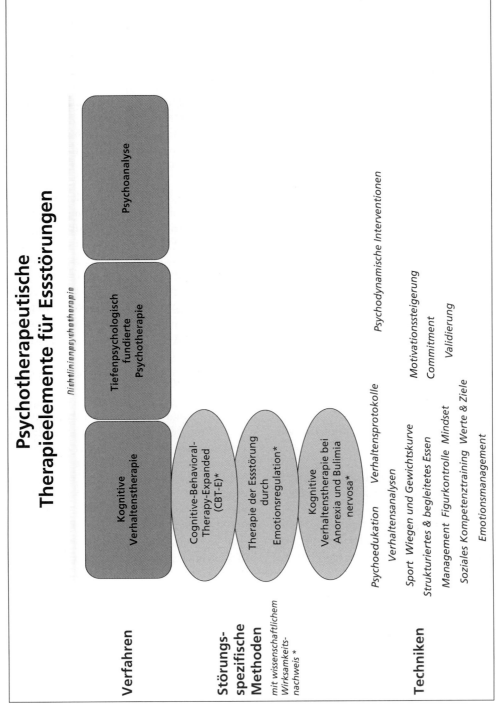

Abb. 11.3: Schematische Darstellung psychotherapeutischer Therapieelemente für die Behandlung von Essstörungen

liegen und modifiziert werden, wenn zusätzliche wichtige Informationen vorliegen.

Verhaltensprotokolle

Kontinuierliches Selbstmonitoring ist ein essenzieller Aspekt jeder Essstörungsbehandlung. Wichtige Rationale für das Führen von Essprotokollen sind:

- Präzise Information über das tatsächliche Essverhalten
- Aufhebung des Vermeidungsverhaltens gegenüber der Wahrnehmung von eigenem Problemverhalten
- Protokollieren entautomatisiert das Verhalten
- Protokollieren erleichtert Verhaltensveränderung
- Protokollieren macht die Reduktion von Problemverhalten sichtbar

Das häufige Gegenargument, dass Protokollieren zu einer unerwünschten Fixierung auf das Essverhalten führen kann, ist valide, hat aber in der Praxis weniger Gewicht als die oben genannten Punkte.

Wichtige Aspekte der Durchführung von Essprotokollen:

- Verwendung von Formularen aus publizierten Manualen oder auch selbst gefertigte Formulare
- Protokollierung ist näher an der Realität, wenn sie sofort nach jeder Episode von Nahrungszufuhr erfolgt. Deshalb Formular immer dabei haben
- Beschreibung des Essens in haushaltsüblichen Mengen, kein zusätzliches Abwiegen
- Digitalfotos des Essens sind hilfreich (Teller vorher und nachher)

Die Durchführung der Verhaltensprotokolle erfordert die kontinuierliche Aufmerksamkeit des Therapeuten. Sich mit dem eigenen Problemverhalten und der eigenen Psychopathologie zu konfrontieren, ist aversiv. Der Therapeut hat die Aufgabe, einerseits validierend mit den Schwierigkeiten umzugehen, andererseits die große Bedeutung der Verhaltensprotokolle zu betonen. In der Anfangsphase der Therapie sollten wesentliche Anteile der Therapiezeit für das gemeinsame Durcharbeiten der Protokolle aufgewendet werden. Die tatsächliche Durchführung dieser Therapietechnik ist eines der wesentlichen Qualitätsmerkmale einer Essstörungsbehandlung. Verhaltensprotokolle führen insbesondere dann zu Verhaltensveränderungen, wenn gleichzeitig eine Veränderungsmotivation besteht (Shiffman et al. 2008). Die Präzision der Aufzeichnungen hängt entscheidend von der zeitlichen Nähe der Aufzeichnungen ab. Typischerweise wird der genaue Inhalt von Mahlzeiten nicht im Langzeitgedächtnis gespeichert und wird deshalb bereits nach wenigen Stunden fehlerhaft rekonstruiert.

Verhaltensanalysen

Verhaltensanalysen dienen der Patientin und dem Therapeuten dazu, ein individuelles funktionales lerntheoretisch informiertes Modell von problematischen Verhaltensweisen zu entwickeln. Die Technik soll so lange geübt werden, bis die Patientin selbst befähigt ist, Verhaltensanalysen kriteriumsgerecht durchzuführen. Wenn Patientinnen zum Kontext ihres Verhaltens befragt werden, nennen sie meistens spontan Anlässe ihres Verhaltens. Dagegen muss das Bewusstsein für die Steuerung des eigenen Verhaltens durch operantes Lernen, Regeln und Pläne oder physiologische Zustände häufig erst erarbeitet werden. Verhaltensanalysen dienen somit dazu, allgemeine und individuelle Ansatzpunkte für Veränderungsprozesse zu identifizieren und helfen Patienten,

Tab. 11.1: Beispiel für ein SORK-Schema zu einem Essanfall

S	O	R	K
Nach stressigem Tag an der Uni allein zu Hause. Muss heute noch 30 Seiten im Lehrbuch lesen. Verabredung abgesagt Vorrat von 10 Tafeln Schokolade im Schrank	Erfahrung: Schokolade essen fühlt sich erst mal gut an, bringt Spannung nach unten, und wenn es zu viel wird, kann ich ja kotzen.	Ich esse Schokolade, mein Mund ist ganz voll und ich kaue und schlucke ganz schnell. Ich höre erst nach sechs Tafeln auf.	Kurzfristig: Muskelanspannung und Kopfschmerzen lassen nach, zunehmende Entspannung (negative Verstärkung
Gedanken: Jetzt muss ich erst mal die Spannung abbauen.	Zentrale Überzeugung: Ich bin weniger liebenswert und erfolgreich als andere. Ein normales Leben gelingt mir sowieso nicht. Wenn ich dünn bleibe, werde ich wenigstens ein bisschen anerkannt.	Gedanken: Das tut mir gut, ein bisschen geht noch, aber nur, weil ich alleine bin und nachher kotzen kann.	Gedanken: Das war notwendig, muss aber gleich wieder raus, sonst werde ich zu fett.
Ängstlich angespannt	Allgemeine Organismusvariable: Wenig geschlafen, wenig Gelegenheit, Sport zu machen.	Emotion: leichtgradig euphorisch	Langfristig: Emotionen Ekel und Scham, unangenehme Körperwahrnehmung im Bauch; Gedanke: Ich habe schon wieder versagt, ich kann mich nicht kontrollieren.
Vegetativer Zustand: Hohe allgemeine Muskelanspannung, leichte Kopfschmerzen, hungrig, da Mittagessen ausgefallen	Ernährungszustand: Gewicht im unteren Normalbereich.	Körperwahrnehmung: Wohlig voll im Bauch an der Grenze zum Unangenehmen	Folgeverhalten: Erbrechen Hoher finanzieller Aufwand für Einkaufen. Ich muss zusätzlich arbeiten, um das Geld dafür heranzuschaffen.

ihr Verhalten besser auf erwünschte Konsequenzen auszurichten.

Zwei Modelle von Verhaltensanalysen haben in der Essstörungsbehandlung eine besondere Bedeutung: Das SORK-Modell nach Kanfer (Kanfer et al. 2011) und die Kettenanalyse aus der dialektisch-behavioralen Therapie (Koerner 2012).

Ausgangspunkt für die *SORK-Analyse* ist ein Problemverhalten. Dabei ist es wichtig, sich bei einer Analyse auf ein Verhalten zu beschränken und nicht eine ganze Kette darzustellen. Dieses Verhalten wird dann unter R (Verhalten) auf der Ebene des sichtbaren Verhaltens sowie unmittelbar begleitender Gedanken, Emotionen und physiolo-

gischer Reaktionen beschrieben. Dann erfolgt unter S (Situation) die Beschreibung der vorangegangenen situationsbezogenen Bedingungen auf diesen vier Ebenen. Dann erfolgt unter O (Organismusvariable) die Beschreibung zugehöriger übergreifender Regeln, zentraler Überzeugungen und übergreifender physiologischer Variablen. Zuletzt werden unter K (Konsequenz) die kurzfristigen und langfristigen Konsequenzen des Verhaltens auf den vier Ebenen untersucht.

Der Vorteil des SORK-Modells ist, dass, wie unter dem Mikroskop, ein genaues Abbild des Verhaltens, der Gedanken und der Emotionen in einer Problemsituation entsteht. Insbesondere die Frage nach der Aufrechterhaltung von Problemverhalten durch negative Verstärkung kann im Rahmen eines SORK-Schemas gut beantwortet werden. Für weitere Details siehe Kanfer et al. 2011.

Auch im Mittelpunkt der *Kettenanalyse* steht ein Problemverhalten (▶ **Abb. 11.4**). Zunächst muss dieses identifiziert und benannt werden. Wenn es in einer Kette mehrere problematische Verhaltensweisen gibt, ist es sinnvoll, den »Point of no Return« in den Mittelpunkt zu stellen, also die Stelle, an der die Verhaltenskette nicht mehr umkehrbar ist. Dann wird überlegt, welches Ereignis oder Verhalten am Anfang der Verhaltenskette stand: auslösendes Ereignis. Es muss sich dabei nicht um eine »Ursache handeln«. Im nächsten Schritt werden die Bindeglieder ausgefüllt, also die Verhaltensweisen, Gedanken, Emotionen oder Umgebungsbedingungen, welche die Verbindung zwischen dem Auslöser und dem Problemverhalten hergestellt haben. Dann wird überlegt, welche Vulnerabilitätsfaktoren vorhanden waren und welche Konsequenzen sich aus dem Problemverhalten ergeben haben. Auch hier muss das Problemverhalten keine »Ursache« im logischen Sinn sein. Ein Beispiel findet sich in ▶ **Abb. 11.5**. Für weitere Details siehe Koerner 2012 sowie Sipos und Schweiger 2012.

Der Zeitraum, den die Kettenanalyse umfasst, kann erheblich breiter sein als beim SORK. Der Vorteil der Kettenanalyse liegt in der Identifikation des Point of no Return und in der Identifikation von auslösenden Bedingungen, die verändert oder vermieden werden können.

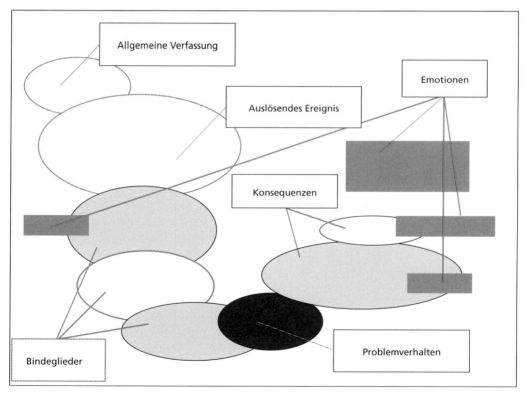

Abb. 11.4: Vorlage für eine Kettenanalyse

Man kann Energiebedarf mit folgenden Formeln schätzen: Grundumsatz Frauen (Kcal): 700 + 7×(Gewicht in Kg), Grundumsatz Männer (Kcal): 900 + 10×(Gewicht in Kg). Um den Tagesbedarf bei geringer, mittlerer und hoher Aktivität zu schätzen, muss man den Grundumsatz mit 1.2, 1.4. bzw. 1.8 multiplizieren. Der tatsächliche Verbrauch kann allerdings von diesen Schätzungen um bis zu 30 % abweichen. Entscheidend für die Beurteilung der Angemessenheit der Kalorienzufuhr ist deshalb der Gewichtsverlauf.

D) In den meisten Kulturen werden drei Hauptmahlzeiten und gegebenenfalls eine Zwischenmahlzeit zu festen Zeitpunkten gegessen.

Diese kulturellen Gewohnheiten sind offensichtlich auch gesundheitlich günstig. Zu wenige oder unregelmäßige Mahlzeiten führen zu Verschlechterung der Stoffwechsellage und Gewicht (Lehto et al. 2011). Häufigere Mahlzeiten bieten keine Vorteile bezüglich Sättigung und Gewicht und Stoffwechsel (Leidy und Campbell 2011), beeinträchtigen aber in der Praxis den Konsum von Gemüse, Hülsenfrüchten, Kartoffeln und Reis, da diese zubereitet werden müssen. Regelmäßige Mahlzeiten zu festen Zeiten sind eine wesentliche Voraussetzung für das Wiedererlernen eines angemessenen Essverhaltens. Experimentelle Studien zeigen, dass der antizipierte Energieverbrauch für das nächste Intervall zwischen den Mahlzeiten, die erwartete Sättigung und Sattheit wichtige Determinante für die zugeführte Essensmenge sind (Brunstrom 2011). Dies beruht auf einem Prozess assoziativen Lernens. Um diesen Lernprozess zu ermöglichen, sind zeitliche Struktur und eine klare Beziehung zwischen visuellen, gustatorischen, olfaktorischen und taktilen Signalen und der tatsächlichen Zufuhr von Nährstoffen erforderlich. Ein wichtiges Signal für die Angemessenheit von Ernährungsmengen ist es, wenn erst kurz vor der geplanten nächsten Mahlzeit wieder eine mentale Beschäftigung mit Nahrung einsetzt. Antizipatorische Nahrungszufuhr wird über Appetit geregelt. Die Aufforderung »nach Hunger und Sättigung« zu essen berücksichtigt diese physiologischen Zusammenhänge nicht und ist überholt.

Strukturiertes Essen

Der Wiederaufbau eines angemessenen Essverhaltens folgt einem Shaping-Modell. Der erste Schritt ist deshalb die Wiederaufnahme einer Essensstruktur. Der Patientin wird folgendes Vorgehen vorgeschlagen:

- Drei Mahlzeiten zu festen Zeitpunkten
- Zunächst keine Vorgaben zu Menge und Art der dabei konsumierten Nahrungsmittel
- Die drei Mahlzeiten sollen nicht erbrochen werden

Die Erfahrungen mit diesem Vorgehen werden anhand der Verhaltensprotokolle ausgewertet und dann weitere Schritte geplant.

Begleitetes Essen

Stationäre und teilstationäre Behandlungsformen haben die Möglichkeit, begleitetes Essen in Form einer Essgruppe oder von begleitetem Einzelessen anzubieten. Im Vordergrund bei dieser Intervention steht die Einübung von angemessenem Essverhalten (zu Details der Gestaltungsmöglichkeiten siehe Sipos und Schweiger 2012).

4.3.3 Inhaltlich kognitive Interventionen

Patientinnen mit Essstörungen zeigen charakteristische dysfunktionale Kognitionen:

- *Selektive Abstraktion:* »*Wenn ich dünn bin, bin ich etwas Besonderes.*«
- *Übergeneralisierung:* »*Als ich Normalgewicht hatte, war ich unglücklich, also wird zunehmen mir nicht helfen.*«
- *Katastrophisierung:* »*Wenn ich zwei Kilo zunehme, kann ich keine Shorts mehr tragen.*«
- *Dichotomes Denken:* »*Wenn ich in einer Woche ein Kilo zunehme, werde ich in zwei Jahren 130 Kilo wiegen.*«
- *Selbstreferenz:* »*Wenn ich jemanden mit Übergewicht sehe, mache ich mir Sorgen, dass ich selbst bald so sein werde.*«
- *Emotionale Beweisführung:* »*Ich fühle, dass ich zu dick bin, also bin ich zu dick*«

Es ist bezüglich des individuellen Verständnisses der Störung wichtig, das Vorhandensein dieser Bewertungsmuster zu kennen. Im klassischen Vorgehen der kognitiven Thera-pie wird empfohlen, die individuellen auffälligen Kognitionen mithilfe von Sokratischem Dialog und kognitiver Umstrukturierung zu bearbeiten. Diese Interventionen müssen jedoch mit Vorsicht eingesetzt werden, da sie erhebliche Reaktanz hervorrufen können. Die Notwendigkeit von inhaltlich kognitiven Interventionen ist nur wenig belegt (Longmore und Worrell 2007). Sie sind in neueren Manualen durch metakognitive Interventionen ersetzt worden (Fairburn 2008; Sipos und Schweiger 2012).

4.3.4 Metakognitive Interventionen

Mindset

Ein Mindset ist eine Gruppe von Annahmen und Regeln zu einem Thema oder wesentlichen Lebensbereich. Die dysfunktionalen Kognitionen bei Essstörung und die spezifischen Regeln zu Aufmerksamkeitslenkung, Kontroll- und Sicherheitsverhalten und Essverhalten lassen sich als »Essstörungs-Mindset« zusammenfassen.

Anwendung: Mindset

Fairburn (2008) schlägt vor, die Metapher einer DVD zu verwenden, die eine bestimmte Abfolge von Bildern, Sätzen und Musik abspielt, wenn sie eingelegt wird. Wenn ich die DVD nicht haben will, ergibt es keinen Sinn, über spezifische Inhalte zu diskutieren. Die angemessene Reaktion ist es, auf die »Eject«-Taste zu drücken und eine andere DVD einzulegen. Deshalb ist es für die Patientin wichtig zu erkennen, wenn sie sich im Essstörungs-Mindset befindet und zu üben, diesen Mindset zu verlassen und zu ersetzen.

Grübeln, Sorgen

Zirkuläre kognitive Prozesse wie Grübeln oder sich Sorgenmachen sind wichtige Themen für Patientinnen mit Essstörungen. Die für diese Symptome geeigneten Interventionen kommen aus dem Bereich der metakognitiven Therapie: Aufmerksamkeitstraining und Einübung von Detached Mindfulness (Wells et al. 2011).

Management von Figurvermeidung und Figurkontrolle

Figurvermeidung und Figurkontrolle werden selten von den Patientinnen spontan angesprochen. Zur genaueren Verhaltensdiagnostik ist es zunächst wichtig, das Spektrum dieses Verhaltens bei der konkreten Patientin zu erheben und im Zeitverlauf im Rahmen der Verhaltensprotokolle zu quantifizieren.

Anwendung: Management von Figurvermeidung und Figurkontrolle

Der *erste Schritt* ist *Entpathologisierung*: Figurvermeidung und Figurkontrolle werden auch von gesunden Frauen durchgeführt, und sind in einem gewissen Rahmen normal und unvermeidlich.

Der *zweite Schritt* ist *allgemeine Psychoedukation zu Vermeidungsverhalten und Kontrollverhalten (Checking Behavior)*: Vermeidung führt dazu, dass wichtige korrigierende Informationen nicht aufgenommen werden, wichtige Erfahrungen nicht gemacht und wichtige Fertigkeiten nicht erworben werden. Wenn Menschen bestimmte Erfahrungen und Emotionen meiden, lernen sie häufig die gutartige Natur bestimmter Lebensbereiche und ihre Vorteile nicht kennen. Checking Behavior wird meistens mit der Intention der Selbstberuhigung durchgeführt, hat aber typischerweise den gegenteiligen Effekt: Wenn man seinen Körper auf Krankheitszeichen durchgeht, steigen Gesundheitsängste an. Wenn man seinen Körper auf Schönheitsfehler absucht, attraktive Aspekte des eigenen Körpers aber nicht beachtet, sinkt die Zufriedenheit mit dem eigenen Körper.

Der *dritte Schritt* ist die *spezifische Untersuchung bestimmter Formen von Vermeidungs- und Kontrollverhaltensweisen*. Hierbei untersucht der Therapeut zusammen mit der Patientin zunächst, welche Verhaltensweisen ganz aufgegeben werden müssen und welche Verhaltensweisen modifiziert oder in ihrer Häufigkeit verändert werden müssen.

Beispiele für Verhaltensweisen, die aufgegeben werden müssen, sind das Abmessen von Oberschenkelumfang, Oberarmumfang oder Bauchumfang mit Maßbändern, das ausschließliche Tragen von weiter Kleidung oder das Vermeiden der Teilnahme an Schwimmen und Sport inklusive des Tragens der dafür notwendigen Kleidung.

Im Hinblick auf das Wiegen ist dessen völlige Vermeidung nicht angemessen, zu hohe Frequenz muss aber abgebaut werden. Zunächst sollte mit der Patientin eine Beschränkung auf das therapeutische Wiegen vereinbart werden, andere Waagen auf Zeit weggegeben oder weggeschlossen werden.

Beim Umgang mit Spiegeln ist zunächst Psychoedukation erforderlich: Sich im Spiegel zu betrachten liefert eine subjektiv glaubhafte, aber irreführende Information über den eigenen Körper. Aufgrund der Reflexionsgesetze erscheint das eigene Abbild auf der Ebene des Spiegels zu sein, de facto nimmt man sich aber sehr viel kleiner wahr, und zwar so, wie man eine andere Person in doppelter Entfernung sehen würde. Aufgrund der dezentralen Lage der Augen beim Menschen entsteht eine erhebliche Verzerrung. Man sieht sich selbst in einem völlig anderen Blickwinkel, als man andere Menschen sieht. Insgesamt eignet sich die Selbstbetrachtung im Spiegel insbesondere nicht, um sich selbst mit dem Aussehen anderer zu vergleichen oder um zu erfahren, wie andere Menschen einen wahrnehmen. Die Verwendung von Spiegeln sollte deshalb auf den konkreten Zweck beschränkt werden: Kontrolle der Frisur und des Make-up sowie Kontrolle der Kleidung.

Ein weiterer Aspekt der Figurkontrolle sind Vergleichsprozesse im Alltag. Die meisten Patientinnen vergleichen sich in Gruppen oder in der Öffentlichkeit mit den anwesenden, schlanken, attraktiven, gleichaltrigen oder jüngeren Frauen. Weiterhin vergleichen sie sich mit Darstellungen von Frauen in den Medien. Der Vergleichsprozess ist meist so angelegt, dass die Vorzüge der Vergleichsgruppe beachtet werden, bei der eigenen Person selbst aber ausschließlich auf tatsächliche oder vermeintliche Fehler fokussiert wird. Um diese Problematik zu überwinden, ist es hilfreich, eine nichtbewertende »wissenschaftliche« Haltung einzunehmen, d.h. alle Menschen in der Umgebung in die Betrachtung einzubeziehen, gleichmäßig Stärken und Schwächen zu beschreiben und Bewertungen zurückzustellen.

4.3.5 Werte und Ziele – Steigerung der Bedeutung anderer Lebensbereiche

Patientinnen mit einer Essstörung machen Gewicht und ihre Fähigkeit, ihr Essverhalten unter Kontrolle zu halten, zum Hauptkriterium, nach dem sie sich selbst bewerten. Häufig verwenden sie ihre gesamte Lebensenergie auf diesen Bereich. In der Behandlung ist es unzureichend, dies einfach nur zu problematisieren. Der Therapeut muss die Patientin dabei unterstützen, die Bedeutung anderer Lebensbereiche zu steigern und ihr Selbstwertgefühl auf weitere Aspekte zu stützen, als nur auf Figur, Gewicht oder Kontrolle des Essverhaltens. Hierbei ist das Thema Werte von großer Bedeutung. Werte sind ein zentraler Faktor in der Motivation von Verhalten. Grundlegende Werte sind universell in allen Kulturen vorhanden. Kulturen, Gruppen und einzelne Personen unterscheiden sich aber erheblich in ihrer Wertehierarchie, d.h. der relativen Bedeutung, die einzelnen Werten zugeordnet wird (Schwartz 2012). Manche Werte widersprechen sich, z.B. Wohlwollen und Macht, andere Werte wie Konformität und Sicherheit sind gut miteinander vereinbar. Werte beschreiben, was für eine Person im Leben wichtig ist. Die Bedeutung von grundlegenden Werten ergibt sich a priori. Wenn für einen Menschen Partnerschaft ein zentraler Wert ist, dann kann er die Frage »warum Partnerschaft?« nur tautologisch beantworten »weil es eben so ist, weil ich die Erfahrung gemacht habe, dass es für mich wichtig ist« (Hayes et al. 1999). Werte sind eng an Emotionen gebunden. Ein Mensch, für den Partnerschaft ein zentraler Wert ist, ist glücklich, wenn er einen Partner hat, und hat Angst, wenn seine Partnerschaft bedroht ist. Werte sind typischerweise abstrakt und sind spezifischen Verhaltensweisen und Situationen übergeordnet. Sie stehen aber in enger Beziehung zu Zielen, die man als konkrete Wegpunkte bei der Ausrichtung des eigenen Verhaltens auf bestimmte Werte verstehen kann. Werte leiten die Auswahl und Bewertung von eigenem Verhalten und dem anderer Menschen oder Institutionen. Werte beeinflussen Alltagsverhalten und Alltagsentscheidungen, ohne dass dies explizit gemacht wird. Im Rahmen von psychischen Störungen ist die Auseinandersetzung mit Werten häufig blockiert. Wenn Partnerschaft als Wert eine hohe Priorität hat, ist eine traumatische Erfahrung im partnerschaftlichen Bereich besonders schmerzvoll. Vermeidungsverhalten in der Folgezeit erspart zwar weiteres Leiden, beeinträchtigt aber die Lebensqualität. Erneute Auseinandersetzung mit dem Thema Partnerschaft ist schmerzlich, aber unvermeidlich, wenn ein normales Funktionsniveau wieder hergestellt werden soll.

Zur Steigerung der Bedeutung anderer Lebensbereiche in der Essstörungsbehandlung ist es zunächst wichtig, einen Überblick über die Wertehierarchie der Patientin zu erhalten. Dies kann mithilfe eines Tortendiagramms erfolgen (Fairburn 2008) oder mithilfe einer Liste wichtiger Wertebereiche (Hayes 2012).

- Liebe, romantische Beziehungen und Sexualität
- Freundschaften und andere zwischenmenschliche Beziehungen
- Arbeit
- Bildung und Ausbildung
- Beziehung zur Ursprungsfamilie
- Eigene Familie, Elternrolle
- Hobbys
- Natur (Erlebnisse in der Natur, Leben im Einklang mit der Natur)

- Spiritualität und Religion
- Soziales und politisches Engagement (Mitarbeit in Parteien, sozialen Projekten, Nichtregierungsorganisationen wie Amnesty International)
- Selbstfürsorge im Bereich Sport
- Selbstfürsorge im Bereich gesunde Ernährung
- Selbstfürsorge im Bereich Entspannung und Körperpflege

Im zweiten Schritt kann mit der Patientin erarbeitet werden, welche werteorientierte Aktivitäten sie wieder aufnehmen kann, welche neu erarbeitet werden müssen und in welchen Bereichen sie aktive Unterstützung braucht.

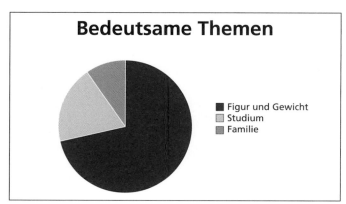

Abb. 11.6:
Beispiel: Tortendiagramm einer Patientin mit Essstörung

Emotionsmanagement

In beiden oben genannten Modellen spielen Emotionen eine wichtige Rolle. Insbesondere bei Patientinnen mit Essstörungen und einer Komorbidität mit Depression, Angststörungen oder einer Borderline-Persönlichkeitsstörung kann angenommen werden, dass die Wechselwirkung zwischen Essverhalten und Emotionsregulation eine der zentralen Rolle bei der Aufrechterhaltung der Essstörung hat. Für diese Zielgruppe ist deshalb die Therapietechnik Emotionsmanagement besonders bedeutsam. Die

hier vermittelten günstigen Strategien im Umgang mit Emotionen sind geeignet, problematische Strategien der Emotionsregulation, die sich aus der Essstörung ergeben, abzulösen und zu ersetzen. Stresstoleranz und Achtsamkeitsstrategien können die Handlungskontrolle im Bereich des Essverhaltens erhöhen und den Einfluss von Störfaktoren aus der Umwelt vermindern. Akzeptanzstrategien helfen, den Kampf gegen den eigenen Körper zu beenden und stellen die Grundlage für einen fürsorglichen Umgang mit den eigenen Besonderheiten von Gewicht und Aussehen dar.

311

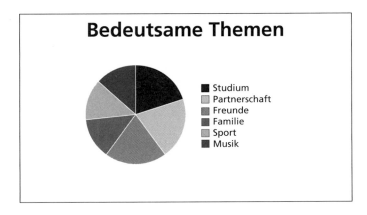

Bedeutsame Themen

- Studium
- Partnerschaft
- Freunde
- Familie
- Sport
- Musik

Abb. 11.7:
Beispiel: Tortendiagramm der Themen einer gesunden jungen Frau

Ein zentrales Element des Emotionsmanagements ist eine systematische Vermittlung von Wissen und Fertigkeiten über Emotionen. Dabei werden folgende Emotionen systematisch bearbeitet:

- Ärger
- Angst
- Scham
- Trauer
- Schuld
- Eifersucht
- Misstrauen
- Ekel
- Einsamkeit
- Kränkung
- Hoffnungslosigkeit
- Liebe
- Freude
- Stolz
- Hoffnung

Die Emotionen werden nach folgendem Schema untersucht:

- Auslöser (Stimuli)
- Körperliche Reaktionen
- Typische Gedanken
- Mit der Emotion verbundene Handlungstendenz
- Adaptive Funktion der Emotion

- Wann ist das Handeln mit der Emotion problematisch?
- Wann ist Aufschub oder Veränderung angezeigt?
- Wann ist es angezeigt, entgegensetzt zur Handlungstendenz zu handeln (entgegengesetztes Handeln)?

Entscheidend für die Verbesserung der Emotionsregulation ist, dass die Patientin erlernt, das Konzept des entgegengesetzten Handelns zu verstehen und umzusetzen. Zu jeder Emotion gehört eine Handlungstendenz. Scham beispielsweise führt dazu, sich zu verstecken, »im Boden zu versinken«, den Blickkontakt mit anderen Menschen zu vermeiden, und das Verhalten, das zu der Emotion geführt hat, nicht zu wiederholen. Wenn dieser Erfahrung ein tatsächlicher Verstoß gegen eine sinnvolle soziale Regel zugrunde liegt, ist das angemessen. Wenn man beispielsweise versehentlich ein Geheimnis ausgeplaudert hat, ist es adaptiv, sich zu schämen und das Verhalten nicht zu wiederholen. Gehandelt wird dann mit der Emotion. Es gibt aber auch Situationen, in denen Scham aktiviert wird, ohne dass ein Verstoß gegen eine sinnvolle soziale Regel vorliegt. Dann ist entgegengesetztes Handeln angesagt. Dies gilt besonders dann, wenn die Scham andere persönliche Werte und Ziele beeinträchtigt. Ein wichtiges Beispiel ist eine junge Frau mit einer bulimischen Essstörung, die in der Schule von aggressiven Mitschülern wegen ihres angeblich »dicken Hintern« verspottet wurde, jetzt aufgrund von Scham den Besuch von Strand, Schwimmbad und Fitnessstudio vermeidet und immer wieder versucht, Gewicht durch Fasten zu verlieren. Bei entgegengesetztem Handeln, also wenn diese junge Frau trotz der aversiven Emotionen im Bikini zum Schwimmen geht, wird die Scham zunächst stärker, zeigt aber an, dass man auf dem richtigen Weg ist. Bei Wiederholung des entgegengesetzten Handelns schwächt sich die Scham dann ab. Entgegengesetztes Handeln ist den meisten Menschen im Bereich Angst geläufig. Das Prinzip gilt aber auch bei anderen Emotionen. Entgegengesetztes Handeln ist wirkungsvoller, wenn es beim primären Gefühl ansetzt und nicht beim sekundären. Wenn man sich wegen Angst in ungefährlichen Situationen schämt, ist es effektiver, der Angst entgegengesetzt zu handeln, als der Scham. Zu weiteren Details von Emotionsmanagement siehe Bohus und Wolf 2009 sowie Sipos und Schweiger 2012.

Ein spezifisches Thema des Emotionsmanagements ist die erworbene Furchtlosigkeit, die bei vielen Patientinnen mit Essstörung dazu führt, dass sie ihre körperliche Gefährdung nicht auf einer emotionalen Ebene als Angst wahrnehmen. Furchtlosigkeit stellt auch eine wichtige Brücke zu Selbstverletzungen und Suizid bei Patientinnen mit Essstörung dar (Selby et al. 2010a, 2010b). Wichtig ist hier Psychoedukation über das Phänomen. Die Patientin braucht ein Bewusstsein dafür, dass sie sich an dieser Stelle nicht auf ihr subjektives Gefühl von Sicherheit verlassen kann, sondern entgegengesetzt handeln muss.

4.3.6 Soziales Kompetenztraining

Unbewältigte zwischenmenschliche Probleme führen zu einer chronischen psychischen Belastung und tragen entscheidend zu Problemen mit Emotionsregulation und Essverhalten bei. Die Ausübung eigener Rechte (Selbstbehauptung) wird von Menschen mit Essstörung häufig vermieden, um kurzfristig unangenehmen Emotionen auszuweichen, langfristig führt dies aber zu mehr Misserfolg und Leid. Der Versuch, durch Schlankheit oder Kontrolle über das Essverhalten indirekt mehr Anerkennung und Kontrolle über zwischenmenschliche Situationen zu bekommen, scheitert regelmäßig und muss durch direkte Strategien ersetzt werden. Interpersonelle Fertigkeiten sind wichtig, um werteorientiert handeln zu können.

Die Einübung sozialer Kompetenz erfolgt am besten durch Nutzung einschlägiger Manuale (s. u.).

Wichtige Standardsituationen, die geübt werden können, sind:

- Gespräche beginnen
- Gespräche aufrechterhalten
- Gespräche beenden
- Verhandeln, Kompromisse oder neue Lösungen finden
- Eine abweichende Meinung äußern
- Anschuldigungen zurückweisen
- Belastende Situationen verlassen
- Bitten und Wünsche vorbringen
- Forderungen stellen, sich beschweren
- Bitten und Wünsche zurückweisen
- Auf Beschwerden reagieren
- Sich entschuldigen
- Versuchungen zurückweisen
- Unerwünschte Kontakte zurückweisen
- Gemeinsame Interessen mit anderen Menschen herausfinden
- Komplimente machen
- Komplimente annehmen
- Sich mit jemandem verabreden
- Eine Verabredung beenden
- Unerwünschte sexuelle Annäherungsversuche zurückweisen
- Mit dem Partner über Empfängnisverhütung reden

- Mit der Familie oder dem Partner über die Essstörung sprechen
- Gemeinsam mit Anderen essen
- Versuchungssituationen zu ungünstigem Essverhalten am Arbeitsplatz zurückweisen

Zu Details der Umsetzung von sozialem Kompetenztraining siehe Hinsch und Pfingsten 2002 sowie Ullrich und de Muynck 1998.

4.3.7 Sport

Sport und Bewegung können eine Essstörung günstig und ungünstig beeinflussen. Bei Untergewicht ist exzessiver Sport oft Bestandteil eines Teufelskreises von ungenügender Nahrungszufuhr, Appetitlosigkeit, vorzeitiger Sättigung und hohem Energieverbrauch (Davis 1997; Holtkamp et al. 2003). Hier ist es notwendig, mit der Patientin zu vereinbaren, sich auf ein geringfügiges Bewegungsprogramm zu beschränken. Bei Essanfällen und Übergewicht ist dagegen häufig körperliche Inaktivität ein Faktor, der zu niedrigem Energieverbrauch, geringer Muskelmasse, instabilem Essverhalten und instabiler Stimmung beiträgt. Typischerweise ist Sport für normalgewichtige und übergewichtige Patientinnen mit Essanfällen günstig, hilft dabei ein angemessenes Essverhalten aufzubauen und hat einen antidepressiven Effekt (Levine et al. 1996; Pendleton et al. 2002). Nachhaltige günstige Effekte auf Stimmung, Energiestoffwechsel und Körperzusammensetzung durch Sport erfordern, dass Sport mit einer bestimmten Mindestdauer und Mindestintensität betrieben wird. Wissenschaftliche Studien deuten darauf hin, dass langfristig etwa vier Stunden intensives Training pro Woche erforderlich sind, um bei übergewichtigen Patienten einen nachhaltigen Effekt zu erzeugen (Slentz et al. 2005). Wenn die Patientin bisher keinen Sport gemacht hat, ist es wichtig, ganz langsam anzufangen, beispielsweise mit fünf Minuten pro Tag. Viele Patientinnen brauchen eine sportmedizinische Beratung, um Verletzungen zu verhindern.

4.3.8 Psychodynamische Interventionen

Psychodynamische Psychotherapie ist das Rahmenkonzept für supportive und interpretative Techniken (Leichsenring und Leibing 2007). Deutungen und Interpretationen sollen der Patientin Einblick in die Entstehung ihrer Symptome aus intrapsychischen und interpersonellen Konflikten heraus verschaffen. Eine wichtige Grundlage hierfür ist die Lehre von den Abwehrmechanismen und das strukturelle und topografische Modell der menschlichen Psyche. Übertragungsphänomene werden als eine wesentliche Quelle des individuellen Störungsverständnisses und der Veränderung angesehen. Das Gleichgewicht zwischen supportiven und interpretativen Interventionen wird nach den individuellen Bedürfnissen und der Belastbarkeit der Patientinnen ausgerichtet. Die Anwendung psychodynamischer Interventionen wird von einem individuellen Störungsverständnis und einem generischen, transdiagnostischen Behandlungsmodell getragen und weniger von spezifischen Annahmen zur Psychopathologie von Essstörungen. In der Praxis werden psychodynamische Interventionen häufig mit Maßnahmen zur Normalisierung des Essverhaltens kombiniert (Zeeck et al. 2009). Derzeit steht eine randomisiert-kontrollierte Studie zur Wirksamkeit von psychodynamischer Therapie im Vergleich zu kognitiver Verhaltenstherapie und »treatment as usual« vor ihrem Abschluss (Wild et al. 2009).

4.4 Im deutschen Sprachraum verfügbare manualisierte Therapieprogramme (Methoden)

Cognitive-Behavioral-Therapy-Expanded (CBT-E) ist die neueste Version des international am meisten beforschten kognitiv-behavioralen Therapieprogramms. Wichtige Innovationen sind die systematische Bearbeitung von essstörungstypischem Vermeidungs-, Kontroll- und Sicherheitsverhalten, die Verwendung des Mindset-Konzepts anstelle kognitiver Umstrukturierung, die Steigerung der Bedeutung anderer Lebensbereiche. Zusatzmodule werden zu den Themen ereignisabhängiges Essverhalten, Perfektionismus, geringer Selbstwert und interpersonelle Probleme verwandt (Fairburn 2012).

»Therapie der Essstörung durch Emotionsregulation« ist ein Therapiemanual, das die Fortentwicklungen innerhalb der dritten Welle der Verhaltenstherapie, insbesondere in der dialektisch-behavioralen Therapie (DBT), für die Essstörungstherapie nutzbar macht. Schwerpunkt ist der Einsatz eines Spektrums von psychotherapeutischen Techniken zum Erwerb neuer Fertigkeiten im Bereich Emotionsregulation (Sipos und Schweiger 2012).

»Kognitive Verhaltenstherapie bei Anorexia und Bulimia nervosa« beschreibt das klassische kognitiv-verhaltenstherapeutische Vorgehen (Jacobi et al. 2008).

Das Manual von Legenbauer und Vocks folgt ebenfalls dem klassischen kognitiv-verhaltenstherapeutischen Konzept, ist aber ergänzt durch eine Gruppe von Interventionen zur Veränderung des Körperbildes (Legenbauer und Vocks 2006).

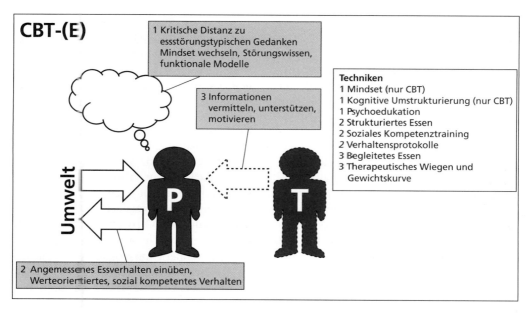

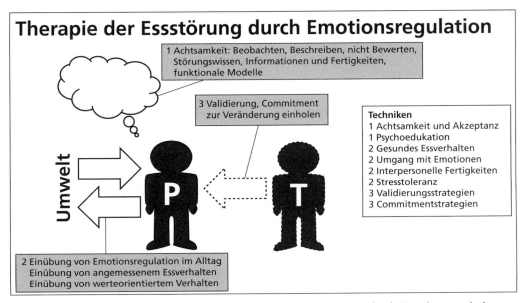

Abb. 11.8: Grundprinzipien des CBT-E und der Therapie der Essstörung durch Emotionsregulation; Symbole: Wolke: Kognitionen; Pfeile: Interaktionen; P. Patient; T: Therapeut

4.5 Beziehungsgestaltung

Gestörtes Essverhalten ist im Sinne des transaktionellen Konzeptes von Kiesler (1996) ein feindselig-submissives Verhalten. Aus diesem Grund ist die Gefahr groß, den Patientinnen mit feindselig-dominantem Verhalten entgegenzutreten. Dabei besteht allerdings die Gefahr, einen Circulus vitiosus mit immer mehr feindselig-submissivem Verhalten loszutreten. Um Freundlichkeit und Akzeptanz zu kommunizieren und damit günstige Bedingungen für einen Veränderungsprozess zu schaffen, ist deshalb der Einsatz von Validierungsstrategien zentral für die Beziehungsgestaltung (für Details siehe Linehan 1997 sowie Sipos und Schweiger 2012). Es ist sinnvoll, bei allen Patientinnen von der wohlwollenden Hypothese auszugehen, dass sie leiden und sich ein besseres Leben wünschen, aber unzureichende Fertigkeiten besitzen, diesen Wunsch in Wirklichkeit zu verwandeln. Die sich im Laufe der Therapie wiederholenden Fragen sind deshalb: Welche Fertigkeiten braucht die Patientin? Welche Informationen und welche emotionalen Erfahrungen fehlen? Wie kann ich als Therapeut die Patientin dabei unterstützen, zentrale Fertigkeiten zu üben und ihr Vermeidungsverhalten aufzugeben? Da erwünschte Veränderungen im Bereich des Essverhaltens nicht sofort durch Wohlbefinden belohnt werden, sondern kurzfristig emotional destabilisierend wirken können, ist es wichtig, eine Selbstverpflichtung der Patientin einzuholen, zu üben, auch wenn es schwer ist.

5 Integration in den Gesamtbehandlungsplan

5.1 Behandlungskontexte

5.1.1 Ambulante Therapie

Ambulante Therapie kann als psychotherapeutische Einzeltherapie durch niedergelassene Ärzte und Psychologen mit einer typischen Behandlungsfrequenz von einer Therapiesitzung pro Woche angeboten werden, weiterhin als ambulante Intensivtherapie (auch im Rahmen von intensivtherapeutischen Wohngruppen) mit einer Kombination von ambulanter Therapie und Gruppentherapie. Alle Formen von Essstörung können prinzipiell ambulant behandelt werden. Die Vorteile der ambulanten Behandlung sind, dass eine längerfristige therapeutische Beziehung möglich ist, der Lernprozess der Patientin in ihrem üblichen Kontext stattfindet und somit keine Transferprobleme auftreten. Ambulante Behandlung stößt allerdings bei Patientinnen mit einem hohen Schweregrad der Erkrankung an ihre Grenzen.

5.1.2 Vollstationäre und teilstationäre Therapie

Folgende Kriterien sprechen für eine stationäre Behandlung:

- rapider oder anhaltender Gewichtsverlust (> 20 % über sechs Monate) bei Anorexia nervosa
- gravierendes Untergewicht (BMI < 15 kg/m^2)
- fehlender Erfolg einer ambulanter Behandlung bei allen Formen von Essstörung
- soziale oder familiäre Einflussfaktoren, welche die Therapie im ambulanten Setting erheblich behindern (z. B. soziale Iso-

lation, problematische familiäre Situation, unzureichende soziale Unterstützung)
- ausgeprägte Komorbidität mit weiteren psychischen Störungen
- körperliche Gefährdung
- Notwendigkeit der Behandlung durch ein multiprofessionelles Team mit krankenhaustypischen Heilmethoden (stationäre Intensivtherapie)

Die stationäre Behandlung sollte an Einrichtungen erfolgen, die ein spezialisiertes Behandlungsprogramm anbieten. Besonderheiten der Behandlung sind: Integration der Essstörungstherapie und der Behandlung von medizinischer und psychischer Komorbidität durch ein multiprofessionelles Team von Ärzten (Psychotherapie, Pharmakotherapie, medizinische Therapien), Psychologen (Psychotherapie), Sozialpädagogen (Case Management, Beratung und Management von sozialen Belastungsfaktoren), Ökotrophologen, Sporttherapeuten und Ergotherapeuten. Es handelt sich um ein komplexes, zeitintensives, tagesstrukturierendes Therapieprogramm mit Einzelpsychotherapie, Gruppenpsychotherapie, begleitetem Essen, Koch- und Einkaufstraining, medizinischen Visiten und komplementären Therapieangeboten zum Aufbau von Aktivität und Steigerung der Bedeutung weiterer Lebensbereiche.

Stationäre Behandlung in psychiatrischen Abteilungen, die in Klinika der Maximalversorgung integriert sind, erlaubt auch ein psychotherapeutisches Management von körperlich schwerstkranken Patientinnen (z.B. Patientinnen mit BMI < 12 kg/m², Patientinnen mit kardialen oder renalen Komplikationen, Patientinnen, bei denen eine enterale oder parenterale Ernährung erforderlich ist).

5.1.3 Komplementäre therapeutische Interventionen

Im stationären Bereich werden für Patientinnen mit Essstörungen häufig Ergotherapie, Arbeitstherapie, Kunsttherapie, Musiktherapie und Körpertherapien angeboten. Eine Evidenzbasierung für diese komplementären Interventionen besteht nicht. Wichtig ist, diese Techniken nicht pauschal einzusetzen, sondern sie mit den individuellen Werten und Zielen der Patientin in Verbindung zu bringen: Ergotherapie, Arbeitstherapie, Kunsttherapie oder Musiktherapie kann der Steigerung der Bedeutung weiterer Lebensbereiche dienen. Körpertherapie kann der Aufhebung der Figurvermeidung dienen und zu einer wohlwollenderen Beziehung zum eigenen Körper beitragen. Es ist wichtig, der Patientin diese Rationale transparent zu machen, sonst werden komplementäre Interventionen entweder abgelehnt oder mit magischen Erwartungen überfrachtet.

5.2 Interaktion mit biologischen Therapieverfahren

Wichtige Interaktionen der psychotherapeutischen Essstörungsbehandlung mit psychopharmakologischer Behandlung oder psychoaktiven Substanzen sind:

- Mangelernährung führt zu einer Dysfunktion des serotonergen Systems (Jahng et al. 2007) und vermindert oder blockiert so die Wirksamkeit serotonerger Pharmaka.
- Verschiedene antipsychotische Substanzen (insbesondere Atypika), verschiedene Antidepressiva (insbesondere Mirtazapin und trizyklische Substanzen) und Tetrahydrocannabinol können zu einer substanzinduzierten Essstörung führen, beziehungsweise die Bewältigung einer bulimischen Symptomatik behindern.
- Sedativa, insbesondere Benzodiazepine, beeinträchtigen die Gedächtniskonsolidierung und können dadurch psychotherapeutische Lernprozesse beeinträchtigen.

6 Zusammenfassung

Die moderne Psychotherapie hält für die Behandlung der Essstörung ein breites Spektrum von Behandlungstechniken bereit. Evidenzbasierte Psychotherapie in ihrer Umsetzung auf einer Spezialstation oder Spezialambulanz erfordert, dass die Auswahl aus diesen Techniken entsprechend einem Manual vorgenommen wird. In der täglichen Praxis der Psychiatrie und Psychotherapie ist auch eine Auswahl auf der Technikebene und eine Anpassung an die individuellen Bedürfnisse der Patientin angemessen.

Literatur

Agras WS, Walsh BT, Fairburn CG, Wilson GT, Kraemer HC (2000) A multicenter comparison of cognitive-behavioral therapy and interpersonal psychotherapy for bulimia nervosa. Arch Gen Psychiatry 57:459–466.

Arcelus J, Mitchell AJ, Wales J, Nielsen S (2011) Mortality rates in patients with anorexia nervosa and other eating disorders. A meta-analysis of 36 studies. Arch Gen Psychiatry 68:724–731.

Bohus M, Wolf M (2009) Interaktives Skills Training für Borderline-Patienten. Stuttgart: Schattauer.

Brown RJ, de Banate MA, Rother KI (2010) Artificial sweeteners: a systematic review of metabolic effects in youth. Int J Pediatr Obes 5:305–312.

Brunstrom JM (2011) The control of meal size in human subjects: a role for expected satiety, expected satiation and premeal planning. Proc Nutr Soc 70:155–161.

Byrne SM, Fursland A, Allen KL, Watson H (2011) The effectiveness of enhanced cognitive behavioural therapy for eating disorders: an open trial. Behav Res Ther 49:219–226.

Cahill GF (1970) Starvation in man. New England Journal of Medicine 282:668–675.

Davis C (1997) Eating disorders and hyperactivity: a psychobiological perspective. Canadian Journal of Psychiatry 42:168–175.

Fairburn CG (2008) Cognitive behavior therapy and eating disorders. New York: Guilford.

Fairburn CG (2012) Kognitive Verhaltenstherapie und Essstörungen. Stuttgart: Schattauer.

Fairburn CG, Cooper Z (2011) Eating disorders, DSM-5 and clinical reality. Br J Psychiatry 198:8–10.

Fairburn CG, Cooper Z, Doll HA, O'Connor ME, Bohn K et al. (2009) Transdiagnostic cognitive-behavioral therapy for patients with eating disorders: a two-site trial with 60-week follow-up. Am J Psychiatry 166:311–319.

Fairburn CG, Cooper Z, Doll HA, Welch SL (1999) Risk factors for anorexia nervosa. Arch Gen Psychiatry 56:468–476.

Fairburn CG, Doll HA, Welch SL, Hay PJ, Davies BA, O'Connor ME (1998) Risk factors for binge eating disorder. A community-based, case-control study. Arch Gen Psychiatry 55:425–432.

Fairburn CG, Kirk J, O'Connor M, Cooper PJ (1986) A comparison of two psychological treatments for bulimia nervosa. Behaviour Research and Therapy 24:629–643.

Fairburn CG, Welch SL, Doll HA, Davies BA, O'Connor ME (1997) Risk factors for bulimia nervosa. A community-based case-control study. Arch Gen Psychiatry 54:509–517.

Favaro A, Tenconi E, Santonastaso P (2006) Perinatal factors and the risk of developing anorexia nervosa and bulimia nervosa. Arch Gen Psychiatry 63:82–88.

Fichter M, Quadflieg N (1999) Strukturiertes Inventar für Anorektische und Bulimische Essstörungen nach ICD-10 (SIAB). Göttingen: Hogrefe.

Garner DM, Rockert W, Davis R, Garner MV, Olmsted MP, Eagle M (1993) Comparison of cognitive-behavioral and supportive-expressive therapy for bulimia nervosa. Am J Psychiatry 150:37–46.

Hay PP, Bacaltchuk J, Stefano S, Kashyap P (2009) Psychological treatments for bulimia nervosa and binging. Cochrane Database Syst Rev: CD000 562.

Hayes SC (2012) Acceptance and Commitment Therapy. Washington: American Psychological Association.

Hayes SC, Strosahl KD, Wilson KG (1999) Acceptance and commitment therapy. An experiential approach to behavior change. New York: Guilford.

Hilbert A, Tuschen-Caffier B (2006) Eating Disorder Examination. Deutschsprachige Übersetzung. Münster: Verlag für Psychotherapie.

Hilbert A, Tuschen-Caffier B, Karwautz A, Niederhof H, Munsch S (2007) Eating Disorder Examination-Questionnaire. Evaluation der deutschsprachigen Übersetzung. Diagnostica 53:144–154.

Hinsch R, Pfingsten U (2002) Gruppentraining sozialer Kompetenzen (GSK). Weinheim: BeltzPVU.

Holtkamp K, Herpertz-Dahlmann B, Mika C, Heer M, Heussen N et al. (2003) Elevated physical activity and low leptin levels co-occur in patients with anorexia nervosa. J Clin Endocrinol Metab 88:5169–5174.

Jacobi C, Thiel A, Paul T (2008) Kognitive Verhaltenstherapie bei Anorexia und Bulimia nervosa. Weinheim: Beltz.

Jahng JW, Kim JG, Kim HJ, Kim BT, Kang DW, Lee JH (2007) Chronic food restriction in young rats results in depression- and anxiety-like behaviors with decreased expression of serotonin reuptake transporter. Brain Res 1150:100–107.

Kanfer FH, Reinecker H, Schmelzer D (2011) Selbstmanagementtherapie. Berlin: Springer.

Kaye WH, Gwirtsman HE, Obarzanek E, George DT (1988) Relative importance of calorie intake needed to gain weight and level of physical activity in anorexia nervosa. Am J Clin Nutr 47:989–994.

Kiesler DJ (1996) Contemporary Interpersonal Theory and Research: Personality, Psychopathology, and Psychotherapy. Hoboken: John Wiley.

Koerner K (2012) Doing dialectical behavior therapy. New York: Guilford.

Legenbauer T, Vocks S (2006) Manual der kognitiven Verhaltenstherapie bei Anorexie und Bulimie. Heidelberg: Springer.

Lehto R, Ray C, Lahti-Koski M, Roos E (2011) Meal pattern and BMI in 9–11-year-old children in Finland. Public Health Nutr 14: 1245–1250.

Leichsenring F, Leibing E (2007. Psychodynamic psychotherapy: a systematic review of techniques, indications and empirical evidence. Psychol Psychother 80:217–228.

Leidy HJ, Campbell WW (2011) The effect of eating frequency on appetite control and food intake: brief synopsis of controlled feeding studies. J Nutr 141:154–157.

Levine MD, Marcus MD, Moulton P (1996) Exercise in the treatment of binge eating disorder. International Journal of Eating Disorders 19:171–177.

Linehan MM (1997) Validation and Psychotherapy. In: Bohart AC, Greenberg LS (Hrsg.) Empathy and Psychotherapy. Washington DC: American Psychological Association.

Longmore RJ, Worrell M (2007) Do we need to challenge thoughts in cognitive behavior therapy? Clin Psychol Rev 27:173–187.

Patton GC, Selzer R, Coffey C, Carlin JB, Wolfe R (1999) Onset of adolescent eating disorders: population based cohort study over 3 years. BMJ 318:765–768.

Paul T, Thiel A (2004) EDI-2. Eating Disorder Inventory-2. Deutsche Version. Göttingen: Hogrefe.

Pendleton VR, Goodrick GK, Poston WS, Reeves RS, Foreyt JP (2002) Exercise augments the effects of cognitive-behavioral therapy in the treatment of binge eating. Int J Eat Disord 31:172–184.

Rouch C, Nicolaidis S, Orosco M (1999) Determination, using microdialysis, of hypothalamic serotonin variations in response to different macronutrients. Physiol Behav 65:653–657.

Safer DL, Robinson AH, Jo B (2010) Outcome from a randomized controlled trial of group therapy for binge eating disorder: comparing dialectical behavior therapy adapted for binge eating to an active comparison group therapy. Behav Ther 41:106–120.

Sanchez-Villegas A, Delgado-Rodriguez M, Alonso A, Schlatter J, Lahortiga F et al. (2009) Association of the Mediterranean dietary pattern with the incidence of depression: the Seguimiento Universidad de Navarra/University of Navarra follow-up (SUN) cohort. Arch Gen Psychiatry 66:1090–1098.

Saß H, Wittchen HU, Zaudig M (2003) Diagnostisches und Statistisches Manual Psychischer Störungen – Textrevision – (DSM-IV-TR). Göttingen: Hogrefe.

Schebendach JE, Mayer LE, Devlin MJ, Attia E, Contento IR et al. (2008) Dietary energy density and diet variety as predictors of outcome in anorexia nervosa. Am J Clin Nutr 87:810–816.

Schwartz S (2012) Toward refining the theory of basic human values. In: Salzborn S (Hrsg.) Methods, theories and empirical applications in the social sciences. Wiesbaden: VS Verlag für Sozialwissenschaften, S. 39–46.

Schweiger U, Warnhoff M, Pahl J, Pirke KM (1986) Effects of carbohydrate and protein meals on plasma large neutral amino acids, glucose, and insulin plasma levels of anorectic patients. Metabolism 35:938–943

Selby EA, Connell LD, Joiner Jr TE (2010a) The pernicious blend of rumination and fearlessness in non-suicidal self-injury. Cognitive Therapy and Research 34:421–428.

Selby EA, Smith AR, Bulik CM, Olmsted MP, Thornton L et al. (2010b) Habitual starvation and provocative behaviors: two potential routes to extreme suicidal behavior in anorexia nervosa. Behav Res Ther 48:634–645.

Shiffman S, Stone AA, Hufford MR (2008) Ecological momentary assessment. Annu Rev Clin Psychol 4:1–32.

Sipos V, Schweiger U (2012) Therapie der Essstörung durch Emotionsregulation. Stuttgart: Kohlhammer.

Slentz CA, Aiken LB, Houmard JA, Bales CW, Johnson JL et al. (2005) Inactivity, exercise, and visceral fat. STRRIDE: a randomized, controlled study of exercise intensity and amount. J Appl Physiol 99:1613–1618.

Stanhope KL (2012) Role of fructose-containing sugars in the epidemics of obesity and metabolic syndrome. Annu Rev Med 63:329–343.

Swanson SA, Crow SJ, Le Grange D, Swendsen J, Merikangas KR (2011) Prevalence and correlates of eating disorders in adolescents. Results from the national comorbidity survey replication adolescent supplement. Arch Gen Psychiatry 68:714–723.

Swithers SE, Martin AA, Davidson TL (2010) High-intensity sweeteners and energy balance. Physiol Behav 100:55–62.

Ullrich R, ce Muynck R (1998) Assertiveness-Training-Programm: Anleitung für den Therapeuten. München: Pfeiffer.

Vos T, Mathers C, Herrman H, Harvey C, Gureje O et al. (2001) The burden of mental disorders in Victoria, 1996. Soc Psychiatry Psychiatr Epidemiol 36:53–62.

Wells A, Schweiger U, Schweiger J, Korn O, Hauptmeier M, Sipos V (2011) Metakognitive Therapie bei Angststörungen und Depression. Weinheim: Beltz.

Weltgesundheitsorganisation, Dilling H, Mombour W, Schmidt MH (1991) Internationale Klassifikation psychischer Störungen, ICD 10. Bern: Hans Huber.

Wild B, Friederich HC, Gross G, Teufel M, Herzog W et al. (2009) The ANTOP study: focal psychodynamic psychotherapy, cognitive-behavioural therapy, and treatment-as-usual in outpatients with anorexia nervosa–a randomized controlled trial. Trials 10:23.

Zeeck A, Maier J, Hartmann A, Wetzler-Burmeister E, Wirsching M, Herzog T (2009) Treatment components of inpatient and day clinic treatment of anorexia nervosa: the patient's perspective]. Psychother Psychosom Med Psychol 59:194–203.

12 Demenzielle Erkrankungen

Barbara Romero und Rainer Zerfaß

1 Lernziele

Die deutsche S3-Leitlinie »Demenzen« (DGPPN, DGN 2010) unterteilt die Therapie von Demenzerkrankungen in die pharmakologische Behandlung und die psychosozialen Interventionen für Betroffene und Angehörige. Der Begriff »psychosoziale Interventionen« umfasst ein breites Spektrum von Hilfsmaßnahmen aus der Versorgungspraxis. In diesem Kapitel werden daher nicht alleine die herkömmlichen psychotherapeutischen Methoden, sondern alle psychosozialen Interventionen für Betroffene und Angehörige berücksichtigt, die im Kontext eines psychiatrischen Gesamtbehandlungsplans von Bedeutung sind. Interventionsziele werden im Hinblick auf die Relevanz für die Betroffenen analysiert und Therapiekonzepte psychologisch begründet. Es werden Behandlungstechniken dargestellt, die in der Praxis als Bestandteile in verschiedenen Ansätzen und Programmen angewendet werden. Wir werden Faktoren diskutieren, die für eine Nachhaltigkeit entscheidend sind.

Der kritische Überblick über die Therapieziele, Konzepte und Methoden, die in diesem Kapitel gezeigt werden, soll in diesem Sinne die Behandlungsplanung unterstützen. Dabei werden aufgrund der relativ kurzen Entwicklungsgeschichte der Psychotherapie bei Demenzen nicht alle Interventionen im definitorischen Rahmen einer Methode eingefasst sein und die Darstellung vor allem auf der Ebene von Techniken erfolgen.

2 Störungsdefinition

2.1 Epidemiologie und Symptomatik

Die Anzahl der Demenzkranken in der Bundesrepublik liegt zwischen 1 und 1,2 Mio. Pro Jahr kommt es in Deutschland zu etwa 250 000 Neuerkrankungen. Aufgrund der demographischen Entwicklung wird sich, vorausgesetzt kausale biologische Behandlungen bleiben weiter aus, die Anzahl Demenzkranker bis Mitte des 21. Jahrhunderts deutlich erhöhen, sodass im Jahr 2030 mit 1,6 Mio. und im Jahr 2050 mit 2,3 Mio. Demenzkranken zu rechnen ist. Der größte Risikofaktor für das Auftreten einer Demenz ist das Alter. Die Prävalenz von demenziellen Syndromen liegt bei den über 65-Jährigen bei ca. 5–8 %, wenn man die leichten Demenzstadien hinzurechnet bei 6–9 %. Bei den unter 65-Jährigen liegt sie bei ca. 0,1 % (Weyerer und Bickel 2007).

2.1.1 Definition nach ICD

Eine Demenz ist nach ICD-10 ein Syndrom als Folge einer meist chronischen oder fortschreitenden Erkrankung des Gehirns, bei dem folgende Merkmale vorliegen (WHO 2009):

1. a) Abnahme des Gedächtnisses;
   b) Abnahme anderer kognitiver Fähigkeiten (z. B. Urteilsfähigkeit, Denkvermögen, Planen, Informationsverarbeitung)
2. Kein Hinweis auf eine delirante Episode;
3. Veränderung der Affektkontrolle oder des Antriebs oder eine Veränderung des Sozialverhaltens, wobei mindestens eines der folgenden Merkmale vorhanden sein muss:
   a) emotionale Labilität,
   b) Reizbarkeit,
   c) Apathie,
   d) Vergröberung des Sozialverhaltens;
4. Die unter 1. beschriebenen kognitiven Veränderungen müssen seit mindesten sechs Monaten bestehen und alltägliche Aktivitäten beeinträchtigen.

Im Folgenden werden die wichtigsten Demenzformen aufgeführt.

2.1.1.1 Alzheimer-Krankheit (ICD-10: F00.0 – F00.9)

Die ICD-10 unterscheidet zwischen der Alzheimer-Krankheit mit frühem (vor dem 65. Lebensjahr) und spätem Beginn (ab dem 65. Lebensjahr). Besteht zusätzlich eine vaskuläre Hirnerkrankung, kann nach ICD-10 eine gemischte Demenz diagnostiziert werden. Zu Beginn der Erkrankung ist vor allem die Fähigkeit, neue Informationen ins Gedächtnis einzuspeichern, beeinträchtigt. In späten Stadien sind kaum noch Erinnerungen abrufbar. Neben dem Gedächtnis betrifft die Krankheit auch andere kognitive Funk-

tionen, sodass es zu einer zunehmenden Unfähigkeit kommt, logisch zu denken und sich zu konzentrieren, sich sprachlich auszudrücken, sich räumlich zu orientieren und einfache motorische Handlungen auszuführen. Meist ab dem mittleren Stadium treten psychische- und Verhaltensstörungen auf: Depressionen, Apathie, Ängste, Unruhezustände und Bewegungsdrang, Reizbarkeit, Aggressionen, Wahn, Halluzinationen, Schlafstörungen, Essstörungen (Förstl et al. 2009).

2.1.1.2 Vaskuläre Demenzen (ICD-10: F01.0 – F01.9)

Unter dem Begriff werden alle makro- wie mikrovaskuläre Erkrankungen zusammengefasst, die zu einer Demenz führen. Die ICD-10 unterteilt die vaskulären Demenzen in:

- *Vaskuläre Demenz mit akutem Beginn* nach einem oder mehreren Schlaganfällen,
- *Multiinfarktdemenz*, die allmählich beginnt, nach mehreren vorübergehenden ischämischen Episoden (TIA) auftritt und von einer Anhäufung von Infarkten im Hirngewebe verursacht ist.
- *Subkortikale Vaskuläre Demenz*, die klinisch an die Alzheimer-Demenz (AD) erinnern kann, ischämische Läsionen im Marklager zeigt, häufig mit Hypertonie assoziiert ist und im Gegensatz zur Alzheimer-Demenz mit intakter Hirnrinde einhergeht.

Darüber hinaus gibt es *Mischformen* zwischen den verschiedenen vaskulären Demenzen.

2.1.1.3 Fronto-Temporale Demenzen (FTD, ICD-10: F02.0)

In der ICD-10 wird der Terminus »Pick-Krankheit« verwendet. Fronto-Temporale Demenzen haben eine starke genetische Komponente und treten bevorzugt vor dem 65. Lebensjahr auf. Es werden drei Verlaufsformen unterschieden (Neary et al. 1998):

- *Frontale/Frontotemporale Verlaufsform:* Im Vordergrund stehen fortschreitende Persönlichkeitsveränderungen. Falls vorwiegend das Orbitofrontalhirn betroffen ist (Basaler Prägnanztyp), dominiert sozial inadäquates, impulsives Handeln. Ist vorwiegend das dorsolaterale Fronralhirn beroffen, stehen Apathie, Antriebsminderung und psychomotorische Verlangsamung im Vordergrund.
- *Primär Progrediente Aphasie (PPA):* Das Bild ähnelt einer sich langsam entwickelnden (Broca-)Aphasie. Die Spontansprache verarmt, wird angestrengt und unflüssig.
- *Semantische Demenz (SD):* Der Sprachantrieb ist gesteigert, die Sprache ist flüssig aber inhaltsarm, das Wissen um Wortbedeutungen geht verloren, das Sprachverständnis ist früh gestört.

2.1.1.4 Parkinson-Demenz (PDD, ICD-10: F02.3)

20–40 % der Patienten mit M. Parkinson entwickeln im Verlauf der Erkrankung eine Demenz. Das kognitive Symptommuster ist geprägt von psychomotorischer Verlangsamung, Aufmerksamkeitsstörung, Störung exekutiver Funktionen (Handlungsplanung, Initiierung, Konzeptbildung, Regellernen, kognitive Flexibilität) und visuell-räumlicher Störung. Beim Gedächtnis ist weniger das Speichern als das Abrufen der Lerninhalte gestört. An sog. nicht-kognitiven Symptomen treten verstärkte Müdigkeit, Apathie, Depression, Angst, Halluzinationen und wahnhafte Zustände auf (Konsenuskriterien nach Goetz et al. 2008).

2.1.1.5 Lewy-Körperchen-Demenz (Lewy Body Dementia LBD, ICD-10: G31.82)

Charakteristisch sind Fluktuationen mit Episoden von Verwirrtheit und Vigilanzminderung, ausgestaltete visuelle Halluzinationen und eine ausgeprägte Überempfindlichkeit gegenüber Neuroleptika mit der möglichen Auslösung von Parkinson-Symptomen (Konsenuskriterien nach McKeith et al. 2005). Gestützt wird die Diagnose durch Stürze oder Synkopen, Schlafstörungen mit lebhaften Träumen oder motorischem Ausagieren und durch eine früh auftretende Harninkontinenz mit starkem Harndrang (untypisch bei früher AD).

2.1.2 Verlauf und Stadien

Bereits bei Sorgen über subjektiv empfundene, nicht objektivierbare Gedächtnisstörungen besteht ein erhöhtes Risiko für eine spätere demenzielle Entwicklung (Jessen et al. 2010). Zwischen rein subjektiven Gedächtnisstörungen und einer Demenz ist klinisch die leichte kognitive Störung (Mild Cognitive Impairment, MCI) angesiedelt. Man unterscheidet ein amnestisches MCI, ein MCI einer einzigen nicht-amnestischen Domäne und ein MCI mehrerer Domänen. Im Verlauf nehmen die kognitiven Defizite nicht gesetzmäßig zu. Die jährlichen Konversionsraten zur Demenz liegen bei 10–20 %. Besonders betroffen sind Menschen mit amnestischen MCI, das zunehmend als Prodromalstadium der Alzheimer-Demenz angesehen wird (Winblad et al. 2004). Eine Demenz ist im Regelfall durch einen irreversiblen und fortschreitenden Verlauf gekennzeichnet, der bei der Alzheimer-Krankheit und den Fronto-Temporalen Demenzen eher langsam progredient ist, bei vaskulären Erkrankungen und auch bei der Lewy-Körperchen-Demenz hingegen stufenweise und wechselhaft sein kann.

Die ICD-10 beschreibt drei Schweregrade der Demenz in Bezug auf die Abnahme des Gedächtnisses und anderer kognitiver Fähigkeiten (► Tab. 12.1).

Tab. 12.1: Schweregrade der Demenz-Kritierien nach ICD-10

Schweregrad	Gedächtnis	Weitere kognitive Fähigkeiten
Leichte Beeinträchtigung	Vor allem das Lernen neuen Materials ist betroffen. Tägliche Aktivitäten sind beeinträchtigt, ein unabhängiges Leben ist aber noch möglich.	Die Abnahme kognitiver Fähigkeiten beeinträchtigt die Leistungsfähigkeit im Alltag, macht die Betroffenen aber nicht von anderen abhängig. Komplizierte Aufgaben können nicht ausgeführt werden.
Mittelgradige Beeinträchtigung	Nur gut gelerntes oder sehr vertrautes Material wird behalten. Die Gedächtnisstörung stellt eine ernsthafte Behinderung für das unabhängige Leben dar.	Die Abnahme kognitiver Fähigkeiten führt dazu, dass die Betroffenen im Alltag nicht mehr ohne Hilfe zurechtkommen. Nur noch einfache Tätigkeiten werden beibehalten. Aktivitäten werden zunehmend eingeschränkt.
Schwere Beeinträchtigung	Schwerer Gedächtnisverlust mit vollständiger Unfähigkeit, neue Informationen zu lernen. Nur Fragmente von früher Gelerntem sind noch vorhanden.	Fehlen nachvollziehbarer Gedankengänge

3 Krankheits- und Therapiekonzepte

3.1 Ätiologische Modelle

Demenzielle Erkrankungen führen zu einem zunehmenden Verlust von kognitiven, emotionalen und sozialen Fähigkeiten und Kompetenzen, die die betroffenen Personen im Laufe des Lebens erworben haben. Den multiplen Verlusten folgen einschneidende Veränderungen der sozialen Rollen, Zuständigkeiten, Beziehungen, gewohnten Tagesabläufen und oft auch des Aufenthalts- bzw. Wohnortes. Psychosoziale Interventionen können die Anpassung an die Krankheitsfolgen erleichtern, besonders wenn sie im alltäglichen Leben das Augenmerk auf ein Erkennen und Nutzen von personellen und sozialen Ressourcen richten.

Besondere Bedeutung wird der Beteiligung von verschiedenen Berufsgruppen wie Ärzten, Psychologen, Ergo-, Kunst-, Musik und Sprachtherapeuten beigemessen (Multimodalität).

Im Hinblick auf den fortschreitenden Charakter demenzieller Erkrankungen stellt die Nachhaltigkeit der Interventionen eine große Herausforderung dar. Psychosoziale Interventionen können im Rahmen einer ärztlichen Behandlung geplant und zum Teil durchgeführt werden.

Es erscheint wichtig, dass die Behandlungsplanung realistische und für die Betroffenen relevante Ziele verfolgt und dabei alle verfügbaren Möglichkeiten psychosozialer Hilfen berücksichtigt. Dem breiten Spektrum von Indikationen, Methoden und Techniken entsprechen unterschiedliche Wirkmodelle.

3.1.1 Krankheitsbearbeitung

Besonders in frühen Krankheitsstadien können psychotherapeutische Verfahren zur Anpassung an die psychische Belastung der Erkrankung indiziert sein. Die Kognitive Verhaltenstherapie (KVT) strebt dabei die Modifikation dysfunktionaler, depressiogener Kognitionen, das Erlernen eines Stressmanagements und den Aufbau von adäquaten Aktivitäten an (vergl. Abschnitte 4.5, 4.7). In den frühen Demenzstadien können die Kranken Verantwortung für die Planung und Umsetzung der individuellen Therapieziele übernehmen. Die antidepressive Wirkung von geeigneten Aktivitäten ist belegt (Teri und Wagner 1992) und kann wahrscheinlich mit der Reduktion von chronischem Stress begründet werden. Ob KVT-Techniken wie die Modifikation dysfunktionaler Kognitionen oder das Erlernen eines Stressmanagements eine therapeutische Wirkung entfalten können, ist anhand der aktuellen Studienlage nicht zu beurteilen.

3.1.2 Das Üben von kognitiven und alltagspraktischen Leistungen

Dieser Ansatz wurde vor allem im Rahmen des Kognitiven Trainings und der Kognitiven Rehabilitation (KR) wie auch in ergo- und sprachtherapeutischen Behandlungen praktiziert (vgl. Abschnitte 4.4, 4.5 und 4.7). Clare und Mitautoren (2010) konnten nach einer achtwöchigen KR mit einer fMRT-Untersuchung eine spezifische Veränderung der Aktivierungsmuster nur in der Therapiegruppe feststellen. Die Autoren interpretieren das Ergebnis als Hinweis auf eine Wiederherstellung der Funktionsfähigkeit in einem zuerst minderaktiven neuronalen Netzwerk, das in Aufgaben wie dem Lernen von Gesichtern und Namen involviert ist. Zum Erhalt des Gelernten ist ein Transfer in den Alltag notwendig. Die Lernfähigkeit nimmt im Krankheitsverlauf ab, ein individuell relevanter Lernerfolg kann aber auch in späteren Demenzphasen erreicht werden. Gerade in Hinblick auf den Alltagsgebrauch und die dafür erforderliche Unterstützung sollten Angehörige oder andere betreuende Personen in die Therapie integriert werden.

3.1.3 Die Anpassung von Beschäftigungen, Erlebnissen und sozialer Teilhabe

Die Anpassung von Alltagsaktivitäten und Tagesgestaltung bei Demenz ist ein Bestandteil von mehreren Methoden (vgl. Abschnitte 4.3.2, 4.5), wobei dem Ansatz in der Selbsterhaltungstherapie (SET) eine prioritäre Rolle zugeschrieben wird (neben der Anpassung der Kommunikation und der Umgangsformen). Die positive Wirkung einer adäquaten kognitiven, sozialen und emotionalen Aktivierung wurde in randomisiert-kontrollierten Studien belegt (vgl. Abschnitt 4.2). Ein Erklärungsmodell hierfür ist die Reduktion von chronischem Stress, der durch dauerhafte Unter- und Überforderung hervorgerufen wird und zur Verstärkung von neuropsychiatrischen- und Verhaltensstörungen führen kann. Eine relevante Nachhaltigkeit einer zeitlich limitierten Aktivierung kann nur durch eine dauerhafte Anpassung der Beschäftigungen, Erlebnisse und sozialer Teilhabe erreicht werden.

3.1.4 Die Anpassung von Kommunikation und Umgangsformen

Im Verlauf einer demenziellen Erkrankung kann eine Anpassung an die Krankheitsfolgen in immer geringerem Ausmaß von den Betroffenen selbst übernommen werden und wird zunehmend zur Aufgabe der (betreuenden) Mitmenschen. Inadäquate Kommunikationsformen sind mit häufigen Konflikten verbunden, die die Kranken und die Betreuer belasten. Eine Anpassung der Angehörigen, die das Verständnis für den Kranken und die konfliktarme Umgangsformen beinhaltet, trägt zur Reduktion vom chronischen Stress sowohl bei den Kranken als auch bei den Angehörigen bei (vgl. Abschnitte 4.2, 4.3.1).

3.2 Diagnostik und Untersuchungsinstrumente

Zur Diagnostik gehören eine psychiatrische Anamnese mit Fremdanamnese, eine neurologische und neuropsychologische Untersuchung, Labordiagnostik und Computertomografie oder Kernspintomografie. Als ergänzende Verfahren können eine Liquoruntersuchung und die funktionelle Bildgebung (SPECT oder PET) Beiträge zu Früherkennung und Differenzialdiagnose liefern. Die Bedeutung der biologischen Verfahren in der Früh- und Differenzialdiagnostik wird sich angesichts der schnellen Entwicklung, der besseren Verfügbarkeit und klarer Interpretationsregeln zukünftig erhöhen. In zunehmend früheren Demenzstadien, oder sogar präklinisch, wird es möglich sein, valide Diagnosen zu stellen (Teipel et al. 2012). Die noch nicht absehbaren sozialen und ethischen Folgen dieser Entwicklung werden bedeutend sein.

In der klinischen Praxis empfehlenswert ist die Anwendung von psychometrischen Tests und Skalen. Screening-Tests sind inzwischen weit verbreitet. (▶ Tab. 12.2).

Tab. 12.2: Häufig zur Beurteilung von Demenzsymptomen verwendete Tests und Skalen (weitere Angaben in: Ivemeyer und Zerfaß 2006)

Untersuchter Bereich	Instrument	Charakteristik
Kognition	MMST Mini Mental State-Test	Weltweit am häufigsten verwendeter Screening-Test, nicht geeignet zur Erfassung von Frühstadien
	Uhrentest	Screening-Test, sollte mit anderen Instrumenten wie MMST kombiniert werden
	DemTect	Screening-Test mit Gedächtnisschwerpunkt
	CERAD (Consortium to Establish a Registry for Alzheimer's Disease)	Testbatterie mit Validierung von Teilleistungsbereichen
Alltagpraktische Fertigkeiten (Aktivitäten des täglichen Lebens ADL und instrumentelle Aktivitäten des täglichen Lebens IADL)	Barthel-Index	Misst basale Alltagstätigkeiten, demenzbedingte Einschränkungen werden nur teilweise erfasst
	B-ADL-Skala	Für leichte bis mittelschwere Demenzstadien geeignet
	NOSGER (Nurses Observation Scale for Geriatric patients)	Beschreibt breiten Symptombereich, auch Gedächtnis, Stimmung und Sozialverhalten

327

Untersuchter Bereich	Instrument	Charakteristik
Depression	GDS (Geriatrische Depressionsskala)	Selbstbeurteilungsinstrument, speziell entwickelt für Depressivität bei Älteren
	HAMD (Hamilton Depressions-Skala)	Fremdbeurteilungsinstrument, auch für ältere Patienten geeignet
Verhaltensauffälligkeiten, neuropsychiatrische Symptome	NPI (Neuropsychiatrisches Inventar)	Für Verhaltenssymptome bei Demenz entwickelt, erfasst wird auch die Belastung der Angehörigen
	Empirical Behavioral Rating Scale (Behave-AD)	Ausführliches Verfahren, speziell für Alzheimer-Demenz entwickelt, auch für Verlaufsbeobachtung geeignet
Lebensqualität	H.I.L.DE (Heidelberger Instrument zur Erfassung von Lebensqualität bei Demenz)	Sehr ausführlich, umfasst zahlreiche Skalen (z. B. MMST, Barthel-Index), gezielte Schulung notwendig
	DCM (Dementia Care Mapping)	Sehr zeitaufwendig, Anwendung v. a. in Pflegeheimen, Durchführung nur durch geschulte »Mapper«, auch interventionelle Ziele

4 Psychotherapeutische und psychosoziale Interventionen

4.1 Schematischer Überblick

▶ **Abb. 12.1** auf Seite 329

4.2 Empirische Evaluation

Zur Darstellung der psychosozialen Interventionen mit empirisch belegtem Wirksamkeitsnachweis werden zunächst die Bewertungen und Empfehlungen der deutschen S3-Leitlinie »Demenzen« (DGPPN, DGN 2010) dargestellt. Es handelt sich hierbei um evidenzbasierte Empfehlungen zur Diagnostik und Behandlung von Demenzen, die von zahlreichen Berufsverbänden verschiedener Fachbereiche, medizinisch-wissenschaftlichen Fachgesellschaften und Organisationen in einem Konsensusprozess erarbeitet wurden. Die S3-Leitlinie unterscheidet zwei Gruppen von therapeutischen Ansätzen bei Demenz: pharmakologische

Behandlung und psychosoziale Interventionen. Verwendet wird der Begriff »psychosoziale Interventionen« für alle Techniken und Methoden, die in der Behandlung von Menschen mit Demenz, wie auch in Programmen für Angehörige und andere Betreuer, eingesetzt werden. Mit der Bezeichnung kann die sonst häufig gewählte, negativ formulierte Kategorie »nicht medikamentöse Therapie«, die eine untergeordnete Bedeutung der Ansätze suggeriert, vermieden werden. Der Begriff »Interventionen« umfasst außer klassischen psychotherapeutischen Methoden und Techniken, die auch außerhalb der Demenzbehandlung eingesetzt werden, Methoden der Ergotherapie, Neuropsychologie und anderer Berufsgruppen, die Folgen von Gehirnschädigungen behandeln. Weiterhin umfasst der Begriff »Interventionen« Techniken, die zur Unterstützung der Angehörigen eingesetzt werden, aber keinen therapeutischen

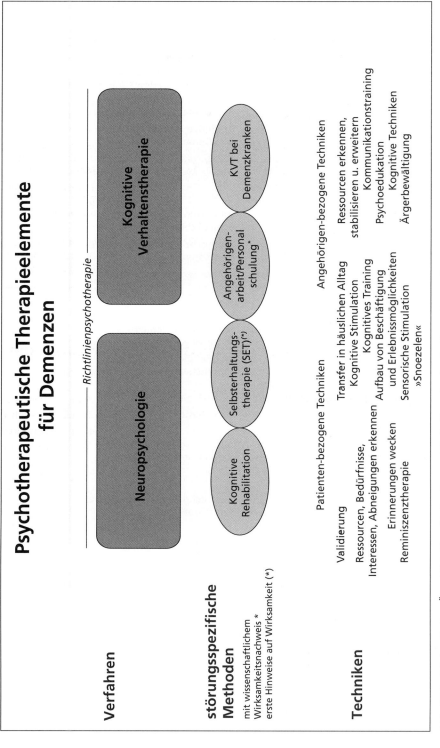

Abb. 12.1: Schematischer Überblick über Methoden und Techniken der Psychotherapie von Demenzen

Tab. 12.3: Psychosoziale Interventionen: Evidenzbasierte Empfehlungen der deutschen S3-Leitlinie »Demenzen«

Interventionstyp	Techniken und Methoden	Indikation: Demenzschweregrad und Zielsymptomatik (Bereich)	Empfehlungsgrad
Kognitive Verfahren	Strukturiertes kognitives Stimulationsprogramm	Kognitive Leistungen Leichte bis mittelschwere Demenz	C
	Realitätsorientierung	Kognitive Leistungen Alle Demenzstadien	C
	Reminiszenz	Kognitive Leistungen Alle Demenzstadien	C
Ergotherapie	Ergotherapeutische Maßnahmen, individuell angepasst, Miteinbeziehung der Angehörigen	Alltagsfunktionen Leichte bis mittelschwere Demenz	C
Körperliche Aktivität	Körperliche Aktivierung	Alltagsfunktionen, Beweglichkeit und Balance	C
Künstlerische Therapien	Aktive Musiktherapie	Psychische Symptome und Verhaltensstörungen	C
	Rezeptive Musiktherapie, besonders mit biographischem Bezug	Agitiertes und aggressives Verhalten	C
Sensorische Verfahren	Aromatherapie	Agitiertes Verhalten, Verhaltensstörungen allgemein Mittelschwere bis schwere Demenz	C
	Snoezelen/multisensorische Verfahren mit individualisierten biographiebezogenen Stimuli im 24-Stunden-Ansatz	Freude und Aktivitäten Mittelschwere bis schwere Demenz	C
Verfahren zur Verbesserung der Nahrungsaufnahme	Familienähnliche Esssituationen, verbale Unterstützung und positive Verstärkung	Essverhalten	B
Verfahren zur Verbesserung des Schlafrhythmus	Angemessene strukturierte soziale Aktivierung während des Tages	Tag-Nacht-Schlafverhältnis	B
Angehörigenbasierte Verfahren	Angehörigentraining zum Umgang mit psychischen und Verhaltenssymptomen	Psychische Symptome und Verhaltensstörungen	B
Programme für Pflegende und Betreuende	Edukations- und Unterstützungsprogramme	Depressive Symptome bei Demenzkranken	B
Verfahren zur Prävention und Reduktion der Angehörigenbelastung	Strukturierte Angebote mit folgenden Inhalten: • Wissensvermittlung zur Erkrankung • Management in Bezug auf Patientenverhalten • Bewältigungsstrategien und Entlastungsmöglichkeiten für die Angehörigen sowie Integration in die Behandlung des Demenzkranken	Prävention von Erkrankungen, die durch die Pflege und Betreuung hervorgerufen werden und Reduktion von Belastung	B

Charakter im engeren Sinne haben. Die zugegebenerweise sehr allgemeine Bezeichnung »psychosozial« spiegelt das breite Spektrum der Interventionen wider, die ihre Schwerpunkte zum Teil in psychologischen und zum Teil in sozialen Bereichen haben.

Die deutsche S3-Leitlinie klassifiziert Interventionen nach dem Kriterium »Interventionstyp« und zusätzlich nach dem Kriterium »Zielsymptomatik«. Empfehlungen zur Anwendung, die entsprechend dem Grad der Evidenz formuliert wurden, beziehen sich zum Teil auf einzelne Methoden, zum Teil auf Interventionstypen (▶ Tab. 12.3). Mit zwei Ausnahmen wurden Interventionen, die bei Demenzkranken durchgeführt werden, der Kategorie »C« zugeordnet (ein bestimmtes Verfahren »kann« angeboten werden). Die positive Wirkung der Angehörigenarbeit sowohl auf die Gesundheit der Angehörigen als auch auf die neuropsychiatrischen Symptome der Demenzkranken wurde als besser belegt bewertet (Kategorie »B«, »Sollte-Empfehlung«). Insgesamt sieht die S3-Leitlinie in psychosozialen Interventionen einen »zentralen und notwendigen Bestandteil der Betreuung von Menschen mit Demenz und deren Angehörigen«. Im Vergleich zur pharmakologischen Therapien sind die Ziele psychosozialer Interventionen breiter.

Die S3-Leitlinie gibt einen guten Überblick über das Spektrum der in der Praxis angewandten Maßnahmen und über die Ergebnisse der Evaluationsstudien. Sie gibt gute Anhaltspunkte für die Auswahl der Techniken und Methoden in der klinischen Praxis bzw. in der Alltagsbetreuung. Für die Planung nachhaltiger Interventionen reicht die S3-Leitlinie aber nicht aus, vielmehr ist für die Nachhaltigkeit die Anwendung der Methoden und Techniken im Rahmen eines Gesamtkonzeptes entscheidend, das realistische und personenrelevante Interventionsziele formuliert.

4.3 Störungsspezifisch anwendbare Techniken

Demenzielle Erkrankungen erfassen fortschreitend sämtliche Daseinsbereiche der Betroffenen und beeinträchtigen maßgeblich das soziale Umfeld. Es ergeben sich zahlreiche Indikationsbereiche für psychosoziale Interventionen, sowohl bei den Kranken selbst wie auch bei den betreuenden Angehörigen (▶ Tab. 12.4). Die angewendeten Interventionen und die beteiligten Berufsgruppen haben ihre eigenen Schwerpunkte, wobei die Überlappungen beträchtlich sind. Dementsprechend sind die von uns benutzten Kategorisierungsregeln eher der Verwendungspraxis nahe, als dass sie nach einem formalen Kriteriensystem aufgebaut sind. Für eine ausführliche Darstellung einiger hier nur kurz beschriebener Techniken und für weitere Literaturangaben verweisen wir auf die Übersichtspublikationen (Haberstroh und Pantel 2011; Hirsch 2009; Kurz et al. 2011; Romero und Förstl 2012). Praxisnahe Empfehlungen für betreuende Angehörige sind ebenfalls von Multidisziplinarität geprägt (Müller et al. 2011). Angehörigeninterventionen werden im Abschnitt 4.6 dargestellt.

4.3.1 Anpassung der Kommunikations- und Umgangsformen

Bestätigende (validierende) und konfliktvermeidende Kommunikationsformen wurden vor mehr als 20 Jahren entwickelt (Feil 1992; Kitwood 1997; Romero und Eder 1992) und gehören derzeit zu den Standardempfehlungen im Umgang mit demenzkranken Menschen (Haberstroh et al. 2011; Müller et al. 2010; Powell 2008; Romero 2004; Romero 2011). Sie sind gekennzeichnet durch einen Verzicht auf Kritik, Widerspruch, Gegenargumentation, Vorwürfe und Fehlerkonfrontation. Gleichzeitig wird in dem Zusammenhang die Verwendung von solchen verbalen und nicht verbalen Mitteln empfohlen, die geeignet sind, den Kontakt aufrechtzuerhalten und das Selbstvertrauen der Kranken zu stärken. Es kann sich dabei z. B. um den Ausdruck von Anerkennung oder um die Wahl eines vertrauten Gesprächsthemas handeln. Die Anpassung der Umgangsformen ist ein wichtiges Element sowohl von Angehörigeninterventionen (vgl. Abschnitte 4.5, 4.6) als auch von Personalschulungen in der Gerontopsychiatrie, in Pflegeheimen etc. So wurde ein Kommunikationstraining für Angehörige und andere Betreuer von Demenzkranken (Akronym: TANDEM) entwickelt und in mehreren Studien evaluiert (Haberstroh et al. 2011). Die Ergebnisse der Evaluationsstudien (Prä-post-Kontrollgruppen-Design) belegen nicht nur die erwartete Wirkung des TANDEM Programms für die Kommunikationskompetenz und das Belastungsgefühl der Angehörigen, sondern auch für die Lebensqualität der Demenzkranken. Es liegen ein Ratgeber für Angehörige und Pflegende (Haberstroh et al. 2011) wie auch ein TANDEM-Trainingsmanual (Haberstroh und Pantel 2011a) vor.

4.3.2 Anpassung von Beschäftigungen, Erlebnissen und sozialer Teilhabe

Die Anpassung der Tagesgestaltung, der Aufbau von geeigneten Beschäftigungen und Erlebnismöglichkeiten wie auch die Unterstützung der Teilhabe gehören neben der Anpassung der Umgangsformen zu den zentralen Elementen von verschiedenen psychosozialen Interventionsverfahren bei demenziellen Erkrankungen. Eine alltägliche, adäquate Beschäftigung im geeigneten sozialen Kontext stellt eine Voraussetzung für das Wohlbefinden und die optimale Leistungsfähigkeit nicht nur bei Menschen mit Demenz dar. Die Anpassung der Leistungsanforderungen und die Optimierung der Leistungsfähigkeit bei fortschreitenden Kompetenzverlusten bedeutet, dass die Betroffenen die Möglichkeit, Leistungen zu erbringen, nicht vorzeitig verlieren. Anzustreben ist nicht alleine das längere Erhalten der Leistungsfähigkeit (wie z. B. mit kognitiven Tests gemessen), sondern vor allem der Einsatz bestehender Fähigkeiten im Alltag, also das stetige personenrelevante Nutzen der jeweils verfügbaren Ressourcen. Dementsprechend ist sicher zu stellen, dass geeignete Aktivitäten, die im Rahmen von zeitlich begrenzten Interventionsprogrammen durchgeführt wurden, ihren Eingang in die Tagesgestaltung finden. In mehreren Studien wurde die therapeutische Wirkung von sozialen, physikalischen und kreativen Gruppenaktivitäten belegt. Diese Interventionen werden als »Kognitive Stimulation« bezeichnet. Eine aktuelle Metaanalyse von 15 randomisierten Studien ergab, dass Kognitive Stimulation bei Kranken mit einer leichten bis mittelschweren Demenz eine nachhaltige (follow up bis sechs Monate) Besserung der kognitiven Leistungsfähigkeit bewirken kann (Woods et al. 2012). Zu den untersuchten Aktivitäten gehörten, je nach Studie, z. B. Zeichnen, Hausarbeiten, Gespräche führen oder Musik hören. Die kognitive Stimulation kann sich positiv in einer Stabilisierung der kognitiven und alltagspraktischen Kompetenz, der Reduktion von Verhaltens- und Affektauffälligkeiten wie auch in einer möglichen Reduktion der psychopharmakologischen Medikation zeigen (Gerdner 2000; Sitzer et al. 2006). Aktivierende Programme aus der Gruppe der »Kognitiven Stimulation« können eine vergleichbar starke positive Wirkung wie eine medikamentöse Behandlung mit Acetylcholinesterase-Hemmstoffen haben (Kurz et al. 2011). Im Unterschied zur medikamentösen Behandlung, die kontinuierlich, ggf. jahrelang, durchgeführt wird, sind die untersuchten psychosozialen Interventionen aber immer zeitlich beschränkt, meist auf einige wenige Wochen. Um eine Dauerwirkung der psychosozialen Interventionen zu sichern, müssten sie, genau wie die Medikamente, täglich »angewendet« werden. Eine dauerhafte tägliche Anwendung braucht gleichzeitig nicht mehr die intensive Begleitung von Therapeuten, wie sie in der ersten Interventionsphase erforderlich ist (vgl. Abschnitt 4.5.3.2). Die kurz- und langfristigen Effekte aktivierender und kognitiv stimulierender Gruppeninterventionen hängen auch davon ab, wie die gesamte Zeit und das Umfeld des Kranken organisiert sind. Ein gutes Beispiel für diese Zusammenhänge gibt die oft zitierte Studie von Spector und Mitautoren (2003). In der randomisierten und kontrollierten Untersuchung konnte gezeigt werden, dass strukturierte Gruppenaktivitäten signifikante und nachhaltige Effekte auf die kognitive Leistungsfähigkeit und auf die Lebensqualität von Alzheimer-Kranken haben können. Jedoch wurden nicht in allen der 23 beteiligten Einrichtungen (18 Pflegeheime und 5 Tagesstätten) die therapeutischen Ziele erreicht. Die Autoren nehmen an, dass keine Effekte erzielt wurden, wenn die Einrichtungen entweder über einen besonders hohen oder über einen besonders niedrigen Standard an Betreuung und Sozialkontakten verfügten. Dies bedeutet, dass bei der Planung der Interventionen stets der gesamte Kontext des Umfelds zu berücksichtigen ist. Ein zusätzliches Gruppenprogramm (oder ähnliche Interventionen) bei einer bereits guten Tagesstruktur, bei vorhandenen adäquaten Beschäftigungsprogrammen und einer guten sozialen Anbindung kann überflüssig, bei ausgeprägten Defiziten in diesen Bereichen dagegen nicht ausreichend sein. Dies gilt sowohl für das häusliche Umfeld als auch für klinische- und Wohneinrichtungen. Als Elemente von Beschäftigungsprogrammen eignen sich im Allgemeinen Aktivitäten, die länger im Demenzverlauf erhalten bleiben (z. B. Tanzen, Singen, einige Sportarten und Sportspiele, verschiedene Formen von sozialen, geselligen Zusammenkünften). Menschen in frühen Demenzstadien können mit einer be-

darfsorientierten sozialen Unterstützung ihren gewohnten Aktivitäten weiter nachgehen bzw. ihr Spektrum an Bereichen der Teilhabe erweitern. Zu den neuen Aufgabenbereichen kann ein Engagement in Selbsthilfegruppen oder in der Öffentlichkeitsarbeit gehören. Relativ lange im Krankheitsverlauf haben kreative, gestalterische Aktivitäten eine besondere Bedeutung, weil sie nicht leistungsorientiert sind und ein hohes Potenzial an Selbstwertbestätigung haben. Zusätzlich ist auch die wichtige positive Außenwirkung der kreativen Arbeiten von Menschen mit Demenz zu betonen, die zunehmend in öffentlichen Ausstellungen Ausdruck findet. Selbstverständlich ist eine Integration der Kranken in gewöhnliche alltägliche Aktivitäten im Garten oder im Haushalt bedeutend. Gleichzeitig sollte nicht unkritisch angenommen werden, dass diese Aktivitäten zur Tagesgestaltung ausreichend sind. Beschäftigungsprogramme und Formen der sozialen Teilhabe müssen individuell, entsprechend den Ressourcen (Demenzschweregrad, Symptomkonstellation, prämorbide und soziale Ressourcen) geplant werden. Bei der individuellen Anpassung der Aktivitäten und der Tagungsgestaltung ist eine multidisziplinäre professionelle Unterstützung hilfreich (Müller et al. 2010).

4.4 Interventionen und beteiligte Berufsgruppen

Die Auflistung der Ansätze erfolgt in alphabetischer Reihenfolge.

4.4.1 Ergotherapie (ErgoT)

Der Beitrag von Ergotherapie bei demenziellen Erkrankungen kann am Beispiel eines aktuell entwickelten Programms (Reuster et al. 2008) erläutert werden. Die integrative und multimodale Intervention dauerte sechs

Wochen (ca. 18–28 Stunden) und fand im Wohnumfeld der Betroffenen mit leichter bis mittelgradiger Demenz statt. Die Autoren betonen, dass sie als Ergotherapeuten durch gezieltes Handlungstraining (z. B. Bedienung einer Waschmaschine, Umgang mit dem Handy) oder Umgebungsanpassung (z. B. Beschreibung der Schubladen mit Inhaltsschildern) zum Erhalt von Alltagskompetenzen beitragen wollten. Individuelle Interventionsziele wurden anhand der anfänglichen Diagnostik und Bedarfseinschätzung bestimmt. Die begleitenden Angehörigen waren in den therapeutischen Prozess mit einbezogen. In der Abschlussphase wurde besonderer Wert auf den Alltagstransfer über die Dauer der Studie hinaus gelegt. Die zitierten Erfahrungsberichte der Teilnehmer verdeutlichen den multimodalen Charakter der Intervention, die auch den Angehörigen Strategien zum Umgang mit dem Kranken und den eigenen Kräfteressourcen vermittelte.

Das große Spektrum der bedarfsorientierten Interventionen setzt eine umfassende Kompetenz der durchführenden Ergotherapeuten voraus. Eine Durchführung der Ergotherapie im häuslichen Umfeld hat offensichtliche Vorteile, die in einigen Studien bestätigt (Gitlin et al. 2008; Graff et al. 2006) und von der deutschen S3-Leitlinie gewürdigt werden. In der Praxis gehört die Ergotherapie, möglicherweise wegen ihrer relativ einfachen Verordnungsfähigkeit, zu den häufig verordneten Therapieformen bei demenziellen Erkrankungen. Auch in der stationären Behandlung von Demenzpatienten werden von Ergotherapeuten durchgeführte Interventionen häufig eingesetzt. Im Hinblick auf eine realistische und für die Betroffenen relevante Zielsetzung, sollte jeweils überprüft werden, ob ein Transfer in den Alltag gesichert ist. Nicht selten werden allerdings übende Verfahren angewendet (z. B. mit speziellen Computerprogrammen), die das Ziel haben, defizitäre kognitive Funktionen (z. B. Gedächtnis oder Konzen-

tration) zu verbessern. Eine Bearbeitung von alltagsfremden kognitiven Aufgaben innerhalb der limitierten Zahl von Therapiestunden verspricht keinen, besonders keinen nachhaltigen Erfolg. Eine Verschreibung der Ergotherapie im Wohnumfeld kann bessere Voraussetzungen für eine sinnvolle Therapieplanung schaffen.

4.4.2 Kognitives Training (KT)

Kognitives Training und Kognitive Rehabilitation (KR) zählten zu neuropsychologischen Interventionen, die für Menschen mit Demenz adaptiert wurden (vgl. Abschnitt 4.5.1). Das KT unterscheidet sich in den Zielen und den Vorgehensweisen von der KR. Beim KT sind die Vorgehensweisen und Ziele standardisiert und werden nicht individuell bestimmt. Trainiert werden defizitäre Funktionen, wie z. B. in der Studie von Cahn-Weiner und Mitautoren (2003), die mit Alzheimer Kranken ein sechswöchiges Gedächtnistraining (Wortlisten lernen) durchführten. In dieser randomisierten Studie ließ sich kein Effekt nachweisen, der über einen begrenzten Lernerfolg beim Trainingsmaterial hinausging. Eine Cochrane-Analyse fand keine Evidenz für die Wirksamkeit von KT bei demenziellen Erkrankungen (Clare et al. 2003). Die scheinbar naheliegende Interventionsplanung – ein Gedächtnistraining bei einer Gedächtnisstörung, ein Orientierungstraining bei einer Orientierungsstörung, ein Üben der semantischen Feldern beim Verlust vom semantischem Wissen usw., ist kritisch zu hinterfragen. Zum einen sind die Trainingsergebnisse auf das geübte Material beschränkt und bei der fortschreitenden Erkrankung nicht von Dauer. Gleichzeitig binden gerade die übenden Verfahren viele Ressourcen – sowohl auf der Seite des Kranken und seiner Familie als auch auf der Seite der Therapeuten und Kostenträger. Ein Delegieren der Trainerrolle auf den Angehörigen kann die Beziehung schmerzhaft belasten. Deswegen sind die häufig auch in ärztlichen Praxen ausgesprochenen Empfehlungen, wie etwa »Üben Sie mit Ihrem Mann die Wortfindung, er soll Kreuzworträtsel machen« oder »wer rastet, der rostet«, zu überdenken. Falls die Aufgabe den Kranken überfordert oder befremdet oder er die Aufforderungen durch den Angehörigen als irritierend (z. B. beschämend oder rollenfremd) erlebt, wirkt sich das Üben negativ auf beide Personen und auf die Beziehung aus. Dabei ist eine gute Beziehung zwischen dem Kranken und seinem betreuenden Angehörigen eine wichtige, wenn nicht die wichtigste Ressource.

Übende Techniken haben ihre Berechtigung als psychosoziale Interventionen. Die Bedeutung eines Leistungstrainings ist jedoch auf die Handlungen beschränkt, die kontinuierlich im Alltag durchgeführt werden und für den Betroffenen wichtig sind. Das Erlernen einer Alltagsroutine, z. B. ein Toilettentraining oder einer Regel wie »Schlüssel immer auf dieselbe Stelle«, kann möglich sein und die Situation der Kranken, vor allem ihre Selbständigkeit, verbessern. Auch in den fortgeschrittenen Demenzstadien können Menschen mit Demenz durch tägliche Wiederholungen und gekonnte Anleitungen Neues und Nützliches lernen, z. B. das Benutzen eines Klettverschlusses, wenn die Schnürsenkel wegen einer Apraxie nicht mehr gebunden werden können. Insgesamt muss die Bedeutung eines Trainings von Alltagshandlungen individuell eingeschätzt werden. Die persönliche Relevanz, der Aufwand und die mögliche Belastung durch die Maßnahme sollte man nie aus dem Blick verlieren.

4.4.3 Künstlerische Therapien (KüT)

Kreative Verfahren, vor allem die Kunst- und Musiktherapie, haben unter den psychosozialen Interventionen bei Demenz eine besondere Bedeutung. Sie finden auch Anwendung bei der Betreuung von Demenzkranken in Pflegeheimen. Die Kunsttherapie kann zwei Ziele verfolgen: (1) Die Planung und Durchführung kreativer Aktivitäten und rezeptiver Beschäftigungen für den Alltag und (2) die psychotherapeutische Unterstützung. Gerade die Verankerung in einer praktischen Situation, in der sich der Kranke emotional engagiert und sich dabei z. B. als erfolgreich und sozial attraktiv oder als unzulänglich erlebt, unterstützt die Wirksamkeit und die Nachhaltigkeit der psychotherapeutischen Interventionen. So können z. B. Erfolgserlebnisse, Versagensängste oder belohnende soziale Kontakte in konkreten Situationen thematisiert werden. Die Fähigkeit zu singen oder ein Musikinstrument zu spielen kann im Verlauf einer Demenz lange erhalten bleiben. Das Musizieren und das Hören der eigenen Lieblingsmusik wirken sich positiv auf Verhaltensauffälligkeiten und andere neuropsychiatrische Symptome aus.

4.4.4 Milieutherapie (MT)

Die Milieutherapie hat eine lange Tradition in der psychiatrischen Behandlung und gehört zu den ersten Ansätzen, die in der Betreuung und der Behandlung von Menschen mit Demenz Anwendung fanden. Das Konzept beinhaltet eine Anpassung des sozialen, wie such des Wohn- und Lebensumfeldes. Die Anpassung der Kommunikations- und Umgangsformen wurde in diesem Kapitel in einem eigenen Abschnitt und zusätzlich im Zusammenhang mit den Angehörigen-Interventionen dargestellt (vgl. Abschnitt 4.6). Zur Anpassung der Wohn- und Aufenthaltsräume liegen zahlreiche Erfahrungen und Empfehlungen vor.

4.4.5 Reminiszenz (R), Erinnerungstherapie

Die Beschäftigungen mit Erlebnissen, die biographisch verankert sind, haben sich in der Betreuung von Menschen mit Demenz bewährt. In vielfacher Weise kann in den Interventionen Bezug auf Erinnerungen aus früheren Lebenszeiten genommen werden: Gespräche, Betrachtung von Familienfotos, Ausstattung der Wohnräume, Beschäftigung mit vertrauten Objekten und Aktivitäten und vieles mehr. Eine Anpassung der Aktivitäten und der Wohnumgebung, die zu den Zielen von psychosozialen Interventionen gehört, sollte die erhaltenen Erinnerungen und biographisch begründete Präferenzen berücksichtigen. Theoretisch begründbar ist der Ansatz durch den längeren Erhalt von Altgedächtnisinhalten: Das Erinnern ist ein Erfolgserlebnis, bestätigt und ist mit Kompetenzgefühl verbunden. Die Vertrautheit der Umgebung, der Beschäftigungen und der Umgangsformen des Umfeldes trägt auch wesentlich zur Stabilisierung der verinnerlichten Selbst- und Weltbilder bei und schont die Kranken vor dem überforderndem Druck, sich Neuem und Fremdem anpassen zu müssen (vgl. Abschnitt 4.5.3.1).

4.4.6 Realitätsorientierungstraining (ROT)

Das Konzept wurde zur Steigerung der kognitiven Leistungsfähigkeit bei Demenzkranken entwickelt. Zu den Vorgehensweisen gehören Lernübungen (z. B. von Namen), eine allgemeine kognitive Stimulation (Gruppenaktivitäten, Kognitive Stimulation) und die Einführung von externen Hilfen. Die interessante Entwicklung im Rahmen des ROT stellen aktivierende Gruppenprogramme dar, die individuelle Interessen der Teilnehmer berücksichtigen und auf einen konfrontierenden Charakter verzich-

ten (vgl. »Anpassung von Beschäftigungen, Erlebnissen und sozialer Teilhabe«).

4.4.7 Sensorische Verfahren (SV)

Dieser Gruppe wurden in der S3-Leitlinie die Interventionen zugeordnet, die unmittelbar sensorisches Empfinden bei den Betroffenen ansprechen. Die Anwendung von aromatischen Substanzen bei Massagen oder zum Baden ist in der Pflege von Menschen mit Demenz verbreitet. Studien zeigten eine positive Wirkung auf Verhaltensstörungen in mittelschweren und schweren Krankheitsstadien (▶ Tab. 12.3). Das als »Snoezelen« – ein Phantasiewort aus holländischen »snuffelen« (schnüffeln, schnuppern) und »doezelen« (dösen, schlummern) zusammengesetzt – bezeichnete Interventionen setzt den Kranken einer Reihe von Stimuli aus, die zur Entspannung und angenehmen Erlebnissen führen sollen. In einem zum Snoezelen ausgestalteten Raum kann man bequem sitzend oder liegend leisen Klängen und Melodien lauschen, Lichteffekte oder Bilder (Landschaften, Tiere etc.) betrachten und andere angenehme Wahrnehmungen genießen. Diese Interventionen werden in verschiedenen Formen (z. B. als eine Raumausstattung oder zum mobilen Einsatz) breit angewendet, nicht nur bei demenziellen Erkrankungen.

4.4.8 Sprachtherapie (ST)

Logopäden und spezialisierte Linguisten verfügen über umfassende Erfahrungen mit der Therapie von Sprachstörungen, die durch umschriebene, nicht fortschreitende, Gehirnschädigungen verursacht wurden (z. B. nach einem Schlaganfall). Ansätze, die für fortschreitende demenzielle Störungen adäquat sind, erfordern die Weiterentwicklung spezifischer Konzepte und Vorgehensweisen. Besonders kritisch zu sehen ist die Zweckmäßigkeit des Trainierens von Sprachfunktionen mit Aufgaben wie z. B. dem Benennen. In einer Studie von Ousset und Mitautoren (2002) konnten nach fünf Monaten Sprachtherapie zwar ein Lernerfolg beim Abrufen (Benennen) von geübten Worten, jedoch keine Generalisierungseffekte festgestellt werden.

Empfehlungen zur Planung einer logopädischen Therapie:

- Klären, um welche sprachlichen und kommunikativen Ressourcen der Betroffene verfügt, und wie sie im Alltag genutzt werden könnten.
- Anpassung der Kommunikationsformen der Angehörigen bzw. der anderen Menschen aus dem Umfeld des Kranken.
- Bei ausgeprägten Sprachstörungen: Aufbau von Alltagsaktivitäten, die geringe Anforderungen an die sprachliche Kompetenz stellen (z. B. Tanzen, Malen und Gestalten).

Diese Vorgehensweise entspricht nicht den herkömmlichen Methoden der Sprachtherapie und erfordert eine Anpassung der Therapieziele und -Verfahren (Romero 2011).

Validation (V)

Die zentrale therapeutische Förderung des Validationskonzeptes, die Feil (1992) formuliert hat, betrifft einen bestätigenden (validierenden) Umgang mit den hochbetagten »verwirrten« Personen (medizinische Diagnosen und Terminologie werden von Validationstherapeuten als stigmatisierend abgelehnt). Dabei sollte die subjektive Realität hochbetagter Personen bestätigt und nicht in Frage gestellt oder korrigiert werden. Bestätigende Kommunikationsformen spielen konzeptübergreifend eine wichtige Rolle in der Betreuung von Menschen mit Demenz (vgl. Abschnitt 4.3.1).

4.5 Störungsspezifische Methoden

4.5.1 Kognitive Rehabilitation (KR)

Die KR zählt zu den neuropsychologischen Interventionen, die speziell für Menschen mit Demenz adaptiert wurden. Die KR strebt die Reduktion der funktionalen Störungen, die Teilhabe und die Verbesserung der Alltagsfertigkeiten an. Die Zielsetzung ist den individuellen Bedürfnissen angepasst. Kognitive Leistungen, wie z. B. Memorytechniken, Lern- und Konzentrationsstrategien, stehen im Mittelpunkt des Interesses, andere Ziele, wie z. B. Stressmanagement und Integration der Angehörigen, werden zum Teil mitberücksichtigt. Positive Effekte konnten in einer randomisierten, kontrollierten und einfach verblindeten Studie belegt werden (Clare et al. 2010). Die Maßnahme wurde in Einzelsitzungen mit leicht erkrankten Demenzpatienten (MMST > 18) durchgeführt. Als Kontrollgruppen dienten eine gleichschwer erkrankte Gruppe, die Entspannungstechniken erlernte, und eine Gruppe ohne Therapie. Nach der achtwöchigen (6 – 8 Sitzungen), von Ergotherapeuten durchgeführten Intervention fühlten sich die Kranken aus der TG im Vergleich zu den beiden KG zufriedener mit ihren Leistungen in alltagsrelevanten und individuell bestimmten Bereichen. Die subjektive Gedächtnisleistung wurde in der TG im 6-Monats-Follow-up als subjektiv besser im Vergleich mit den KG beurteilt. Zusätzlich wurde bei einem Teil der Patienten eine fMRT-Untersuchung durchgeführt, in der die Kranken eine Gedächtnisaufgabe (Erlernen von Gesichtern und Namen) zu bearbeiten hatten. Es ergab sich ein signifikanter Effekt der Therapie auf das Aktivierungsmuster in den vier Hirnbereichen, die zu dem

Netzwerk des visuell-assoziativen Lernens gehören.

4.5.2 Verhaltenstherapie, Kognitive Verhaltenstherapie (KVT) bei Demenzkranken

Für Patienten mit beginnender Demenz liegen Erfahrungen zu einem Verhaltenstherapeutischen Kompetenztraining (VKT) vor (Erhardt und Plattner 1999). Das VKT kann als Einzel- oder Gruppentherapie angewendet werden und beinhaltet, wie auch die anderen verhaltenstherapeutischen Programme, u. a. den Aufbau von Aktivitäten, ein Stressmanagement und die Modifikation dysfunktionaler, depressiogener Kognitionen. Ziel ist es, den Patienten bei der Bewältigung der Belastungen zu unterstützen, vorhandene Ressourcen zu mobilisieren, einer frühzeitigen Deaktivierung entgegen zu wirken und depressive Symptome zu verringern. Eine Kombination der KVT mit neuropsychologischer Rehabilitation wurde aktuell in einem Interventionsprogramm (Akronym: KORDIAL) angewandt und evaluiert (Kurz et al. 2011a). Es liegt ein manualisiertes Programm vor (Werheid und Thöne-Otto 2010). Die dreimonatige Intervention wurde im Rahmen einer multizentrischen, randomisiert-kontrollierten Studie von Verhaltenstherapeuten im einzeltherapeutischen Setting durchgeführt. An dem Programm nahmen leicht betroffene Demenzkranke (MMS > 20) und deren Angehörige teil. Die insgesamt zwölf Therapiesitzungen wurden in sechs Module mit unterschiedlichen inhaltlichen Schwerpunkten unterteilt, wie z. B. »Nutzung eines Kalenders und anderen Gedächtnishilfen« oder »Erarbeitung einer individuellen Wochenstruktur«. In Gesprächen mit den Kranken wurden verhaltenstherapeutische Techniken angewandt, z. B. zur Bearbeitung dysfunktionaler Kognitionen. An jeder zweiten Sitzung nahmen auch die Angehörigen teil (Familiensitzungen). Eine andere

Form der Angehörigenarbeit war nicht vorgesehen. Das Ziel der Intervention war es, die Kompetenzen leicht betroffener Alzheimer-Patienten im Alltagsleben so lange wie möglich zu erhalten, Depressivität zu reduzieren sowie die Lebensqualität von Patienten und Angehörigen zu steigern. Bei der Follow-up-Untersuchung nach neun Monaten zeigte sich keine Wirkung auf die Leistungsfähigkeit (gemessen u. a. mit B-ADL Skala) oder auf die Lebensqualität der Kranken. Die Depressivität konnte bei den Patienten reduziert werden, allerdings nur bei den Frauen. Bei den Angehörigen wurden keine Therapieeffekte festgestellt. Die Autoren folgern, dass Interventionsprogramme und Evaluationsmethoden weiterentwickelt werden müssen. Die weitere Anpassung von Maßnahmen der neuropsychologischen Rehabilitation und der KVT an die speziellen Probleme von Demenzkranken und deren Familien kann aus unserer Sicht ein großer Gewinn sein. So müssen zur Frage, ob und welche Patienten von Gesprächen zu Krankheitsbearbeitung nachhaltig profitieren können, noch weitere Erfahrungen gesammelt werden. Die Vorbeugung gegen eine Abwärtsspirale von depressiven Symptomen, Vermeidungsverhalten und vorzeitigen Kompetenzverlusten kann vor allem dann gelingen, wenn die Anpassung von Alltagsaktivitäten und sozialen Umgangsformen im Zentrum der Intervention stehen. So können therapeutische Gespräche zur Verhinderung dysfunktionaler Kognitionen die Aktivitäten begleiten und dadurch einen weniger abstrakten Charakter gewinnen. Auch die Frage, ob und bei welchen Patienten die Einführung eines Kalenders zum Notieren und Planen der Aktivitäten förderlich ist, erfordert eine weitere Klärung. Nach unserer Erfahrung merken die Patienten in absehbarer Zeit, dass sie den Kalender nicht mehr verwenden können. Es ist fraglich, ob der nur initial vorhandene und praktisch beschränkte Nutzen die interventionsbedingte Belastung der wahrscheinlich eintretenden Negativerfahrung rechtfertigt. In jedem Fall ist die Entscheidung für eine solche Therapie nur mit detailliertem Wissen über den Patienten und individuell zu treffen.

4.5.3 Selbsterhaltungstherapie (SET)

Die SET stellt ein Rahmenkonzept zur Planung der psychosozialen Interventionen bei Demenz dar.

4.5.3.1 (Neuro-)Psychologische Grundlagen des SET-Konzeptes

Psychologische Anpassungsmechanismen an die krankheitsbedingten Veränderungen, die die zentralen Bereiche einer Person betreffen, werden von einem übergeordneten psychologischen System gesteuert, das als »Selbst« (Self) konzipiert wurde. Zur therapeutischen Nutzung ist entscheidend, wie die Selbstbezogenen Strukturen und Prozesse durch psychosoziale Interventionen beeinflusst werden können. Von vielen psychologischen Konzepten des Selbst wurde für die Ziele der SET vor allem das Konzept von Greenwald und Pratkanis genutzt. Nach Greenwald und Pratkanis (1984) stellt das Selbst-System ein zentrales kognitives Schema dar, das Informationen über die eigene Person und die eigene Umgebung aktiv aufnimmt, verarbeitet und erhält. Es bildet die Grundlage für das Gefühl der Identität und der Kontinuität einer Person. Das Selbst ist ein dynamisches System, das sich mit neuen bedeutenden Erfahrungen verändert und die Anpassung an die Veränderungen steuert. Die Integrations- und Adaptationsfähigkeit des Systems kann durch das Ausmaß bzw. die Art der neuen Erfahrungen überfordert werden. Dies ist von besonders starken negativen Gefühlen wie Angst, Scham, Aggression oder Depression begleitet und schränkt folglich auch die Leistungsfähigkeit ein. Menschen, die unter einer demenziellen Erkrankung leiden, ma-

chen vermehrt Erfahrungen, die mit ihren Erwartungen, Gewohnheiten und vor allem Selbstvorstellungen nicht übereinstimmen. Im Rahmen der SET werden Methoden eingesetzt, die die Integrations- und Adaptationsfähigkeit des Selbst-Systems vor einer Überforderung – soweit als möglich – schützen. Zu diesen Methoden gehören:

- Anwendung bestätigender Kommunikationsformen
- Aufbau adäquater Aktivitäten, Ermöglichung von befriedigenden Erlebnissen und dauerhafter Teilhabe
- Anpassung des Wohnumfeldes an die individuelle Präferenzen
- Psychotherapeutische Unterstützung zur Erleichterung der Adaptation an die Krankheitsfolgen (bei Bedarf)

Ramachandran (1995) postuliert die Funktion eines »Preservation-Filters«, der die Aufgabe hat, einen subjektiv nachvollziehbaren Zusammenhang (Kohärenz) der laufenden Erfahrungen zu erhalten. Informationen, die bestehenden Vorstellungen entsprechen, werden gesucht, während andere, im Widerspruch stehende Informationen, ausselektioniert (ignoriert, rationalisiert u. ä.) werden. Die wichtigen Differenzen zwischen den existierenden Vorstellungen und den neuen Informationen werden nach dem Konzept von Ramachandran durch einen »Anomaly detector« verarbeitet. Die vom Detektor festgestellten wichtigen Abweichungen vom verfügbaren Modell der Wirklichkeit führen zur Revision des Modells. Eine Anpassung an neue Erfahrungen und Situationen ist auch für Personen mit Demenz möglich, der Umfang einer erfolgreichen Anpassung ist jedoch beschränkt und hängt vom Krankheitsbild und von der Art der neuen Erfahrungen ab. In den Termini von Ramachandran ausgedrückt, wird im Rahmen der SET die Funktion des verinnerlichten Selbst- und Weltbilder erhaltenden »Preservation-Filters« unterstützt, um die Anforderungen an die Revision des Wirklichkeitsmodels (besonders in den Ich-nahen Bereichen) nicht zu überfordern. Bestätigende Kommunikationsformen sind ein bedeutendes Mittel zum Erreichen dieses Ziels. Gleichzeitig ergeben sich aus dem SET-Konzept Kriterien, nach denen entschieden werden kann, welche Aktivitäten, Erlebnisse und Teilhabeformen als individuell adäquat und empfehlenswert zu bewerten sind. Diese Erfahrungsbereiche sollen so ausgewählt werden, dass sie nicht nur die Leistungsfähigkeit der Kranken berücksichtigen, sondern auch sein Selbstverständnis, sein Rollenverständnis in der Beziehung und seine bedeutenden Elemente des verinnerlichten Selbst- und Weltmodells. Adäquate Kommunikationstechniken, Beschäftigungsprogramme, Empfehlungen zur Anpassung der Wohnumgebung wie auch stützende psychotherapeutische Interventionen wurden nicht nur im Rahmen der SET entwickelt. Das Konzept begründet die Anwendung von bestimmten Techniken und ein Verzicht auf andere. Weiterhin wurden im Rahmen des Konzepts die bestehenden Verfahren an die Bedingungen der Menschen mit fortschreitenden Demenzen angepasst und weiter entwickelt. Schließlich verfolgt das Konzept konsequent einen integrativen Ansatz: Die Interventionsprogramme integrieren grundsätzlich Angehörige, weitere betreuende Personen und auch Professionelle (wie z. B. in stationären Wohneinrichtungen). In der Folge werden Techniken, die bei den psychosozialen Interventionen angewandt werden, geschildert und hinsichtlich ihrer Bedeutung diskutiert.

4.5.3.2 Empfehlungen zur Planung der psychosozialen Interventionen

Psychotherapeutische Behandlungsstandards bei Demenz sind erst in der Entwicklung. Entsprechend dem speziellen Bedarf sind viele Interventionen multimodal und integrativ, auch wenn sie von Einzeltherapeuten durchgeführt werden. Viele Techniken werden berufsübergreifend eingesetzt. Von verschiedenen Professionen angebotene und unterschiedlich basierte Therapiemethoden unterstützen synergetisch die Planung der psychosozialen Interventionen. Die bei der Therapieplanung gewünschte kontroverse Diskussion betrifft vor allem die Bestimmung von den Schwerpunkten bzw. Ziel-Prioritäten, die Konsequenz bei der Integration der Angehörigen und die Sicherung des Transfers in den Alltag. Das SET-Konzept ist für die ambulante, teilstationäre und stationäre Anwendung geeignet (vgl. Abschnitt 5.1). Es liegen umfassende Erfahrungen in der Versorgungspraxis im Rahmen einer neurologischen stationären Rehabilitation vor (Romero 2004). Teilstationäre Anwendungen wurden im Rahmen von Studienprojekten mit Erfolg durchgeführt (Jost 2006), weitere Implementierungen auf akuten gerontopsychiatrischen Stationen sind geplant (Fellgiebel und Petri 2009). Erfahrungen mit dem Konzept bestehen auch in stationären Wohneinrichtungen (Romero und Robl 2011).

Hauptmerkmale eines SET-basierten, zeitlich begrenzten Interventionsprogramms:

- Die Intervention verfolgt kurzfristige, während der Intervention erreichbare Ziele, vor allem aber einen längerfristigen Transfer in den Alltag.
- Die Nachhaltigkeit wird unterstützt durch die Integration der Angehörigen bzw. anderen betreuenden Personen und durch die Ausrichtung des Programms auf die Maßnahmen, die nach der Entlassung ihre Wirkung entfalten (z. B. Aufbau der Aktivitäten, Inanspruchnahme sozialer Hilfen).
- Die physische und psychische Gesundheit der grundsätzlich in das Programm integrierten Angehörigen soll stabilisiert werden.

Die krankenbezogenen Interventionsziele beinhalten den individuell größtmöglichen Erhalt der Leistungsfähigkeit und des Wohlbefindens wie auch die möglichst niedrige Ausprägung von neuropsychiatrischen Symptomen. Konzeptspezifisch sind der praktische Nutzen der Ressourcen im Alltag und die Anpassung des Umfeldes (vor allem der Umgangsformen). Zur individuellen Auswahl zielführender Aktivitäten und Umgangsformen wird das Wissen über die Integrations- und Adaptationsmechanismen des psychologischen Selbst mit einbezogen.

Die Programme haben einen multimodalen Charakter. Die Integration von Einzelverfahren und Methoden wie Kunst- oder Musiktherapie kann flexibel und in Abhängigkeit vom Setting geplant werden. Von einem breiteren Spektrum der verfügbaren Methoden und Disziplinen im Fachteam profitieren die Patienten und die Angehörigen.

Die Interventionsprogramme bestehen aus den folgenden Modulen:

- Modul 1: Ressourcen, Bedürfnisse, Interessen und Abneigungen des Kranken erkennen.
  Neben der Anamnese (Eigen- und Fremdanamnese) ist es wichtig, den Kranken in verschiedenen Situationen genau zu beobachten (z. B. Kochen, Malen, Tanzen, Gespräche führen), um vorhandene Ressourcen zu finden. Auch neue, erst im Rahmen der Intervention (z. B. unter Einleitung einer Kunsttherapie) entwickelte Ressourcen sind zu berücksichtigen.
- Modul 2: Ressourcen der Angehörigen (bzw. anderer Personen aus dem Umfeld des Kranken) erkennen, stabilisieren und entsprechend dem Bedarf erweitern.
  Ein Angehörigenprogramm wird parallel zu dem Programm für die Kranken durchgeführt.
- Modul 3: Transfer der neu gewonnenen Erfahrungen und Kompetenzen in den häuslichen Alltag.

Nur wenn dieser Schritt gelingt, kann die Intervention eine nachhaltige Wirkung haben. Die Integration der Angehörigen bzw. der anderen relevanten Personen aus dem Umfeld, stellt dafür eine unverzichtbare Voraussetzung dar.

Die folgenden Programmelemente unterstützen direkt den Transfer:

- *Familiensitzungen.* Therapeuten beobachten detailliert den Umgang von Kranken und Angehörigen. Geeignete Unterstützungsmöglichkeiten und funktionale Umgangsweisen werden erarbeitet, es gibt ggf. korrigierende Rückmeldungen.
- Individuelle, schriftlich verfasste Hinweise und Empfehlungen zu geeigneten Umgangsformen, Beschäftigungen, Alltagsgestaltung und externen Hilfen werden den Familien zur Verfügung gestellt.
- *Nachsorge.* Entsprechend dem Setting sind weitere Kontaktmöglichkeiten zu vereinbaren.

Die Interventionsprogramme verfolgen *kurz- und längerfristige Ziele.*

Zu den *kurzfristigen Zielen*, die vor der Entlassung erreicht werden können, gehören:

- Vorbereitung der ressourcenorientierten Alltagsaktivitäten
- Stabilisierung der Stimmung und des Selbstvertrauens
- Förderung eines positiven Selbstverständnisses
- Kognitive, emotionale und soziale Aktivierung

Zu den *längerfristigen Zielen* gehören:

- Integration der geeigneten Aktivitäten in den häuslichen Alltag
- Nachhaltige Stabilisierung der Stimmung, des Selbstvertrauens und eines positiven Selbstverständnisses

- Nachhaltige Milderung oder Vorbeugung von neuropsychiatrischen Symptomen
- Erhaltung von kognitiven, sozialen und emotionalen Kompetenzen durch kontinuierliche Anwendung im Alltag
- Soziale Teilhabe

Im Verlauf des Programms werden individuelle Ziele konkreter formuliert. Es werden z. B. geeignete Aktivitäten aufgelistet, die zur Durchführung hilfreiche Unterstützung wird vorbereitet, der Kranke (soweit nachhaltig möglich) und die Angehörigen werden zur Umsetzung im häuslichen Alltag motiviert etc.

4.5.3.3 Zusammenfassung

SET basierte psychosoziale Interventionen können in verschiedenen Settings durchgeführt werden. Sie sind im Unterschied zu Betreuungsprogrammen zeitlich begrenzt und geben in mehreren Lebensbereichen den Erkrankten und den Angehörigen Hilfen zur individuellen Anpassung an die Krankheitsfolgen. Im Vordergrund der Interventionsziele stehen die Kompensation der krankheitsbedingten Verluste durch das Nutzen der erhaltenen Ressourcen im Alltag und die Adaptation der Personen und des Umfeldes an die Veränderungen. Auf diesem Wege wird es angestrebt, die kognitiven, emotionalen und sozialen Kompetenzen der Kranken auf dem jeweils bestmöglichen Niveau zu erhalten. Neben kurzfristigen werden vor allem längerfristige Ziele verfolgt. Die Vorbereitung des Transfers der Interventionsergebnisse in das häusliche Umfeld ist ein zentrales Element des Programms.

4.6 Integration von Angehörigen in psychosoziale Interventionsprogramme

In der Arbeit mit Angehörigen werden zwei übergeordnete Ziele verfolgt: (1) Erweiterung der Kompetenz der Angehörigen, Kranke zu begleiten und zu pflegen sowie (2) Entlastung der Angehörigen und Vermeidung einer Überforderung.

4.6.1 Unterstützung für Angehörige: der Bedarf

Die Pflege und Betreuung Demenzkranker liegt vor allem in den Händen der Angehörigen (Weyerer und Bickel 2007; WHO Bericht 2012). Die Aufgabe, einen nahestehenden Menschen durch die Krankheitsjahre zu begleiten, ist mit schweren psychischen und physischen Belastungen verbunden. 80 % der Angehörigen fühlen sich deutlich belastet (Gräßel 1998). Zur körperlichen Erschöpfung kommt das psychische Leid hinzu. Angehörige trauern über die unmittelbar krankheitsbedingten Verluste, aber auch über die Verluste von gemeinsamen Zukunftsplänen. Sie sind durch das veränderte Verhalten der Kranken befremdet, verärgert, beschämt und insgesamt oft überfordert. Gleichzeitig fällt es ihnen schwer, Verständnis und Unterstützung einzufordern, zu erhalten und auch annehmen zu können. Sozialer Rückzug und Vereinsamung sind die Folge. Finanzielle Sorgen und Konflikte in der Familie belasten zusätzlich. Betreuende, die unter chronischen Stress leiden, entwickeln häufig Schlafstörungen, Depressionen und körperliche Beschwerden (Wilz und Gunzelmann 2012). Der Demenz-Bericht der WHO (WHO Report 2012) fordert, dass pflegende Angehörige dringend unterstützt werden müssen, damit ihre gesundheitlichen Risiken reduziert werden. Nicht zuletzt geht es dabei auch darum, vorzeitige

Heimaufnahmen zu vermeiden. Das entspricht nicht nur den Wünschen der betroffenen Familien, es entlastet gleichzeitig das Sozialsystem. Es ist evident, dass die Kosten für die Gesundheitsversorgung umso stärker sinken, je umfangreicher Pflege- und Betreuungsaufgaben von den Familienmitgliedern, Freunden, Bekannten, Nachbarn oder anderen informellen Leistungsträgern übernommen werden (Bickel 2001). Der WHO-Bericht fordert ein breites Spektrum an Entlastungs- und Unterstützungsangeboten. Dazu gehören: Aufklärung über die Krankheit, Schulung in Techniken und Verhaltensstrategien zur Pflege und Betreuung, Auszeiten von der Pflege sowie finanzielle Unterstützungen. Im Hinblick auf die Kosten, aber auch auf die Motivation der Familien zur Inanspruchnahme, werden insbesondere niedrigschwellige Angebote gefordert.

4.6.2 Inanspruchnahme von entlastenden Maßnahmen

Die Kompetenz aufzubauen, um bedarfsgerechte psychosoziale Hilfen in Anspruch zu nehmen, gehört zu den wesentlichen Zielen der Angehörigenarbeit und hat besondere Bedeutung für die Nachhaltigkeit zeitlich begrenzter Interventionen. Bezeichnend dafür ist die folgende Erfahrung: Fragt man in einer Gruppe von Angehörigen »Wer hat vor, solange er kann, alles (Betreuung, Pflege, Haushalt etc.) alleine zu machen und sich erst helfen zu lassen, wenn es gar nicht mehr anders geht?«, werden die meisten Hände hoch gehen. Gründe für die beschränkte Bereitschaft, die Hilfsangebote (Tagesstätten, andere Betreuungsformen, Angehörigengruppen, Haushaltshilfen, ambulante Pflegedienste, finanzielle Unterstützung u.a.) in Anspruch zu nehmen, liegen zum Teil auf Seiten der Anbieter. So beklagen betreuende Angehörige oft zu Recht, dass Tagesstätten keine adäquaten Beschäfti-

gungsprogramme anbieten und Angehörigengruppen nicht ausrechend helfen können, konkrete Probleme zu lösen und nur zu einer »Klagemauer« für ein paar Beteiligte ausarten. Andererseits liegen wesentliche Hinderungsgründe bei den Angehörigen selbst. Die Inanspruchnahme von Betreuungshilfen wird oft von Schuldgefühlen begleitet, den Kranken »abzuschieben« bzw. gegen seinen Wunsch zu handeln. Wenig sinnvoll ist die Aufforderung »Sie müssen etwas für sich tun!«. Zielführender ist der Hinweis, dass der Kranke doppelt von einer Betreuungshilfe profitieren wird, nämlich erstens durch fördernde gesellschaftliche Kontakte und Aktivitäten und zweitens dadurch, dass ein erholter Angehöriger mehr Kraft und Geduld für die Betreuung hat. Wichtig ist auch die Unterstützung bei der Entwicklung der Kompetenz, mit Widerständen des Kranken konstruktiv umgehen zu können. Nicht alleine eine objektive Entlastung ist hilfreich, sondern vielmehr die Verbindung von Entlastung mit unterstützenden sozialen Kontakten. Die Verfügbarkeit von Vertrauenspersonen im nahen sozialen Umfeld, wie auch emotionale Unterstützung und häufige soziale Kontakte, können das Risiko einer Depression und das Belastungsgefühl bei Angehörigen reduzieren (Waite et al. 2004; Drentea et al. 2006; Wenz 2012). Es ist daher ein wesentliches Ziel der Angehörigeninterventionen, einen sozialen Rückzug der betroffenen Familien zu verhindern.

4.6.3 Empfehlungen zur Planung von Angehörigeninterventionen

Im Folgenden beziehen wir uns maßgebend auf eine aktuell von Wenz (2012) vorgelegte Arbeit. Der sehr informative Beitrag beinhaltet empirische Untersuchungen des Autors, umfassende Literaturanalysen und praktische Hinweise zu psychotherapeutischen Hilfen für Angehörige. Anhand seiner

Analysen formuliert Wenz Empfehlungen zu den Zielen und zur Durchführung von psychosozialen Interventionen bei pflegenden Angehörigen.

Interventionsziele

- Verständnis
  Aufklärung darüber, dass das belastende Verhalten des Betroffenen krankheitsbedingt und kein »böser Wille« ist. Die Aufklärung sollte sich nicht auf allgemeines Wissen beschränken, sondern vielmehr Verständnis und geeignete Umgangsformen für spezielle Symptome und konkrete problematische Verhaltensweisen vermitteln.
- Das Thema »Ärger«
  Das Hauptinteresse des Autors galt dem Ärgererleben und der Ärgerreaktionen bei betreuenden Angehörigen in Konfliktsituationen. Das Thema »Ärger« sollte aus seiner Sicht ein fester Bestandteil von therapeutischen Angeboten für Angehörige sein – sowohl im Gruppensetting wie auch in Einzelbehandlungen.
- Dysfunktionale Copingstrategien
  Es sollte dysfunktionalen Copingstrategien, die mit vermehrten Grübeln, Selbstmitleid, Schuldgefühlen und ungünstigen Umgangsformen verbunden sind, entgegengewirkt werden. Um rechtzeitig entsprechende Maßnahmen zu planen, empfiehlt Wenz, bereits in den ersten Kontakten mit den Angehörigen eine Beurteilung des vorliegenden Copingstils vorzunehmen. Erfolgen kann dies z. B. mit Fragebögen zu Bewältigungsstilen.
- Effektive Copingstrategien
  Effektive Copingstrategien, die problemfokussiert sind und mit günstigen Umgangsformen einhergehen, sollten gefördert werden. Mehrere Studien zeigten, dass diese Strategien auch den Betreuenden zugute kommen und mit weniger Belastungsgefühl und Depressivität ver-

bunden sind als passiv-vermeidende und emotionsfokussierte Strategien (Cooper et al. 2008; Etters et al. 2007; Sun et al. 2010).
- Stressoren
  Stressoren, die im Alltag auftreten und reduziert oder vermieden werden können, sollten identifiziert werden, um Strategien zum Umgang zu erarbeiten.
- Die Paarbeziehung
  Es kann wichtig sein, die Paarbeziehung zu verbessern. Die Unzufriedenheit mit der aktuellen Beziehungsqualität führt zu vermehrten Ärgerreaktionen und ungünstigen Umgangsformen. Demgegenüber scheint die prämorbide Beziehungsqualität keinen wesentlichen Einfluss auf die gegenwärtigen Ärgerreaktionen oder das Belastungsgefühl zu haben. Aus mehreren Untersuchungen geht darüber hinaus hervor, dass eine aktuell niedrige Beziehungsqualität mit einer höheren Belastung und Depressivität seitens der Angehörigen assoziiert ist (Quinn et al. 2009). Im Hinblick auf die große Bedeutung der unterstützenden sozialen Kontakte sollte eine Analyse des sozialen Umfelds durchgeführt werden. Ziel ist es, positive Kontakte zu fördern und Strategien zum Lösen von Konflikten zu entwickeln.

Techniken

Wenz (2012) empfiehlt für die Angehörigenarbeit vor allem Ansätze der Verhaltenstherapie, wobei Einzeltechniken nicht nur im Rahmen der VT angewandt werden und die Interventionsprogramme aus methodisch unterschiedlichen Modulen bestehen können.

- Psychoedukation zur Vermittlung von Allgemeinwissen über die Krankheit und ihre Folgen.

- Techniken zur Erarbeitung eines individuellen Verständnisses für die besonders belastenden Symptome und zum geeigneten Umgang damit.

Mit Techniken wie Kognitionsevozierung, kognitives Neubenennen und Umstrukturieren, wie auch mit der sokratischen Gesprächsführung können Analysen der Konfliktsituationen zu neuen Bewertungen und neuen Lösungen führen.

- Umsetzung der gelernten Strategien im Alltag
  Erarbeitung von Lösungen für konkrete, alltagsnahe Konfliktsituationen. Auch der Einsatz von Selbstinstruktions- und Selbstverbalisationsstrategien, Selbstbeobachtungstechniken und Problemlösetrainings fördert den Transfer in den Alltag.
- Durchführung eines speziellen Ärgerbewältigungsprogramms mit dem Ziel, negative Gefühle gegenüber dem Kranken

zu reduzieren (Coon et al. 2003; Gallagher-Thompson und de Vries 1994).

Die Analysen von Wenz (2012) machen deutlich, dass die Planung und Durchführung von Angehörigeninterventionen eine hohe fachliche Kompetenz des Anbieters voraussetzen. Auch die Empfehlungen der deutschen S3-Leitlinie »Demenzen«, die die Qualität der Gruppenprogramme spezifiziert (▶ Tab. 12.3), können nur von entsprechend ausgebildeten Personen angewendet werden. Angehörigengruppen und Beratungsgespräche werden derzeit von Therapeuten und Beratern mit sehr unterschiedlicher Ausbildung durchgeführt. Eine psychotherapeutische Ausbildung kann dabei unter den realen Praxisbedingungen nicht als eine Voraussetzung verlangt werden. Sie würde auch kaum ausreichen, ohne dass sie um Kenntnisse der speziellen Problematik von Menschen mit Demenz und deren Angehörigen ergänzt würde.

Vertiefung: Eine metaphorische Darstellung als Angehörigen-Intervention

Im Folgenden schildern wir eine bewährte Intervention, die zum Ziel hat, den Umgang mit den Defiziten und den Ressourcen der Kranken zu thematisieren. Die Intervention setzt ein Vertrauensverhältnis zwischen den Angehörigen (A) und dem Therapeuten (T) voraus und ist besonders für die Gruppenarbeit geeignet, kann aber auch in Einzelsitzungen durchgeführt werden.

Schritt 1: T erinnert an die Hauptmerkmale einer demenziellen Erkrankung: Im Verlauf der Jahre verliert der Betroffene viele Fähigkeiten und Kompetenzen, die er im Laufe des Lebens erlernt hatte. Zu jedem Zeitpunkt im Verlauf der Erkrankung gibt es die bereits verlorenen und die noch erhaltenen Fähigkeiten.

Schritt 2: T erzählt die Anekdote:
  Zwei Bekannte haben von ihrem Arzt Massagen verschrieben bekommen und gehen gemeinsam zur Anwendung. In benachbarten Kabinen können sie sich gegenseitig hören. Der eine stöhnt laut vor Schmerzen, der andere unterhält sich entspannt mit der Masseurin. Danach fragt der Leidgeplagte den anderen, warum dieser offensichtlich gar keine Schmerzen erleiden musste. Die Antwort war: »Ich nehme an, dass Du zum Massieren Dein krankes Bein gegeben hast. Und ich – das Gesunde«.

Schritt 3: T führt die Anekdote als eine Metapher ein:

Natürlich macht es keinen Sinn, das gesunde Bein zu massieren. Nicht bei einem Beinbruch. Bei einer Demenz soll man aber nur und gerade »das gesunde Bein massieren«.

Schritt 4: T verwendet die Metapher »das kranke Bein«, um die Aufmerksamkeit der Angehörigen auf die bereits verlorenen Fähigkeiten der Betroffenen zu lenken.

T: »Denken Sie an die Fähigkeiten und Kompetenzen, die Ihr Angehöriger infolge der Demenzerkrankung verloren hat. Geben Sie Beispiele dafür.«

A geben Beispiele wie »kann nicht mehr kochen«, »vergisst sehr schnell«, »kann sich nicht alleine anziehen«.

Schritt 5: Die Folgen vom »Massieren des kranken Beines« werden erläutert.

T: »Was passiert, wenn Sie ›das kranke Bein massieren‹, d.h. den Kranken in den Bereichen fördern wollen, in denen er Defizite hat? Was passiert, wenn Sie z.B. zu dem Kranken sagen: ›Denk doch nach! Kann es der Franz auf dem Foto sein?‹, ›Was hast Du dir dabei gedacht?‹, ›Wir brauchen doch kein Bier zum Frühstück!‹ etc. Sind die Kranken für solche Fragen und Rückmeldungen dankbar? Wollen sie auf diese Weise gefördert werden?«

A: In der Regel berichten A von Abwehrreaktionen der Kranken oder vom Ausdruck einer resignierten und depressiven Stimmung. Viele Angehörige haben bereits selbst erlebt, dass »das Massieren des kranken Beines« nicht zu der gewünschten Leistungsbesserung, sondern zu Konflikten führt.

T fasst zusammen: »Auf eine andauernde Überforderung reagieren Menschen, sowohl Gesunde wie auch Demenzkranke, mit Abwehr, Resignation bzw. sogar mit Depression. Das Abwehrverhalten von Kranken ist berechtigt: Eine Leistungsaufforderung, der man nicht mehr nachgehen kann, ist belastend, kann sehr verletzend sein – bringt aber gleichzeitig keine Besserung. Stress mindert die Leistungsfähigkeit und kann belastende Symptome begünstigen.

Empfehlung für A: Für die Begleitung der Kranken ist es wichtig, die verlorenen Kompetenzen zu kennen, um »das kranke Bein«, nicht »zu massieren« und nicht immer wieder den Finger in die Wunde zu legen.

Als wichtige Einschränkung gilt, dass Kompetenzeinbußen, die nicht unmittelbar durch die Krankheit selbst, sondern sekundär, z.B. durch ein Vermeidungsverhalten entstehen, auch nicht unwiderruflich verloren sind. Solche Kompetenzen können wieder reaktiviert werden.

Schritt 6: T verwendet die Metapher »das gesunde Bein«, um die Aufmerksamkeit der Angehörigen auf die erhaltenen Fähigkeiten der Betroffenen zu lenken.

T: »Denken Sie jetzt an Fähigkeiten, über die Ihr Angehöriger derzeit verfügt. Geben Sie konkrete Beispiele!«

A nennen Tätigkeiten wie das Singen, das Tanzen, sich alleine Anziehen und anderes. Es sollen bei allen Kranken Fähigkeiten erkannt werden, die eine konkrete Bedeutung im täglichen Leben haben. Diese Fähigkeiten sind wichtige Ressourcen. Bei ersten Reaktionen wie etwa »mein Mann kann nichts mehr« kann T beispielsweise nachfragen: »kann er gehen?«, »erkennt er sie?«, »freut er sich, wenn Sie ihn sehen?«. T soll die Angehörigen dabei unterstützen, den Blick weg von verlorenen und hin zu den noch erhaltenen Fähigkeiten zu richten.

Schritt 7: Es werden an Beispielen individuelle Möglichkeiten, »das gesunde Bein zu massieren«, erläutert und erste Beispiele für das Nutzen der erhaltenen Ressourcen im Alltag gefunden.

Schritt 8: Zusammenfassende Empfehlung für A

Es ist wichtig, Defizite und Schwächen wie auch Abneigungen von Kranken zu kennen, um diese im Alltag umschiffen zu können und um Konfrontationen zu vermeiden. Von Versuchen, fehlerhafte Leistungen durch Kritik und vermehrte Aufforderungen zu verbessern, ist, besonders bei Abwehrreaktionen des Kranken, abzuraten.

Die erhaltenen Fähigkeiten, Kompetenzen wie auch Vorlieben des Erkrankten sollten:

* erkannt
* als wertvolle Ressourcen geschätzt,
* und im Alltag von den Erkrankten möglichst umfangreich genutzt werden.

4.7 Störungsspezifische Behandlung aus Verfahrensperspektive

4.7.1 Neuropsychologie (NPS)

Neuropsychologische Fachkompetenz ging in die Entwicklung von mehreren Programmen zur Behandlung von Menschen mit Demenz ein. Beispielhaft seien kognitives Training, kognitive Rehabilitation, Reorientierungstraining (ROT) und das SET-Konzept genannt. In der Regel gilt das therapeutische Interesse von Neuropsychologen eher den leicht betroffenen Kranken, da die vorhandenen Behandlungsmethoden hier noch am ehesten anwendbar sind (Kurz et al. 2011a). In fortgeschrittenen Demenzstadien müssen die Interventionen umfangreich an die spezielle Situation von Menschen mit Demenz angepasst werden. Clare und Mitautoren (2010a) haben die Bedürfnisse von Heimbewohnern mit einer schweren Demenz ins Zentrum ihrer Interessen gestellt. In ihrer Studie wurde Heimpersonal in der Kommunikation mit dieser Zielgruppe und in der Anwendung eines psychometrischen Beobachtungsinstrumentes geschult. Das Personal sollte für die oft kaum erkenn- und verstehbaren Reaktionen der schwer betroffenen Kranken sensibilisiert werden. Die Ergebnisse der Pilotstudie ermutigen zur Weiterentwicklung des Ansatzes. Der Bedarf für psychosoziale Interventionen auch in fortgeschrittenen Demenzstadien ist hoch und die neuropsychologische Fachkompetenz kann hier von großem Nutzen sein.

4.7.2 Verhaltenstherapie, Kognitive Verhaltenstherapie (KVT)

Von den herkömmlichen psychotherapeutischen Konzepten und Vorgehensweisen haben Verfahren der Verhaltenstherapie bei Demenz die größte Bedeutung gewonnen. Wie in Abschnitt 4.5.2 geschildert, können verhaltenstherapeutische Konzepte und Techniken mit Gewinn in die Angehörigenarbeit integriert werden. In einer randomisierten, kontrollierten Studie, in der die KVT mit neuropsychologischen Methoden kombiniert wurde, konnte die Depressivität bei den Patientinnen (nicht bei männlichen Kranken) reduziert werden (Kurz et al. 2011a).

4.7.3 Psychodynamisch orientierte Verfahren

Psychoanalytische Konzepte haben keinen relevanten Einfluss auf die Entwicklung von Therapiemethoden bei demenziellen Erkrankungen gehabt. Beim Versuch, psychoanalytische Kategorien zum Verständnis des veränderten Verhaltens und Erlebens der Kranken heranzuziehen, sind Vorsicht und Denkdisziplin geboten. Typische Verhaltensweisen, wie eine scheinbar unmotivierte Aggression einer bestimmten Person gegenüber, lassen sich eher neuropsychologisch bzw. neuropsychiatrisch als psychoanalytisch erklären. Hirsch (2009) hat den aktuellen Stand der psychoanalytischen Ansätze in der Demenztherapie zusammengefasst. Ob die von der Psychoanalyse beschriebenen Gesetzmäßigkeiten und Mechanismen, wie z. B. die Entwicklung einer Tendenz zur Regression, ein Potenzial haben, bei demenziellen Erkrankungen sinnvoll angewendet zu werden, muss zukünftig noch geklärt werden.

Tab. 12.4: Interventionsbereiche, angewandte Methoden und Techniken sowie ihre potenzielle Nachhaltigkeit

Interventionsbereich	Methoden, Techniken	Demenzgrad	Nachhaltigkeit
Krankheitsbearbeitung, Stressreduktion, Reduktion neuropsychiatrischer Symptome, Selbstvertrauen, subjektive Selbständigkeit, Wohlbefinden	KVT: Gespräch, u. a. Reduktion dysfunktionaler Gedanken	leicht	Noch zu prüfen, Potenzial fraglich
	KVT: aktiv genutzte Gedächtnishilfen	leicht	Noch zu prüfen, Potenzial fraglich
	KunstT, ErgoT, ROT, SV, R, KVT, NPS: Anpassung der Aktivitäten und Erlebnisse. Spezielle Bedeutung körperlicher Aktivitäten	alle: Verlagerung des Schwerpunktes auf Erlebnisse	Nur wenn in den Alltag integriert (Patientenmotivation, Angehörigenarbeit, soziale Hilfen)
	KVT, NPS, V: Anpassung der Umgangsformen des Umfeldes	alle: zunehmende Rolle nichtverbaler Kommunikation	Nur mit effektiver, konsequent eingesetzter Angehörigen-/Betreuerarbeit
	KVT, NPS: Anpassung von sozialen Kontakten, Hilfen und Teilhabe	alle: in angepasster Form	Nur mit effektiver, konsequent eingesetzter Angehörigen-/Betreuerarbeit
ADL, IADL, objektive Selbständigkeit, körperliche Aktivierung	ErgoT (Schwerpunkt ADL), KVT, IADL, NPS, KT, ROT, R	bei schwerer Demenz sehr reduziert bis nicht möglich	Nur wenn in den Alltag integriert
	MT, ErgoT: unterstützende Wohnumgebung, technische Hilfen		Dem Verfahren immanent
Passive Erlebnisse, Wahrnehmung	SV, KüT: Musikerleben, Aromamassagen u. ä. MT, R: individuelle Einreichung der Umgebung, z. B. mit Familienfotos	Alle: im Demenzverlauf zunehmend vordergründig	Nur wenn in den Alltag integriert

Interventionsbereich	Methoden, Techniken	Demenzgrad	Nachhaltigkeit
Funktionsfähigkeiten	Kog. Training, ErgoT, ST, ROT: z.B. Wortlistelernen um Gedächtnis zu verbessern, Worte zu benennen, um Wortfindung zu erhalten		Keine Evidenz für Transfer und Generalisationseffekte des Gelernten

Abkürzungen: ErgoT: Ergotherapie; IADL: Instrumental Activities of Daily Living; KüT: Künstlerische Therapien; KVT: Kognitive Verhaltenstherapie; KunstT: Kunsttherapie; MT: Milieutherapie; NPS: Neuropsychologische Rehabilitation; R: Reminiszenz; ROT: Reorientierungstraining; ST: Sprachtherapie; SV: Sensorische Verfahren; V: Validation; KT: Kognitives Training

4.8 Therapeutische Beziehung

Menschen mit Demenz sind durchaus dazu in der Lage, auch in weiter fortgeschrittenen Krankheitsstadien eine Beziehung zu ihren Mitmenschen aufzubauen. Wie in anderen Therapeut-Patient-Kontakten sind auch bei Demenzkranken ein Vertrauensverhältnis und eine möglichst angstfreie Atmosphäre wichtig. Zu berücksichtigen ist hierbei insbesondere:

• Über den Kranken sollte nicht in seinem Beisein mit anderen gesprochen werden. Insbesondere die Anamneseerhebung von den Angehörigen sollte in der Regel nicht in Anwesenheit des Kranken erhoben werden.
• Eine Anpassung der Kommunikations- und Umgangsformen ist notwendig, bedeutet aber nicht, dass die Betroffenen wie kleine Kinder angesprochen und behandelt werden (vgl. Abschnitt 4.3.1).
• Eine psychometrische Testung, z.B. MMST, ist in der Regel belastend für den Kranken und stört auch die therapeutische Beziehung. Sie sollte deswegen nicht häufiger als notwendig durchgeführt werden.

Zur gelingenden therapeutischen Beziehung gehört, dass der Therapeut eine respektvolle Grundhaltung dem Kranken gegenüber behält und gleichzeitig dessen kognitive Möglichkeiten und Grenzen kompetent einschätzen und berücksichtigen kann. Eine richtige Einschätzung, wie viel Verantwortung für die Therapie der Kranke selbst übernehmen kann und welche externe Unterstützung (auch von den Therapeuten) er benötigt, gehört zu den Herausforderungen der therapeutischen Beziehung mit Menschen mit Demenz.

5 Integration in einen Gesamtbehandlungsplan

5.1 Behandlungskontexte

Die folgende Darstellung der Vielzahl von Behandlern, gerontopsychiatrischen Einrichtungen und Angeboten für Demenzkranke und deren betreuende Angehörige darf nicht darüber hinwegtäuschen, dass weder die meisten Kranken noch deren Familien eine bedarfsentsprechende medizinische und psychosoziale Hilfe erhalten (Hallauer 2002). Häufig führt erst eine akute Krise, die mit einer Zuspitzung der neuropsychiatrischen Symptomen und einer Überforderung der Betreuer einher geht, zu den ersten therapeutischen Kontakten.

5.1.1 Hausarzt

Der wichtigste Ansprechpartner für Hochbetagte ist der Hausarzt. Nach dem Stellen einer Demenzdiagnose hat der Hausarzt eine Vielzahl von Aufgaben, die zeitintensiv sind und teilweise außerhalb seiner medizinischen Kernkompetenz liegen. Er muss nichtärztliche Therapien planen und koordinieren (hierzu muss er bestehende Angebote auch kennen), er muss Angehörige beraten, Kontakt zu Ämtern herstellen, zur Pflegeversicherung beraten etc. Es ist offensichtlich, dass der Hausarzt alleine schon aus Zeitgründen mit diesen Aufgaben überfordert ist, und, je nach Fragestellung, möglichst umfassend auf die Expertise von Fachärzten, Beratungsstellen (s. u.) und weiteren spezialisierten Einrichtungen zurückgreifen sollte.

5.1.2 Niedergelassene Neurologen und Psychiater

Die Versorgung durch den niedergelassenen Neurologen und Psychiater beschränkt sich auf die Diagnostik und die spezifische Therapie. Nach den Ergebnissen einer Befragung werden 86 % der Demenzpatienten nach der Diagnosestellung wieder ausschließlich von den Hausärzten betreut (Riedel-Heller et al. 2000).

5.1.3 Gedächtnissprechstunden

Spezialisierte Gedächtnissprechstunden (Memory-Kliniken) finden sich vorwiegend an psychiatrischen Universitätskliniken. Ihre Hauptaufgabe ist die ambulante Frühdiagnose von Demenzerkrankungen. Aufgrund eines interdisziplinären Teams (Ärzte, Psy-

chologen, Sozialarbeiter) besteht eine hohe Kompetenz in Diagnostik und Beratung. Einige Gedächtnissprechstunden machen auch spezielle therapeutische Angebote (siehe Abschnitt 5.1.3). Leider ist das Angebot an Gedächtnissprechstunden noch sehr lückenhaft und zum Teil müssen längere Wartezeiten in Kauf genommen werden.

5.1.4 Tageskliniken

Durch Tageskliniken können stationär-psychiatrische Aufenthalte oftmals vermieden werden. Sie ermöglichen diagnostische und therapeutische Maßnahmen auf dem Niveau einer stationären Versorgung und erhalten den Erkrankten gleichzeitig ihr gewohntes soziales Umfeld. Ihr Stellenwert liegt in der Alternative zu einem vollstationären Aufenthalt, in der Überbrückung eines Krankenhausaufenthaltes zur ambulanten Versorgung und in der Ergänzung eines ambulanten Therapieplans durch einzelne, in der Tagesklinik verfügbare Komponenten. Das Behandlungsprogramm kann folgende Therapiebausteine beinhalten: Gruppengespräche, Ergo- und Bewegungstherapie, Erinnerungstherapie, Kochgruppen, Alltagsbewältigungs-Programme etc.

5.1.5 Vollstationäre Behandlung

Zu einer vollstationären Behandlung von Demenzpatienten führen akute medizinische, psychologische oder soziale Probleme. Häufige Einweisungsgründe sind Unruhe, Aggression oder Verhaltensauffälligkeiten. In Abteilungen, die nicht für eine Behandlung Demenzkranker spezialisiert sind, können allenfalls leicht Betroffene kurzzeitig behandelt werden. Ansonsten sind *gerontopsychiatrische Krankenhausabteilungen* vorzuziehen. Sie bieten überschaubare Gruppenstrukturen, eine konstante Zuordnung von erfahrenem Pflegepersonal, Orientierungshilfen im Stationsalltag und eine therapeutisch angeleitete Förderung von Aktivitäten und sozialen Kontakten. Gerontopsychiatrische Abteilungen sind unentbehrlich bei Kriseninterventionen und bei schweren Verhaltensauffälligkeiten. Es besteht Bedarf für eine Weiterentwicklung psychosozialer Behandlungsprogramme, die nachhaltig die Risiken erneuter Krisen reduzieren könnten (Fellgiebel und Petri 2009).

5.1.6 Stationäre Rehabilitation

Die stationäre Rehabilitation Demenzkranker wird an einigen wenigen spezialisierten Zentren durchgeführt. In der Regel sind die Angebote auf eine gemeinsame Teilnahme von Erkrankten und pflegenden Angehörigen ausgerichtet. Umfassende Erfahrungen mit einem auf der Selbsterhaltungstherapie basierenden Interventionsprogramm wurden seit 1999 am Alzheimer Therapiezentrum (ATZ) der Neurologischen Klinik Bad Aibling gesammelt (Romero 2004). An dem drei- bis vierwöchigen Programm nehmen auch die betreuenden Angehörigen teil, die immer (als Begleitpersonen) mit aufgenommen werden. Bei den meisten behandelten Patienten lag eine mittelschwere Demenz vor, wobei das Programm auch für Kranke mit einer leichten oder weiter fortgeschrittenen Demenz angepasst werden konnte. Im ATZ können gleichzeitig 20 Paare (Demenzkranke mit einem betreuenden Angehörigen) behandelt werden. Das Patientenprogramm umfasst, neben der medizinischen Behandlung, in der Regel vier Therapiestunden pro Tag, das Angehörigenprogramm wird parallel durchgeführt. Es finden Einzel-, Gruppen und Familiensitzungen statt. Die integrative, im interdisziplinären Team durchgeführte Intervention ist manualisiert, das Handbuch ist nicht veröffentlicht. Ein von dem interdisziplinären Mitarbeiterteam verfasster Angehörigen-Ratgeber gibt detailliert die Therapieinhalte wieder (Müller et al. 2010).

Programmziele, Bausteine und Vorgehensweisen entsprechen den Empfehlungen, die im Abschnitt 4.5 formuliert sind.

Es liegt empirische Evidenz für die Effektivität bezüglich Symptomreduktion und Verbesserung der Alltagsfunktionen bei Demenzpatienten wie auch bezüglich Reduktion von Depressivität und Belastung bei Angehörigen bei gleichzeitiger Steigerung der Inanspruchnahme ambulanter Hilfeleistungen vor (Romero 2004; Romero et al. 2007).

5.1.7 Beratungs- und Unterstützungsangebote

Eine positive Entwicklung stellen die wachsenden Beratungs- und Unterstützungsangebote für die betreuenden Angehörigen dar. Besondere Bedeutung haben die *Deutsche Alzheimer Gesellschaft* und die regionalen Alzheimer Gesellschaften. Hier laufen die Informationen zu den regional und überregional bestehenden Angeboten zusammen und es können Kontakte vermittelt werden. Spezialisierte Beratung wird auch von IAV-Stellen (Informations-, Anlauf- und Vermittlungsstellen), Altenhilfefachberatungsstellen und Pflegestützpunkten angeboten. Eine hochwertige und individuelle Beratung ist für die Prognose der gesamten »Alzheimer-Familie« entscheidend.

5.1.8 Patienten- und Angehörigenprogramme

In der Folge können die für einen Gesamtbehandlungsplan wichtigen Patienten- und Angehörigenprogramme nur angerissen werden.

Angehörigengruppen werden erfreulicherweise in vielen Teilen Deutschlands flächendeckend angeboten. Sie stehen zumeist eng mit örtlichen Einrichtungen eines Wohlfahrtsverbandes oder mit spezialisierten Ambulanzen (Memory-Kliniken) in Verbindung. Ehemals pflegende Angehörige mit langjähriger Erfahrung in der Betreuung Demenzkranker übernehmen tragende Rollen in der Leitung der Gruppentreffen.

Unterstützte Selbsthilfegruppen sind leider erst vereinzelt bestehende Angebote besonders für Menschen mit einer beginnenden Demenz. In einem geschützten Rahmen werden Gruppentreffen mit fachlicher Begleitung durchgeführt. Andere *Betroffenengruppen* richten sich mit ihrem Angebot auch an Demenzkranke in weiter fortgeschrittenen Stadien. Im Vordergrund stehen hier Bewegungsangebote wie Wandern oder Tanzen oder auch der Besuch von Konzerten oder Museen.

Häusliche Betreuungsdienste, Betreuungsgruppen und *Helferinnenkreise* dienen im Wesentlichen der Entlastung der Angehörigen, um ihnen manchmal »ein paar Stunden Urlaub« zu ermöglichen. Sie sollten möglichst »niedrigschwellig« zugänglich sein, also wohnortnah, kostengünstig, und im Bedarfsfall mit Hilfe eines Fahrdienstes zu erreichen sein. Durch das 2002 in Kraft getretene Pflegeleistungs-Ergänzungsgesetz können die Kosten zumindest teilweise erstattet werden. Auch spezielle *Urlaubsangebote für Menschen mit Demenz* können die häusliche Situation entspannen.

5.2 Interaktion mit pharmakotherapeutischer Behandlung

Die Aussagen richten sich im Wesentlichen nach der S3-Leitlinie »Demenzen«. Die Pharmakotherapie ist stets im Kontext eines Gesamtbehandlungsplans zu sehen. Multi-modale Therapieprogramme, die psychologisch fundierte Ansätze für Demenzkranke und für betreuende Angehörige integrieren, sind wirksamer als eine medikamentöse Behandlung alleine (Brodaty et al. 2003; Kurz et al. 2011). Bei der Alzheimer-Demenz setzt sich die medikamentöse Therapie zusammen aus der Behandlung der kognitiven Kernsymptomatik mit Antidementiva, und, falls notwendig, einer Behandlung von psychischen und Verhaltenssymptomen. Zugelassen sind Antidementiva aus der Gruppe der Acetylcholinesterase-Hemmstoffe (Donepezil, Galantamin, Rivastigmin) und der nicht kompetetive NMDA-Antagonist Memantine. Rivastigmin wird auch zur Behandlung der leichten bis mittelschweren Parkinson-Demenz verwendet. Die S3-Leitlinie gibt für die Verwendung der Präparate den Empfehlungsgrad B (»Soll«-Empfehlung) an. Psychische- und Verhaltenssymptome sollten erst dann medikamentös behandelt werden, wenn die verfügbaren psychosozialen Interventionen ausgeschöpft sind. Eine gewisse Besserung kann durch die erwähnten Acetylcholinesterase-Hemmstoffe erreicht werden. Die Gabe von Antipsychotika erhöht das Risiko für Mortalität und zerebrovaskuläre Ereignisse, worauf vor einer Behandlung hingewiesen werden muss. Grundsätzlich sollte bei Demenzerkrankungen die Behandlung mit Antipsychotika kurz und in der niedrigst möglichen Dosierung durchgeführt werden. Depressive Symptome können wirksam mit Antidepressiva behandelt werden, wobei trizyklische Präparate wegen des Nebenwirkungsprofils möglichst vermieden werden sollten.

Literatur

Bickel H (2001) Demenzen im höheren Lebensalter: Schätzungen des Vorkommens und der Versorgungskosten. Z Gerontol Geriatr 34: 108–115.

Brodaty H, Green A, Koschera A (2003) Meta-analysis of psychosocial interventions for caregivers of people with dementia. J Am Geriatr Soc 51:657–664.

Cahn-Weiner DA, Malloy PF, Rebok GW, Ott BR (2003). Results of a placebo-controlled study of memory training for mildly impaired Alzheimer's disease patients. Appl Neuropsychology 10:215–223.

Clare L, Linden DEJ, Woods RT, Whitaker R, Evans SJ, Parkinson CH, van Paasschen J, Nelis SH, Hoare Z, Yuen KSL, Rugg MD (2010) Goal-Oriented Cognitive Rehabilitation for People With Early-Stage Alzheimer Disease: A Single-Blind Randomized Controlled Trial of Clinical Efficacy. Am J Geriatr Psychiatry 18:928–939.

Clare L, Whitaker R, Woods RT, Quinn C, Jelley H, Hoare Z, Woods J, Downs M, Wilson BA (2010) AwareCare: a pilot randomized controlled trial of an awareness-based staff training intervention to improve quality of life for residents with severe dementia in long-term care settings. (http://www.ncbi.nlm.nih.gov/pmc/articles/PMC2908603/, Zugriff am 02. 08. 12

Clare L, Woods RT, Moniz Cook ED, Orrell M, Spector A (2003) Cognitive rehabilitation and cognitive training for early-stage Alzheimer's disease and vascular dementia. In: The Cochrane Library Issue 4. UK: Wiley.

Coon DW, Thompson L, Steffen A, Sorocco K, Gallagher-Thompson D (2003) Anger and depression management: Psychoeducational skill training interventions for women caregivers of a relative with dementia. Gerontologist 43: 678–689.

Cooper C, Katona C, Orrell M, Livingston G (2008) Coping strategies, anxiety and depression in caregivers of people with Alzheimer's disease. Int J Geriatr Psychiatry 23:929–936.

DGPPN, DGN (2010) Diagnose- und Behandlungsleitlinie Demenz. Interdisziplinäre S3-Praxisleitlinien. Berlin: Springer.

Drentea P, Clay OJ, Roth DL, Mittelman MS (2006) Predictors of improvement in social support: Five-year effects of a structured intervention for caregivers of spouses with Alzheimer's disease. Soc Sci Med 63:957–967.

Ehrhardt T, Plattner A (1999) Verhaltenstherapie bei Morbus Alzheimer. Göttingen: Hogrefe.

Etters L, Goodall D, Harrison BE (2008) Caregiver burden among dementia patient caregivers: A review of the literature. J Am Acad Nurse Pract 20:423–428.

Feil N (1992) Validation therapy. Geriatr Nurs 13:129–133.

Fellgiebel A, Petri R (2009) Selbsterhaltungstherapie in der Akutpsychiatrie. Was heißt das für das Pflegepersonal? (http://www.demenz-rlp.de/fileadmin/pdf/2009Vortrag_Fellgiebel.pdf, Zugriff am 31. 07. 2012).

Förstl H, Kurz A, Hartmann T (2009) Alzheimer-Demenz. In: Förstl H (Hrsg.) Demenzen in Theorie und Praxis. Berlin: Springer, S. 43–63.

Gallagher-Thompson D, Vries HM (1994) »Coping with frustration« classes: Development and preliminary outcomes with women who care for relatives with dementia. Gerontologist 34:548–552.

Gerdner LA (2000) Music, art, and recreational therapies in the treatment of behavioural and psychological symptoms of dementia. Int Psychogeriatr 12:359–366.

Gitlin LN, Winter L, Burke J, Chernett N, Dennis MP, Hauck WW (2008) Tailored activities to manage neuropsychiatric behaviors in persons with dementia and reduce caregiver burden: a randomized pilot study. Am J Geriatr Psychiatry 16:229–239.

Goetz CG, Emre M, Dubois B (2008) Parkinson's disease dementia: definitions, guidelines, and research perspectives in diagnosis. Ann Neurol 64:81–92.

Gräßel E (1998) Belastungen und gesundheitliche Situation der Pflegenden. Querschnittuntersuchungen zur häuslichen Pflege bei chronischem Hilfs- oder Pflegebedarf im Alter. Frankfurt: Verlag der Deutschen Hochschulschriften.

Graff MJ, Vernooij-Dassen MJ, Thijssen M, Dekker J, Hoefnagels WH, Rikkert MG (2006) Community based occupational therapy for patients with dementia and their caregivers: randomised controlled trial. BMJ 333:1196.

Greenwald AG, Pratkanis AR (1984) The Self. In: Wyer RS, Srull TK (Hrsg.) Handbook of Social Cognition. Hillsdale NJ: Lawrence Erlbaum Associates, S. 129–178.

Haberstroh J, Neumeyer K, Pantel J (2011) Kommunikation bei Demenz. Ein Ratgeber für

Angehörige und Pflegende. Berlin, Heidelberg: Springer.

Haberstroh J, Pantel J (Hrsg.) (2011) Demenz psychosozial behandeln. Heidelberg: AKA.

Haberstroh J, Pantel J (2011a) Kommunikation bei Demenz. TANDEM Trainingsmanual. Berlin, Heidelberg: Springer.

Haberstroh J, Neumeyer K, Krause K, Franzmann J, Pantel J (2011) TANDEM: Communication training for informal caregivers of people with dementia. Aging Ment Health 15(3):405–413.

Hallauer JF (2002) Zukünftige Entwicklungen. 4. Altenbericht. In: Hallauer JF, Kurz A (Hrsg.) Weißbuch Demenz. Stuttgart: Thieme, S. 26–29.

Hirsch RD (2009) Psychotherapie bei Menschen mit Demenz. Psychotherapie 14:317–331.

Ivemeyer D, Zerfaß R (2006) Demenztests in der Praxis (2. Auflage). München: Elsevier.

Jessen F, Wiese B, Bachmann C, Eifflaender-Gorfer S, Haller F, Kölsch H, Luck T, Mösch E, van den Bussche H, Wagner M, Wollny A, Zimmermann T, Pentzek M, Riedel-Heller SG, Romberg HP, Weyerer S, Kaduszkiewicz H, Maier W, Bickel H (2010) Prediction of Dementia by Subjective Memory Impairment Effects of Severity and Temporal Association With Cognitive Impairment. Arch Gen Psychiatry 67:414–422.

Jost E, Voigt-Radloff S, Hüll M, Dykierek P, Schmidtke K (2006) Fördergruppe für Demenzpatienten und Beratungsgruppe für Angehörige – Praktikabilität, Akzeptanz und Nutzen eines kombinierten interdisziplinären Behandlungsprogramms. ZfGPP 19:139–150.

Kitwood T (1997) Demenz. Der personenzentrierte Ansatz im Umgang mit verwirrten Menschen. Bern: Huber.

Kurz AF, Leucht S, Lautenschlager NT (2011) The clinical significance of cognition-focused interventions for cognitively impaired older adults: a systematic review of randomized controlled trials. Int Psychogeriatr 11:1–12.

Kurz A, Thöne-Otto A, Cramer B, Egert S, Frölich L, Gertz HJ, Knorr C, Kehl V, Wagenpfeil S, Werheid K (2011a) CORDIAL: Cognitive rehabilitation and cognitive-behavioural treatment for early dementia in Alzheimer's disease. A multi-centre, randomized, controlled trial. Alzheimer Dis Assoc Disord. Elektronische Publikation vor Druck (http://www.ncbi.nlm.nih.gov/pubmed/21986341, Zugriff am 31.07.2012).

McKeith IG, Dickson DW, Lowe J, et al. (2005) Diagnosis and management of dementia with Lewy bodies: third report of the DLB Consortium. Neurology 65:1863–1872.

Müller F, Romero B, Wenz M (2010) Alzheimer und andere Demenzformen. Ratgeber für Angehörige. Königswinter: Heel.

Neary D, Snowden JS, Gustafson L, Passant U, Stuss D, Black S, Freedman M, Kertesz A, Robert PH, Albert M, Boone K, Miller BL, Cummings J, Benson DF (1998) Frontotemporal lobar degeneration: a consensus on clinical diagnostic criteria. Neurology 51:1546–1554.

Ousse PJ, Viallard G, Puel P, Celsis P, Demonet J F, Cardebat D (2002) Lexical Therapy and Episodic Word Learning in Dementia of the Alzheimer Type. Brain Lang 80:14–20.

Powell J (2008) Hilfen zur Kommunikation bei Demenz. Köln: Kuratorium Deutsche Altershilfe.

Quinn C, Clare L, Woods B (2009) The impact of the quality of relationship on the experiences and wellbeing of caregivers of people with dementia: a systematic review. Aging Ment Health 13:143–154.

Ramachandran VS (1995) Anosognosia in parietal lobe syndrom. Conscious Cogn 4:22–51.

Reuster T, Jurjanz L, Schützwohl M, Holthoff V (2008) Effektivität einer optimierten Ergotherapie bei Demenz im häuslichen Setting (ERGODEM). ZfGPP 21:185–189.

Riedel-Heller SG, Schork A, Fromm N, Angermeyer MC (2000) Demenzkranke in der Hausarztpraxis – Ergebnisse einer Befragung. Z Gerontol Geriatr 33(1):300–306.

Romero B, Eder G (1992) Selbst-Erhaltungs-Therapie (SET): Konzept einer neuropsychologischen Therapie bei Alzheimer-Kranken. ZfGPP 5:267–282.

Romero B (2004) Selbsterhaltungstherapie: Konzept, klinische Praxis und bisherige Ergebnisse. ZfGPP 17:119–134.

Romero B, Seeher K, Wenz M, Berner A (2007) Erweiterung der Inanspruchnahme ambulanter und sozialer Hilfen als Wirkung eines stationären multimodalen Behandlungsprogramms für Demenzkranke und deren betreuende Angehörige. NeuroGeriatrie 4:141–143.

Romero B (2011) Sprachtherapie bei Demenz: realistische Ziele und Vorgehensweisen. In: Geist B, Hielscher-Fastabend M (Hrsg.) Sprachtherapeutisches Handeln im Arbeitsfeld Geriatrie. Störungsbilder, Diagnostik und Therapie. Tagungsbericht zum 12. Wissenschaftlichen Symposium des dbs eV. Köln: ProLog, S. 185–199.

Romero B Förstl H (2012) Nicht medikamentöse Therapie. In: Wallesch CW., Förstl H (Hrsg.) Demenzen. Stuttgart: Thieme, S. 360–372.

Romero B, Robl G (2011) Selbstvertrauen stärken. Altenpflege 36:33–36.

Sitzer DI, Twamley EW, Jeste DV (2006) Cognitive training in Alzheimer's disease: a meta-analysis of the literature. Acta Psychiatr Scand 114: 75–90.

Spector A, Thorgrimsen L, Woods B, Royan L, Davies S, Butterworth M, Orrell MA (2003) Randomised controlled trial investigating the effectiveness of an evidence-based cognitive stimulation therapy programme for people with dementia. Br J Psychiatry 183:248–254.

Sun F, Kosberg JI, Kaufman AV, Leeper JD (2010) Coping strategies and caregiving outcomes among rural dementia caregivers. J Gerontol Soc Work 53:547–567.

Teipel JS, Sabri, Grothe O, Barthel H, Prvulovic D, Buerger K, Bokde ALW, Ewers M, Hoffmann W, Hampel H (2012) Perspectives for multimodal neurochemical and imaging biomarkers in Alzheimer's disease. J of Alzheimers Dis, accepted (IF 4, 26)

Teri L, Wagner A (1992) Alzheimer's disease and depression. J Consult Clin Psychol 60:379–391.

Waite A, Bebbington P, Skelton-Robinson M, Orrell M (2004) Social factors and depression in carers of people with dementia. Int J Geriatr Psychiatry 19:582–587.

Wenz M (2012) Erleben und Verhalten bei Angehörigen von Menschen mit Demenz in Konfliktsituationen. Zusammenhänge zwischen Ärgererleben, Ärgerreaktionen und weiteren Einflussfaktoren. Inaugural-Dissertation zur Erlangung des Doktorgrades der Philosophie. München: Ludwig-Maximilians-Universität.

WHO ICD, Dilling H, Mombour W, Schmidt MH (Hrsg.) (2009) Internationale Klassifikation psychischer Störungen. ICD-10 Kapitel V (F). Klinisch-diagnostische Leitlinien (7. Auflage). Bern: Huber.

WHO Report (2012) Dementia: a public health priority. (http://whqlibdoc.who.int/publicatio ns/2012/978 924 156 4458_eng.pdf, Zugriff am 02. 08. 12).

Werheid K, Thöne-Otto AI (2010) Alzheimer-Krankheit. Ein neuropsychologisch-verhaltenstherapeutisches Manual. Weinheim: Beltz PVU.

Weyerer S, Bickel H (2007) Epidemiologie der Demenzerkrankungen. In: Weyerer S, Bickel H: Epidemiologie psychischer Erkrankungen im höheren Lebensalter. Stuttgart: Kohlhammer, S. 58–91.

Wilz G, Gunzelmann T (2012) Demenz und Angehörige. In: Wallesch CW, Förstl H (Hrsg.) Demenzen. Stuttgart: Thieme, S. 372–377.

Winblad B, Palmer K, Kivipelto M, et al. (2004) Mild cognitive impairment: beyond controversies, towards a consensus: report of the International Working Group on Mild Cognitive Impairment. J Intern Med 256:240–246.

Woods B, Aguirre E, Spector AE, Orrell M (2012) Cognitive stimulation to improve cognitive functioning in people with dementia. Cochrane Database of Systematic Reviews 2012, Issue 2. Art. No.: CD005 562.

Stichwortverzeichnis

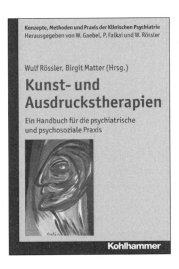

2012. 480 Seiten. Fester Einband
€ 99,90
ISBN 978-3-17-021989-2
Konzepte, Methoden und Praxis der
Klinischen Psychiatrie

Wulf Rössler/Birgit Matter (Hrsg.)

Kunst- und Ausdruckstherapien

Ein Handbuch für die psychiatrische und psychosoziale Praxis

Dieses Handbuch bietet einen systematischen Überblick über den aktuellen Kenntnisstand und die Effekte der Musik-, Bewegungs-, Tanz-, Kunst-, Mal-, Gestaltungs-, Ergo-, Biblio- und Poesietherapie in der klinischen Psychiatrie und psychosozialen Gesundheitsförderung. Der Schwerpunkt liegt auf der Evidenzbasierung von Einzel- oder Gruppenbehandlungen in der Gesundheitsversorgung. Verschiedene Therapieverfahren werden anhand von Beispielen vermittelt, die zugleich die gelungene Verbindung von therapeutischer Theorie und Praxis veranschaulichen. Ansprechendes Bild- und Darstellungsmaterial rundet den Band ab.

Prof. Dr. med. Dipl. Psych. Wulf Rössler, Vorsteher des Medizinischen Direktoriums und Klinikdirektor der Psychiatrischen Universitätsklinik Zürich.

Birgit Matter, M. Sc. Public Health, BSc Ergotherapie, Klinische Kunst- und Kreativitätstherapie FPI/EAG.

www.kohlhammer.de

W. Kohlhammer GmbH · 70549 Stuttgart
Tel. 0711/7863 - 7280 · Fax 0711/7863 - 8430

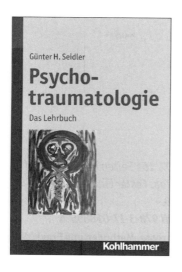

2012. 288 Seiten. Kart.
€ 39,90
ISBN 978-3-17-021711-9

Günter H. Seidler

Psychotraumatologie

Das Lehrbuch

Bei seelischen Krankheiten wird, im klinischen Kontext sowie in der Öffentlichkeit, zunehmend von „Trauma" und „Traumatisierung" gesprochen. Zur Therapie von Menschen, deren seelische Erkrankung auf überwältigende Erfahrungen zurückgeht, sind Spezialkenntnisse erforderlich. Dieses praxisorientierte, auf breiter klinischer Erfahrung beruhende Lehrbuch führt umfassend und mit einem vielschichtigen Blick in die Geschichte und den aktuellen wissenschaftlichen Stand der Psychotraumatologie ein. Es beschreibt alle relevanten Krankheitsbilder, deren Diagnostik und Therapie, und verdeutlicht, wo Weiterentwicklungen zu erwarten sind.

Prof. Dr. Günter H. Seidler ist Nervenarzt, Psychoanalytiker, ärztlicher Psychotherapeut und Psychotraumatologe. Er leitet in Heidelberg am Zentrum für Psychosoziale Medizin in der Klinik für Allgemeine Innere Medizin und Psychosomatik die Sektion Psychotraumatologie mit einer großen Traumaambulanz.

▶ **www.kohlhammer.de**

W. Kohlhammer GmbH · 70549 Stuttgart
Tel. 0711/7863 - 7280 · Fax 0711/7863 - 8430